Panorama em Resumo

Introdução

Elementos Básicos do Sistema Nervoso

Medula Espinal e Nervos Espinais

Tronco Encefálico e Nervos Cranianos

Cerebelo

Diencéfalo

Telencéfalo

Sistemas Cerebrovascular e Ventricular

Divisão Autônoma do Sistema Nervoso

Sistemas Funcionais

O Olho

A Orelha

Atlas Colorido de Anatomia Humana

em 3 Volumes

Volume 1: Sistema Locomotor
 Werner Platzer † e
 Thomas Shiozawa-Bayer
Volume 2: Órgãos Internos
 Helga Fritsch e Wolfgang Kuehnel †
Volume 3: Sistema Nervoso e Órgãos Sensoriais
 Werner Kahle †, Michael Frotscher †
 e Frank Schmitz

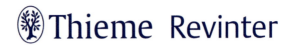

Volume 3

Sistema Nervoso e Órgãos Sensoriais

Oitava Edição

Werner Kahle † e **Michael Frotscher †**

Atualização por
Frank Schmitz, MD
Professor
Institute of Anatomy and Cell Biology
University of Saarland
Medical School
Homburg/Saar
Germany

190 Figuras Coloridas

Thieme
Rio de Janeiro • Stuttgart • New York • Delhi

Dados Internacionais de Catalogação na Publicação (CIP)
(eDOC BRASIL, Belo Horizonte/MG)

K12a

Kahle, Werner.
Sistema nervoso e órgãos sensoriais/ Werner Kahle, Michael Frotscher, Frank Schmitz; tradução Wilma Varga. – 8. ed. – Rio de Janeiro, RJ: Thieme Revinter, 2023.

14 x 21 cm – (Atlas Colorido de Anatomia Humana; v. 3)
Inclui bibliografia.
Título Original: Color Atlas of Human Anatomy: Nervous System and Sensory Organs
ISBN 978-65-5572-212-3
eISBN 978-65-5572-213-0

1. Anatomia humana – Atlas. 2. Sistema nervoso. 3. Órgãos sensoriais. I. Frotscher, Michael, 1947-. II. Schmitz, Frank. III. Título.

CDD 611.00222

Elaborado por Maurício Amormino Júnior – CRB6/2422

Tradução:
VILMA RIBEIRO DE SOUZA VARGA
Médica e Tradutora Especializada na Área da Saúde, SP

Revisão Técnica:
NICOLLAS NUNES RABELO
PhD São Paulo University
Brazilian Neurosurgery Society Member
Professor - Atenas Medical School

Copyright © 2023 of the original English language edition by Georg Thieme Verlag KG, Stuttgart, Germany.
Original title: Color Atlas Human Anatomy, 8th edition, Vol. 3 Nervous System and Sensory Organs by Werner Kahle and Michael Frotscher, updated by Frank Schmitz.
Copyright © 2023 da edição original em inglês por Georg Thieme Verlag KG, Stuttgart, Alemanha.
Título original: Color Atlas Human Anatomy, 8th edition, Vol. 3 Nervous System and Sensory Organs de Werner Kahle e Michael Frotscher, atualizados por Frank Schmitz.

© 2023 Thieme. All rights reserved.

Thieme Revinter Publicações Ltda.
Rua do Matoso, 170
Rio de Janeiro, RJ
CEP 20270-135, Brasil
http://www.ThiemeRevinter.com.br

Thieme USA
http://www.thieme.com

Design de Capa: © Thieme

Impresso no Brasil por Hawaii Gráfica e Editora Ltda.
5 4 3 2 1
ISBN 978-65-5572-212-3

Também disponível como eBook:
eISBN 978-65-5572-213-0

Nota: O conhecimento médico está em constante evolução. À medida que a pesquisa e a experiência clínica ampliam o nosso saber, pode ser necessário alterar os métodos de tratamento e medicação. Os autores e editores deste material consultaram fontes tidas como confiáveis, a fim de fornecer informações completas e de acordo com os padrões aceitos no momento da publicação. No entanto, em vista da possibilidade de erro humano por parte dos autores, dos editores ou da casa editorial que traz à luz este trabalho, ou ainda de alterações no conhecimento médico, nem os autores, nem os editores, nem a casa editorial, nem qualquer outra parte que se tenha envolvido na elaboração deste material garantem que as informações aqui contidas sejam totalmente precisas ou completas; tampouco se responsabilizam por quaisquer erros ou omissões ou pelos resultados obtidos em consequência do uso de tais informações. É aconselhável que os leitores confirmem em outras fontes as informações aqui contidas. Sugere-se, por exemplo, que verifiquem a bula de cada medicamento que pretendam administrar, a fim de certificar-se de que as informações contidas nesta publicação são precisas e de que não houve mudanças na dose recomendada ou nas contraindicações. Esta recomendação é especialmente importante no caso de medicamentos novos ou pouco utilizados. Alguns dos nomes de produtos, patentes e design a que nos referimos neste livro são, na verdade, marcas registradas ou nomes protegidos pela legislação referente à propriedade intelectual, ainda que nem sempre o texto faça menção específica a esse fato. Portanto, a ocorrência de um nome sem a designação de sua propriedade não deve ser interpretada como uma indicação, por parte da editora, de que ele se encontra em domínio público.

Todos os direitos reservados. Nenhuma parte desta publicação poderá ser reproduzida ou transmitida por nenhum meio, impresso, eletrônico ou mecânico, incluindo fotocópia, gravação ou qualquer outro tipo de sistema de armazenamento e transmissão de informação, sem prévia autorização por escrito.

Sumário

1 Introdução 1

- 1.1 Sistema Nervoso – Visão Geral 2
- Desenvolvimento e Subdivisão 2
- Circuitos Funcionais 2
- Posição do Sistema Nervoso no Corpo 4
- 1.2 Desenvolvimento e Estrutura do Cérebro 6
- Desenvolvimento do Cérebro 6
- Anatomia do Cérebro 8
- Evolução do Cérebro 14

2 Elementos Básicos do Sistema Nervoso 17

- 2.1 Célula Nervosa 18
- Métodos em Neuroanatomia 20
- Ultraestrutura da Célula Nervosa 22
- 2.2 Sinapse 24
- Localização 24
- Estrutura 24
- Ultraestrutura e Função 24
- Tipos de Sinapses 26
- Neurotransmissores 26
- Transmissão Sináptica de Excitação na Terminação Pré-Sináptica 28
- Transporte Axonal 28
- Receptores dos Transmissores 30
- Comunicação Sináptica 30
- 2.3 Sistemas Neuronais 32
- Circuitos Neuronais 34
- 2.4 Fibra Nervosa 36
- Ultraestrutura da Bainha de Mielina ... 36
- Desenvolvimento da Bainha de Mielina na Parte Periférica do Sistema Nervoso 38
- Desenvolvimento das Fibras Nervosas Amielínicas 38
- Estrutura da Bainha de Mielina no Sistema Nervoso Central 38
- Nervo Periférico 40
- 2.5 Neuróglia 42
- 2.6 Vasos Sanguíneos 44

3 Medula Espinal e Nervos Espinais 47

- 3.1 Visão Geral 48
- 3.2 Medula Espinal 50
- Estrutura 50
- Arcos Reflexos 50
- Substância Cinzenta e Sistema Intrínseco 52
- Cortes Transversais da Medula Espinal 54
- Vias Ascendentes 56
- Vias Descendentes 58
- Vasos Sanguíneos da Medula Espinal .. 60
- Gânglio Espinal e Raiz Posterior 62
- Meninges Espinais 64
- Inervação Segmentar 66
- Síndromes Medulares 68
- 3.3 Nervos Periféricos 70
- Plexos Nervosos 70
- Plexo Cervical (C1-C4) 72
- Ramos Posteriores (C1-C8) 72
- Plexo Braquial (C5-T1) 74
- Parte Supraclavicular 74
- Parte Infraclavicular, Ramos Curtos 74
- Parte Infraclavicular, Ramos Longos ... 74
- 3.4 Nervos do Tronco 84
- Ramos Posteriores 84
- Ramos Anteriores 84
- 3.5 Plexo Lombossacral 86
- Plexo Lombar 86
- Plexo Sacral 92

4 Tronco Encefálico e Nervos Cranianos ... 99

4.1 Visão Geral ... 100
Organização Longitudinal ... 102
Nervos Cranianos ... 102
Base do Crânio ... 104
4.2 Núcleos dos Nervos Cranianos ... 106
4.3 Bulbo ... 108
Corte Transversal no Nível do Nervo Hipoglosso ... 108
Corte Transversal no Nível do Nervo Vago ... 108
4.4 Ponte ... 110
Corte Transversal no Nível do Joelho do Nervo Facial ... 110
Corte Transversal no Nível do Nervo Trigêmeo ... 110
4.5 Nervos Cranianos (V, VII-XII) ... 112
Nervo Hipoglosso ... 112
Nervo Acessório ... 112
Nervo Vago ... 114
Nervo Vestibulococlear ... 120
Nervo Facial ... 122
Nervo Trigêmeo ... 124
4.6 Gânglios Parassimpáticos ... 128
Gânglio Ciliar ... 128
Gânglio Pterigopalatino ... 128
Gânglio Ótico ... 130
Gânglio Submandibular ... 130
4.7 Mesencéfalo ... 132
Estrutura ... 132
Corte Transversal através dos Colículos Inferiores do Mesencéfalo ... 132
Corte Transversal através dos Colículos Superiores do Mesencéfalo ... 134
Corte Transversal através da Região Pré-Tectal do Mesencéfalo ... 134
Núcleo Rubro e Substância Negra ... 136
4.8 Nervos dos Músculos Oculares (III, IV e VI Nervos Cranianos) ... 138
Nervo Abducente ... 138
Nervo Troclear ... 138
Nervo Oculomotor ... 138
4.9 Vias Longas ... 140
Trato Corticospinal e Fibras Corticonucleares ... 140
Lemnisco Medial ... 140
Fascículo Longitudinal Medial ... 142
Conexões Internucleares dos Núcleos Trigeminais ... 142
Trato Tegmental Central ... 144
Fascículo Longitudinal Posterior ... 144
4.10 Formação Reticular ... 146
4.11 Histoquímica do Tronco Encefálico ... 148

5 Cerebelo ... 151

5.1 Estrutura ... 152
Subdivisão ... 152
Lobo Floculonodular ... 152
Lobo Anterior do Corpo Cerebelar ... 152
Lobo Posterior do Corpo Cerebelar ... 152
Nomenclatura Tradicional ... 152
Pedúnculos e Núcleos Cerebelares ... 154
Núcleos ... 154
Pedúnculos Cerebelares ... 154
Córtex Cerebelar ... 156
Circuitos Neuronais ... 160
5.2 Organização Funcional ... 162
Vestibulocerebelo, Espinocerebelo, Pontocerebelo: Sistemas de Fibras Aferentes e Eferentes ... 162
Resultados da Estimulação Experimental ... 162
5.3 Vias ... 164
Pedúnculo Cerebelar Inferior (Corpo Restiforme) ... 164
Pedúnculo Cerebelar Médio (Braço de Ponte) ... 166
Pedúnculo Cerebelar Superior (Braço Conjuntivo) ... 166

6 Diencéfalo ... 169

6.1 Desenvolvimento do Diencéfalo ... 170
Fronteira Telodiencefálica ... 170
6.2 Estrutura ... 172
Subdivisão ... 172
Corte Frontal no Nível do Quiasma Óptico ... 172
Corte Frontal no Nível do Túber Cinéreo ... 174
Corte Frontal no Nível dos Corpos Mamilares ... 174
6.3 Epitálamo ... 176
Habênula ... 176
Glândula Pineal ... 176
6.4 Tálamo Dorsal ... 178
Radiação Talâmica ... 178
Núcleos Talâmicos Específicos ... 178
Núcleos Talâmicos Inespecíficos ... 180
Grupo Nuclear Anterior ... 182
Grupo Nuclear Medial ... 182
Núcleo Centromediano ... 182
Grupo Nuclear Lateral ... 184
Grupo Nuclear Ventral ... 184
Topografia Funcional dos Núcleos Ventrais ... 186
Corpo Geniculado Lateral ... 186
Corpo Geniculado Medial ... 186
Pulvinar ... 186
Corte Frontal pelo Tálamo Rostral ... 188
Corte Frontal pelo Tálamo Caudal ... 190
6.5 Subtálamo ... 192
Subdivisão ... 192
Respostas à Estimulação do Subtálamo ... 192
6.6 Hipotálamo ... 194
Hipotálamo Pouco Mielinizado ... 194
Hipotálamo Ricamente Mielinizado ... 194
Irrigação Vascular ... 196
Conexões de Fibras do Hipotálamo Pouco Mielinizado ... 196
Conexões de Fibras do Hipotálamo Ricamente Mielinizado ... 196
Topografia Funcional do Hipotálamo ... 198
Zonas Dinamogênicas e Trofotrópicas ... 198
Experimentos de Estimulação e Lesão ... 198
6.7 Hipotálamo e Hipófise ... 200
Desenvolvimento e Subdivisão da Hipófise ... 200
Infundíbulo ... 200
Vasos Sanguíneos da Hipófise ... 200
Sistema Neuroendócrino ... 202
Sistema Tuberoinfundibular ... 202
Sistema Hipotálamo-Hipofisário ... 204

7 Telencéfalo ... 207

7.1 Visão Geral ... 208
Subdivisão do Hemisfério ... 208
Rotação do Hemisfério ... 208
Evolução ... 210
Desenvolvimento das Camadas do Córtex Cerebral ... 212
Lobos Cerebrais ... 214
7.2 Cortes Através do Telencéfalo ... 216
Cortes Frontais ... 216
Cortes Horizontais ... 222
7.3 Paleocórtex e Corpo Amigdaloide ... 226
Paleocórtex ... 226
Corpo Amigdaloide ... 228
Conexões de Fibras ... 230
7.4 Arquicórtex ... 232
Subdivisão e Significância Funcional ... 232
Corno de Amon ... 234
Conexões de Fibras ... 234
Córtex Hipocampal ... 236
7.5 Neoestriado ... 238
Vias Aferentes ... 238
Vias Eferentes ... 238
Significância Funcional ... 238
7.6 Ínsula ... 240
7.7 Neocórtex ... 242
Camadas Corticais ... 242
Colunas Verticais ... 242
Tipos de Células do Neocórtex ... 244
Conceito Modular ... 244
Áreas Corticais ... 246

Lobo Frontal	248	7.8 Procedimentos por Imagens	266
Lobo Parietal	252	Radiografia Contrastada	266
Lobo Temporal	254	Tomografia Computadorizada	266
Lobo Occipital	256	Imagens por Ressonância Magnética	268
Tratos de Fibras	260	PET e SPECT	268
Assimetria Hemisférica	264		

8 Sistemas Cerebrovascular e Ventricular 271

8.1 Sistema Cerebrovascular	272	Plexo Corióideo	284
Artérias	272	Epêndima	286
Artéria Carótida Interna	274	Órgãos Periventriculares	288
Áreas de Irrigação	276	8.3 Meninges	290
Irrigação para os Núcleos do Diencéfalo e do Telencéfalo	276	Dura-Máter	290
		Aracnoide-Máter	290
8.2 Espaços do Líquido Cerebrospinal	282	Pia-máter	290
Visão Geral	282		

9 Divisão Autônoma do Sistema Nervoso 293

9.1 Visão Geral e Tronco Simpático	294	Abdominal	300
Visão Geral	294	Inervação da Pele	300
Divisão Autônoma Central	294	9.3 Periferia da Divisão Autônoma do Sistema Nervoso	302
Divisão Autônoma Periférica	296		
Circuito Neuronal	298	Fibras Eferentes	302
9.2 Tronco Simpático	298	Fibras Aferentes	302
Segmentos Cervical e Torácico Superior	298	Plexo Intramural	302
		Estrutura dos Neurônios Autônomos	304
Segmentos Torácico Inferior e		Transmissão de Sinal	304

10 Sistemas Funcionais 307

10.1 Sistemas Motores	308	10.2 Sistemas Sensoriais	320
Trato Corticospinal	308	Órgãos Sensitivos Cutâneos	320
Sistema Motor Extrapiramidal	310	Terminações Nervosas Livres	320
Função	310	Terminações Nervosas Encapsuladas	320
Vias	310	Formas Transicionais	322
Conexões Funcionais no Sistema Motor Extrapiramidal	312	Via para a Sensibilidade Epicrítica	324
		Via para a Sensibilidade Protopática	326
Conexões Recíprocas entre o Córtex, o Estriado, o Globo Pálido e o Tálamo	312	Órgão Gustativo	328
		Órgão Olfativo	332
Placa Motora	314	10.3 Sistema Límbico	334
Órgão Tendinoso	314	Visão Geral	334
Fuso Muscular	316	Giro do Cíngulo	336
Via Motora Final Comum	318	Área Septal	336

Sumário IX

11 O Olho 339

11.1 Estrutura........................... 340
    Pálpebras, Aparelho Lacrimal e Cavidade
    Orbital 340
    O Bulbo do Olho 344
    Parte Anterior do Olho 346
    Irrigação 348
    Fundo do Olho 348
    Retina 350
    Estruturas Funcionais da Retina, Circuito
    Neuronal........................... 352
    Fotorreceptores, Morfologia e
    Função............................ 354
11.2 Via Visual e Reflexos Oculares........ 356
    Via Visual 356
    Organização Topográfica da
    Via Visual 358
    Reflexos Oculares 362

12 A Orelha 365

12.1 Estrutura........................... 366
    Visão Geral 366
    Orelha Externa 366
    Orelha Média 368
    Parede Medial da
    Cavidade Timpânica 370
    Músculos da Cavidade Timpânica 370
    Orelha Interna 372
    Órgão Espiral (de Corti) 376
    Aparelho Vestibular 378
    Células Sensoriais Vestibulares 380
    Gânglio Espiral e Gânglio Vestibular . . 380
12.2 Via Auditiva e Vias Vestibulares 382
    Via Auditiva 382
    Vias Vestibulares 386

Bibliografia **388**

Índice Remissivo...**397**

Prefácio

"...O 'Kahle' não tem nada para provar. O que você pode fazer quando assume a responsabilidade de continuar este livro? Deixe-o, o máximo possível, como está. No entanto, o rápido desenvolvimento das neurociências não permite isso. Especialmente nos últimos anos, foram feitas muitas novas descobertas que têm moldado nossas ideias sobre a estrutura e a função do sistema nervoso. Portanto, aqui foi necessário atualizar e suplementar."

Esta afirmação, no prefácio do Professor Michael Frotscher para a 11ª edição alemã, é mais relevante do que nunca. O nível dos conhecimentos em neuroanatomia está aumentando rapidamente, o que tornou necessária mais uma atualização deste volume.

O Professor Frotscher, editor das edições anteriores, infelizmente não conseguiu efetuar ele mesmo essa tarefa. A Thieme Verlag me abordou a respeito da continuação deste volume e fiquei feliz em atender a esse pedido apesar do prazo curto para a nova edição. Manteve-se a estrutura básica comprovada do atlas de bolso, vários capítulos foram atualizados e boxes foram acrescentados com notas clínicas para deixar o conteúdo ainda mais conectado ao cenário clínico. O objetivo continua a ser o de proporcionar aos leitores não apenas um conhecimento sólido de neuroanatomia, mas também importantes fundamentos de neurociência interdisciplinar e introduzi-los aos aspectos clínicos das especialidades em que a neuroanatomia desempenha um papel-chave. A relação funcional, portanto, é acrescentada sempre que for importante para a compreensão da neuroanatomia e sua integração ao cenário clínico. Também foram inseridos novos métodos clínicos diagnósticos, como imagens por tensores de difusão (DTI).

Gostaria de agradecer a Marianne Mauch e a Tamara Werner, da Thieme Verlag, por seu apoio altamente empenhado, competente e paciente durante o trabalho na nova edição.

Homburg, 2022
Frank Schmitz

Prefácio à Primeira Edição do Volume 3

Este volume oferece aos novatos em anatomia uma introdução à estrutura básica do sistema nervoso, juntamente com esclarecimentos sobre o que há de mais moderno, tudo apresentado de modo simples e conciso. Os achados de microscopia eletrônica, de histoquímica e de eletrofisiologia têm expandido muito a base de conhecimentos nas últimas décadas. Um morfologista rígido pode fazer objeções a incluir achados de eletrofisiologia. No entanto, considerando-se o destaque que dá à relevância funcional das estruturas do sistema nervoso ou, ainda, por permitir a classificação de estruturas morfológicas como unidades anatômicas, isso torna a eletrofisiologia indispensável. Os estudos que produzem tais achados são amplamente considerados como parte da neuroanatomia sob o rótulo "eletroanatomia".

Estudar o conteúdo deste volume, naturalmente, fornecerá apoio aos estudantes de medicina, preparando-os para as provas; na verdade, alguns deles podem até desenvolver um interesse profundo por este assunto fascinante. Tenho esperança de que os leigos interessados não sejam desestimulados pela nomenclatura em Latim ao buscarem esclarecimentos sobre a estrutura e a função do sistema nervoso. Quanto aos especialistas, tenho certeza de que vão gostar muito de descobrir os erros que inevitavelmente vão surgindo aos poucos quando se produz a primeira edição de um livro.

Há algumas pessoas a quem gostaria de agradecer. Em primeiro lugar, agradeço ao Sr. Gerhard Spitzer, cujos desenhos de mestre foram cruciais para o sucesso deste livro. Também gostaria de agradecer a todos os meus colegas que me ajudaram com seus conselhos, sugestões e críticas. Também sou grato à srta. E. Klasmeier, que me proporcionou ajuda e assistência o tempo todo. Meus agradecimentos vão para minha esposa, por preparar o índice remissivo do livro. Meu reconhecimento com gratidão aos funcionários da Thieme Verlag, sem cuja perseverança e paciência este livro talvez não tivesse sido completado.

Frankfurt, janeiro de 1976
Werner Kahle

Prefácio à 1ª Edição

Embora este atlas de bolso tenha como alvo os estudantes de medicina, visando a lhe fornecer uma visão geral dos achados mais importantes da anatomia humana, também dará aos leigos esclarecimentos sobre a disciplina.

Para os estudantes de medicina, a preparação para provas deve englobar, primariamente, uma repetição de experiências visuais. A inter-relação entre o texto e as imagens ajuda a tornar os fatos anatômicos mais fáceis de visualizar.

O atlas de bolso em três volumes é estruturado por um sistema: o Volume 1 cobre o sistema locomotor. O Volume 2 aborda os órgãos internos, e o Volume 3 se debruça sobre o sistema nervoso e os órgãos sensoriais. As relações topográficas das vias de condução periféricas, dos nervos e vasos, são cobertas no Volume 1, pois se conectam estreitamente com o sistema locomotor. O Volume 2 cobre apenas a classificação sistemática dos vasos. O assoalho pélvico, que se relaciona estreitamente com os órgãos da parte inferior da pelve, foi incluído no Volume 2, juntamente com a topografia associada. A história do desenvolvimento dos dentes é brevemente mencionada no Volume 2 porque facilita a compreensão da erupção dentária. Os precursores embriogênicos comuns da genitália masculina e feminina são discutidos porque facilitam a compreensão de sua estrutura e das variações e deformidades não tão incomuns. No capítulo sobre genitais femininos são abordadas algumas perguntas relacionadas com a gravidez e o parto. No entanto, o volume, de modo algum, cobre os conhecimentos da história do desenvolvimento exigido por estudantes de medicina! Os comentários sobre fisiologia e bioquímica certamente são rudimentares e servem unicamente para melhorar a compreensão das características estruturas distintivas. Para informações mais aprofundadas, devem-se consultar livros de fisiologia e bioquímica. Finalmente gostaríamos de destacar que o atlas de bolso obviamente não substitui um livro profundo nem os cursos em macroscopia e microscopia dos estudos de medicina. A lista de referências inclui títulos contendo referências à literatura mais aprofundada, incluindo livros clínicos na medida em que tenham forte relação com a anatomia.

Os leigos interessados em aprender sobre a estrutura do corpo humano encontrarão ilustrações facilmente compreensíveis de procedimentos de exames médicos comuns. Ao incluir essas informações, respondemos à solicitação do editor para expandirmos o conteúdo dos livros e incluirmos esses aspectos.

Frankfurt am Main, Kiel, Innsbruck
Os Autores

1 Introdução

1.1 Sistema Nervoso – Visão Geral 2
1.2 Desenvolvimento e Estrutura do Cérebro 6

1.1 Sistema Nervoso – Visão Geral

Desenvolvimento e Subdivisão (A-D)

O sistema nervoso serve ao processamento de informações no interior do corpo, tendo por interesse adaptar suas reações. Nas formas mais primitivas de organização (A), essa função é assumida pelas próprias **células sensoriais** (**A-C1**). Essas células são excitadas por estímulos que vêm do ambiente; a excitação é conduzida a uma **célula muscular** (**A-C2**) por meio de uma projeção celular ou **processo**. A resposta mais simples aos estímulos ambientais é assim obtida. (Nos seres humanos, as células sensoriais que ainda têm processos seus são encontradas apenas no epitélio olfatório.) Nos organismos mais diferenciados (**B**), uma célula adicional é interposta entre a célula sensorial e a célula muscular – a célula nervosa ou **neurônio** (**BC3**), que assume a transmissão das mensagens. Essa célula pode transmitir a excitação a várias células musculares ou a células nervosas adicionais, assim formando uma **rede neural** (**C**). Uma rede difusa desse tipo também percorre o corpo humano e inerva todos os órgãos internos, vasos e glândulas. É chamada divisão **autônoma** (*visceral ou vegetativa*) do **sistema nervoso** (ASN) e consiste em dois componentes, que muitas vezes têm funções opostas: a **parte simpática do sistema nervoso** e a **parte parassimpática do sistema nervoso**. A interação desses dois sistemas mantém constante a *organização interior* do organismo.

Nos vertebrados, o **sistema nervoso somático** se desenvolveu além da divisão autônoma do sistema nervoso; consiste no **sistema nervoso central** (SNC; cérebro e medula espinal) e na parte periférica do **sistema nervoso** (PNS; nervos da cabeça, tronco e extremidades). É responsável pela *percepção consciente*, pelo *movimento voluntário* e pelo processamento de informações (*integração*). Observe que a maioria dos livros-textos inclui os nervos periféricos da divisão autônoma do sistema nervoso no PNS. O SNC se desenvolve a partir da *placa neural* (**D4**) do ectoderma, que então se transforma em *sulco neural* (**D5**) e depois ainda em *tubo neural* (**D6**). O tubo neural finalmente se diferencia em medula espinal (**D7**) e cérebro (**D8**).

Circuitos Funcionais (E, F)

O sistema nervoso, o restante do organismo e o ambiente são funcionalmente ligados entre si. Estímulos do ambiente (*estímulos exteroceptivos*) (**E9**) são conduzidos por células sensoriais (**E10**) por meio de **nervos sensitivos** (**aferentes**) (**E11**) ao SNC (**E12**). Em resposta, há um comando do SNC via **nervos motores** (**eferentes**) (**E13**) aos músculos (**E14**). Para o controle e regulação da resposta muscular (**E15**), há um *feedback interno* a partir das células sensoriais nos músculos via nervos sensitivos (**E16**) ao SNC. Esse trato aferente não transmite estímulos ambientais, mas estímulos do interior do corpo (*estímulos interoceptivos*). Portanto, distinguimos entre **sensibilidades exteroceptiva** e **interoceptiva**.

No entanto, o organismo não apenas reage ao ambiente, também o influencia espontaneamente. Neste caso, também, há um circuito funcional correspondente: a ação (**F17**) iniciada pelo cérebro via nervos eferentes (**F13**) é registrada pelos órgãos sensoriais (**F10**), que devolvem as informações correspondentes via nervos aferentes (**F11**) ao SNC (**F12**) (*aferência ou feedback externo*). Dependendo de o resultado alcançar ou não o alvo desejado, o SNC envia mais sinais estimulatórios ou inibitórios (**F13**). A atividade nervosa se baseia em muitos circuitos funcionais.

Do mesmo modo, ao distinguirmos entre sensibilidade exteroceptiva (pele e mucosas) e sensibilidade proprioceptiva (receptores nos músculos e tendões, inervação sensitiva autônoma dos intestinos), podemos subdividir o sistema motor em um sistema orientado ao ambiente, o **sistema somatomotor** (*músculos estriados, voluntários*) e um **sistema visceromotor** (*músculos lisos intestinais*).

1.1 Sistema Nervoso – Visão Geral

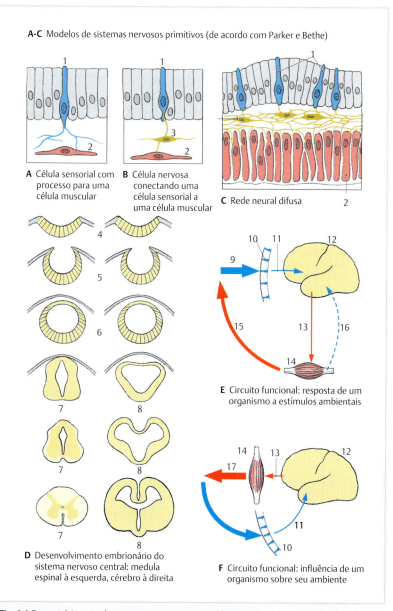

Fig. 1.1 Desenvolvimento do sistema nervoso, circuitos funcionais.

Posição do Sistema Nervoso no Corpo (A, B)

O **sistema nervoso central** (SNC) se divide em cérebro, **encéfalo** (**A1**) e medula espinal (SC), **medulla spinalis** (**A2**). O cérebro na cavidade craniana é cercado por uma cápsula óssea; a medula espinal, no canal vertebral, é envolvida pela coluna vertebral óssea. Ambos são cobertos por meninges que encerram uma cavidade cheia de líquido, o **líquido cerebrospinal**. Desse modo, o SNC é protegido de todos os lados por paredes ósseas e pelo efeito amortecedor de um líquido (*amortecedor líquido*).

A **parte periférica do sistema nervoso** (PNS) inclui os *nervos cranianos*, que emergem através de orifícios (**forames**) na base do crânio, e os *nervos espinais*, que emergem através de espaços entre as vértebras (**forames intervertebrais**) (**A3**). Os nervos periféricos se estendem aos músculos e áreas da pele. Formam *plexos nervosos* antes de entrar nas extremidades: o **plexo braquial** (**A4**) e o **plexo lombossacral** (**A5**), nos quais as fibras dos nervos espinais se misturam; como resultado, os nervos das extremidades contêm porções de diferentes nervos espinais (ver págs. 70 e 86). Nos pontos de entrada das fibras nervosas aferentes, encontram-se os **gânglios** (**A6**); são pequenos corpos ovais contendo neurônios sensitivos.

Na descrição de estruturas cerebrais, termos como "superior", "inferior", "frontal" e "posterio" são imprecisos, pois é preciso distinguir entre diferentes **eixos do cérebro** (**B**). Em razão da postura ereta dos seres humanos, o tubo neural se curva; o eixo da medula espinal corre quase verticalmente, enquanto o eixo do prosencéfalo (**eixo de Forel**, laranja) corre horizontalmente; o eixo das divisões inferiores do cérebro (**eixo de Meinert**, violeta) corre obliquamente. Os termos posicionais se relacionam com esses eixos: a extremidade anterior do eixo é chamada *oral* ou *rostral* (*os*, boca; *rostrum*, bico), a extremidade posterior é chamada *caudal* (*cauda*), o lado inferior é chamado basal ou *ventral* (*ventre*, abdome), e o lado superior é chamado *dorsal* (dorso, parte posterior).

As **divisões cerebrais** inferiores, que se fundem à medula espinal, são coletivamente chamadas de *tronco encefálico* (**B7**). A divisão anterior é chamada *prosencéfalo* (cinza) (**B8**).

As divisões do **tronco encefálico** têm um plano estrutural comum (consistindo em *placa basal* e *placa alar*, assim como a medula espinal, ver p. 12, C). Os *nervos periféricos* genuínos emergem dessas divisões, assim como da medula espinal. Como na medula espinal, são sustentados pela *corda dorsal* durante o desenvolvimento embrionário. Todas essas características distinguem o tronco encefálico do prosencéfalo. A subdivisão escolhida aqui difere das outras classificações, nas quais o diencéfalo é visto como parte do tronco encefálico.

O **prosencéfalo** consiste em duas partes, o *diencéfalo* e o *telencéfalo*. No cérebro maduro, o telencéfalo forma os dois hemisférios (*hemisférios cerebrais*). O diencéfalo se situa entre os dois hemisférios.

A9 Cerebelo.

1.1 Sistema Nervoso – Visão Geral

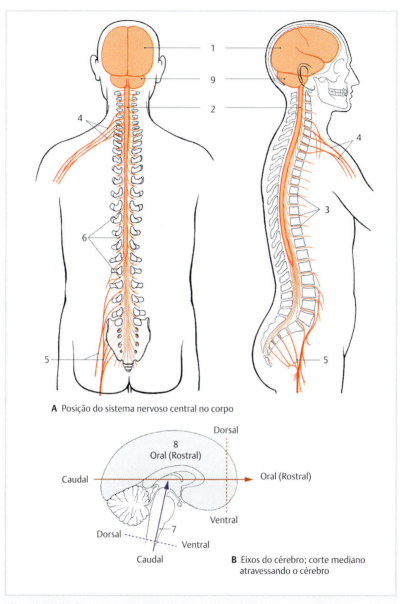

A Posição do sistema nervoso central no corpo

B Eixos do cérebro; corte mediano atravessando o cérebro

Fig. 1.2 Posição do sistema nervoso central no corpo.

1.2 Desenvolvimento e Estrutura do Cérebro

Desenvolvimento do Cérebro (A-E)

O fechamento do sulco neural, transformando-se em tubo neural, começa no nível da medula cervical alta. A partir daí a continuação do fechamento corre na direção oral até a extremidade rostral do cérebro (*neuroporo oral*, mais tarde, *lâmina terminal*) e na direção caudal até as extremidades da medula espinal. Os eventos que se seguem no desenvolvimento do SNC prosseguem na mesma direção. Desse modo, as divisões do cérebro não amadurecem simultaneamente, mas em intervalos (*maturação heterocrona*).

O aumento do crescimento faz com que o tubo neural na região da cabeça se expanda para formar várias vesículas (p. 171, A). A vesícula rostral é o futuro *prosencéfalo* (amarelo e vermelho); as vesículas caudais são o futuro *tronco encefálico* (azul). Duas curvaturas do tubo neural aparecem nessa ocasião: a flexura cefálica (**A1**) e a flexura cervical (**A2**). Embora o tronco encefálico ainda mostre uma estrutura uniforme nesse estágio inicial, as futuras divisões já podem ser identificadas: **bulbo** (medula oblonga, cordão alongado) (**A-D3**), **ponte** (ponte de Varolius) (**A-D4**), **cerebelo** (**A-D5**, azul-escuro) e **mesencéfalo** (**A-C6**, verde). O tronco encefálico, durante o desenvolvimento, fica à frente do prosencéfalo; durante o segundo mês do desenvolvimento humano, o telencéfalo ainda é uma vesícula com parede fina (**A**), enquanto os neurônios já estão diferenciados no tronco encefálico (*emergência dos nervos cranianos*) (**A7**). A *vesícula óptica* se desenvolve a partir do **diencéfalo** (**AB8**, vermelho) (p. 344, A) e forma a taça óptica (**A9**). Anteriormente a ela encontra-se a *vesícula* telencefálica (***telencephalon***) (**A-D10**, amarelo); inicialmente, o primórdio é ímpar, mas logo se expande em ambos os lados e forma os dois hemisférios cerebrais.

Durante o terceiro mês o prosencéfalo aumenta (**B**). O telencéfalo e o diencéfalo se tornam septados pelo *sulco telodiencefálico* (**B11**). O primórdio do *bulbo olfatório* (**B-D12**) se forma na vesícula hemisférica, e o primórdio hipofisário (**B13**)

(p. 201, B) e a *eminência mamilar* (**B14**) se formam na base do diencéfalo. Forma-se um sulco transverso profundo (**B15**) entre o primórdio cerebelar e o bulbo em decorrência da flexura pontina; o lado inferior do cerebelo passa a se localizar em aposição à parede dorsal em fina em membrana no bulbo (p. 285, E).

Durante o quarto mês os hemisférios cerebrais começam a superar em crescimento as outras partes do cérebro (**C**). O telencéfalo, que inicialmente se atrasa em desenvolvimento com relação a todas as outras divisões cerebrais, agora exibe o crescimento mais intenso (p. 170, A). O centro da superfície lateral de cada hemisfério se atrasa em crescimento e, mais tarde, as partes se sobrepõem a ele. Trata-se da *ínsula* (**CD16**). Durante o sexto mês a ínsula ainda é livre (**D**). Os primeiros sulcos e circunvoluções aparecem nas superfícies previamente lisas dos hemisférios. As paredes inicialmente finas no tubo neural e nas vesículas cerebrais se espessam durante o desenvolvimento. Elas contêm os neurônios e os tratos nervosos que compõem a substância própria do cérebro. (Veja o desenvolvimento dos hemisférios cerebrais na p. 208.)

No interior da parede anterior do telencéfalo ímpar, fibras nervosas correm de um hemisfério ao outro. Os *sistemas comissurais*, que ligam os dois hemisférios, desenvolvem-se nesse segmento da parede espessada, ou *placa comissural*. O maior deles é o **corpo caloso** (**E**). Os hemisférios crescem principalmente na direção caudal; paralelamente a seu aumento de tamanho, o corpo caloso também se expande na direção caudal durante seu desenvolvimento e, finalmente, se sobrepõe ao diencéfalo.

O desenvolvimento do cérebro não está completo ao nascimento; continua até a puberdade. Em certas regiões do cérebro (hipocampo) é provável que até depois desse ponto haja geração de novas células nervosas por toda a vida. No entanto, há momentos críticos para a aquisição de certas capacidades (p. ex., fala), depois dos quais essas só podem ser adquiridas com dificuldade (até a idade de aproximadamente 7 anos para a fala). Há indicação de que a atividade intelectual previne a perda de acuidade mental dependente da idade.

1.2 Desenvolvimento e Estrutura do Cérebro

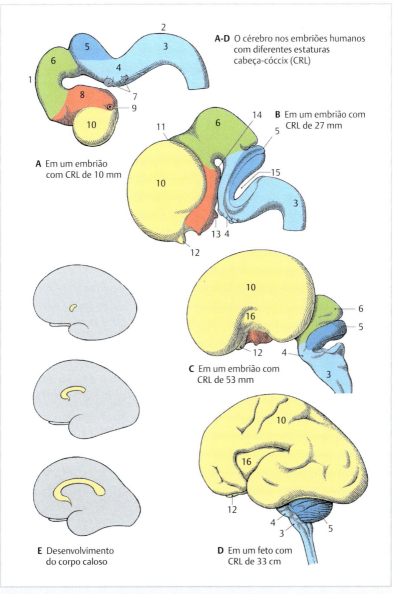

A-D O cérebro nos embriões humanos com diferentes estaturas cabeça-cóccix (CRL)

A Em um embrião com CRL de 10 mm

B Em um embrião com CRL de 27 mm

C Em um embrião com CRL de 53 mm

D Em um feto com CRL de 33 cm

E Desenvolvimento do corpo caloso

Fig. 1.3 Desenvolvimento do cérebro

Anatomia do Cérebro (A-E)
Visão Geral

As subdivisões individuais do cérebro contêm cavidades ou ventrículos de formas e larguras variadas. A *cavidade primária do tubo neural e a vesícula cerebral* se tornam muito mais estreitas à medida que as paredes se espessam. Na medula espinal de vertebrados inferiores sobrevivem como *canal central*. Na medula espinal humana tornam-se completamente ocluídas (*obliteradas*). Em um corte transversal, apenas algumas células do revestimento antigo da medula espinal marcam o local do canal central inicial (**A1**). No cérebro, a cavidade sobrevive e forma o **sistema ventricular** (p. 282), cheio de um líquido claro, o *líquido cerebrospinal*. O **quarto ventrículo** (**AD2**) se localiza no segmento do bulbo e da ponte. Depois de um estreitamento da cavidade no mesencéfalo, o **terceiro ventrículo** (**CD3**) se situa no diencéfalo. Uma passagem em ambos os lados de suas paredes laterais, o *forame interventricular* (*forame de Monro*) (**C-E4**), abre-se nos *ventrículos laterais* (**CE5**) (**primeiro** e **segundo ventrículos**) de ambos os hemisférios cerebrais.

Nos cortes frontais que atravessam os hemisférios (**C**), os **ventrículos laterais** são vistos duas vezes e têm aparência curva (**E**). Essa forma é causada pelo crescimento em formato de lua crescente dos **hemisférios** (rotação dos hemisférios, p. 208, C) que não se expandem igualmente em todas as direções durante o desenvolvimento. No meio do semicírculo está a *ínsula*. Situa-se profundamente na parede lateral do hemisfério no assoalho da *fossa lateral* (**C6**) e é coberta pelas partes adjacentes, os *opérculos* (**C7**), de modo que a superfície do hemisfério mostre apenas um sulco profundo, o **sulco lateral** (*fissura lateral, fissura de Sylvius*) (**BC8**). Cada hemisfério é subdividido em vários **lobos cerebrais** (**B**) (p. 214): **lobo frontal** (**B9**), **lobo parietal** (**B10**), **lobo occipital** (**B11**) e **lobo temporal** (**B12**).

O **diencéfalo** (cinza-escuro em **C, D**) e o **tronco encefálico**, essencialmente, são recobertos pelos hemisférios cerebrais, tornando-se, portanto, visíveis somente na base do cérebro ou em um corte longitudinal atravessando o cérebro. Em um corte mediano (**D**), as subdivisões do tronco encefálico podem ser reconhecidas: **bulbo** (**D13**), **ponte** (**D14**), **mesencéfalo** (**D15**) e **cerebelo** (**D16**). O quarto ventrículo (**D2**) é visto em sua dimensão longitudinal. Em seu teto em forma de tenda repousa o cerebelo. O terceiro ventrículo (**D3**) se abre em sua largura inteira. Em seu corte rostral, o forame interventricular (**D4**) leva ao ventrículo lateral. Acima do terceiro ventrículo situa-se o corpo caloso (**D17**); essa placa fibrosa, vista aqui em corte transversal, liga os dois hemisférios.

Peso do Cérebro

O peso médio do cérebro humano varia entre 1.250 g e 1.600 g. Relaciona-se com o *peso corporal*; uma pessoa mais pesada geralmente tem um cérebro mais pesado. O peso médio de um cérebro masculino é de 1.350 g, e o de um cérebro feminino, de 1.250 g. Por volta dos 20 anos, supõe-se que o cérebro tenha alcançado seu peso máximo. Na idade avançada, o cérebro geralmente perde peso devido à *atrofia relacionada com a idade*. O peso do cérebro não indica a inteligência de uma pessoa. O exame de cérebros de pessoas proeminentes ("cérebros de elite") produziu as variações habituais.

1.2 Desenvolvimento e Estrutura do Cérebro

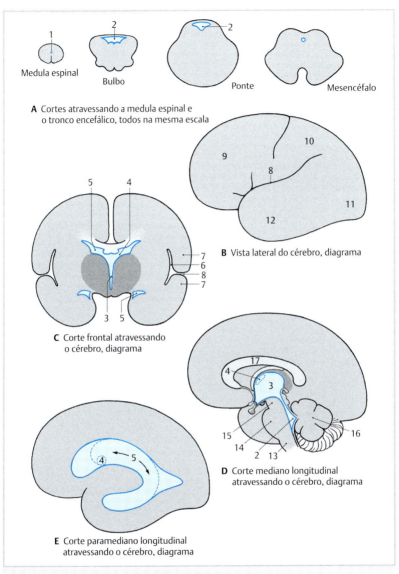

Fig. 1.4 Estrutura do cérebro, visão geral.

Vistas Lateral e Dorsal (A, B)

Os dois hemisférios cerebrais recobrem todas as outras partes do cérebro; somente o *cerebelo* (**A1**) e o *tronco encefálico* (**A2**) são visíveis. A superfície do hemisfério cerebral se caracteriza por muitos sulcos e *circunvoluções* ou **giros**. Abaixo da superfície do alívio dos giros situa-se o *córtex cerebral*, o mais alto órgão nervoso: consciência, memória, processos de pensamento e atividades voluntárias, todos dependem da integridade do córtex. A expansão do córtex cerebral aumenta por meio da formação de sulcos e giros. Apenas um terço do córtex se situa na superfície, enquanto dois terços se encontram na profundidade dos giros. Como se mostra na vista dorsal (**B**), os hemisférios são separados por um sulco profundo, a **fissura cerebral longitudinal** (**B3**). Na superfície lateral do hemisfério situa-se o **sulco lateral** (*sulco de Sylvius*) (**A4**). Um corte frontal (págs. 9, 217 e 219) mostra claramente que esse não é um sulco simples, mas uma depressão profunda, a **fossa lateral**.

O polo anterior do hemisfério é chamado *polo frontal* (**A5**), enquanto o polo posterior é chamado *polo occipital* (**A6**). O hemisfério cerebral se subdivide em vários lobos: o **lobo frontal** (**A7**) e o **lobo parietal** (**A9**), que são separados pelo *sulco central* (**A8**), o **lobo occipital** (**A10**) e o **lobo temporal** (**A11**). O sulco central separa o **giro pré-central** (**A12**) (região do movimento voluntário) do **giro pós-central** (**A13**) (região da sensibilidade). Ambas, em conjunto, constituem a *região central*.

Corte Mediano (C)

Entre os hemisférios situa-se o **diencéfalo** (**C14**); o **corpo caloso** (**C15**), acima, conecta os dois hemisférios. O corpo caloso forma uma placa fibrosa; sua curvatura oral engloba um segmento com parede fina do hemisfério, o **septo pelúcido** (**C16**) (p. 223, B18). O *terceiro ventrículo* (**C17**) é aberto. A adesão das duas paredes forma a **aderência intertalâmica** (**C18**). O **fórnice** (**C19**) forma um arco acima dela. Na parede anterior do terceiro ventrículo encontra-se a **comissura anterior** (**C20**) (contendo as fibras cruzadas do cérebro olfatório); em sua base situa-se a decussação do nervo óptico ou **quiasma óptico** (**C21**), a **hipófise** (**C22**) e o par de **corpos mamilares** (**C23**); na parede caudal se encontra a glândula pineal ou **epífise** (**C24**).

O terceiro ventrículo liga-se ao *ventrículo lateral* do hemisfério por meio do **forame interventricular** (*forame de Monro*) (**C25**); volta-se caudalmente ao **aqueduto cerebral** (*aqueduto de Sylvius*) (**C26**), que atravessa o mesencéfalo e se alarga como uma tenda para formar o *quarto ventrículo* (**C27**) sob o cerebelo. Na superfície cortada do cerebelo (**C28**), os sulcos e giros formam a *arbor vitae* ("árvore da vida"). Rostralmente ao cerebelo se encontra a placa quadrigêmea ou **lâmina tectal** (**C29**) do mesencéfalo (uma estação de retransmissão para os tratos óptico e acústico). A **ponte** (**C30**) faz um abaulamento na base do tronco encefálico e se volta para o cordão alongado, o **bulbo** (**C31**), que se dirige à medula espinal.

C32 Plexo corióideo

1.2 Desenvolvimento e Estrutura do Cérebro

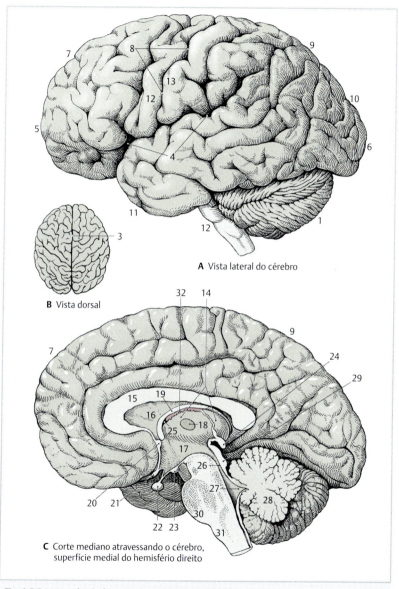

A Vista lateral do cérebro
B Vista dorsal
C Corte mediano atravessando o cérebro, superfície medial do hemisfério direito

Fig. 1.5 Estrutura do cérebro, vista lateral e corte mediano.

Base do Cérebro (A)

A face basal do cérebro oferece uma visão geral do tronco encefálico, das superfícies ventrais do lobo frontal (**A1**), do lobo temporal (**A2**) e da base do diencéfalo. A *fissura cerebral longitudinal* (**A3**) separa os dois lobos frontais; na superfície basal de cada hemisfério encontra-se o *lobo olfatório* com o **bulbo olfatório** (**A4**) e o **trato olfatório** (**A5**). O trato se divide em **trígono olfatório** (**A6**) e em duas *estrias olfatórias*, que delimitam a **substância perfurada anterior** (**A7**); esta última é perfurada pela entrada de vasos sanguíneos. No **quiasma óptico** (**A8**), ou decussação dos **nervos ópticos** (**A9**), a base do diencéfalo começa com a **hipófise** (**A10**) e os **corpos mamilares** (**A11**). A **ponte** (**A12**) faz abaulamento de modo caudal e é seguida pelo **bulbo** (**A13**). Numerosos nervos cranianos emergem do tronco encefálico. O cerebelo se divide no profundo *verme do cerebelo* (**A14**), que é medial, e os dois *hemisférios cerebelares* (**A15**).

Substâncias Branca e Cinzenta (B)

Ao dissecar o cérebro em fatias, as **substâncias branca e cinzenta** se tornam visíveis nas superfícies cortadas. A substância cinzenta representa uma concentração de *neurônios*, e a substância branca, os tratos de fibras, ou *processos neuronais*, que aparecem claros em razão de seu envoltório branco, a bainha de mielina. Na **medula espinal** (**B16**), a substância cinzenta se situa no centro e é envolvida pela substância branca que a circunda (tratos de fibras ascendentes e descendentes). No **tronco encefálico** (**B17**) e no **diencéfalo**, varia a distribuição das substâncias cinzenta e branca. As áreas cinzentas são chamadas *núcleos*. No **telencéfalo** (**B18**) a substância cinzenta se situa na margem externa e forma o *córtex*, enquanto a substância branca se situa internamente. Desse modo, a distribuição aqui é inversa àquela da medula espinal.

A disposição, na medula espinal, representa um estado primitivo; também existe nos peixes e anfíbios, onde os neurônios estão em uma *posição periventricular* até mesmo no telencéfalo. O córtex cerebral representa o nível mais alto de organização, estando inteiramente desenvolvido apenas nos mamíferos.

Subdivisão em Zonas Longitudinais (C)

Durante o desenvolvimento, o tubo neural se subdivide em zonas longitudinais. A metade ventral da parede lateral, que se diferencia cedo, é chamada **placa basal** (**C19**) e representa a *origem dos neurônios motores*. A metade dorsal, que se desenvolve mais tarde, é chamada **placa alar** (**C20**) e representa a *origem dos neurônios sensitivos*. Entre as placas alar e basal encontra-se um segmento (**C21**) do qual se originam os **neurônios da divisão autônoma do sistema nervoso**. Desse modo, pode-se reconhecer um plano estrutural do SNC na medula espinal e tronco encefálico, cujo conhecimento ajudará a compreender a organização de várias partes do cérebro.

Os derivados das placas basal e alar são difíceis de identificar no diencéfalo e no telencéfalo. Muitos autores, portanto, rejeitam tal classificação do prosencéfalo.

1.2 Desenvolvimento e Estrutura do Cérebro

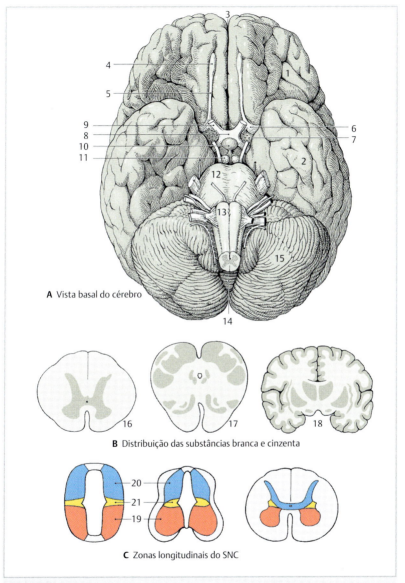

A Vista basal do cérebro

B Distribuição das substâncias branca e cinzenta

C Zonas longitudinais do SNC

Fig. 1.6 Base do cérebro, substâncias branca e cinzenta, zonas longitudinais.

Evolução do Cérebro (A-C)

No curso da evolução, o cérebro dos vertebrados se desenvolveu e se tornou o órgão da inteligência humana. Como os ancestrais foram extintos, a sequência de desenvolvimento só pode ser reconstruída por meio de espécies que mantêm uma estrutura cerebral primitiva. Nos *anfíbios* e *répteis*, o telencéfalo (**A1**) aparece como apêndice do grande bulbo olfatório (**A2**); o mesencéfalo (**A3**) e o diencéfalo (**A4**) encontram-se livres na superfície. Já nos *mamíferos* primitivos (como o porco-espinho), entretanto, o telencéfalo se expande acima das partes rostrais do tronco encefálico; nos *lêmures*, cobre completamente o diencéfalo e o mesencéfalo. Desse modo, o desenvolvimento filogenético do cérebro consiste essencialmente em um aumento progressivo do telencéfalo e em uma transferência das funções integrativas mais altas para essa parte do cérebro. Isso é chamado "**telencefalização**". Estruturas primitivas antigas ainda são mantidas no cérebro humano e se misturam a estruturas novas altamente diferenciadas. Portanto, quando falamos sobre componentes novos e antigos do cérebro humano, referimo-nos à evolução do cérebro. O cérebro não é um computador nem máquina de pensar construída de acordo com princípios racionais; é um órgão que evoluiu em incontáveis variações ao longo de milhões de anos.

Podemos acompanhar a **evolução morfológica do cérebro humano** por meio de moldes feitos das cavidades cranianas de fósseis (**B, C**). O molde positivo da cavidade craniana (*molde endocraniano*) é uma réplica aproximada da forma do cérebro. Ao comparar os moldes é notável o aumento dos lobos frontal e temporal. São óbvias as alterações do **Homo pekinensis** via **Neanderthal**, o inventor das facas de pedra lascada afiadas, ao Cro-Magnon (**B**), o criador das pinturas das cavernas. No entanto, não há diferenças apreciáveis entre o Cro-Magnon e os **humanos da atualidade** (**C**).

Durante a *filogênese* e a *ontogênese* as divisões individuais do cérebro se desenvolvem em tempos diferentes. As partes que servem a funções vitais elementares se desenvolvem cedo e já estão formadas nos vertebrados primitivos. As divisões cerebrais para funções superiores mais diferenciadas se desenvolvem apenas tardiamente nos mamíferos superiores. Durante sua expansão elas empurram as partes do cérebro desenvolvidas precocemente para uma localização mais profunda e formam abaulamentos (tornam-se *proeminentes*).

1.2 Desenvolvimento e Estrutura do Cérebro

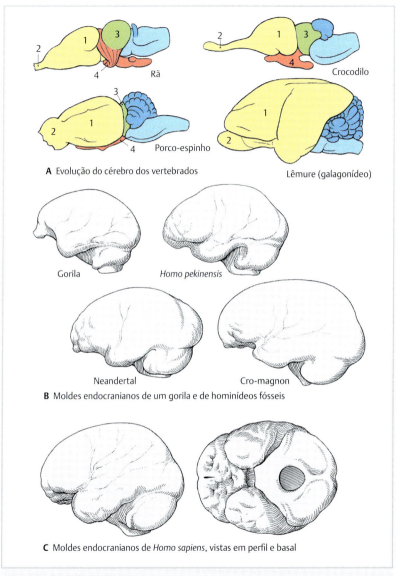

A Evolução do cérebro dos vertebrados

B Moldes endocranianos de um gorila e de hominídeos fósseis

C Moldes endocranianos de *Homo sapiens*, vistas em perfil e basal

Fig. 1.7 Evolução do cérebro.

2 Elementos Básicos do Sistema Nervoso

2.1 Célula Nervosa *18*
2.2 Sinapse *24*
2.3 Sistemas Neuronais *32*
2.4 Fibra Nervosa *36*
2.5 Neuróglia *42*
2.6 Vasos Sanguíneos *44*

2.1 Célula Nervosa

O tecido nervoso consiste em **células nervosas** e **células gliais** que se originam do ectoderma. Os vasos sanguíneos e as meninges não pertencem ao tecido nervoso; têm origem no mesoderma. A célula nervosa (**célula ganglionar** ou **neurônio**) é a unidade funcional do sistema nervoso. Em seu estado maduro já não é capaz de se dividir, tornando assim impossível a reposição de células envelhecidas. No entanto, em certas regiões do cérebro, como no hipocampo, pensa-se que novas células nervosas se formem durante todo o período de vida do indivíduo.

Um neurônio consiste no corpo celular, o *pericário* (**A1**), nos processos, os *dendritos* (**A2**) e em um processo principal, o *axônio* ou *neurito* (**A-D3**).

O *soma*, ou *pericário*, é o *centro trófico* da célula, e os processos que se separam dele degeneram. Contém o **núcleo celular** (**A4**), com um grande **nucléolo** (**A5**) rico em cromatina, aos quais se fixa o **corpúsculo de Barr** (cromatina sexual) (**A6**) nos indivíduos do gênero feminino.

Os **dendritos** aumentam a superfície celular por ramificação. Os processos de outros neurônios terminam aí: os dendritos são os locais onde *são recebidos os impulsos nervosos*. Os processos de outros neurônios costumam terminar em pequenos apêndices dendríticos, os **espinhos**, que dão aos dendritos um aspecto rústico (**D**).

O **axônio** conduz o impulso nervoso e começa com a **proeminência axonal** (**AD7**), o local onde *são gerados os impulsos nervosos*. A certa distância do pericário (*segmento inicial*) fica coberto pela **bainha de mielina** (**A8**), que consiste em uma substância contendo um lipídio (*mielina*). O axônio dá ramos (**colaterais do axônio**) (**A9**) e, finalmente, se ramifica na área terminal (**A10**), terminando com pequenos pés terminais (**terminações do axônio** ou **botões**) nas células nervosas ou nas células musculares. A terminação forma uma sinapse com a membrana superficial da célula seguinte em linha; é aí que tem lugar a transmissão dos impulsos para a outra célula.

Dependendo do número de processos, distinguimos entre **neurônios unipolares, bipolares** ou **multipolares**. A maioria dos neurônios é multipolar. Alguns têm axônios curtos (*interneurônios*), outros têm axônios com mais de 1 mm de comprimento (*neurônios de projeção*).

Um neurônio não pode ser visualizado em sua inteireza aplicando-se apenas um método de coloração. Os diferentes métodos produzem apenas imagens parciais dos neurônios. A **coloração celular** (**método de Nissl**) mostra o núcleo e o pericário (**B-D**). O segundo, incluindo as bases dos dendritos, é cheio de tufos (**substância de Nissl, corpos tigroides**) e muitos contêm pigmentos (*melanina, lipofuscina*) (**D11**). A proeminência axonal é desprovida de corpúsculos de Nissl. A substância de Nissl é o equivalente, em microscopia óptica, de um *retículo endoplasmático rugoso* bem desenvolvido. Os neurônios motores possuem um grande pericário com corpúsculos de Nissl grosseiros, enquanto os neurônios sensitivos são menores e costumam conter apenas grânulos de Nissl.

A **impregnação pela prata** (**método de Golgi**) dá a coloração para a célula inteira, inclusive os processos neuronais; a célula aparece como silhueta castanha enegrecida (**B-D**). Outros métodos de impregnação coram seletivamente as *terminações axonais* (**E**) ou as *neurofibrilas* (**F**) que correm em feixes paralelos através do pericário e axônio.

2.1 Célula Nervosa

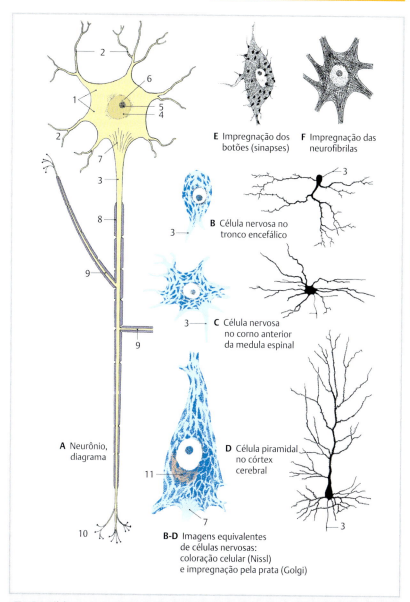

Fig. 2.1 Célula nervosa: estrutura e colorações.

Métodos em Neuroanatomia

As células nervosas e as células gliais podem ser demonstradas em finos cortes histológicos por várias técnicas. O **método Nissl** comprovou ser útil em razão de excelente visualização do *retículo endoplasmático rugoso* (p. 18), que é abundante nas células nervosas. No entanto, os diferentes tipos de células nervosas se caracterizam essencialmente por seus processos longos, os dendritos e o axônio, que não são corados pelo método Nissl. Para demonstração de quantos processos forem possíveis, são necessários cortes espessos (200 μm). Usando-se a **impregnação pela prata** (**método de Golgi**, p. 18), *células nervosas* individuais com grande número de *processos* podem ser demonstradas em tais cortes espessos. Esse método efetivo com mais de 100 anos de uso é suplementado por métodos adicionais. Algumas células nervosas podem ser preenchidas com um corante de maneira intracelular usando-se **eletrodos de registro** (**A**) ou podem ser marcadas usando-se métodos biológicos genéticos ou moleculares. A vantagem dessas técnicas é que também podem ser realizados testes funcionais simultaneamente, como o registro de sinais elétricos dos neurônios correspondentes.

Uma característica importante das células nervosas é seu *neurotransmissor* ou *substância mensageira* específica, pela qual se obtém a comunicação com outras células nervosas. Por meio de **imuno-histoquímica** e pelo uso de anticorpos contra as próprias substâncias mensageiras ou, ainda, contra *enzimas sintetizadoras de neurotransmissores*, é possível visualizar células nervosas que produzem um transmissor específico (**B**). Novamente, essas células nervosas coradas por imunocitoquímica e seus processos podem ser examinados subsequentemente por microscopia eletrônica.

A fim de demonstrar as projeções axonais dos neurônios a diferentes regiões cerebrais, utiliza-se *transporte axonal* (p. 28, D). Por meio de transporte axonal anterógrado e retrógrado, substâncias são transportadas do corpo da célula nervosa para a terminação do axônio e da terminação do axônio de volta ao corpo da célula nervosa. Podem-se visualizar conexões de fibras muito longas (**C-E**) por meio de **marcadores** (p. ex., os corantes fluorescentes) que são injetados na área-alvo ou na região contendo os corpos celulares da população de neurônios correspondente; os marcadores são então captados pelas terminações do axônio ou pelos corpos celulares dos neurônios de projeção, respectivamente. Ao usar **transporte retrógrado** (**C**), o marcador é injetado na suposta área-alvo. Se os supostos tratos de conexão existirem, o marcador se acumulará nos corpos celulares. Por meio de transporte retrógrado e do uso de diferentes corantes fluorescentes (**D**), podem-se demonstrar diferentes *zonas de projeção* de um e do mesmo neurônio. Ao usar **transporte anterógrado** (**E**), o marcador é injetado na região dos corpos celulares dos neurônios de projeção. As terminações axonais marcadas ficarão visíveis na suposta *zona-alvo* se os neurônios marcados, na verdade, forem projetados a essa área. No modelo animal também podem ser usados métodos genéticos para visualizar axônios.

Métodos genéticos e de biologia molecular possibilitam a visualização intravital de células nervosas e gliais no contexto tecidual intacto. "Sistemas repórteres" intravitais e métodos de imagens modernos, como a microscopia multifóton, podem ser usados para examinar células enquanto estão "em atividade" no cérebro. Isso é muito importante para compreender os processos normais no sistema nervoso saudável, bem como para melhorar o conhecimento sobre doenças que afetam o sistema nervoso. Métodos optogenéticos atuam com canais iônicos ativados pela luz. Tornam possível ativar especificamente certos grupos de células nervosas ou de células gliais a fim de caracterizar em detalhes o papel que desempenham no sistema nervoso intacto. Novos métodos de microscopia eletrônica também contribuem para ganhos rápidos de conhecimento. Um desses métodos é a reconstrução assistida por computador de microscopia eletrônica automatizada em cortes seriais, que promove conhecimento melhor e mais preciso do sistema de retransmissão neuronal das células nervosas no cérebro humano (análise por conectoma).

2.1 Célula Nervosa

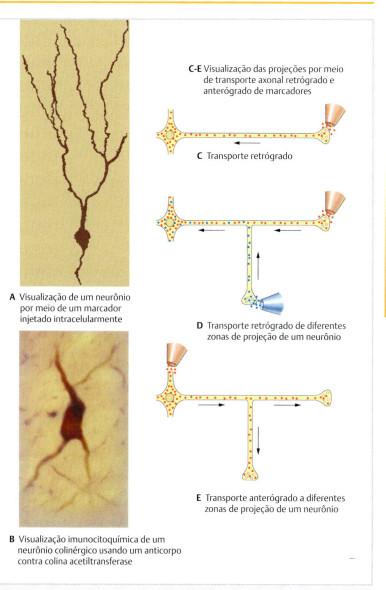

Fig. 2.2 Métodos de neuroanatomia.

A Visualização de um neurônio por meio de um marcador injetado intracelularmente

B Visualização imunocitoquímica de um neurônio colinérgico usando um anticorpo contra colina acetiltransferase

C-E Visualização das projeções por meio de transporte axonal retrógrado e anterógrado de marcadores

C Transporte retrógrado

D Transporte retrógrado de diferentes zonas de projeção de um neurônio

E Transporte anterógrado a diferentes zonas de projeção de um neurônio

Ultraestrutura da Célula Nervosa (A-C)

É apresentada aqui uma célula nervosa multipolar (**A-C**) de cujo corpo celular (pericário) surgem vários dendritos (**AC1**) e axônio único (**AC2**). Micrografias eletrônicas mostram que o **núcleo** da célula nervosa (**A-C3**) é envolvido por uma *membrana com dupla camada* (**A2**). Contém os *poros nucleares* (**BC5**), que fazem a mediação do transporte núcleo-citoplasma. O *carioplasma* do núcleo contém *grânulos de cromatina* finamente dispersos, que consistem em DNA e proteínas.

O núcleo das células nervosas aparece brilhante (eucromático) nas colorações para microscopia óptica convencional porque, nas células nervosas, os cordões do cromossomo são, em sua maior parte, descondensados. O núcleo da célula também contém, em geral, um **nucléolo** (**A-C6**) muito fácil de ver. O nucléolo consiste em componentes granular denso e fibrilar frouxo. O nucléolo é onde o RNA ribossômico é transcrito e os ribossomos precursores são montados.

No **citoplasma**, os corpúsculos de Nissl aparecem como **retículo endoplasmático rugoso** (**A-C7**), um sistema lamelar de membranas que encerram cisternas intercomunicantes achatadas (**BC8**). Fixados ao lado citoplasmático das membranas estão os *ribossomos* (**BC9**), que sintetizam proteínas. Para manter o axônio longo (até 1 m de comprimento) é essencial que a célula tenha uma taxa extremamente alta de síntese proteica (metabolismo estrutural). Membranas sem ribossomos formam o **retículo endoplasmático liso** (**C10**). O retículo endoplasmático rugoso se comunica com o *espaço perinuclear* (**BC11**) e como as *cisternas marginais* (**A12**) abaixo da superfície celular. As cisternas marginais são, muitas vezes, encontradas em locais encostados a uma terminação pré-sináptica. Próximo à proeminência axonal (**A13**) não existe retículo endoplasmático rugoso. O começo do axônio também é denominado segmento inicial (**A14**). Ali, métodos imunocitoquímicos podem detectar canais de sódio controlados pela voltagem. Nesse local no axônio é gerado um potencial de ação. O citoplasma é atravessado por **neurofilamentos** e **microtúbulos** (**AC15**), dispostos em longos feixes paralelos dentro do axônio (**AC2**).

A terminação negativa de crescimento lento aponta para o soma, enquanto a terminação positiva de crescimento rápido dos microtúbulos aponta para a terminação pré-sináptica. Os microtúbulos (**C15**) e seu alinhamento paralelo no axônio são importantes para o transporte axonal (p. 28). Isso é necessário para assegurar um transporte de material específico e eficiente até mesmo por longas distâncias. O transporte axonal é realizado por proteínas motoras com base nos microtúbulos. O transporte para a terminação pré-sináptica é efetuado pela cinesina motora da terminação positiva, enquanto o transporte retrógrado para o soma é realizado pela dineína motora da terminação negativa.

As *neurofibrilas* (p. 18, F) são o equivalente da microscopia óptica para o citoesqueleto neuronal, consistindo em microtúbulos e neurofilamentos.

O neurônio contém grande número de **mitocôndrias** (**A-C16**). Elas ficam encerradas em uma membrana dupla; a membrana interna mostra projeções (*cristas*) (**C17**) para o espaço interno (*matriz*). As mitocôndrias têm formas variadas (curtas e rechonchudas no pericário, longas e delgadas nos dendritos e no axônio) e ficam em constante movimento. As mitocôndrias são o local de respiração celular e, por isso, de geração de energia. Numerosas enzimas se localizam na membrana interna e na matriz, entre outras enzimas do *ciclo do ácido cítrico* e da *fosforilação da cadeia respiratória (oxidativa)*.

O **complexo de Golgi** consiste em alguns *dictiossomos* (**A-C18**), que são pilhas de cisternas achatadas não comunicantes. O dictiossomo tem um *lado formador* (face *cis*) (**C19**) e um *lado de maturação* (face *trans*) (**C20**). O lado formador recebe vesículas de transporte do retículo endoplasmático. Nas margens do lado de maturação formam-se *vesículas de Golgi* por brotamento. O complexo de Golgi está envolvido principalmente na modificação (p. ex., glicosilação, fosforilação) de proteínas provenientes do retículo endoplasmático. As vesículas que brotam do complexo de Golgi chegam à terminação pré-sináptica por meio de transporte axonal ao longo dos microtúbulos (**C15**).

Os numerosos **lisossomos** (**A-C 21**) contêm variadas enzimas (p. ex., esterases, proteases) e se envolvem, principalmente, na digestão intracelular.

A22 Pigmento; –, + terminação negativa/positiva dos microtúbulos (**C15**).

2.1 Célula Nervosa

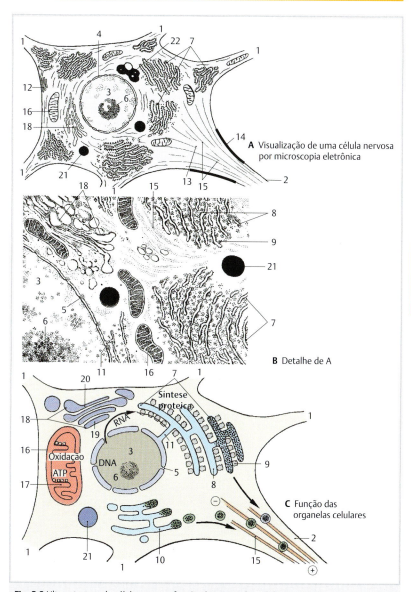

Fig. 2.3 Ultraestrutura da célula nervosa, função das organelas celulares.

2.2 Sinapse

O axônio termina com numerosas pequenas tumefações na forma de maçaneta, as **terminações pré-sinápticas** ou **botões**. Juntamente com a membrana aposta do neurônio seguinte, o botão forma a **sinapse**, onde a excitação é transmitida de um neurônio a outro. A sinapse é a estrutura central de comunicação neuronal no sistema nervoso humano. A sinapse consiste no **componente pré-sináptico** (*botão*) (**AB1**) com a *membrana pré-sináptica* (**BC2**), a *fenda sináptica* (**B3**) e no **componente pós-sináptico** com a *membrana pós-sináptica* (**BC4**) do neurônio seguinte. O botão contém principalmente pequenas (aproximadamente 30 a 50 nm de diâmetro) **vesículas** (**BC5**) sinápticas eletroluminosas contendo neurotransmissor. O neurotransmissor é liberado na fenda sináptica durante a fusão das vesículas com a membrana plasmática pré-sináptica (processo denominado exocitose). Esta ocorre em regiões especializadas da membrana plasmática pré-sináptica caracterizadas por densidades pré-sinápticas escuras (*zonas ativas*). A pequena fenda sináptica extracelular com 20 a 50 mm de largura separa a terminação pré-sináptica da membrana pós-sináptica e contém componentes de matriz especializados e proteínas de adesão sináptica. Semelhantemente à membrana pré-sináptica, a membrana pós-sináptica também exibe densidades escuras ricas em proteínas (ver a seguir). Nas sinapses assimétricas (ver a seguir), a densidade da membrana pós-sináptica (**B6**) é mais proeminente do que a densidade pré-sináptica.

As sinapses podem ser classificadas de acordo com sua *localização*, sua *estrutura* e sua *função*, ou de acordo com as *substâncias neurotransmissoras* que contêm.

Localização (A)

Os botões podem ser apostos a dendritos (**AC7**) do neurônio receptor (**sinapses axodendríticas**) (**A8, C**), às pequenas projeções da membrana dendrítica, às espinhas (**sinapses axoespinosas**) (**A9**), ao pericário (**sinapses axossomáticas**) (**A10**) ou ao segmento inicial do axônio (**sinapses axoaxonais**) (**A11**). Grandes neurônios são ocupados por milhares de botões.

Estrutura (B)

Dependendo da largura da fenda sináptica e das propriedades das membranas apostas, podem ser distinguidos dois tipos de sinapses, tipo I e tipo II, de acordo com Gray. Nas *sinapses tipo I de Gray*, a fenda sináptica é mais larga e a densidade eletrônica da membrana pós-sináptica (**B6**) é mais pronunciada do que a densidade pré-sináptica (**B2**) (**sinapse assimétrica, B a**).

Nas sinapses tipo II de Gray, a fenda sináptica é mais estreita e a densidade pós-sináptica é aproximadamente a mesma que a densidade pré-sináptica (**sinapse simétrica, B b**). Nas terminações pré-sinápticas das sinapses tipo I de Gray, encontram-se vesículas sinápticas redondas (**C5**), enquanto nas terminações pré-sinápticas das sinapses tipo II de Gray são mais típicas as vesículas sinápticas ovais a alongadas (**C12**). No entanto, não se podem tirar conclusões confiáveis sobre as características e a função da sinapse com base unicamente na ultraestrutura. As sinapses peptidérgicas (**B c**) secretam peptídeos como neurotransmissores. Os peptídeos geralmente não são acondicionados em pequenas vesículas sinápticas, mas em vesículas maiores envolvidas por membranas com um centro eletrodenso (grandes vesículas com centro denso, LDCVs) (**B13**). As catecolaminas (adrenalina, noradrenalina, dopamina) também são acondicionadas em LDCVs. A sinapse é circundada por processos de astrócitos perissinápticos (**B14**).

Ultraestrutura e Função (C)

Existem sinapses **excitatórias** e **inibitórias**. A maioria das sinapses excitatórias é encontrada nos dendritos, muitas vezes nas cabeças das espinhas (**A9**). A maioria das sinapses inibitórias é encontrada no pericário ou na proeminência axonal, onde é gerada a excitação, podendo ser suprimida mais efetivamente. Conquanto as vesículas sinápticas geralmente sejam redondas alguns botões contêm vesículas ovais ou alongadas (**C12**). São características de sinapses inibitórias. As *sinapses assimétricas* (tipo I) costumam ser excitatórias, enquanto as *sinapses simétricas* (tipo II) são inibitórias em sua maior parte.

C15 Mitocôndrias

2.2 Sinapse

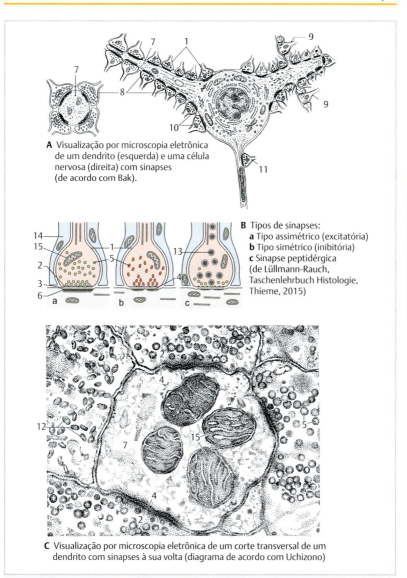

A Visualização por microscopia eletrônica de um dendrito (esquerda) e uma célula nervosa (direita) com sinapses (de acordo com Bak).

B Tipos de sinapses:
  a Tipo assimétrico (excitatória)
  b Tipo simétrico (inibitória)
  c Sinapse peptidérgica
  (de Lüllmann-Rauch, Taschenlehrbuch Histologie, Thieme, 2015)

C Visualização por microscopia eletrônica de um corte transversal de um dendrito com sinapses à sua volta (diagrama de acordo com Uchizono)

Fig. 2.4 Tipos de sinapses.

Tipos de Sinapses (A, B)

Há numerosas variações da forma simples das sinapses. O contato sináptico entre axônios e dendritos paralelos é chamado **contato paralelo** ou *bouton em passant* (**A1**). Muitos dendritos têm projeções semelhantes a espinhos (espinhos), que formam uma **sinapse espinhosa** (**A2**) com o botão. Nos dendritos apicais de algumas células piramidais, a tumefação terminal do axônio envolve o espinho inteiro, o qual pode ser relativamente grande e ramificado, oferecendo numerosos contatos sinápticos (**sinapse complexa**) (**B**). Vários axônios e dendritos podem-se unir para formar **complexos semelhantes a glomérulos**, nos quais diferentes elementos sinápticos se entremeiam. Provavelmente eles afetam uns aos outros em termos de sintonia fina (modulação) da transmissão dos impulsos.

Cada divisão cerebral tem tipos característicos de sinapses. As *sinapses tipos I e II de Gray* são encontradas predominantemente no córtex cerebral, os *complexos semelhantes a glomérulos* são encontrados no córtex cerebelar, no tálamo e na medula espinal.

Sinapses Elétricas

Células adjacentes podem se comunicar por meio de complexos de túneis com poros (conexons) na membrana plasmática, as chamadas **junções gap**. Células ligadas por junções gap se acoplam eletricamente; isso facilita a transmissão de impulsos de uma célula com outra (p. ex., nos músculos lisos, p. 305, B8). As junções gap nos neurônios, portanto, também são chamadas *sinapses elétricas*, distinguindo-se das *sinapses químicas*, que liberam neurotransmissores. O acoplamento elétrico por meio de junções gap ocorre não apenas entre neurônios, mas também entre células gliais, onde realizam importantes funções (p. 42).

Neurotransmissores (C, D)

A transmissão de impulsos nas sinapses químicas é mediada por neurotransmissores. As substâncias transmissoras mais amplamente distribuídas no sistema nervoso são a **acetilcolina** (ACh), o **glutamato**, o **ácido gama-aminobutírico** (GABA) e a **glicina**. O glutamato é o transmissor excitatório mais comum, o GABA é um transmissor de sinapses inibitórias no cérebro, e a glicina é um transmissor inibitório na medula espinal. Dependendo do equipamento de receptores pós-sinápticos, a ACh pode ter efeito excitatório ou inibitório e é usada como neurotransmissor em gânglios autônomos, na sinapse neuromuscular, nos núcleos septais e no estriado.

As *catecolaminas* **norepinefrina** (NE) e **dopamina** (DA) também atuam como transmissores, assim como a **serotonina** (5-HT). Muitos **neuropeptídeos** atuam não apenas como hormônios na corrente sanguínea, mas também como transmissores nas sinapses (p. ex., neurotensina, colecistocinina, somatostatina).

Os transmissores são tipicamente armazenados nas vesículas sinápticas na terminação pré-sináptica. Muitas vezes são produzidas apenas as enzimas necessárias para a síntese do transmissor no pericário, enquanto as próprias substâncias transmissoras são sintetizadas nos botões. Considera-se que as *vesículas pequenas e claras* transportem glutamato e ACh, as *vesículas alongadas* das sinapses inibitórias transportem GABA, enquanto a norepinefrina e a dopamina estejam presentes nas *vesículas granulares* (**C**) ou LDCVs (p. XX).

A maioria das vesículas se localiza perto da membrana pré-sináptica e sua densidade pode ser demonstrada por procedimentos especiais como uma grade com espaços hexagonais (**D3**). As vesículas atravessam esses espaços para chegar à membrana pré-sináptica e, com a excitação, esvaziam seu conteúdo na fenda sináptica, fundindo-se com a membrana pré-sináptica (*figura ômega*) (**D4**). As substâncias transmissoras são oferecidas em certos quanta, cujos equivalentes morfológicos são as vesículas. Algumas das moléculas de transmissores retornam ao botão por recaptação (**D5**).

D6 Filamentos axonais

2.2 Sinapse

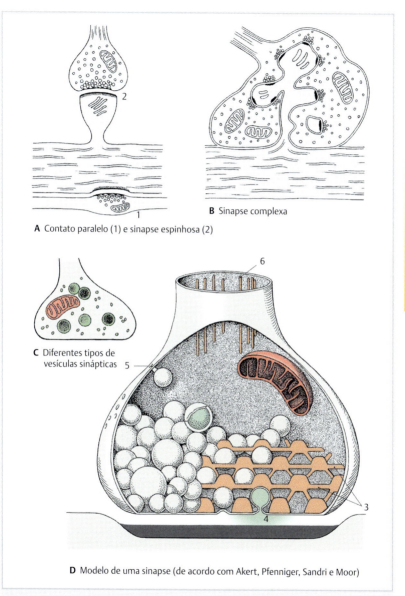

A Contato paralelo (1) e sinapse espinhosa (2)
B Sinapse complexa
C Diferentes tipos de vesículas sinápticas
D Modelo de uma sinapse (de acordo com Akert, Pfenniger, Sandri e Moor)

Fig. 2.5 Tipos de sinapses, neurotransmissores.

Transmissão Sináptica de Excitação na Terminação Pré-Sináptica (A-C)

Os processos na terminação pré-sináptica (**AC1**) medeiam a comunicação sináptica com células-alvo pós-sinápticas. A terminação pré-sináptica contém vesículas sinápticas (**A2**) com um diâmetro de aproximadamente 30 a 50 nm. Na luz dessa vesícula, localiza-se o neurotransmissor (**A3**), que é transportado e enriquecido nas vesículas por meio de proteínas de transporte da membrana da vesícula. O pH ácido na luz da vesícula é importante para o enriquecimento do neurotransmissor. As vesículas cheias de neurotransmissor se translocam para a membrana plasmática pré-sináptica (**A4**) e se acoplam à membrana plasmática pré-sináptica nas zonas ativas.

As zonas ativas contêm canais de cálcio controlados pela voltagem estreitamente acoplados ao maquinário exocitótico (ver adiante). Se ocorrer despolarização na terminação pré-sináptica (tipicamente um potencial de ação), os canais de cálcio controlados pela voltagem se abrem e o Ca^{2+} entra por fluxo na terminação. Isso ativa o sensor de Ca^{2+} sinaptotagmina das vesículas sinápticas das vesículas sinápticas acopladas e desencadeia a fusão dependente de SNARE (exocitose) das vesículas sinápticas com a membrana plasmática (**B**).

O complexo de proteínas SNARE (**AB5**) consiste na proteína das vesículas sinápticas sinaptobrevina (**B6**) e nas proteínas sintaxina (**B7**) e SNAP-25 (**B8**) da membrana plasmática pré-sináptica. A proteína complexina (**B10**) associada ao complexo SNARE e a sinaptotagmina (**B9**) impede a fusão prematura das vesículas. A fusão das vesículas sinápticas com a membrana plasmática faz com que o conteúdo das vesículas sinápticas, os neurotransmissores, seja liberado na fenda sináptica (**A11**) e pode, subsequentemente, ligar-se a receptores de neurotransmissores pós-sinápticos (p. 230).

Após a exocitose dessas vesículas, os diferentes componentes delas são captados novamente por endocitose. Assim fazendo, os precursores das vesículas podem ser diretamente recarregados com o neurotransmissor ou podem ser geradas novas vesículas sinápticas por meio de endossomos (**A12**). As vesículas sinápticas são fabricadas localmente na terminação pré-sináptica e se enchem de neurotransmissor. Por meio do transporte axonal, componentes individuais e precursores são transportados, os quais são sintetizados no pericário (p. ex., proteínas do RE rugoso).

Transporte Axonal (C-D)

Os microtúbulos (**CD13**) têm papel-chave no transporte axonal. Se os microtúbulos forem destruídos por tratamento com o tóxico colchicina, cessa o transporte intra-axonal, que depende do alinhamento uniforme dos microtúbulos no axônio (**C14**). A extremidade negativa (−) dos microtúbulos axonais (**CD13**) é ancorada no soma, enquanto a extremidade positiva (+) de crescimento rápido aponta para a terminação pré-sináptica (**AC1**). Faz-se distinção entre o transporte anterógrado da extremidade negativa para a positiva dos microtúbulos (em direção à terminação pré-sináptica) e transporte retrógrado na direção inversa, de volta ao soma.

O transporte anterógrado e retrógrado rápido é efetuado por proteínas motoras dependentes de ATP, especificamente a cinesina motora com extremidade positiva (**C15**) e a dineína motora com extremidade negativa (**D16**). O transporte retrógrado é mediado pela dineína, e o transporte anterógrado é mediado pela cinesina. As vesículas de transporte (**CD17**, vesículas transportadas de modo retrógrado; **CD18**, vesículas transportadas de modo anterógrado) são dotadas de várias proteínas motoras, cujas cabeças de ligação ao ATP interagem com a superfície do microtúbulo de maneira alternante e reversível. Isso resulta em que o ATP é hidrolisado, e a energia liberada é convertida em movimento molecular que faz que as vesículas rolem ao longo dos microtúbulos na direção pretendida. A velocidade do transporte axonal rápido é calculada em 200-400 mm por dia. Tanto as vesículas como as organelas envolvidas em membranas, como as mitocôndrias (**D20**), são transportadas desse modo. O transporte retrógrado rápido possibilita que as vesículas cheguem ao soma (**C19**), partindo das pontas dos axônios. O transporte retrógrado rápido (velocidade de transporte em torno de 300 mm por dia) é clinicamente relevante porque os vírus patogênicos, como os da pólio, do herpes e o vírus varicela-zoster, são transportados ao corpo da célula nervosa dessa maneira.

Além do transporte intra-axonal rápido, também há **fluxo do axoplasma** contínuo, que é muito mais lento, a saber, 1-5 mm por dia.

A21 Capa de clatrina, **C22** Lisossomo, **C23** Núcleo **C24** Complexo de Golgi, **C25** Centriol, **C26** Actina

2.2 Sinapse

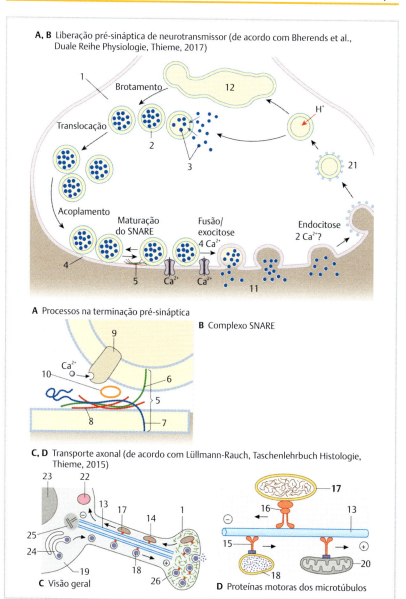

Fig. 2.6 Neurotransmissores, transporte axonal.

Receptores dos Transmissores (A-C)

Há duas categorias de receptores de neurotransmissores: *canais iônicos controlados por ligantes* e *receptores de transmissores*, que são acoplados a uma proteína de ligação ao trifosfato de guanosina (GTP) (*proteína G*) e, desse modo, controlam cascatas de sinalização intracelular.

Canais Iônicos Controlados por Ligantes

Os canais iônicos controlados por ligantes consistem em diferentes subunidades (**A1**) que são inseridas na membrana celular (**A2**). A ligação do neurotransmissor ao receptor específico faz com que o canal se torne permeável a certos íons (**B**).

Receptores de aminoácidos excitatórios: os receptores para o transmissor excitatório *glutamato* são classificados de acordo com os ligantes sintéticos quando se ligam a eles. Há três tipos de *canais iônicos controlados pelo glutamato*: o receptor AMPA (ácido amino-hidroximetilisoxazolpropiônico) (**C3**), o receptor NMDA (*N*-metil--D-aspartato) (**C4**) e o receptor cainato. A ligação ao receptor AMPA causa um influxo de íons sódio, levando assim à despolarização da célula. Semelhantemente, a ativação do receptor NMDA causa um influxo tanto de Na$^+$ como de Ca^{2+}. Sob condições de potencial de repouso, o receptor NMDA é bloqueado por magnésio; o bloqueio pelo magnésio é desfeito por despolarização (por meio de receptores AMPA). Esse desvio temporal de atividades dos receptores AMPA e NMDA resulta em uma resposta graduada dos neurônios pós-sinápticos ao neurotransmissor glutamato.

Receptores inibitórios de GABA e glicina: GABA é o mais comum dos transmissores inibitórios no cérebro, e a glicina, na medula espinal. Ambos os receptores são canais iônicos controlados por ligantes que causam o influxo de íons cloreto quando ativados. A célula, desse modo, torna-se hiperpolarizada e inibida.

Os canais iônicos controlados por ligantes incluem o *receptor de acetilcolina nicotínico* excitatório permeável a cátions e o *receptor de serotonina (5-HT)*.

Receptores Acoplados à Proteína G

A maioria dos neurotransmissores não se liga a canais controlados por ligantes, mas a receptores acoplados à proteína G. A principal diferença entre os dois tipos de receptores está na *velocidade de resposta sináptica*. No caso dos canais iônicos controlados por ligantes, a ativação causa rápido potencial sináptico que dura apenas milissegundos. A ativação dos receptores acoplados à proteína G resulta em respostas que duram segundos ou minutos. As proteínas G regulam as enzimas que produzem substâncias mensageiras intracelulares. Elas têm um efeito sobre os canais iônicos ou, por meio de proteínas regulatórias, sobre a expressão de genes.

Comunicação Sináptica (C)

A comunicação sináptica é essencialmente caracterizada por três processos:

1. Conversão a sinal químico do *potencial de ação* que chega à terminação do axônio. A despolarização resulta na abertura de canais de cálcio controlados pela voltagem (**C5**) e no *influxo de cálcio*, que causa fusão das vesículas sinápticas (**C6**) com a membrana pré-sináptica e *liberação do transmissor* na fenda (**C7**).

2. O transmissor liberado se liga a *receptores específicos* da membrana pós-sináptica.

3. No caso de canais iônicos controlados por ligantes, isso resulta na abertura para certos íons. No caso dos receptores glutamatérgicos, o influxo de Na$^+$ ou Ca^{2+} causa despolarização da membrana pós-sináptica (*potencial excitatório pós-sináptico*, EPSP). No caso dos receptores de GABA e de glicina, o influxo de Cl$^-$ causa hiperpolarização da membrana pós--sináptica (*potencial inibitório pós-sináptico*, IPSP). A ativação de receptores acoplados à proteína G resulta em uma resposta de longa duração que pode, finalmente, levar a uma *alteração na expressão gênica* no neurônio pós-sináptico.

2.2 Sinapse

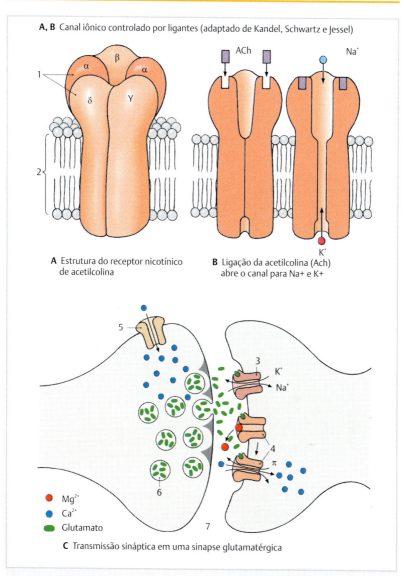

A, B Canal iônico controlado por ligantes (adaptado de Kandel, Schwartz e Jessel)

A Estrutura do receptor nicotínico de acetilcolina

B Ligação da acetilcolina (Ach) abre o canal para Na+ e K+

C Transmissão sináptica em uma sinapse glutamatérgica

Fig. 2.7 Receptores de transmissores, transmissão sináptica.

2.3 Sistemas Neuronais

Grupos de neurônios que têm o mesmo transmissor e cujos axônios costumam formar densos feixes de fibras são descritos de acordo com sua substância transmissora como *sistemas colinérgicos, noradrenérgicos, dopaminérgicos, serotoninérgicos, GABAérgicos* ou *peptidérgicos*. O impulso pode ser transmitido aos neurônios do mesmo tipo ou a neurônios com um neurotransmissor diferente. Na parte simpática do sistema nervoso, por exemplo, os neurônios da medula espinal são colinérgicos; entretanto, a transmissão nos gânglios periféricos muda para neurônios *noradrenérgicos* (p. 299, C).

Os neurônios noradrenérgicos, dopaminérgicos e serotoninérgicos se localizam o *tronco encefálico*. Os **neurônios noradrenérgicos** formam o *locus caeruleus* (**A1**) (p. 100, B28; p. 132, D18) e grupos celulares na parte lateral da *formação reticular* do bulbo e da ponte; suas fibras se projetam ao hipotálamo, ao sistema límbico, difusamente ao neocórtex e ao corno anterior e ao corno lateral da medula espinal. Os **neurônios serotoninérgicos** se situam nos *núcleos da rafe* (**A2**) (p. 108, B28), especialmente no *núcleo posterior da rafe* (**A3**); suas fibras se projetam ao hipotálamo, ao epitélio olfatório e ao sistema límbico. Os **neurônios dopaminérgicos** compõem a parte compacta da *substância negra* (**A4**) (p. 134, A17; p. 136, AB1), de onde as *fibras nigroestriatais* se estendem ao estriado. A dopamina liberada no estriado pode ter efeito excitatório ou inibitório, dependendo do tipo de receptor pós-sináptico (receptor D1 ou D2).

Os **neurônios peptidérgicos** são encontrados em regiões cerebrais filogeneticamente mais antigas, a saber, na *substância cinzenta do mesencéfalo* (**A5**), na *formação reticular* (**A6**), no *hipotálamo* (**A7**), no *bulbo olfatório*, no *núcleo habenular* (**A8**), no *núcleo interpeduncular* (**A9**) e no *núcleo solitário* (**A10**). Numerosos neurônios peptidérgicos também são demonstrados no *córtex cerebral*, no *tálamo*, no *estriado* e no *cerebelo*. A significância dos diferentes peptídeos ainda não ficou bem esclarecida. Supõe-se que atuem como cotransmissores e que tenham uma função de modulação. Muitos desses peptídeos são encontrados em outros órgãos também, como no sistema digestório (p. ex., peptídeo intestinal vasoativo, somatostatina, colecistocinina).

O glutamato costuma ser o transmissor de neurônios de projeção com longos axônios. Os **neurônios glutamatérgicos** são, por exemplo, os **neurônios de projeção do córtex cerebral**, as células piramidais (p. 242, C; p. 244, A1 e B11). Os **neurônio inibitórios GABAérgicos** costumam ser classificados de acordo com as estruturas-alvo nas quais formem sinapses inibitórias. As *células em cesto* GABAérgicas, que formam sinapses com corpos celulares, distinguem-se das *células axoaxonais*. Estas últimas desenvolvem sinapses inibitórias no começo do axônio (segmento inicial) de um neurônio de projeção. Os neurônios GABAérgicos costumam formar circuitos locais (**interneurônios**). Frequentemente contêm peptídeos (ver texto anterior) e proteínas que se ligam ao cálcio, à parte do GABA como transmissor clássico.

Os **neurônios colinérgicos** são encontrados no *tronco encefálico, estriado* e também no *prosencéfalo basal*. Como no caso dos neurônios catecolaminérgicos, projeções com longo alcance se originam em grupos de células circunscritos, por exemplo, no *núcleo basal* (**B11**) e em certos *núcleos septais* (**B12**) que inervam, por meio de fibras no *giro cingulado* (giro límbico) (**B13**) e no *fórnice* (**B14**), respectivamente, grandes regiões do *neocórtex* e do *hipocampo* (**B15**).

> **Observação clínica:** Considera-se que as projeções colinérgicas ascendentes do prosencéfalo basal, especialmente do núcleo basal, associem-se a **processos de aprendizagem e memória**, porque são afetadas na **doença de Alzheimer**, que é acompanhada por transtornos de aprendizagem e memória. Síntese, degradação e armazenamento de substâncias transmissoras podem ser influenciados por fármacos. Pode-se criar excesso ou deficiência de transmissores nas células nervosas, levando a alterações de atividade motora ou mental. Alterar a síntese e a degradação de transmissores não é o único modo em que os neurofármacos podem influenciar a transmissão sináptica; também podem atuar nos receptores como agonistas ou antagonistas dos transmissores.

2.3 Sistemas Neuronais

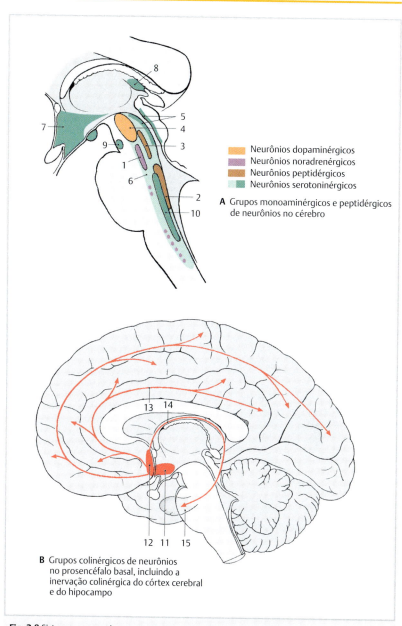

■ Neurônios dopaminérgicos
■ Neurônios noradrenérgicos
■ Neurônios peptidérgicos
■ Neurônios serotoninérgicos

A Grupos monoaminérgicos e peptidérgicos de neurônios no cérebro

B Grupos colinérgicos de neurônios no prosencéfalo basal, incluindo a inervação colinérgica do córtex cerebral e do hipocampo

Fig. 2.8 Sistemas neuronais

Circuitos Neuronais (A)

As células nervosas e seus processos formam uma rede (**A**) que não é um contínuo de fibras nervosas (*teoria da continuidade*), mas consiste em incontáveis elementos individuais, os neurônios (*teoria dos neurônios*). Como bloco de construção básico do sistema nervoso, o neurônio representa uma unidade estrutural, genética, trófica e funcional.

Os neurônios da rede são interconectados de modo específico (*circuitos neuronais*). As conexões para a inibição da excitação são tão importantes quanto aquelas da transmissão da excitação, pois as primeiras são aquelas por meio das quais o influxo contínuo de impulsos é restringido e selecionado: sinais importantes são transmitidos e os sem importância são suprimidos.

A **inibição pós-sináptica** não inibe a transmissão sináptica, mas a descarga subsequente do neurônio pós-sináptico.

Neurônios GABAérgicos inibitórios podem ser integrados ao circuito neuronal por diferentes modos. No caso de **inibição recorrente** (*feedback*) (**B**), um axônio colateral do neurônio de projeção excitatório (verde) ativa a célula inibitória (vermelha), que, por sua vez, inibe o neurônio de projeção por meio de uma colateral recorrente. No caso de **inibição alimentada anterogradamente** (**C**), o interneurônio não é ativado por uma colateral recorrente da célula excitatória, mas por aferentes excitatórias de outra região cerebral. O efeito sobre o neurônio de projeção, contudo, é o mesmo; a ativação dos neurônios GABAérgicos inibitórios leva à inibição dos neurônios de projeção. No caso de **desinibição** (**D**), um interneurônio inibitório é novamente ativado por uma aferente excitatória. A célula-alvo desse interneurônio, contudo, é outro interneurônio inibitório. A ativação do primeiro interneurônio, por meio da aferente excitatória, portanto, significa um aumento da inibição do segundo interneurônio, que agora já não exerce um efeito inibitório sobre o neurônio de projeção seguinte. O efeito inibitório é removido (desinibição).

Uma única célula nervosa no cérebro recebe grande número de conexões (**convergência**).

Uma célula piramidal do córtex cerebral pode estabelecer mais de 10.000 conexões sinápticas com outras células nervosas. Por sua vez, tal célula cria, ela mesma, numerosas conexões com muitas outras células nervosas por numerosas colaterais axonais (**divergência**). A *somação espacial* e *temporal* dos impulsos de entrada excitatórios e inibitórios de uma célula decide, em determinado momento, se a célula está despolarizada e gera um potencial de ação, que então corre ao longo do axônio e leva à excitação de subsequentes neurônios na série. Se os impulsos de entrada inibitórios predominarem, a descarga dos neurônios não ocorrerá.

> **Observação clínica:** A epilepsia se caracteriza por uma falta de correspondência entre a excitação e a inibição. A excitação excessiva de grande número de células nervosas leva a crises epilépticas recorrentes.

2.3 Sistemas Neuronais

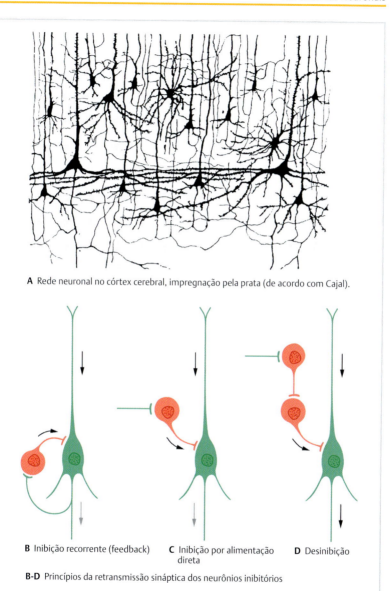

A Rede neuronal no córtex cerebral, impregnação pela prata (de acordo com Cajal).

B Inibição recorrente (feedback) **C** Inibição por alimentação direta **D** Desinibição

B-D Princípios da retransmissão sináptica dos neurônios inibitórios

Fig. 2.9 Circuitos neuronais.

2.4 Fibra Nervosa

O axônio (**AFG1**) é circundado por uma bainha: nas *fibras nervosas amielínicas*, pelo citoplasma das células da bainha, e nas *fibras nervosas mielínicas*, pela **bainha de mielina** (**ABG2**). O axônio e a bainha, em conjunto, são chamados **fibra nervosa**. A bainha de mielina começa atrás do segmento inicial do axônio e termina imediatamente antes da ramificação terminal. Consiste em **mielina**, uma lipoproteína produzida pelas células da bainha. As células da bainha, no *SNC*, são **oligodendrócitos**; nos *nervos periféricos*, são **células de Schwann**, que se originam da crista neural (p. 62, C2). A bainha de mielina de fibras nervosas frescas não fixadas aparece altamente refratária e sem estrutura. Seu conteúdo lipídico a torna birrefringente à luz polarizada. Os lipídeos são removidos com a fixação e o arcabouço das proteínas desnaturadas permanece como estrutura em grade (**D3**).

Em intervalos regulares (1-3 mm), a bainha de mielina é interrompida por constrições profundas, os **nodos de Ranvier** (**ABF4**). O segmento entre dois nodos de Ranvier, nos nervos periféricos, o **internodo do segmento interanular** (**F**), corresponde à expansão de uma célula da bainha. O núcleo da célula (**ADF5**) e o citoplasma perinuclear formam um discreto abaulamento na bainha de mielina no meio do internodo. O citoplasma também fica contido em indentações oblíquas, as **incisuras de Schmidt-Lanterman** (ver também p. 40, A4) (regiões de mielina não compacta) (**C, F6**). Especialmente quando não se realiza a coloração para mielina, na qual os lipídeos da bainha de mielina são fixados usando-se técnicas especiais e se tornam visíveis como estruturas escuras, as incisuras de Schmidt-Lanterman (p. 40, A4), que se destacam como áreas claras de mielina não compacta. Essas áreas diferem das regiões da mielina compacta, pois as membranas plasmáticas das células de Schwann se enrolam em torno do axônio. Essas áreas diferem das regiões da mielina compacta, em que as membranas plasmáticas das células de Schwann se envolvem em torno do axônio, que é acondicionado de maneira espessa e, desse modo, visível à microscopia óptica; o citoplasma residual é amplamente ausente na mielina compacto (p. 40, A8.)

Ultraestrutura da Bainha de Mielina (G)

A micrografia eletrônica mostra o axônio envolvido por uma membrana plasmática, o **axolema**; é circundado por uma série de linhas escuras e claras concêntricas regularmente espaçadas (*linhas de período*). A largura de cada lamela de uma linha escura à seguinte mede 120 Å em média (1 Å = 0,1 nm), chegando a linha escura a até 30 Å, e a linha clara, 90 Å. Como vista em ampliação mais alta, as linhas claras são subdivididas por uma linha fina irregular semelhante a um colar de pérolas (**G7**). Desse modo, distinguimos uma **linha de período maior** e uma **linha intraperíodo** mais fina. Estudos usando luz polarizada e raios X têm mostrado que a bainha de mielina é composta por camadas alternantes de moléculas de proteínas e de lipídeos. Consequentemente, as linhas escuras (linha de período maior e linha intraperíodo) são vistas como camadas de moléculas de proteínas, e as linhas claras, como camadas de moléculas de lipídeos.

2.4 Fibra Nervosa

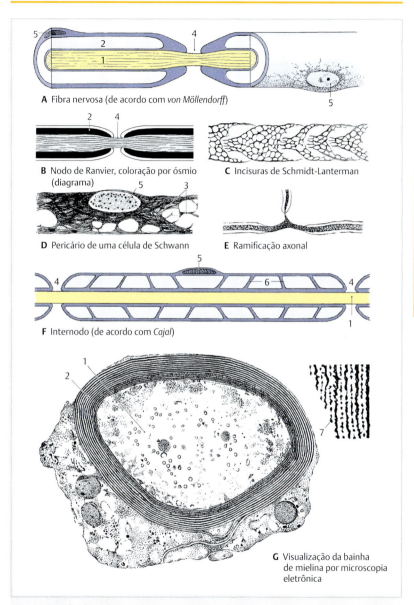

A Fibra nervosa (de acordo com *von Möllendorff*)
B Nodo de Ranvier, coloração por ósmio (diagrama)
C Incisuras de Schmidt-Lanterman
D Pericário de uma célula de Schwann
E Ramificação axonal
F Internodo (de acordo com *Cajal*)
G Visualização da bainha de mielina por microscopia eletrônica

Fig. 2.10 Bainha de mielina.

Desenvolvimento da Bainha de Mielina na Parte Periférica do Sistema Nervoso

O desenvolvimento da bainha de mielina propicia um esclarecimento sobre a estrutura de suas lamelas em espiral. O corpo celular da **célula de Schwann** (**A1**) forma um sulco ao qual o **axônio** (**A2**) é incorporado. O sulco se torna mais profundo e suas margens se aproximam e finalmente se encontram. Desse modo, forma-se uma duplicação da membrana celular, o **mesaxônio** (**A3**), que se enrola em torno do axônio como uma espiral à medida que a célula de Schwann migra em torno do axônio rodeado.

O termo *mesaxônio* se baseia no termo mesentério, uma fina duplicação formada como banda de suspensão pelo peritônio e que encerra o intestino. De modo semelhante, a célula de Schwann forma uma duplicação e envolve o axônio. Como todas as membranas plasmáticas, a membrana celular da célula de Schwann consiste em camadas densas de proteínas externa e interna e uma camada lipídica clara entre elas. Com a duplicação da membrana, as duas camadas de proteínas externas entram em aposição primeiro e se fundem para formar a **linha intraperíodo** (**A4**). Desse modo a duplicação da membrana com seis camadas se torna a **lamela de mielina** com cinco camadas. Prosseguindo o processo de envolvimento, as camadas internas de proteínas da membrana celular fazem contato também e se fundem, formando a densa **linha de período maior** (**A5**). Ao final do processo, o início da duplicação se encontra dentro da bainha de mielina, no **mesaxônio interno** (**AB6**), enquanto o final se situa fora, no **mesaxônio externo** (**7** em **A, B**).

Desenvolvimento das Fibras Nervosas Amielínicas (A)

As **fibras nervosas amielínicas** (**A8**) são envolvidas por células da bainha, cada uma das quais fica em torno de vários axônios. As margens dos sulcos também formam uma duplicação de membrana (*mesaxônio*), mas sem fusão das camadas das membranas.

Estrutura da Bainha de Mielina no Sistema Nervoso Central (B, C)

A bainha de mielina no SNC (**B**) mostra diferenças distintas, em comparação com a bainha de mielina dos nervos periféricos (ver p. 41, B). Enquanto a célula de Schwann, na parte periférica do sistema nervoso, mieliniza apenas um axônio, um **oligodendrócito** (**B9**) no SNC mieliniza vários axônios e, mais tarde, permanecerão conectado a vários internodos por meio de pontes citoplasmáticas. A extensão e a forma da célula se tornam claras quando se visualizam os internodos como estando desdobrados (**C**). O mecanismo do processo da mielinização é desconhecido. O mesaxônio externo forma um *abaulamento externo* (**B10**), iniciando a partir da ponte citoplasmática. As lamelas de mielina terminam na *região perinodal* (**B11**) (nodo de Ranvier). Como se vê em corte longitudinal, a lamela mais interna termina primeiro e a lamela mais externa cobre as terminações restantes, terminando diretamente no nodo de Ranvier. As extremidades das lamelas, as linhas de período maiores se alargam e formam *bolsos cheios de citoplasma* (**B12**). O axônio da fibra nervosa central fica completamente exposto na área do nodo de Ranvier. Não há incisuras de Schmidt-Lanterman no SNC.

> **Observação clínica:** A esclerose múltipla se caracteriza por uma perda progressiva focal da bainha de mielina em áreas variadas do cérebro, levando ao comprometimento da função das células nervosas afetadas.

2.4 Fibra Nervosa

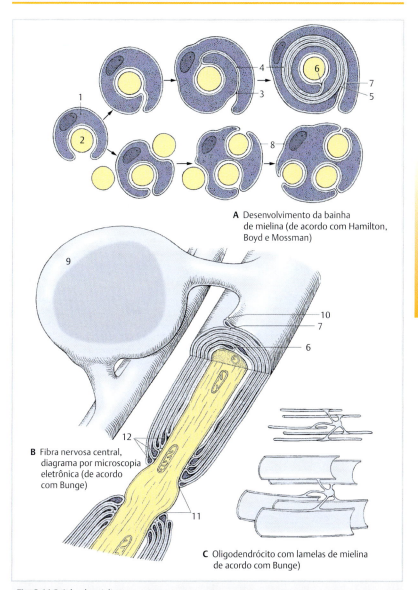

A Desenvolvimento da bainha de mielina (de acordo com Hamilton, Boyd e Mossman)

B Fibra nervosa central, diagrama por microscopia eletrônica (de acordo com Bunge)

C Oligodendrócito com lamelas de mielina de acordo com Bunge)

Fig. 2.11 Bainha de mielina.

Nervo Periférico (A-D)

A **bainha de mielina** das fibras nervosas periféricas é cercada pelo citoplasma da **célula de Schwann** (**A1**). A membrana celular externa tem seus limites em uma **lâmina basal** (**AB2**), que envolve a fibra nervosa periférica inteira. O núcleo da célula de Schwann (**A3**) é retratada em corte transversal. As **fendas de Schmidt-Lanterman** (regiões de mielina não compacta) (**A4**) são retratadas em corte longitudinal como fissuras citoplasmáticas das linhas de período maiores. Na reconstrução tridimensional aparecem como espirais em que o citoplasma faz a comunicação entre o interior e o exterior. Nesse local estão presentes algumas junções gap. **A5** mostra a região da mielina compacta. Citoplasma residual e acúmulos de junções gap estão ausentes aqui. No **nodo de Ranvier** (**B6**), os processos das células de Schwann (**AB7**) deslizam acima da região paranodal e acima do axônio (**ABD8**). São interligados e, desse modo, formam um denso envoltório em torno do nodo de Ranvier.

As diferenças entre as estruturas das bainhas de mielina no SNC e na parte periférica do sistema nervoso são ilustradas em **B**.

Há uma relação regular entre a circunferência do axônio, a espessura de sua bainha de mielina, a distância entre os nodos de Ranvier e a **velocidade de condução** de uma fibra nervosa. Quanto maior a circunferência de um axônio, mais espesso será o envolvimento pela bainha de mielina e mais longos os internodos. Quando as fibras nervosas mielínicas ainda estão crescendo (p. ex., nos nervos das extremidades), os internodos estão crescendo em comprimento. Quanto mais longos os internodos, mais rápida será a velocidade de condução da fibra. Distinguimos entre fibras nervosas mielínicas, pouco mielinizadas e amielínicas, também denominadas fibras A, B e C. As **fibras mielínicas A** têm um diâmetro axonal de 3-20 μm e uma velocidade de condução de até 120 m/s; as **fibras B pouco mielinizadas** têm até 3 μm de diâmetro e uma velocidade de condução de até 15 m/s. A velocidade de condução é mais lenta nas **fibras C amielínicas** (até 2 m/s); estamos lidando aqui com uma *propagação contínua da excitação*. Ao contrário, a condução, em nervos mielínicos é saltatória, isto é, ocorre em saltos. A base morfológica da *condução saltatória* é a alternação de internodos mielínicos e nodos de Ranvier amielínicos; a corrente dentro do axônio salta de um nodo para o seguinte, e o circuito da corrente é fechada a cada vez nos nodos por meio de alterações na permeabilidade do axolema (desencadeadas por canais iônicos controlados pela voltagem). Esse modo de condução é muito mais rápido e exige menos energia do que a propagação contínua de excitação.

A fibra nervosa periférica é cercada por fibrilas de tecido conjuntivo colagenoso longitudinal; juntamente com a membrana basal, formam a **bainha endoneural**. As fibras nervosas são integradas ao tecido conjuntivo frouxo, o **endoneuro** (**D9**). Um número variável de fibras nervosas é coletado pelo perineuro (**CD10**), que consiste principalmente em fibra circulares nos *feixes* ou *fascículos* (**C11**). A camada mais interna do perineuro é formada por *células endoteliais* que envolvem o espaço endoneural em várias camadas finas. As células endoteliais perineurais possuem uma membrana basal em suas superfícies perineural e endoneural são reunidas por *zonulae occludentes* (junções íntimas). Representam uma barreira entre o nervo e o tecido à sua volta, semelhante às células endoteliais dos capilares cerebrais (p. 45, E). A força mecânica do nervo periférico se baseia em seu conteúdo de *fibras elásticas circulares*. Nos nervos das extremidades, o perineuro é reforçado nas regiões conjuntas. O **epineuro** (**CD12**) faz limite com o perineuro; suas camadas mais internas formam também lamelas concêntricas. Transformam-se em *tecido conjuntivo* contendo *células adiposas* (**D13**), *vasos sanguíneos* e *vasos linfáticos*.

D14 Núcleos celulares das células de Schwann

D15 Capilares

2.4 Fibra Nervosa

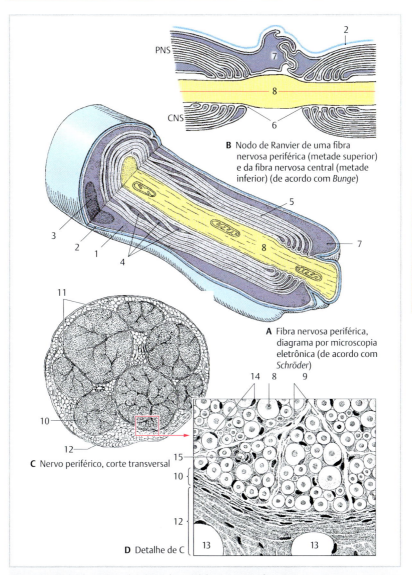

Fig. 2.12 Bainha de mielina e bainha endoneural dos nervos periféricos.

A Fibra nervosa periférica, diagrama por microscopia eletrônica (de acordo com *Schröder*)

B Nodo de Ranvier de uma fibra nervosa periférica (metade superior) e da fibra nervosa central (metade inferior) (de acordo com *Bunge*)

C Nervo periférico, corte transversal

D Detalhe de C

2.5 Neuróglia

Além das células nervosas (**B a1**), as células gliais são o segundo tipo de célula principal do sistema nervoso. No cérebro humano, o número total de células gliais é aproximadamente o mesmo que o número de células nervosas. Suposições antigas de que o número de células gliais seja 10 vezes maior do que as células nervosas se provaram incorretas. Faz-se uma distinção entre as células gliais da parte periférica do sistema nervoso (PNS) e as células gliais do sistema nervoso central (SNC). As células gliais da PNS incluem células de Schwann (p. 36) e células satélites (p. 62); veja também célula de Schwann (p. 38). As seguintes se distinguem no SNC: astrócitos (astróglia; **A, B a2, B b**), oligodendrócitos (oligodendróglia; **A, B a3, B c**), células ependimárias e micróglia (**A, B a4, B d**).

Astrócitos e oligodendrócitos, juntamente com as células ependimárias (p. 286, C, D), que revestem os espaços internos do líquido cerebrospinal, são todos tipos de macróglia. As células gliais do SNC são comumente consideradas como tecido de sustentação ou de revestimento do SNC. Estudos mais recentes têm mostrado que, além dessas características razoavelmente passivas, as células gliais também têm importantes funções ativas (ver adiante). Na coloração Nissl (**A a**), somente aparecem os núcleos de células e o citoplasma. A visualização dos processos celulares é possível somente com métodos de impregnação especiais ou métodos imunocitoquímicos (**A b**) ou por meio de marcação genética e novas técnicas de microscopia (**B**).

Os **astrócitos** (**A, B a2, B b**) são uma população heterogênea. Têm grande núcleo claro e numerosos processos em forma de estrela que se irradiam a partir do corpo celular. Há **astrócitos protoplasmáticos** com poucos processos (geralmente na substância cinzenta) e **astrócitos fibrilares** com numerosos processos longos (primariamente na substância branca). Os processos dos astrócitos são estabilizados por filamentos do citoesqueleto (filamentos intermediários, consistindo em GFAP). Quando tecido cerebral é lesado, os astrócitos formam cicatrizes gliais. Os astrócitos formam densa rede tridimensional e se reúnem intensivamente por meio de sinapses elétricas (junções gap). Na superfície externa do cérebro, os processos dos astrócitos se fundem para formar a membrana limitante glial, que forma a barreira externa ao tecido conjuntivo das meninges. Os astrócitos enviam processos aos vasos (**membrana limitante glial perivascular**), os quais são importantes para a troca de substâncias e para a barreira hematoencefálica (p. 44, B).

Os astrócitos têm importantes funções homeostáticas. Os íons potássio excedentes são removidos do espaço extracelular pelos astrócitos. Os processos dos astrócitos envolvem as sinapses e vedam a fenda sináptica. Eles captam transmissores (p. ex., glutamato) por meio de proteínas transportadoras (p. ex, transportadoras de glutamato). Os astrócitos podem liberar moléculas sinalizadoras dependentes da atividade ("gliotransmissores") para as sinapses e, assim fazendo, influenciam a transmissão sináptica. Os astrócitos oferecem metabólitos às células nervosas e secretam componentes da matriz extracelular. As células gliais radiais são tipos especiais de astróglia. Elas incluem as células gliais de Bergmann no cerebelo e as células de Müller na retina. A glia radial serve como guia para a migração das células nervosas durante o desenvolvimento embrionário.

Os **oligodendrócitos** (**A, B a3, B c**) têm um núcleo menor e mais escuro e apenas alguns processos esparsamente ramificados. Na substância cinzenta, eles acompanham os neurônios (**células satélites**) (**B**). Na substância branca situam-se em fileiras entre as fibras nervosas (**glia intrafascicular**). Eles produzem e mantêm a *bainha de mielina* no SNC (p. 39, B e C). Na parte periférica do sistema nervoso, a bainha de mielina é formada pelas **células de Schwann** (p. 40).

As **células microgliais** (**A, B a4, B d**) têm um núcleo oval ou em forma de bastão e processos curtos e ramificados. São as células imunes locais do SNC. As células microgliais são capazes de movimento ameboide. Quando o tecido é destruído, fagocita material, assumindo uma forma redonda ao fazê-lo. Os processos das células microgliais ramificadas são altamente móveis e monitoram continuamente o espaço extracelular do cérebro quanto a sinais potencialmente patogênicos. Durante o desenvolvimento do sistema nervoso, as células microgliais eliminam sinapses inativas em excesso. Durante os processos inflamatórios no SNC, também têm papel importante. As células microgliais se originam de células do sistema mononuclear fagocitário (MPS) da medula óssea e, durante o desenvolvimento embrionário, migram para o SNC pelos vasos. Isso significa que as células microgliais, diferentemente de outras células gliais, não se originam do ectoderma, mas do mesoderma.

B a5 Dendritos, **B a6** Axônio, **B a7** Capilares

2.5 Neuróglia

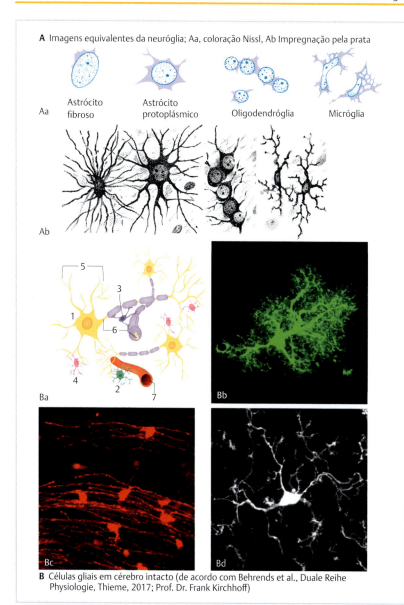

A Imagens equivalentes da neuróglia; Aa, coloração Nissl, Ab Impregnação pela prata

Aa
- Astrócito fibroso
- Astrócito protoplásmico
- Oligodendróglia
- Micróglia

B Células gliais em cérebro intacto (de acordo com Behrends et al., Duale Reihe Physiologie, Thieme, 2017; Prof. Dr. Frank Kirchhoff)

Fig. 2.13 Neuróglia.

2.6 Vasos Sanguíneos

Os vasos sanguíneos cerebrais têm origem *mesodérmica*. Eles crescem durante o desenvolvimento a partir de coberturas mesodérmicas para o tecido cerebral. Nas preparações histológicas são cercados, principalmente, por uma fenda vazia estreita (*espaço de Virchow-Robin*, espaço perivascular), um artefato causado por encolhimento tecidual durante a preparação histológica. Artérias e arteríolas são do *tipo elástico*, isto é, seus músculos são pouco desenvolvidos, e sua contratilidade é limitada. Os **capilares** exibem um *endotélio fechado* não fenestrado e uma *membrana basal fechada*. Não há *vasos linfáticos* no SNC.

Os *processos dos astrócitos* se estendem aos capilares e se ampliam aos **podócitos gliais perivasculares** (**AB1**). Nas micrografias eletrônicas, os capilares são completamente cobertos pelos podócitos perivasculares. A parede capilar consiste em **células endoteliais** (**BE2**) que se sobrepõem em suas margens, como telhas em um teto e se reúnem por *zonulae occludentes* (junções íntimas). O capilar é envolvido pela **lâmina basal** (**BE3**) e a **cobertura de astrócitos** (**BE4**). A última pode ser comparada à *membrana limitante glial* (p. 42); ambas as estruturas separam o tecido ectodérmico do SNC a partir do tecido mesodérmico adjacente.

A vedação do tecido cerebral com relação ao restante do corpo se manifesta na **barreira hematoencefálica**, uma *barreira seletiva* para numerosas substâncias que são impedidas de penetrar no tecido cerebral a partir da corrente sanguínea por meio da parede capilar.

Essa barreira foi demonstrada pela primeira vez pelos experimentos de Goldmann, usando *azul de tripano*. Se o corante for injetado pela via intravenosa em animais de experimentação (**primeiro experimento de Goldmann**) (**C**), quase todos os órgãos se coram em azul, mas o cérebro e a medula espinal permanecem não corados. Pequena coloração em azul é encontrada somente no *tubérculo cinzento* (**C5**), na *área postrema* e nos *gânglios espinais*. O *plexo corióideo* (**C6**) e a *dura* (**C7**) mostram uma coloração em azul distinta. O mesmo padrão é observado em casos de icterícia em humanos; o pigmento da bile cora todos os órgãos em amarelo, permanecendo não corado apenas o SNC. Se o corante for injetado no espaço do líquido cerebrospinal (**segundo experimento de Goldmann**) (**D**), o cérebro e a medula espinal são difusamente corados na superfície, enquanto o restante do corpo permanece não corado. Desse modo, existe uma barreira entre o CSF e o sangue, mas não entre o CSF e o SNC. Portanto, distinguimos entre uma barreira hematoencefálica e uma **barreira sangue-líquido cerebrospinal**. As duas barreiras se comportam de modos diferentes.

O local da barreira hematoencefálica é o **endotélio capilar** (**E**) (ver também volume 2); no cérebro, forma uma parede fechada sem fenestração. Ao contrário, as paredes capilares de muitos outros órgãos (fígado, rim [**E8**]) exibem fenestração proeminente, que permite extensa troca de metabólitos. O efeito de barreira tem sido demonstrado para numerosas substâncias em estudos usando isótopos. A barreira pode resultar em um bloqueio completo ou em um atraso da penetração. A possibilidade ou não de fármacos penetrarem nessa barreira é algo que tem importantes implicações práticas.

2.6 Vasos Sanguíneos

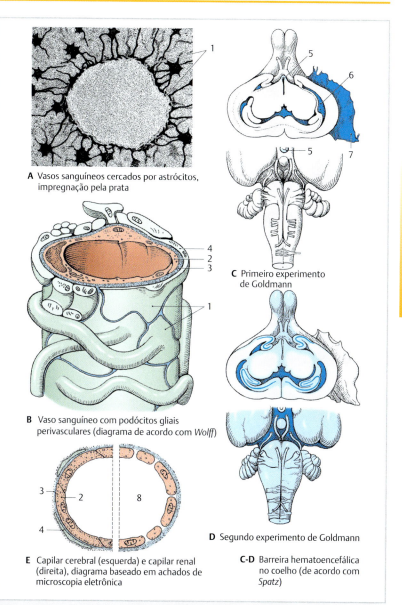

A Vasos sanguíneos cercados por astrócitos, impregnação pela prata

B Vaso sanguíneo com podócitos gliais perivasculares (diagrama de acordo com *Wolff*)

C Primeiro experimento de Goldmann

D Segundo experimento de Goldmann

E Capilar cerebral (esquerda) e capilar renal (direita), diagrama baseado em achados de microscopia eletrônica

C-D Barreira hematoencefálica no coelho (de acordo com *Spatz*)

Fig. 2.14 Podócitos gliais, barreira hematoencefálica e barreira sangue-líquido cerebrospinal.

3 Medula Espinal e Nervos Espinais

3.1 Visão Geral *48*
3.2 Medula Espinal *50*
3.3 Nervos Periféricos *70*
3.4 Nervos do Tronco *84*
3.5 Plexo Lombossacral *86*

3.1 Visão Geral

A **medula espinal** se localiza no canal da coluna vertebral, o **canal vertebral**, e é circundada por *líquido cerebrospinal*. Tem duas tumefações em forma de fuso: uma na região cervical, a **intumescência cervical** (**C1**), e uma na região lombar, a **intumescência lombar** (**C2**). Na extremidade inferior, a medula espinal se afila e forma o **cone medular** (**BC3**) e termina como fio fino, o **filamento terminal** (**C4**). A **fissura mediana anterior**, no lado ventral, e o **sulco mediano posterior** (**BC5**), no lado dorsal, marcam os limites entre as duas metades simétricas da medula espinal. Fibras nervosas entram dorsolateralmente e emergem ventrolateralmente em ambos os lados da medula espinal, e se unem para formar as **raízes posteriores** e as **raízes anteriores**. As raízes se unem e formam troncos nervosos curtos de 1 cm de comprimento, os **nervos espinais**. Intercalados nas raízes posteriores estão os **gânglios espinais** (**B6**), contendo *células nervosas sensitivas*. Somente as raízes posteriores dos primeiros nervos espinais cervicais não têm um gânglio espinal ou têm apenas um rudimentar.

Nos humanos, há *31 pares de nervos espinais* que emergem através dos *forames intervertebrais*, a partir do *canal vertebral*. Cada par de nervos espinais inerva um segmento corporal. A própria medula espinal não é segmentada. A impressão de segmentação é criada pela formação de feixes de fibras nervosas emergentes dos forames (p. 66).

Os nervos espinais se subdividem em **nervos cervicais, nervos torácicos, nervos lombares, nervos sacrais** e **nervos coccígeos** (**A**). Há:

- *8 pares de nervos cervicais* (**C1-C8**) (o primeiro par emerge entre o osso occipital e o atlas).
- *12 pares de nervos torácicos* (**T1-T12**) (o primeiro par emerge entre a primeira e a segunda vértebras torácicas.
- *5 pares de nervos lombares* (**L1-L5**) (o primeiro par emerge entre a primeira e a segunda vértebras lombares).
- *5 pares de nervos sacrais* (**S1-S5**) (o primeiro par emerge dos forames sacrais superiores).
- *Um par de nervos coccígeos* (emergindo entre a primeira e a segunda vértebras coccígeas).

A medula espinal e o canal vertebral têm, inicialmente, o mesmo comprimento, de modo que cada nervo espinal emerge do forame que se situa em seu próprio nível. Durante o desenvolvimento, entretanto, a coluna vertebral aumenta muito mais em comprimento do que a medula espinal. Como resultado, a extremidades inferior da medula espinal fica mais para cima com relação às vértebras em torno. No recém-nascido, a extremidade inferior da medula espinal se situa no nível da terceira vértebra lombar e, no adulto, no nível da 1ª lombar ou 12ª vértebra torácica. Desse modo, os nervos espinais já não emergem em seus níveis de origem; em vez disso, suas raízes descem certa distância no canal vertebral até o forame onde emergem. Quanto mais caudalmente as raízes se originam na medula espinal, mais longo é o percurso no interior do canal vertebral. Os níveis em que os nervos espinais emergem já não são, portanto, idênticos aos níveis correspondentes da medula espinal.

Do cone medular (**BC3**) em diante, o canal vertebral contém apenas uma densa massa de raízes espinais descendentes, conhecida como **cauda equina** (**B7**).

O líquido cerebrospinal pode ser retirado nessa região para avaliação diagnóstica (punção lombar; p. 64).

3.1 Visão Geral

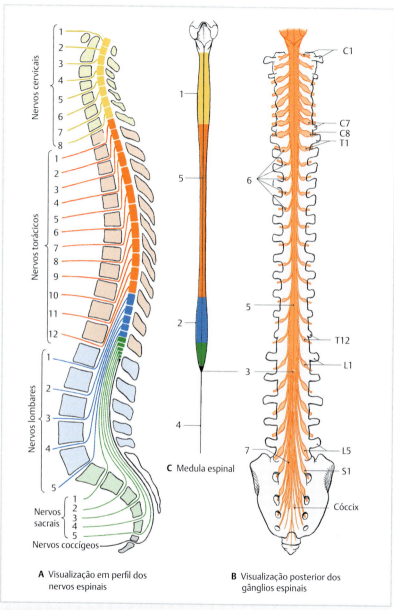

Fig. 3.1 Medula espinal e nervos espinais.

3.2 Medula Espinal

Estrutura (A, B)

A **substância cinzenta** (células nervosas) aparece, em corte transversal da medula espinal, em configuração de borboleta, cercada pela **substância branca** (tratos de fibras). Distinguimos, a cada lado, um **corno posterior** (**AB1**) e um **corno anterior** (**AB2**). Ambos formam coluna na dimensão longitudinal, a **coluna anterior** e a **coluna posterior**. Entre elas se encontra a *substância cinzenta intermediária* (**A3**), com o canal central obliterado (**A4**). Na medula espinal torácica, o *corno lateral* (**AB5**) é interposto entre os cornos anterior e posterior. O **sulco posterior lateral** (**A6**) é o local onde as fibras das raízes posteriores (**AB7**) entram. As fibras das raízes anteriores (**AB8**) saem do lado anterior da medula espinal como feixes finos.

O corno posterior é *derivado da placa alar* (origem dos neurônios sensitivos) e contém neurônios do sistema aferente (**B**). O corno anterior é *derivado da placa basal* (origem dos neurônios motores) e contém as células do corno anterior, cujas fibras eferentes se dirigem aos músculos. O corno lateral contém células nervosas autônomas da *parte simpática do sistema nervoso* (p. 294).

A **substância branca** se subdivide em *coluna dorsal* ou **funículo posterior** (**A9**), que vem do *septo posterior* (**A10**) e vai ao corno posterior, a *coluna lateral* ou **funículo lateral** (**A11**), que vem do corno posterior e vai para a raiz anterior, e a *coluna ventral* ou **funículo anterior** (**A12**), que vem da raiz anterior e vai para a fissura anterior (**A13**). As duas últimas formam a **coluna anterolateral**. A **comissura branca** (**A14**) conecta as duas metades da medula espinal.

Arcos Reflexos (C-G)

As fibras aferentes da raiz posterior, que se originam em células nervosas do gânglio espinal, transmitem sinais sensoriais às células do corno posterior da medula espinal, e elas os transmitem ao cérebro (**C**). A retransmissão também pode ocorrer no bulbo. No entanto, as fibras aferentes também se dirigem às células do corno anterior e transmitem o sinal diretamente a essas células. A reação muscular resultante é chamada *reflexo*; o circuito neuronal subjacente é chamado *arco reflexo* (**D**). Em geral, as fibras aferentes não se dirigem diretamente ao neurônio motor (*arco reflexo monossináptico*), mas via interneurônios que ficam interpostos (*arco reflexo multissináptico*) (**E**).

O reflexo intrínseco monossináptico (*reflexo de estiramento*) e o reflexo extrínseco multissináptico (*reflexo de retirada*) têm importância clínica. No **reflexo de estiramento** (**F**), o músculo é brevemente estirado pela percussão em seu tendão. A estimulação dos receptores musculares (p. 318) resulta em uma contração momentânea do músculo como contrarreação. O reflexo envolve apenas alguns neurônios em qualquer nível da medula espinal. No **reflexo de retirada** (**G**), receptores na pele são estimulados (dor); o movimento de retirada é ocasionado pela ação coordenada de vários grupos musculares. O sinal se propaga por vários níveis da medula espinal e envolve muitos interneurônios.

3.2 Medula Espinal

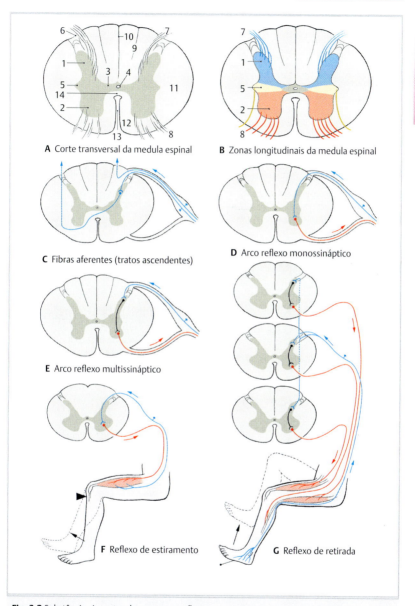

Fig. 3.2 Substância cinzenta e branca, arco reflexo.

Substância Cinzenta e Sistema Intrínseco (A-E)

O **corno posterior** é formado pelo **núcleo próprio** (**A1**), a principal porção do corno posterior, da qual o **núcleo dorsal** (*núcleo de Clarke*) (**A2**) é diferenciado. A **substância gelatinosa** (*substância Rolandica*) (**A3**) tem como limite posterior o núcleo próprio. Nele se assenta como uma capa a extremidade do corno posterior, a zona marginal (**núcleo posteromarginal**) (**A4**). O corno posterior é separado da superfície da medula espinal por meio do **trato posterolateral** (*trato de Lissauer*) (**A5**). Entre o corno posterior e o anterior encontra-se a *substância cinzenta intermediária* (**A6**) e, lateralmente a ela, o **corno lateral** (**A7**). O limite da substância branca entre o corno posterior e o lateral é difuso (*formação reticular*) (**A8**).

No **corno anterior**, os neurônios motores se dispõem em grupos de núcleos.

Grupo Medial de Núcleos

- Núcleo anteromedial (**A9**).
- Núcleo posteromedial (**A10**).

Grupo Lateral de Núcleos

- Núcleo anterolateral (**A11**).
- Núcleo posterolateral (**A12**).
- Núcleo retroposterolateral (**A13**).

Grupo Central de Núcleos na Medula Espinal Cervical

- Núcleo frênico.
- Núcleo acessório.

Por exemplo, na medula espinal cervical (**B**), o corno anterior se subdivide somatotopicamente, de modo que os neurônios do grupo medial de núcleos atendem aos músculos do pescoço e do dorso, músculos intercostais e abdominais (**B14**). Os neurônios do núcleo anterolateral atendem aos músculos do cíngulo do membro superior e o braço (**B15**), e os neurônios do núcleo posterolateral atendam aos músculos do antebraço e da mão (**B16**). Finalmente, o núcleo retroposterolateral contém neurônios motores particularmente grandes que atendem aos pequenos músculos dos dedos (**B17**).

Os neurônios para os músculos extensores (**B18**) se situam no campo anterior do corno anterior, e os dos músculos flexores (**B20**) se situam posteriormente a eles. As subdivisões somatotópicas não ocupam um plano único no corno anterior, mas se propagam por certa altura, de modo que os neurônios para o cíngulo do membro superior se situam em um nível mais alto, abaixo deles, aqueles para o braço e, ainda mais profundamente, aqueles para o antebraço e a mão. Os neurônios motores responsáveis pelos músculos do tronco e extremidades proximais se situam medialmente no corno posterior, enquanto aqueles responsáveis pelos músculos das extremidades distais se situam mais lateralmente. O diagrama (**C**) ilustra e inervação a todos os músculos corporais.

Para ser ocasionado um movimento ordenado durante a contração de um músculo muscular, é preciso haver relaxamento simultâneo dos antagonistas correspondentes. Isso é obtido por meio da inibição das células do corno anterior correspondente (**D**). Por exemplo, se um impulso for passado adiante por um neurônio dos *músculos extensores* (**D18**), será simultaneamente transmitido por um axônio colateral aos interneurônios inibitórios, as **células de Renshaw** (**D19**), que então inibem os neurônios dos *músculos flexores* (**D20**).

Sistema intrínseco da medula espinal (**E**). Outros interneurônios fazem mediação à propagação dos impulsos ao longo de vários níveis, seja no mesmo lado ou no lado oposto. Suas fibras ascendentes e descendentes correm em *feixes básicos*, os **fascículos próprios** (**E21**), que fazem fronteira diretamente na substância cinzenta. Em geral, as fibras ascendentes e descendentes alcançam apenas um ou dois níveis de raízes. No entanto, os fascículos próprios também contêm fibras longas conectando a medula espinal cervical e a medula espinal lombar (como demonstrado em gatos e macacos). Essas fibras transmitem impulsos excitatórios e inibitórios às células motoras do corno anterior, um fato que se pensa ser importante para o movimento coordenado das extremidades anteriores e posteriores durante a locomoção. Cerca de metade do trato posterolateral (trato de Lissauer) (**E5**) consiste em fibras do sistema intrínseco.

3.2 Medula Espinal

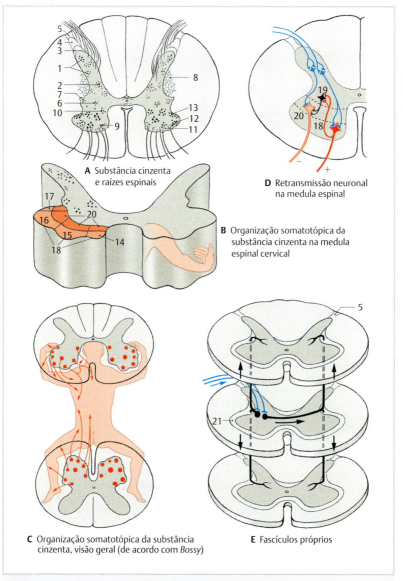

Fig. 3.3 Substância cinzenta e fascículos próprios.

A Substância cinzenta e raízes espinais
B Organização somatotópica da substância cinzenta na medula espinal cervical
C Organização somatotópica da substância cinzenta, visão geral (de acordo com *Bossy*)
D Retransmissão neuronal na medula espinal
E Fascículos próprios

Cortes Transversais da Medula Espinal (A-D)

Cortes transversais em diferentes níveis (esquerda, coloração da mielina; direita, coloração celular) variam consideravelmente. Nas regiões das intumescências cervical e lombar, a área transversal é maior do que no restante da medula espinal; é maior nos níveis de C4-C5 e de L4-L5. Em ambas as intumescências, os numerosos nervos que inervam as extremidades causam aumento da substância cinzenta.

A **substância branca** é mais extensa na região cervical e diminui gradualmente na direção caudal; os tratos sensitivos ascendentes aumentam em número da região sacral para a cervical à medida que mais fibras são acrescentadas, enquanto os tratos motores descendentes diminuem da região cervical para a sacral, pois as fibras terminam em vários níveis.

A configuração em borboleta da **substância cinzenta** muda sua forma nos vários níveis, ocorrendo o mesmo com o **trato posterolateral** (*trato de Lissauer*) (**A-D1**).

O **corno posterior** é estreito na medula espinal cervical: sua ponta termina na zona marginal em forma de boné (**núcleo posteromarginal**) (**A2**). O ângulo lateral entre o corno posterior e o anterior é ocupado pela formação reticular (**AD3**). A substância gelatinosa (*substância de Rolando*) (**A-D4**) contém pequenos neurônios peptidérgicos em sua maior parte onde terminam as fibras das raízes posteriores de variados calibres; também contém fibras descendentes do tronco encefálico (núcleos da rafe, p. 108, B28; formação reticular, p. 146). Processos amielínicos dos neurônios sobem ou descem de 1 a 4 níveis de raízes no trato posterolateral (*trato de Lissauer*) e depois reentram na substância gelatinosa. Alguns dos processos correm no trato espinotalâmico lateral e vão ao tálamo (p. 328). As fibras da sensibilidade proprioceptiva nos músculos (fusos musculares) terminam no **núcleo torácico posterior** (*núcleo dorsal de Clarke*) (**AB5**), onde começam os tratos para o cerebelo. A reduzida substância cinzenta da medula espinal torácica tem um corno posterior mais delgado, com núcleo dorsal proeminente. No volumoso corno posterior das regiões lombar e sacral da medula espinal, a substância gelatinosa (**CD4**) é muito maior e fazem fronteira dorsalmente com a banda estreita da zona marginal (**CD2**).

O **corno lateral** forma, na medula espinal torácica, a **substância intermédia lateral** (**B6**). Contém fibras nervosas simpáticas, principalmente, do sistema vasomotor, as fibras eferentes das quais emergem via raiz anterior. Os neurônios simpáticos também se situam medialmente no **núcleo intermediomedial** (**B7**). Na medula espinal sacral, os neurônios parassimpáticos formam o *núcleo intermediolateral* e o *núcleo intermediomedial* (**D8**).

O **corno anterior** se expande na medula espinal cervical e contém vários núcleos com grandes neurônios motores, todos os quais são colinérgicos.

Grupo Medial de Núcleos
- Núcleo anteromedial (**A9**).
- Núcleo posteromedial (**A10**).

Grupo Lateral de Núcleos
- Núcleo anterolateral (**A11**).
- Núcleo posteromedial (**A12**).
- Núcleo retroposterolateral (**A13**).

Na região que atende às extremidades superiores, o corno anterior é muito mais diferenciado do que na medula espinal torácica, onde apenas alguns grupos celulares podem ser identificados. O corno anterior volumoso expandido das regiões lombar e sacral da medula espinal, que atende às extremidades inferiores, novamente contém vários grupos de núcleos.

3.2 Medula Espinal

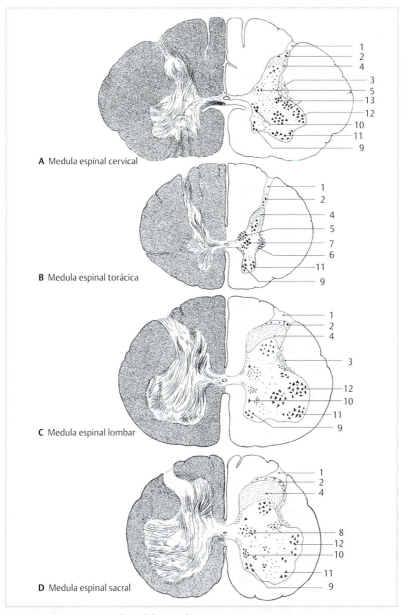

Fig. 3.4 Cortes transversais da medula espinal.

Vias Ascendentes (A-D)
Tratos do Funículo Anterolateral (A)

Trato espinotalâmico lateral (**A1**). As fibras aferentes pouco mielinizadas da raiz posterior (**A2**) (primeiro neurônio da via sensitiva) bifurcam no *trato posterolateral* (trato de Lissauer) e terminam nas células da *substância gelatinosa* do corno posterior. As fibras do trato se originam aí, atravessam na *comissura branca* para o lado oposto e sobem no funículo lateral até o tálamo (segundo neurônio). A via transmite *sensibilidade dolorosa e térmica, impulsos exteroceptivos* e *proprioceptivos*. Divide-se somatotopicamente; fibras sacrais (S) e lombares (L) se localizam dorsolateralmente, enquanto as fibras torácicas (T) e cervicais (C) se localizam ventromedialmente. As fibras para a sensibilidade dolorosa provavelmente se situam superficialmente, enquanto aquelas para a sensibilidade térmica se situam mais profundamente.

Trato espinotalâmico anterior (**A3**). As fibras aferentes (**A4**) (primeiro neurônio) bifurcam em ramos ascendente e descendente e terminam nas células do corno posterior, cujas fibras cruzam para o lado oposto e sobem no funículo anterior até o tálamo (segundo neurônio). Transmitem *as sensibilidades tátil protopática e pressórica*. Juntamente com o trato lateral, formam a via da **sensibilidade protopática** (p. 326).

O **trato espinotectal** (**A5**) carrega fibras de dor até o teto do mesencéfalo (contração das pupilas quando há dor).

Vias do Funículo Posterior (C, D)

Fascículo grácil (de Goll) (**C6**) e **fascículo cuneiforme** (de Burdach) (**C7**). As fibras espessas pesadamente mielinizadas sobem sem retransmissão nos funículos posteriores ipsilaterais. Pertencem ao primeiro neurônio da via sensorial e terminam nas células nervosas dos núcleos do funículo posterior (segundo neurônio) (p. 140, B5, B6). Transmitem impulsos exteroceptivos e proprioceptivos da **sensibilidade epicrítica** (*exteroceptiva*, informações sobre localização e qualidade da sensibilidade tátil; *proprioceptiva*, informações sobre a posição das extremidades e postura corporal). Os funículos posteriores se dividem somatotopicamente; as fibras sacrais se situam medialmente, seguidas lateralmente pelas fibras lombares e torácicas (*fascículo grácil*). As fibras de T3 a C2 se situam lateralmente e formam o *fascículo cuneiforme*.

Colaterais ascendentes curtas (**C8**) se ramificam a partir das fibras ascendentes. Terminam nas células do corno posterior e formam feixes compactos, a saber, o *trato em vírgula de Schultze* (**D9**) na medula espinal cervical, o *campo oval de Flechsig* (**D10**) na medula espinal torácica e o *triângulo de Phillippe-Gombault* (**D11**) na medula espinal sacral.

Vias Cerebelares do Funículo Lateral (B)

Trato espinocerebelar posterior (**trato de Flechsig**) (**B12**). As fibras aferentes do corno posterior (primeiro neurônio) terminam nas células do *núcleo dorsal de Clarke* (**B13**), de onde o trato (segundo neurônio) se origina. Corre ao longo da margem do funículo lateral ipsilateral para o cerebelo e transmite, principalmente, *impulsos proprioceptivos* (das articulações, tendões e fusos musculares).

Trato espinocerebelar anterior (**trato de Gowers**) (**B14**). As células de origem se situam no corno posterior. Suas fibras (segundo neurônio) sobem ipsilateralmente, bem como contralateralmente, ao longo da margem anterolateral da medula espinal até o cerebelo, ao qual transmitem *impulsos exteroceptivos e proprioceptivos*. Ambas as vias cerebelares se subdividem somatotopicamente; as fibras sacrais se situam dorsalmente; as lombares e torácicas, ventralmente.

O **trato espino-olivar** (**B15**) e o **trato vestibulospinal** (**B16**) se originam das células do corno posterior da medula espinal cervical; transmite, principalmente, *impulsos proprioceptivos* à oliva inferior do lado oposto e aos núcleos vestibulares.

A–C17 Neurônios no gânglio espinal (primeiro neurônio) (p. 71, A7).

3.2 Medula Espinal

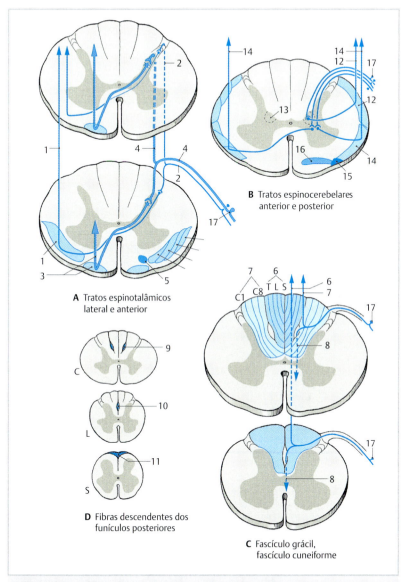

A Tratos espinotalâmicos lateral e anterior

B Tratos espinocerebelares anterior e posterior

C Fascículo grácil, fascículo cuneiforme

D Fibras descendentes dos funículos posteriores

Fig. 3.5 Vias ascendentes.

Vias Descendentes (A-C)
Trato Corticospinal, Trato Piramidal (A)

As fibras da via piramidal se originam principalmente no giro pré-central e no córtex em frente a ele (áreas 4 e 6) (p. 310, A1, A2). Além disso, acredita-se que algumas das fibras sejam derivadas das regiões corticais do lobo parietal. Oitenta por cento de todas as fibras cruzam na parte inferior do bulbo para o lado oposto (**decussação das pirâmides**) (**A1**) e correm como **trato corticospinal lateral** (**A2**) no *funículo lateral*. As fibras restantes correm sem cruzar como **trato corticospinal anterior** (**A3**) no *funículo anterior* e cruzam somente no nível de sua terminação. Mais de metade das fibras do trato piramidal terminam na medula espinal cervical e inervam a extremidade superior, e um quarto termina na medula espinal lombar, inervando a extremidade inferior. O funículo lateral se subdivide, somatotopicamente, com as fibras para a extremidade inferior situando-se na periferia e aquelas para o tronco e extremidade superior situando-se mais medialmente. A maioria das fibras termina em interneurônios que transmitem impulsos para o sistema motor voluntário às células do corno anterior. No entanto, as fibras não apenas conduzem excitação às células do corno anterior, mas também fazem a mediação da inibição cortical via interneurônios (p. 310); veja também a Via Motora Final Comum (p. 318).

Tratos Extrapiramidais (B)

Os tratos extrapiramidais compreendem sistemas descendentes do tronco encefálico que influenciam o sistema motor (p. 312):

- **Trato vestibulospinal** (**B4**) (*equilíbrio, tono muscular*).
- **Trato reticulospinal anterior** (**B5**) da ponte.
- **Trato reticulospinal lateral** (**B6**) do bulbo.
- **Trato tegmentospinal** (**B7**) do mesencéfalo.

O **trato rubrospinal** (**B8**) (nos humanos, em grande parte substituído pelo trato tegmentospinal), e o **trato tetospinal** (**B9**) terminam na medula espinal cervical e influenciam somente o *sistema motor diferenciado da cabeça e da extremidade superior*. O **fascículo longitudinal medial** (**B10**) contém vários sistemas de fibras do tronco encefálico (p. 142).

Classificação Funcional dos Tratos de Fibras Descendentes

Em termos de função, os tratos de fibras podem ser divididos em um sistema motor lateral e um medial. O sistema lateral consiste basicamente nas vias motoras posterolaterais que correm no funículo lateral (**A2**, **B8**). O sistema lateral é particularmente importante para o controle da atividade motora fina precisa dos músculos das extremidades distais, em particular na extremidade superior. O sistema medial consiste, principalmente, em vias de fibras motoras que correm anteromedialmente no funículo anterior (**B4, 5, 9**) e primariamente controla os neurônios motores dos músculos do tronco e das partes proximais das extremidades (tronco e atividade motora de sustentação).

Vias Autônomas (C)

As vias autônomas consistem em fibras pouco mielinizadas ou amielínicas e raramente formam feixes compactos. O **trato paraependimário** (**C11**) corre ao longo de ambos os lados do canal central. Suas fibras ascendentes e descendentes podem ser seguidas de volta até o diencéfalo (hipotálamo) e acredita-se que transmitam impulsos para a *função genital, micção* e *defecação*. Anteriormente ao trato piramidal lateral, corre a via descendente para *vasoconstrição* e *sudorese* (*Foerster*) (**C12**) com uma subdivisão somatotópica correspondente à do trato piramidal lateral.

Visualização das Vias (D-E)

Os vários tratos de fibras não podem ser identificados em cortes transversais normais da medula espinal. Somente sob circunstâncias especiais (em traumatismos raquimedulares ou durante o *desenvolvimento*, quando os tratos se tornam mielinizados em tempos diferentes) podem ser distinguidos entre si, como no caso da mielinização tardia do trato piramidal (**D2**). No caso de *traumatismos*, as fibras distais separadas do pericário degeneram, de modo que sua área se torna visível, como, no caso, o fascículo grácil (**E13**).

> **Observação clínica:** À medida que as vias motoras são formadas, desenvolvem-se certos reflexos que geralmente desaparecem na idade adulta. No entanto, podem ser desencadeados na presença de patologia do sistema nervoso central (trato piramidal). Um exemplo é o reflexo de Babinski: Nos adultos, riscar a borda lateral da planta do pé causa extensão dorsal do hálux somente em casos patológicos.

3.2 Medula Espinal

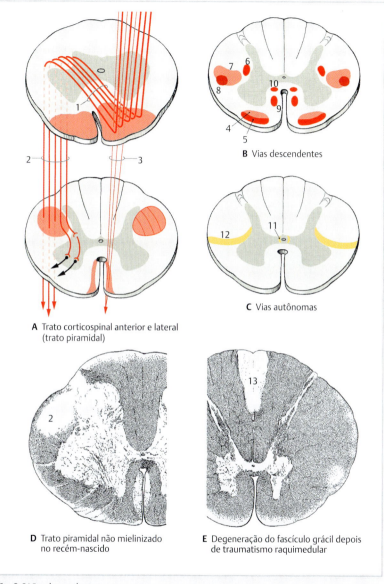

A Trato corticospinal anterior e lateral (trato piramidal)
B Vias descendentes
C Vias autônomas
D Trato piramidal não mielinizado no recém-nascido
E Degeneração do fascículo grácil depois de traumatismo raquimedular

Fig. 3.6 Vias descendentes.

Vasos Sanguíneos da Medula Espinal (A-E)

A medula espinal é irrigada por sangue de duas fontes, as artérias vertebrais e as artérias segmentares (artérias intercostais e artérias lombares).

Artérias vertebrais (**A1**): Antes de se unirem dão duas *artérias espinais posteriores* finas que formam uma rede de pequenas artérias ao longo da superfície p órgãos da medula espinal. No nível da decussação das pirâmides, dois ramos adicionais das artérias vertebrais se unem para formar a *artéria espinal anterior* (**AD2**), que corre ao longo da superfície anterior da medula espinal na entrada para o sulco anterior.

Artérias segmentares (**C3**): Seus ramos posteriores (**C4**) e as artérias vertebrais dão **ramos espinais** (**C5**), que entram pelos forames intervertebrais e se dividem nas raízes espinais em ramos dorsal e ventral para irrigar as raízes espinais e as meninges espinais. Das 31 artérias espinais, somente 8 a 10 se estendem à medula espinal e contribuem para sua irrigação. Os níveis em que as artérias radiculares se aproximam da medula espinal são variáveis, o mesmo ocorrendo com os tamanhos dos vasos. O maior vaso se aproxima da medula espinal no nível da intumescência lombar entre T12 e L3 (**grande artéria radicular**) (**A6**).

A **artéria espinal anterior** é mais larga no nível das intumescências cervical e lombar. Seu diâmetro fica muito reduzido na região torácica média da medula espinal. Como essa região também é a área de fronteira entre a irrigação das duas artérias radiculares, esse segmento da medula espinal corre especial risco em caso de problemas circulatórios (**A**, seta). Dependendo da variação das artérias radiculares, isso também pode se aplicar a outros segmentos da medula espinal.

A artéria espinal anterior dá numerosas pequenas artérias que entram no sulco anterior, as **artérias sulcocomissurais** (**D7**). Na medula espinal cervical e torácica, viram alternadamente em direção às metades esquerda e direita da medula espinal; na medula espinal lombar e sacral, dividem-se em dois ramos. Além disso, surgem anastomoses entre as artérias espinais anterior e posterior, de modo que a medula espinal fica cercada por um anel vascular (**vasocorona**) (**D8**), de onde os vasos se irradiam para a substância branca. A injeção de traçadores revelou que a substância cinzenta é muito mais vascularizada do que a substância branca (**D**).

Áreas de irrigação sanguínea (**E**): A artéria espinal anterior irriga os cornos anteriores, as bases dos cornos posteriores e a maior parte dos funículos laterais anteriores (**E9**). Os funículos posteriores e as partes restantes dos cornos posteriores são irrigados pelas **artérias espinais posteriores** (**E10**). A zona marginal do funículo lateral anterior é irrigada pelo plexo da vasocorona (**E11**).

As **veias espinais** (**B**) formam uma rede em que uma *veia espinal anterior* e duas *veias espinais posteriores* se destacam. As veias eferentes correm ao longo das raízes espinais e se abrem no *plexo venoso epidural* (ver Vol. 2). As veias espinais não possuem válvulas antes de sua penetração pela dura.

C12 Aorta

3.2 Medula Espinal

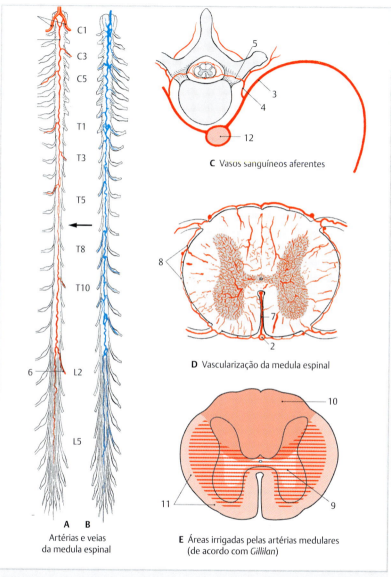

C Vasos sanguíneos aferentes

D Vascularização da medula espinal

A B
Artérias e veias da medula espinal

E Áreas irrigadas pelas artérias medulares (de acordo com *Gillilan*)

Fig. 3.7 Vasos sanguíneos da medula espinal.

Gânglio Espinal e Raiz Posterior (A-H)

A raiz espinal posterior contém um abaulamento em forma de fuso, o **gânglio espinal** (**A**), um acúmulo de corpos celulares de neurônios sensitivos; seus processos bifurcados enviam um ramo à periferia e o outro ramo à medula espinal (p. XX, A7). São encontrados como aglomerados de células ou fileiras de células entre os feixes de fibras nervosas.

Desenvolvimento dos gânglios (**C**): As células se originam da zona lateral da **placa neural** (**C1**); entretanto, não participam da formação do tubo neural, mas permanecem em ambos os lados como **crista neural** (**C2**). Por isso, os gânglios espinais podem ser vistos como substância cinzenta da medula espinal que foi translocada para a periferia. Outros derivados da crista neural são as células dos gânglios autônomos, os paragânglios e a medula da suprarrenal.

A partir da cápsula (**A3**) do gânglio espinal, que se funde no perineuro do nervo espinal, o tecido conjuntivo se estende ao interior e forma uma bainha em torno de cada neurônio (*tecido conjuntivo endoganglionar*) (**B4**). A bainha mais interna, contudo, é formada por *células satélites* ectodérmicas (**BE5**) e é cercada por uma membrana basal comparável à que fica em torno das células de Schwann do nervo periférico. As grandes células nervosas (**B6, E**), com seu processo mielinizado conglomerado em um *glomérulo*, representam apenas um terço do gânglio. Elas transmitem impulsos de *sensibilidade epicrítica* (p. 324). O restante consiste em células ganglionares de tamanho pequeno e médio com fibras pouco mielinizadas ou amielínicas, que se pensa conduzirem sinais e sensações dolorosas provenientes do intestino. Há também algumas células nervosas multipolares.

Desenvolvimento das células ganglionares (**D**): As células dos gânglios espinais são inicialmente *células bipolares*. Durante o desenvolvimento, contudo, os dois processos se fundem para formar um tronco único, que então bifurca em forma de T. As células, portanto, são chamadas *células nervosas pseudounipolares*.

A raiz posterior é mais espessa do que a anterior. Contém fibras de vários calibres, dois terços das quais são pouco mielinizadas ou são fibras amielínicas. As finas pouco mielinizadas e amielínicas finas, que transmitem impulsos da *sensibilidade protopática* (p. 326), entram pela parte lateral da raiz e chegam à medula espinal (**F7**). As fibras mielínicas espessas transmitem impulsos de *sensibilidade epicrítica* e entram pela parte mediana da raiz, chegando à medula espinal (**F8**).

Na entrada para a medula espinal, há uma zona estreita em que as bainhas de mielina são muito finas, de modo que as fibras parecem amielínicas. Essa zona é vista como *limítrofe entre os sistemas nervosos central e periférico* (**zona de Redlich-Obersteiner**) (**G**). Na imagem em microscopia eletrônica (**H**), contudo, essa fronteira não coincide exatamente com a zona de Redlich-Obersteiner. Para cada axônio, a fronteira é marcada pelo último nodo de Ranvier antes da entrada na medula espinal. Até esse ponto, a bainha de mielina periférica é cercada por uma *membrana basal* (azul em **H**). O internodo seguinte já não tem membrana basal. Para fibras amielínicas, a fronteira também é marcada pela membrana basal da célula de Schwann envolvente. Desse modo, as membranas basais em torno da medula espinal formam uma fronteira que é penetrada apenas pelos axônios.

3.2 Medula Espinal

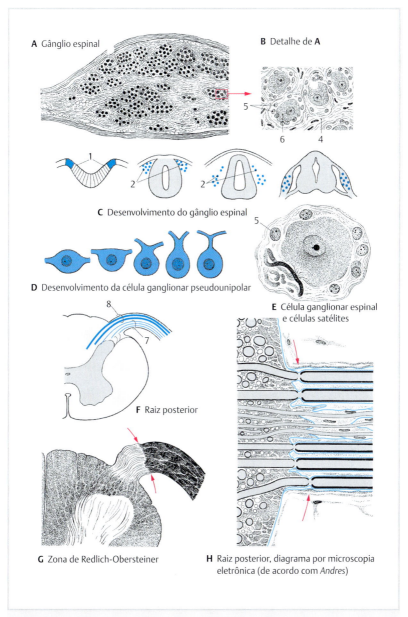

Fig. 3.8 Gânglio espinal e raiz posterior.

Meninges Espinais (A-E)

A medula espinal, no canal vertebral, é circundada pelas seguintes membranas de tecido conjuntivo: a *meninge espinal grossa* (*paquimeninge*) ou **dura-máter espinal** (**A1**), e a *meninge espinal macia* (*leptomeninge*), consistindo em **aracnoide espinal** (**A2**) e a **pia-máter espinal** (**A3**).

A dura-máter espinal forma a bainha externa, separada do revestimento semelhante ao periósteo do canal vertebral, a **endorraque** (**A4**), pelo **espaço epidural** (**A5**). O espaço é preenchido por tecido adiposo e contém um extenso plexo venoso, o *plexo venoso vertebral interno* (ver Vol. 2). A dura-máter forma caudalmente o *saco dural* (**B6**), que envolve a *cauda equina* (**B7**) e finalmente se estende, juntamente com o filamento terminal, como fino cordão, até o periósteo do cóccix (*filamento terminal dural*) (**B8**). Somente na extremidade oral, no *forame magno* (osso occipital), o saco dural é aderido ao osso. O espaço epidural forma uma proteção resiliente para a saco dural, que se move juntamente com a coluna vertebral e a cabeça. Curvar a cabeça traciona o saco dural para cima, causando estresse mecânico à medula espinal; ao curvar a cabeça para frente, as raízes e vasos são estirados (**D9**); ao curvar a cabeça para trás, são comprimidos (**D10**).

A **aracnoide-máter** faz fronteira próxima com a superfície interna da dura-máter. Forma os limites do **espaço subaracnóideo** (**AC11**), que está cheio de *líquido cerebrospinal* (**CSF**). Entre a superfície interna da dura e a aracnoide encontra-se uma fenda capilar, o *espaço subdural*, que se alarga, tornando-se um espaço real somente sob condições patológicas (sangramento subdural). A dura e a aracnoide acompanham as raízes espinais (**AC12**), atravessam com elas os forames intervertebrais e também envolvem os gânglios espinais (**AC13**). As mangas das raízes em forma de funil contêm CSF em suas porções proximais. A dura-máter, então, se volta para o *epineuro* (**A14**), e a aracnoide-máter, para o *perineuro* (**A15**) dos nervos espinais. A parte da raiz que sai do canal vertebral, o *nervo radicular* (**A16**), corre obliquamente para baixo nas regiões cervical e lombossacral, e obliquamente para cima na região torácica média (**C**).

A **pia-máter espinal** faz fronteira diretamente com a camada glial marginal da medula espinal. Essa representa o limite entre os envoltórios mesodérmicos e o tecido nervoso ectodérmico. A pia-máter contém numerosos pequenos vasos sanguíneos que penetram a partir da superfície e vão à medula espinal. Uma placa de tecido conjuntivo, o **ligamento denticulado** (**A17**), estende-se em ambos os lados da medula espinal, da pia-máter à dura-máter, e se fixa à última por processos em pontos individuais. O ligamento se estende da medula espinal cervical à medula espinal lombar média, assim mantendo em posição a medula espinal, que flutua no CSF.

> **Observação clínica:** Sob condições estéreis, o líquido cerebrospinal pode ser retirado seguramente do segmento inferior do saco dural, que contém apenas fibras da cauda equina, para ser examinado. Com essa finalidade, estando o paciente curvado, insere-se profundamente uma agulha entre os processos da segunda à quinta vértebras lombares até que o CSF comece a sair (punção lombar) (E).

3.2 Medula Espinal

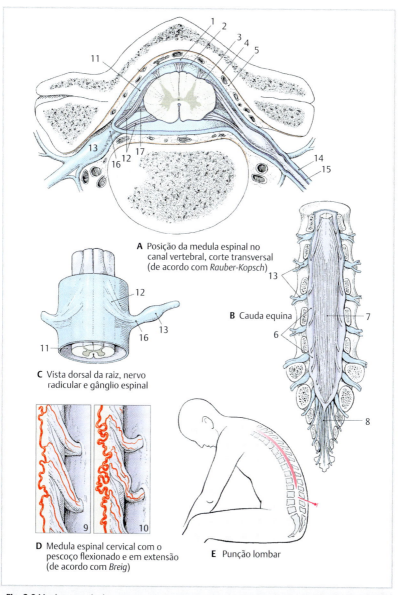

A Posição da medula espinal no canal vertebral, corte transversal (de acordo com *Rauber-Kopsch*)

B Cauda equina

C Vista dorsal da raiz, nervo radicular e gânglio espinal

D Medula espinal cervical com o pescoço flexionado e em extensão (de acordo com *Breig*)

E Punção lombar

Fig. 3.9 Meninges espinais.

Inervação Segmentar (A-C)

O corpo dos vertebrados, com exceção da cabeça, subdivide-se, originalmente, em *segmentos* ou *metâmeros*. As vértebras, costelas e músculos intercostais podem ser vistos como remanescentes de tal segmentação nos seres humanos. O metamerismo envolve apenas tecidos do mesoderma (**miótomos**, **esclerótomos**), mas não derivados do ectoderma. Desse modo, não há segmentos na medula espinal, somente os níveis em que raízes espinais individuais entram e emergem. No entanto, as fibras espinais se unem para formar os nervos espinais ao emergirem pelos foramens intervertebrais metaméricos, assim criando uma *aparente segmentação secundária*. As fibras sensitivas dos nervos espinais inervam zonas em forma de listras na pele, os chamados **dermátomos**, em analogia aos miótomos e esclerótomos. Essa também é uma segmentação secundária e reflete a inervação de cada dermátomo por uma raiz posterior única (inervação segmentar).

> **Observação clínica:** Os dermátomos têm um papel importante no *diagnóstico e localização dos traumatismos raquimedulares*. A perda de sensibilidade em certos dermátomos indica um nível específico de lesão da medula espinal. Os pontos de referência simplificados são a linha intermamilar, vista como a fronteira entre T4 e T5, e a região inguinal, vista como a fronteira entre L1 e L2. O primeiro nervo espinal cervical não tem representação sensitiva na superfície corporal, pois o gânglio espinal de sua raiz posterior está ausente ou é rudimentar.

Existem fronteiras segmentares levemente diferentes para várias modalidades, como tato e dor, e para sudorese e piloereção. O diagrama (**A**) foi desenhado de acordo com a *diminuição de sensibilidade* (**hipoestesia**) decorrente de um prolapso de disco; mostra como os dermátomos que se estendem no tronco ficam alongados nas extremidades. Podem até perder sua continuidade com a linha média (**C7, L5**). São translocados para as áreas distais da extremidade durante o desenvolvimento embrionário quando as extremidades estão brotando (**C**).

Os dermátomos se sobrepõem como telhas no telhado, como é ilustrado pelo desvio de fronteiras determinado de acordo com as áreas expandidas no caso de *dor pela raiz posterior* (hipersensibilidade à dor, **hiperalgesia**) (**B**). Não é possível demonstrar a perda de uma raiz posterior isolada para a sensibilidade tátil, já que o dermátomo correspondente também é inervado pelas raízes posteriores vizinhas. Os dermátomos para as sensibilidades dolorosa e térmica são mais estreitos, e a perda de uma raiz posterior ainda pode ser demonstrada quando essas modalidades são testadas.

3.2 Medula Espinal

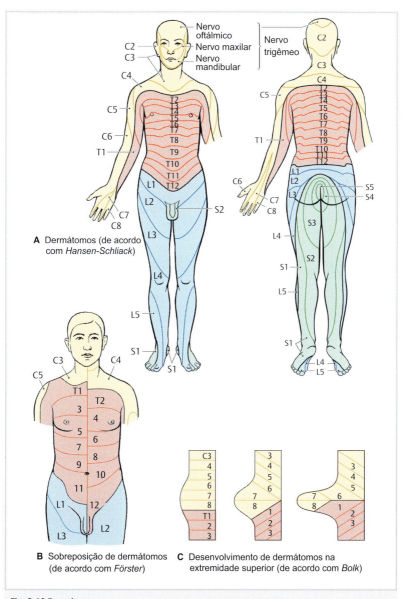

Fig. 3.10 Dermátomos.

A Dermátomos (de acordo com *Hansen-Schliack*)
B Sobreposição de dermátomos (de acordo com *Förster*)
C Desenvolvimento de dermátomos na extremidade superior (de acordo com *Bolk*)

Síndromes Medulares (A-C)

A anatomia da medula espinal causa padrões muito específicos de deficiências funcionais depois de lesão; dependendo do local da lesão, diferentes vias e, portanto, diferentes funções são perdidas.

A **transecção completa** (**A**) interrompe todas as vias motoras descendentes, causando *paralisia completa* abaixo do nível da lesão. Ao mesmo tempo, interrompe todas as vias ascendentes, causando completa *perda de todas as sensibilidades*. Se a lesão estiver acima da medula espinal sacral, resultará na perda do controle voluntário da micção e da defecação. Se a lesão se situar acima da intumescência lombar, ambas as extremidades inferiores ficarão paralisadas (**paraplegia**) e, se estiver situada acima da intumescência cervical, ambas as extremidades superiores também ficarão paralisadas (**tetraplegia**).

A **hemissecção** da medula espinal (**B**) resulta na **síndrome de Brown-Séquard**. Por exemplo, a hemissecção à esquerda interrompe os tratos corticospinais lateral e anterior (**B1**), resultando em *paralisia* no lado esquerdo. A transecção da via vasomotora causa paralisia vasomotora ipsilateral. A transecção dos funículos posteriores (**B2**) e dos funículos cerebelares laterais (**B3**) levam a intenso *comprometimento da sensibilidade profunda* (sensibilidade postural). No mesmo lado que a lesão, também há **hiperestesia** (o estímulo tátil é percebido como dor). Acredita-se que isso seja causado por uma perda da sensibilidade epicrítica (sensibilidade tátil; funículos posteriores) com retenção da sensibilidade protopática (sensibilidades dolorosa e térmica, as vias cruzadas do trato corticospinal anterior sobem contralateralmente) (**B4**). Finalmente, há uma *anestesia dissociada* no lado direito da lesão para baixo; conquanto a sensibilidade tátil dificilmente seja comprometida, as sensibilidades térmica e dolorosa são perdidas (interrupção ipsilateral da via cruzada do trato corticospinal anterior) (**B5**). A zona anestesiada (**B6**) acima da transecção, no lado afetado, é atribuída à destruição da zona de entrada da raiz posterior no nível da lesão medular.

Lesão central (**C**) da substância cinzenta da medula espinal também causa *anestesia dissociada* nos níveis correspondentes. A sensibilidade epicrítica (sensibilidade tátil) transmitida por meio do funículo posterior ipsilateral (**C2**) é mantida. No entanto, as sensibilidades térmica e dolorosa são perdidas (**analgesia** e **termoanestesia**) porque suas fibras, que cruzam pela comissura branca, são interrompidas (**C5**).

3.2 Medula Espinal

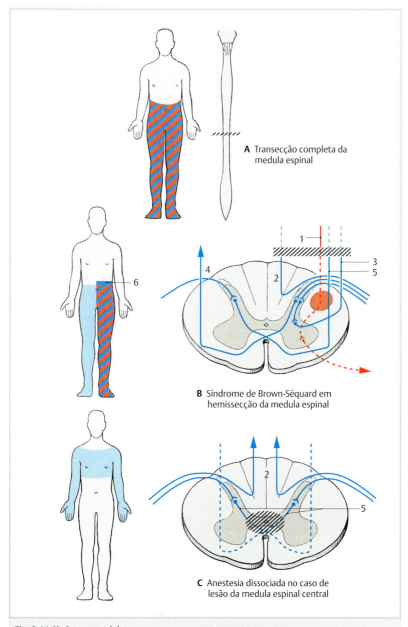

A Transecção completa da medula espinal

B Síndrome de Brown-Séquard em hemissecção da medula espinal

C Anestesia dissociada no caso de lesão da medula espinal central

Fig. 3.11 Síndromes medulares.

3.3 Nervos Periféricos

Os **nervos periféricos** (**A**) podem conter quatro tipos diferentes de fibras:

- Fibras **somatomotoras** (eferentes) (**A1**) para músculos estriados.
- Fibras **somatossensitivas** (aferentes) (**A2**) para a sensibilidade cutânea.
- Fibras **visceromotoras** (**A3**) para músculos lisos.
- Fibras **viscerossensitivas** (**A4**) para órgãos internos.

Os nervos espinais geralmente contêm vários tipos de fibras; são *nervos mistos*.

As diferentes fibras têm as vias a seguir. As *fibras somatomotoras* passam das células do corno anterior (**A5**) pela raiz anterior (**A6**); as *fibras somatossensitivas* e *viscerossensitivas* se originam das células nervosas dos gânglios espinais (**A7**); e as *fibras visceromotoras* das células do corno lateral (**A8**) passam principalmente pela raiz anterior. As raízes anteriores e posteriores (**A9**) se unem para formar o nervo espinal (**A10**), que contém todos os tipos de fibras. Esse tronco nervoso curto então se divide em quatro ramos:

- O ramo meníngeo (**A11**), um ramo sensitivo recorrente que se estende até as meninges espinais.
- O ramo posterior (**A12**).
- O ramo anterior (**A13**).
- O ramo comunicante (**A14**).

O **ramo posterior** envia fibras motoras para os músculos profundos (autóctones) do dorso e fibras sensitivas para as áreas da pele em ambos os lados da coluna vertebral (p. 84). O **ramo anterior** envia fibras motoras aos músculos das paredes anterior e lateral do tronco e para as músculos das extremidades; também envia fibras sensitivas para as áreas de pele correspondentes. O **ramo comunicante** conecta-se com o gânglio da cadeia simpática (**A15**) (divisão autônoma do sistema nervoso, p. 294). Geralmente forma dois ramos comunicantes independentes, o *ramo comunicante branco* (**A16**) (mielinizado) e o *ramo comunicante cinzento* (**A17**) (não mielinizado). As fibras visceromotoras passam, por meio da substância branca, ao gânglio da cadeia simpática, onde são retransmitidas aos neurônios, cujos axônios reentram, em parte, no nervo espinal como *fibras pós-ganglionares* (p. 299, A5) via ramo cinzento.

Plexos Nervosos (B)

No nível das extremidades, os *ramos anteriores* dos nervos espinais formam redes (**plexos**), nos quais as fibras são trocadas. Os troncos nervosos resultantes, que então se estendem à periferia, possuem uma inervação com fibras recentemente organizadas derivadas de diferentes nervos espinais.

Plexo cervical (p. 72). O *plexo do pescoço* é formado pelo ramo anterior dos primeiros quatro nervos espinais. Os nervos a seguir têm origem neste plexo: *nervo occipital menor* (**B18**), *nervo auricular maior* (**B19**), *nervo transverso do pescoço* (**B20**), *nervos supraclaviculares* (**B21**), *nervo frênico* (**B22**) e as raízes da *alça cervical profunda* (**B23**).

Plexo braquial (p. 74). O *plexo do membro superior* é formado pelos ramos anteriores dos nervos espinais C5 a C8 e por uma parte do nervo T1. Distinguimos entre uma seção situada acima da clavícula, a **parte supraclavicular**, e uma seção situada abaixo da clavícula, a **parte infraclavicular**. Os ramos anteriores atravessam o triângulo escaleno e entram no triângulo cervical posterior, onde formam *três troncos primários* acima da clavícula:

- O **tronco superior** (**B24**) (C5, C6)
- O **tronco medial** (**B25**) (C7)
- O **tronco inferior** (**B26**) (C8, T1)

Os nervos que se originam aí formam a parte supraclavicular (p. 74). Abaixo da clavícula, formam-se *três cordas secundárias*; recebem seu nome de acordo com sua posição relativamente à artéria axilar (**B27**):

- A **corda lateral** (**B28**) (p. 74) (a partir dos ramos anteriores dos troncos superior e medial).
- A **corda medial** (**B29**) (p. 78) (a partir do ramo anterior do tronco inferior)
- A **corda posterior** (**B30**) (p. 80) (a partir dos ramos dorsais dos três troncos).

A corda lateral dá origem ao *nervo musculocutâneo* (**B31**). As fibras restantes juntamente com fibras da corda medial formam a **alça mediana** (**B32**) (p. 76, AC1) e se unem para formar o *nervo mediano* (**B33**). A corda medial dá origem ao *nervo ulnar* (**B34**), ao *nervo cutâneo medial do antebraço* (**B35**) e ao *nervo cutâneo medial do braço* (**B36**). A corda posterior forma o *nervo axilar* (**B37**) e continua como *nervo radial* (**B38**).

3.3 Nervos Periféricos

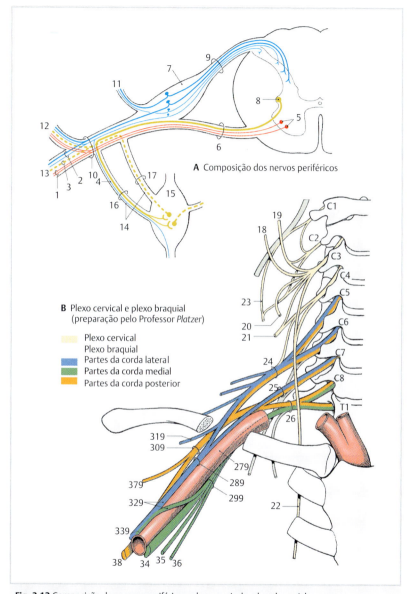

Fig. 3.12 Composição dos nervos periféricos, plexo cervical e plexo braquial.

Plexo Cervical (C1-C4) (A-D)

Inervação dos músculos (**A**): Nervos curtos correm dos **ramos anteriores** diretamente aos músculos profundos do pescoço, a saber, os músculos retos da cabeça anterior (**A1**) e lateral (**A2**), o músculo longo da cabeça e o músculo longo do pescoço (**A3**). Do ramo anterior de C4, os nervos correm para a parte superior do músculo escaleno anterior (**A4**) e para o músculo escaleno medial (**A5**).

Os ramos anteriores de C1-C3 formam a *alça cervical profunda* (**C6**): fibras de C1 e de C2 ficam temporariamente apostas ao nervo hipoglosso (**AC7**) e depois o deixam como **raiz superior** (anterior) (**AC8**); as fibras para o músculo tiro-hióideo (**A9**) e o músculo gênio-hióideo então continuam com o nervo hipoglosso. A raiz superior combina com a **raiz inferior** (posterior) (**AC10**) (C2, C3) para formar a alça cervical, de onde os ramos correm para inervar os músculos infra-hióideos, a saber, o músculo omo-hióideo (**A11**), o músculo esternotireóideo (**A12**) e o músculo esterno-hióideo (**A13**).

Inervação da pele (**B, C**): Os nervos sensitivos do plexo passam atrás do músculo esternocleidomastóideo através da fáscia, onde formam o **ponto nervoso** (**B14**). Daí espalham-se pela cabeça, pescoço e ombro; o **nervo occipital menor** (**BC15**) (C2, C3) se estende à região occipital, o **nervo auricular maior** (**BC16**) (C3) vai à área em torno da orelha (aurícula, processo mastoide, região do ângulo da mandíbula). O **nervo transverso do pescoço** (**BC17**) (C3) inerva a região alta do pescoço até o queixo, enquanto os **nervos supraclaviculares** (**BC18**) (C3, C4) inervam a fossa subclavicular e a região do ombro.

Área inervada pelo nervo frênico (**C, D**): O **nervo frênico** (**CD19**) (C3, C4) contém fibras do quarto e, muitas vezes, também do terceiro nervo espinal. Atravessa o músculo escaleno anterior e entra na abertura torácica superior anteriormente à artéria subclávia. Estende-se através do mediastino, chega ao diafragma e, em seu trajeto, dá ramos finos para a inervação sensorial para o pericárdio, os **ramos pericárdicos** (**D20**). Na superfície do diafragma, ramifica e inerva todos os músculos do diafragma (**D21**). Ramos finos fornecem fibras sensitivas para as membranas que fazem limites com o diafragma, isto, cranialmente, a pleura e, caudalmente, o peritônio do diafragma e a cobertura peritoneal dos órgãos intestinais superiores.

> **Observação clínica:** A lesão da medula cervical ou de suas raízes nos níveis C3-C5 resulta em paralisia do diafragma e redução da respiração. No caso de paralisia dos músculos torácicos, por outro lado, a respiração ainda pode ser mantida pela medula espinal cervical por meio do nervo frênico.

Ramos Posteriores (C1-C8)

Os *ramos dorsais dos nervos cervicais*, ou **ramos posteriores**, fornecem fibras motoras aos músculos do pescoço pertencentes aos músculos autóctones do dorso e fibras sensitivas para a pele do pescoço.

O ramo posterior do primeiro nervo cervical é exclusivamente motor é exclusivamente motor e corre como *nervo suboccipital* até os pequenos músculos na região do occipital, atlas e áxis.

O *nervo occipital maior* corre do segundo nervo cervical ao occipital e inerva sua pele até o vértice (p. 84, D4).

O ramo posterior do terceiro nervo espinal cervical, o *terceiro nervo occipital*, fornece fibras sensitivas para a região do pescoço.

Os ramos posteriores restantes dos nervos espinais cervicais fornecem fibras sensitivas para a área de pele com que faz fronteira caudalmente e fibras motoras para os músculos autóctones do dorso nessa região.

Inervação da pele (**B**): Zona autônoma (azul-escuro) e zona máxima (azul-claro).

3.3 Nervos Periféricos

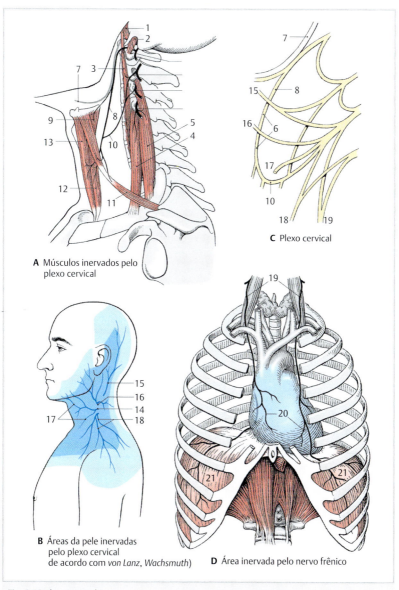

A Músculos inervados pelo plexo cervical
C Plexo cervical
B Áreas da pele inervadas pelo plexo cervical de acordo com *von Lanz*, *Wachsmuth*
D Área inervada pelo nervo frênico

Fig. 3.13 Plexo cervical.

Plexo Braquial (C5-T1)

Inervação sensitiva periférica. A inervação da pele por nervos periféricos originados no plexo difere da inervação segmentar (p. 66). As regiões inervadas por nervos individuais se sobrepõem nas margens. A região inervada por um único nervo é chamada *zona autônoma* (azul-escuro), e a área total inervada pelo nervo, incluindo a área inervada por nervos adjacentes, é chamada *zona máxima* (azul-claro).

> **Observação clínica:** A interrupção de um nervo causa perda completa da sensibilidade (*anestesia*) na zona autônoma, mas apenas uma diminuição da sensibilidade (*hipoestesia*) nas zonas máximas.

Parte Supraclavicular (A-C)

A parte supraclavicular dá origem aos nervos motores que inervam os *músculos do cíngulo do membro superior*.

Os nervos a seguir correm para as *superfícies posterior e lateral do tórax*: o **nervo escapular dorsal** (**A1**) (C5) para o músculo escapular (**C2**) e para os músculos romboides menores (**C3**) e maior (**C4**); o **nervo torácico longo** (**A5**) (C5-C7), cujos ramos terminam na parede torácica lateral nos picos do músculo serrátil anterior (**B6**). Os músculos da lâmina do ombro são inervados na superfície posterior da lâmina do ombro (músculo supraespinhoso [**C9**] e músculo infraespinhoso [**C10**] pelo **nervo supraescapular** (**A11**) (C5, C6).

Na *superfície anterior do tórax*, o **nervo subclávio** (**A14**) (C4-C6) chega ao músculo subclávio (**B15**).

> **Observação clínica:** A lesão da parte supraescapular leva à paralisia dos músculos do cíngulo do membro superior e torna impossível elevar o membro superior. Esse tipo de paralisia do plexo braquial superior (paralisia de Erb) pode ser causado por luxação da articulação do ombro durante o parto ou por meio de posicionamento inadequado do membro superior durante anestesia. A lesão da parte infraclavicular do plexo braquial resulta em paralisia do plexo braquial inferior (paralisia de Klumpke), que envolve, predominantemente, os pequenos músculos da mão e, possivelmente, também os músculos flexores do antebraço.

Parte Infraclavicular (A-C), Ramos Curtos

A parte infraclavicular do plexo braquial inclui o nervo peitoral lateral (**A16**) (C5-C7) e o nervo peitoral medial (**A17**) (C7-T1), que inervam os músculos peitorais maior (**B18**) e menor (**B19**), bem como o nervo toracodorsal (**A7**) (C7, C8), que inerva o músculo grande dorsal (**C8**). Os nervos subescapulares (**A12**) (C5-C7) correm na superfície anterior, estendendo-se ao músculo subescapular e ao músculo redondo maior (C13).

Parte Infraclavicular (D-F), Ramos Longos

Os principais troncos dos ramos anteriores, os *troncos superior, médio e inferior do plexo braquial*, dão origem a três cordas, *os fascículos lateral, médio e posterior*; recebem o nome de acordo com sua posição relativamente à artéria axilar.

Fascículo Lateral

O fascículo lateral dá origem ao *nervo musculocutâneo* e ao *nervo mediano*.

Nervo Musculocutâneo (C5-C7) (**D-F**): O nervo atravessa o músculo coracobraquial e corre entre o músculo bíceps e o músculo braquial até o cotovelo. Dá ramos (**E20**) para os músculos flexores do braço, a saber, para o músculo coracobraquial (**D21**), para a cabeça curta (**D22**) e a cabeça longa (**D23**) do músculo bíceps do braço e para o músculo braquial (**D24**).

As fibras sensitivas dos nervos chegam à superfície através da fáscia no cotovelo e inervam a pele na região lateral do antebraço com **nervo cutâneo lateral do antebraço** (**D-F25**). A lesão desse nervo causa perda da sensibilidade em pequena zona do cotovelo; a diminuição da sensibilidade se estende à parte média do antebraço.

> **Observação clínica:** O estiramento do tendão do bíceps com um martelo de reflexo desencadeia o reflexo bicipital (flexão do antebraço) via nervo musculocutâneo.

Inervação da pele (**F**): Zona autônoma (azul-escuro) e zona máxima (azul-claro).

3.3 Nervos Periféricos

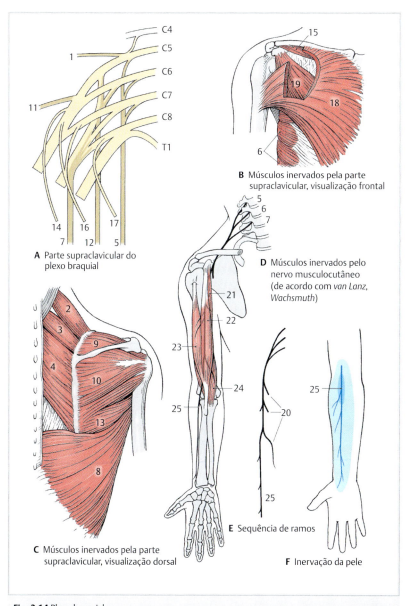

A Parte supraclavicular do plexo braquial

B Músculos inervados pela parte supraclavicular, visualização frontal

C Músculos inervados pela parte supraclavicular, visualização dorsal

D Músculos inervados pelo nervo musculocutâneo (de acordo com *van Lanz, Wachsmuth*)

E Sequência de ramos

F Inervação da pele

Fig. 3.14 Plexo braquial.

Fascículo Lateral (cont.)

Nervo mediano (C6-T1): Partes dos fascículos lateral e medial formam a **alça mediana** (**AC1**) na superfície anterior da artéria axilar e se unem para formar o *nervo mediano*.

O nervo percorre o sulco bicipital medial ao longo da superfície da artéria braquial até o cotovelo, onde passa entre as duas cabeças do músculo pronador redondo, indo até o antebraço. Corre entre o músculo flexor superficial dos dedos e o músculo flexor profundo dos dedos até o punho. Antes de atravessar o *túnel do carpo*, situa-se superficialmente entre os tendões do músculo flexor radial do punho e o músculo palmar longo. No túnel do carpo, ramifica em seus ramos terminais.

Os **ramos musculares** (**C2**) do nervo inervam os *músculos pronadores* e a maior parte dos *músculos flexores do antebraço* (**A3**), o músculo flexor radial do punho (**A4**), o músculo palmar longo (**A5**), bem como o músculo flexor superficial dos dedos com a cabeça radial (**A6**) e a cabeça umeroulnar (**A7**). No cotovelo, o **nervo interósseo anterior do antebraço** (**AC8**) ramifica e corre ao longo da membrana interóssea para o músculo pronador quadrado (**A9**). Dá ramos para o músculo flexor longo do polegar (**A10**) e para a parte radial do músculo flexor profundo dos dedos.

No terço inferior do antebraço, o **ramo palmar do nervo mediano** (**A-C11**) sensitivo ramifica para a pele da eminência tênar, indo ao lado radial do punho e à palma.

Depois de atravessar o túnel do carpo, o nervo mediano se divide em três ramos: os **nervos digitais palmares comuns I-III** (**A-C12**), cada um dos quais bifurca no nível das articulações metacarpofalângicas em dois **nervos digitais palmares próprios** (**A-C13**). A partir do *primeiro nervo digital palmar comum*, um ramo vai até a eminência tênar (músculo abdutor curto do polegar [**A14**]), cabeça superficial do músculo flexor curto do polegar [**A15**] e músculo oponente do polegar [**A16**]). Os *nervos digitais palmares comuns* inervam os músculos lumbricais I-II (**A17**). Eles correm para os espaços interdigitais e bifurcam de tal modo que cada par dos *nervos digitais palmares próprios* ofereçam fibras sensitivas para as faces laterais de um espaço interdigital. Desse modo, o primeiro par de nervos inerva o lado ulnar do polegar e o lado radial do dedo indicador, o segundo para inerva o lado ulnar do dedo indicador e o lado radial do dedo médio, e o terceiro par inerva o lado ulnar do dedo médio e o lado radial do dedo anular. A área inervada pelos nervos digitais palmares próprios, no lado posterior, inclui a falange distal do polegar, bem como as falanges distais e médias dos dedos indicador e médio e a parte radial do dedo anular (**B**).

O nervo mediano dá ramos para o periósteo, a articulação do cotovelo, a articulação radiocarpal e a articulação mediocarpal. No nível do punho, normalmente há uma anastomose com o nervo ulnar.

> **Observação clínica:** Depois da lesão do nervo, já não é possível a pronação do antebraço. Quanto à mão, o polegar, o dedo indicador e o dedo médio já não conseguem fazer a flexão das falanges distal e média, resultando em uma característica de paralisia do mediano, a chamada **mão em bênção** (**D**). Ao passar pelo túnel do carpo, o nervo pode ser lesado por pressão, especialmente em pessoas com mais idade (*síndrome do túnel do carpo*).

Inervação da pele (**B**): Zona autônoma (azul-escuro) e zona máxima (azul-claro).

3.3 Nervos Periféricos 77

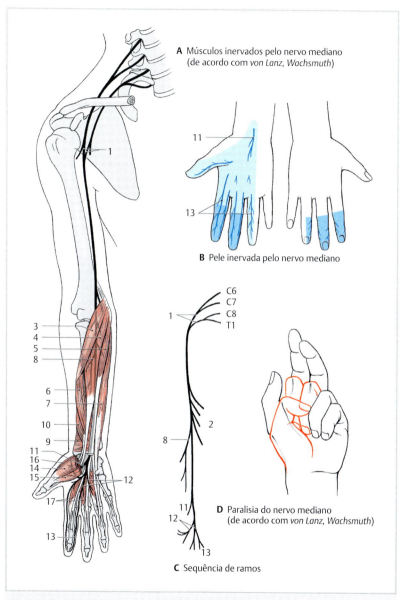

Fig. 3.15 Plexo braquial.

Fascículo Medial (A-E)

Nervo ulnar (C8-T1). Inicialmente, o nervo ulnar corre no *braço* no sulco bicipital medial sem dar ramos.

No lado ulnar do braço, o nervo desce atrás do septo intermuscular medial, sendo coberto pela cabeça medial do músculo tríceps. Atravessa a articulação do cotovelo no lado extensor em um sulco ósseo, o sulco para o nervo ulnar, no epicôndilo medial do úmero. Aí, o nervo pode ser palpado, a pressão causa uma dor em choque que se irradia ao lado ulnar da mão. O nervo, então, passa entre as duas cabeças do músculo flexor ulnar do punho no lado flexor do antebraço e corre abaixo desse músculo até o punho. Não atravessa o túnel do carpo, mas se estende acima do retináculo flexor da palma da mão, onde se divide em um *ramo superficial* e um *ramo profundo*.

No *antebraço*, o nervo dá origem a ramos (**C1**) para o músculo flexor ulnar do punho (**A2**) e para a metade ulnar do músculo flexor profundo dos dedos (**A3**). Um ramo sensitivo, o **ramo dorsal do nervo ulnar** (**BC4**), ramifica na parte média do antebraço e corre para o lado ulnar do dorso da mão, onde inerva a pele. Quanto ao restante do dorso da mão, sua área de inervação se sobrepõe à do nervo radial. Outro ramo sensitivo, o **ramo palmar do nervo ulnar** (**BC5**), ramifica no terço distal do antebraço. Segue até a palma e inerva a pele da eminência hipotenar.

O **ramo superficial** corre como **nervo digital palmar comum IV** (**BC6**) em direção ao espaço interdigital entre o dedo anular e o dedo mínimo e se divide em **nervos digitais palmares próprios** (**BC7**), que oferecem fibras sensitivas às faces volares do dedo mínimo e ao lado ulnar do dedo anular, chegando depois às falanges distais no lado extensor de ambos os dedos. Há uma conexão com um ramo do nervo mediano,

o chamado ramo comunicante do nervo mediano com o nervo ulnar (**C8**).

O **ramo profundo** (**AC9**) mergulha na profundidade da palma e se curva em direção à eminência tênar. Dá origem a ramos para todos os músculos da eminência hipotênar (**C10**) (músculo abdutor do quinto dedo [**A11**], músculo flexor curto do quinto dedo [**A12**], músculo oponente do quinto dedo [**A13**]), para todos os músculos interósseos dorsais e palmares (**A14**), para os músculos lumbricais III e IV (**A15**) e, finalmente, na eminência tênar, para o músculo abdutor do polegar (**A16**) e para a cabeça profunda do músculo flexor curto do polegar (**A17**).

> **Observação clínica:** A lesão do nervo ulnar causa a formação da chamada mão em garra (D), em que os dedos se estendem nas articulações metacarpofalângicas, mas ficam flexionadas nas articulações interfalângicas proximais e distais. Essa postura característica dos dedos é causa pela paralisia dos músculos interósseos e músculos lumbricais, que flexionam as falanges nas articulações metacarpofalângicas, mas as estendem nas articulações interfalângicas proximais e distais. A falha desses músculos flexores faz que os dedos permaneçam nessa postura em razão da predominância agora dos músculos extensores. Como o dedo mínimo e os adutores do polegar estão paralisados, o polegar e o dedo mínimo já não podem se tocar. O sinal de Froment é positivo em um paciente com paralisia do nervo ulnar (E). O paciente compensa a paralisia do músculo adutor do polegar causada pela lesão do nervo ulnar flexionando o músculo flexor do polegar, que é inervado pelo nervo mediano.

Inervação da pele (**B**): Zona autônoma (azul-escuro) e zona máxima (azul-claro).

D18 Zona autônoma do nervo ulnar.

D19 Área de inervação sensitiva do nervo ulnar

D20 Músculos interósseos atrofiados.

D21 Primeiro espaço interósseo.

3.3 Nervos Periféricos

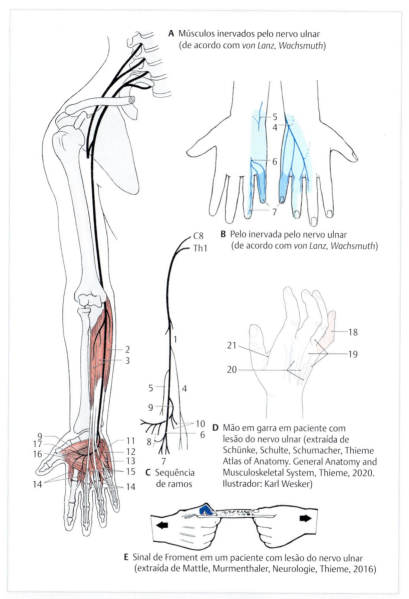

Fig. 3.16 Plexo braquial.

Medula Espinal e Nervos Espinais

Fascículo Medial (cont.)

Além do nervo ulnar, o fascículo medial dá origem ao *nervo cutâneo medial do braço* e ao *inervo cutâneo medial do antebraço*; ambos são exclusivamente sensitivos e inervam a pele no lado mediano do braço.

Nervo cutâneo medial do braço (C8-T1) (**A, B**): O nervo se aproxima da superfície anterior do braço abaixo da fossa axilar. Ali, ramifica e inerva a pele da face medial entre a axila e a articulação do cotovelo. Chega o lado flexor com seus ramos anteriores e o lado extensor do braço com seus ramos posteriores. Frequentemente há anastomoses com o nervo intercostobraquial.

Nervo cutâneo medial do antebraço (C8-T1) (**A, C**). O nervo corre abaixo da fáscia no lado ulnar do antebraço e atravessa a fáscia no terço inferior com dois ramos, o **ramo anterior** (**AC1**) e o **ramo ulnar** (**AC2**). O ramo anterior inerva o lado flexor medial do antebraço quase até a linha média, e o ramo ulnar inerva a região superior do lado extensor medial até quase a linha média. A área inervada pelo nervo cutâneo medial do antebraço se estende um tanto até o braço e a mão.

Fascículo Posterior (D, F)

O fascículo posterior dá origem ao nervo *axilar* e ao *nervo radial*.

Nervo axilar (C5-C6): Este corre profundamente no interior da axilar e cruza a cápsula da articulação do ombro em torno do colo cirúrgico do dorso do úmero. Atravessa o espaço axilar lateral e se estende abaixo do músculo deltoide até a margem anterior do último.

Antes que o tronco nervoso atravesse o espaço axilar lateral, dá um ramo motor (**DF3**) para o músculo redondo menor (**D4**), que também atravessa o espaço axilar lateral. No mesmo nível, o *nervo cutâneo lateral superior do braço* (**D-F5**) ramifica e chega à pele na margem posterior do músculo deltoide, onde inerva a pele das faces laterais do ombro e do braço. A partir do tronco nervoso que se estende abaixo do músculo deltoide até a parte frontal, numerosos ramos (**D6**) para o músculo deltoide (**D7**) ramificam e inervam suas várias partes.

> **Observação clínica:** Em decorrência de sua localização na cápsula do ombro, o nervo pode ser lesado por luxação do úmero ou por fratura do colo do úmero. Isso causa anestesia da área de pele acima do músculo deltoide.

Inervação da pele (**B, C, E**): Zona autônoma (azul-escuro) e zona máxima (azul-claro).

3.3 Nervos Periféricos

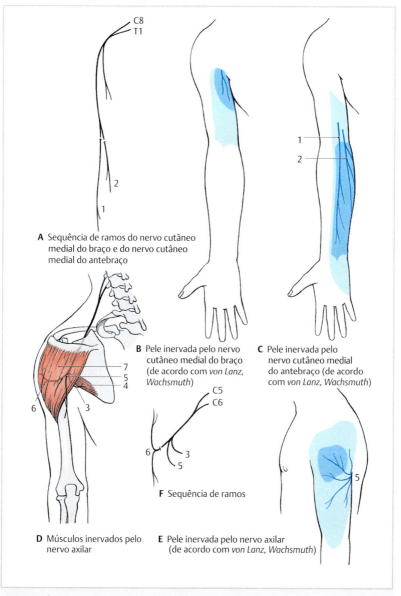

A Sequência de ramos do nervo cutâneo medial do braço e do nervo cutâneo medial do antebraço

B Pele inervada pelo nervo cutâneo medial do braço (de acordo com *von Lanz, Wachsmuth*)

C Pele inervada pelo nervo cutâneo medial do antebraço (de acordo com *von Lanz, Wachsmuth*)

D Músculos inervados pelo nervo axilar

E Pele inervada pelo nervo axilar (de acordo com *von Lanz, Wachsmuth*)

F Sequência de ramos

Fig. 3.17 Plexo braquial.

Fascículo Posterior (cont.)

Radial nervo (C5-C8): O principal nervo da corda posterior inerva os *músculos extensores do braço e do antebraço.*

O tronco nervoso se estende da axila ao terço proximal do sulco bicipital medial e depois faz uma espiral em torno da superfície dorsal do úmero, que se apõe diretamente no *sulco do nervo radial*. No terço distal do braço, passa ao lado flexor entre o músculo braquial e o músculo braquiorradial. No sulco do nervo radial, o nervo pode ser facilmente lesado por pressão ou por fraturas ósseas em razão de sua proximidade do osso. O nervo cruza a articulação do cotovelo no lado flexor e se divide, no nível da cabeça do rádio, em dois ramos terminais, o *ramo superficial* e o *ramo profundo*. O ramo superficial continua no antebraço na superfície medial do músculo braquiorradial e depois corre no terço inferior entre o músculo braquiorradial e o rádio até o lado extensor a fim de chegar ao dorso da mão. O ramo profundo penetra obliquamente o músculo supinador, dá numerosos ramos musculares e segue como o fino *nervo interósseo posterior do antebraço* até o punho.

Para o braço, o nervo radial dá o **nervo cutâneo posterior do braço** (A-C1), que inerva uma área de pele no lado extensor do braço com fibras sensitivas, e o **nervo cutâneo lateral inferior do braço** (A-C2). No terço médio do braço, dá *ramos musculares* (AC3) para a cabeça longa, a cabeça lateral e a cabeça medial do músculo tríceps (A4). O ramo para a cabeça medial dá também o ramo para o músculo ancôneo (A5).

O *nervo cutâneo posterior do antebraço* (A-C6) ramifica na região do braço; inerva uma faixa de pele no lado extensor radial do antebraço. No nível do epicôndilo lateral, *ramos musculares* (C7) se estendem ao músculo braquiorradial (A8) e ao músculo extensor radial longo do punho (A9). O tronco nervoso então ramifica em dois ramos principais no antebraço.

No dorso da mão, o **ramo superficial** (A-C10) dá os **nervos digitais dorsais** (A-C11); eles oferecem fibras sensitivas ao dorso radial da mão, o lado extensor do polegar, as falanges proximais dos dedos indicador e médio e a metade radial do lado extensor do dedo anular. O ramo comunicante ulnar do nervo radial se conecta com o nervo ulnar (C12).

O **ramo profundo** (AC13) dá *ramos musculares* para o músculo extensor radial curto do punho (A14) e para o músculo supinador enquanto o atravessa. Daí em diante, dá ramos motores para os músculos extensores da mão, a saber, o músculo extensor comum dos dedos (A15), o músculo extensor do dedo mínimo (A16), o músculo extensor ulnar do punho (A17), o músculo abdutor longo do polegar (A18) e o músculo extensor curto do polegar (A19). Finalmente, o ramo terminal do ramo profundo, o **nervo interósseo posterior**, dá ramos para o músculo extensor longo do polegar (A20) e para o músculo extensor do dedo indicador (A21).

O nervo envia ramos sensitivos para o ombro e o punho.

> **Observação clínica:** A lesão do tronco nervoso principal na área do braço resulta em paralisia dos músculos extensores. Isso afeta, principalmente, a mão, levando à chamada **mão caída** (D), característica da paralisia radial: não é possível a extensão no punho nem nos dedos, o que faz a mão cair frouxamente.

Inervação da pele (B): Zona autônoma (azul-escuro) e zona máxima (azul-claro).

> **Observação clínica:** O *reflexo tricipital* e o *reflexo braquiorradial* são usados, respectivamente, para verificar a inervação nervosa sensitiva e motora dos músculos tríceps e braquiorradial. Reflexo tricipital: percussão do tendão do tríceps com o martelo de reflexos produz extensão no cotovelo. Reflexo braquiorradial: percussão do tendão do braquiorradial produz flexão no cotovelo.

3.3 Nervos Periféricos

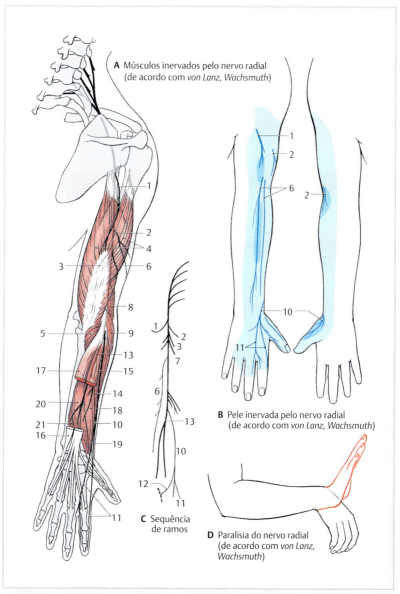

Fig. 3.18 Plexo braquial.

3.4 Nervos do Tronco

Na região do tronco, o metamerismo original do corpo ainda pode ser reconhecido na disposição das costelas e de seus músculos intercostais. Os nervos torácicos também se encaixam bem nessa organização segmentar.

Cada um dos *12 nervos espinais torácicos* se divide em um **ramo posterior** (**A1**) e um **ramo anterior** (**A2**).

Ramos Posteriores (A, D)

Cada ramo posterior se divide em um *ramo medial* e um *lateral*. Ambos oferecem fibras motoras aos músculos autóctones profundos do tórax. A inervação sensitiva do dorso vem principalmente dos ramos laterais dos ramos posteriores (**AD3**). A área inervada pelos ramos posteriores dos nervos espinais cervicais se expande amplamente e inclui o occipital (**nervo occipital maior**) (**D4**). Na região lombar, a inervação sensitiva do dorso vem dos ramos posteriores dos nervos espinais lombares L1-L3 e dos nervos espinais sacrais S1-S3 (**nervos superiores [D5]** e **nervos mediais [D6]**).

Ramos Anteriores (A-D)

Os ramos anteriores dos nervos espinais torácicos correm como **nervos intercostais** entre as costelas, inicialmente na superfície interna do tórax e, a seguir, no interior dos músculos intercostais internos. Distinguimos entre um grupo superior e um grupo inferior de nervos intercostais.

Os **nervos do grupo superior** (T1-T6) correm até o esterno e inervam os músculos intercostais (**C7**), os músculos serráteis posteriores superior e inferior e o músculo transverso do tórax. Eles dão ramos sensitivos à pele do tórax, a saber, os **ramos cutâneos laterais** (**AD8**) na margem anterior do músculo serrátil anterior, que ainda se divide em ramos anterior e posterior, e os **ramos cutâneos anteriores** (**AD9**) próximos ao esterno, que também se dividem em ramos anteriores e posteriores. Os ramos cutâneos laterais e mediais dos ramos anteriores 4-6, que se estendem à área da glândula mamária, são denominados *ramos mamários laterais e mediais*.

Os **nervos do grupo inferior** (T7-T12), cujos segmentos intercostais já não terminam no esterno, estendem-se pelas cartilagens costais até a linha alba. Assumem um trajeto em direção caudal cada vez mais oblíquo e inervam os músculos da parede abdominal (músculo transverso do abdome [**C10**], músculos oblíquos do abdome externos [**C11**] e internos [**C12**], músculo reto do abdome [**C13**] e músculo piramidal).

Características especiais: O nervo intercostal 1 participa da formação do plexo braquial e envia apenas um ramo fino para o espaço intercostal. O nervo intercostal 2 (e muitas vezes também o 3) dá seu *ramo cutâneo lateral* para o braço (**nervo intercostobraquial**) (**B14**), onde se conecta com o *nervo cutâneo medial do braço*. O último nervo intercostal, que corre abaixo da 12ª costela, é denominado **nervo subcostal**; corre obliquamente e desce cruzando a crista ilíaca.

A região inguinal e a região do quadril recebem sua inervação sensitiva dos ramos mais superiores do plexo lombar, a saber, do **nervo ílio-hipogástrico** (**D15**) (ramo lateral e ramo anterior), do **nervo ilioinguinal** (**D16**) e do **nervo genitofemoral** (ramo genital [**D17**], ramo femoral [**D18**]).

3.4 Nervos do Tronco

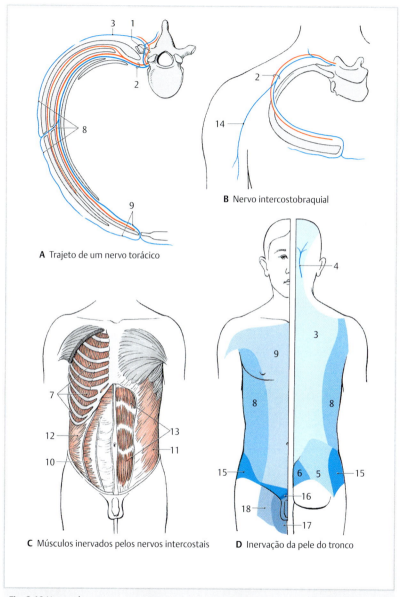

A Trajeto de um nervo torácico
B Nervo intercostobraquial
C Músculos inervados pelos nervos intercostais
D Inervação da pele do tronco

Fig. 3.19 Nervos do tronco.

3.5 Plexo Lombossacral (A)

O plexo lombossacral é formado pelos *ramos anteriores* dos nervos espinais lombares e sacrais. Seus ramos fornecem inervação sensitiva e motora à extremidade inferior. Os ramos de L1-L3 e parte de L4 formam o **plexo lombar**, cujas raízes se situam no interior do músculo psoas. O **nervo obturatório** (**A1**) e o **nervo femoral** (**A2**) se originam daí, além de vários ramos musculares curtos. O restante do quarto nervo lombar e o nervo L5 se unem para formar o **tronco lombossacral** (**A3**), que então se une na pequena bacia aos ramos sacrais 1-3 para formar o **plexo sacral**. Os ramos sacrais emergem dos forames sacrais anteriores do sacro e, em conjunto com o tronco lombossacral, formam o plexo sacral; os principais nervos originados daí são o **nervo isquiático** (**A4**) (**nervo fibular comum**) [**A5**] e **nervo tibial** [**A6**]).

Plexo Lombar

O plexo lombar dá *ramos musculares* curtos diretos para os músculos do quadril, para o psoas maior e o menor (L1-L5), o quadrado lombar (T12-L3) e os músculos intercostais lombares. Os nervos mais altos do plexo ainda estão aproximadamente organizados do mesmo modo que os nervos intercostais. Juntamente com o *nervo subcostal* (**A7**), representam os nervos transicionais entre os nervos intercostais e lombares.

Nervo Ílio-Hipogástrico (T12, L1)

O *nervo ílio-hipogástrico* (**A8**), inicialmente, corre no lado interno do músculo quadrado lombar ao longo do aspecto dorsal do rim e depois entre o músculo transverso do abdome e o músculo oblíquo interno do abdome. Participa da inervação dos grandes músculos abdominais. Dá dois ramos principais, o ramo cutâneo lateral, que inerva a região lateral do quadril, e o ramo cutâneo anterior, que penetra na aponeurose do músculo oblíquo externo do abdome cranialmente até o anel inguinal externo e inerva a pele dessa região, bem como da região púbica (p. 84, D15; p. 96, C16).

Nervo Ilioinguinal (L1)

O *nervo ilioinguinal* (**A9**) corre ao longo do ligamento inguinal e do canal inguinal com o cordão espermático até o escroto ou com o ligamento redondo do útero até os grandes lábios na mulher. Participa da inervação dos grandes músculos abdominais e fornece fibras sensitivas à pele do monte do púbis e à parte superior do escroto ou grandes lábios (p. 84, D16).

Nervo Genitofemoral (L1, L2)

O *nervo genitofemoral* (**A10**) se divide em dois ramos já no músculo psoas, o **ramo genital** e o **femoral**. O *ramo genital* corre na parede abdominal ao longo do ligamento inguinal por meio do canal inguinal e chega ao escroto com o cordão espermático ou, na mulher, aos grandes lábios com o ligamento redondo do útero. Inerva o músculo cremaster e fornece fibras sensitivas à pele do escroto ou aos grandes lábios, e à pele adjacente da área da coxa (p. 84, D17; p. 96, C15). O *ramo femoral* continua até abaixo do ligamento inguinal e se torna subcutâneo no hiato safeno. Inerva a pele da coxa lateralmente à região do ramo genital (p. 84, D18).

A11 Nervo cutâneo lateral do fêmur (p. 88, A).

A12 Nervo cutâneo posterior do fêmur (p. 90, D).

A13 Nervo pudendo (p. 96, AB1).

A14 Nervo glúteo superior (p. 90, E).

Observação clínica: A *hérnia de disco* (*protrusão* ou *extrusão*) ocorre mais comumente na coluna lombar baixa. Aí, o *núcleo pulposo* do disco penetra no *anel fibroso* e pressiona o canal espinal e/ou raízes nervosas. Dependendo do nível da herniação, pode levar a déficits sensitivos e motores nas respectivas áreas de inervação que variam de hipoestesia à paralisia.

3.5 Plexo Lombossacral (A)

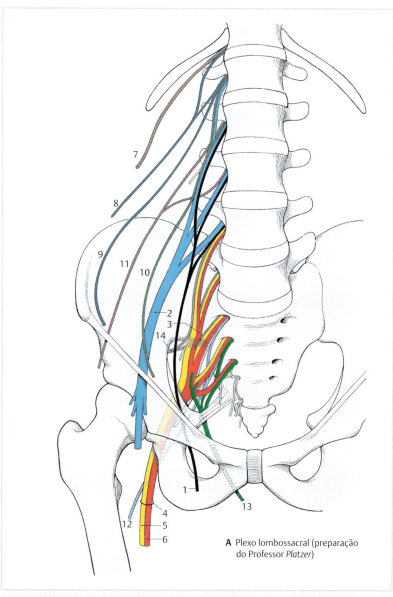

A Plexo lombossacral (preparação do Professor *Platzer*)

Fig. 3.20 Plexo lombossacral.

Plexo Lombar (cont.)
Nervo Cutâneo Lateral da Coxa (L2-L3) (A)

O nervo corre sobre o músculo ilíaco até abaixo da espinha ilíaca anterossuperior. Estende-se, então, ficando abaixo do ligamento inguinal através da parte lateral da lacuna muscular até a face externa da coxa e atravessando a fáscia lata até a pele. O nervo é exclusivamente sensitivo e inerva a pele da face lateral da coxa, descendo até o nível do joelho.

Nervo Femoral (L1-L4) (B-D)

O nervo corre ao longo da margem do músculo psoas maior até o ligamento inguinal, seguindo abaixo dele através da lacuna muscular, indo até a parte frontal da coxa. O tronco nervoso se divide, abaixo do ligamento inguinal, em vários ramos, a saber, um grupo mais sensitivo, os **ramos cutâneos anteriores** (**B-D1**), um grupo lateral e um medial de ramos motores para os músculos extensores da coxa, e o *nervo safeno* (**B-D2**). O nervo safeno se estende ao canal dos adutores e entra nele. Penetra na membrana do vastoadutor e corre ao longo do lado medial da articulação do joelho e da perna, juntamente com a veia grande safena, descendo até a região medial do tornozelo.

Na pequena bacia, o nervo femoral dá ramos finos (**D3**) para o músculo psoas maiores (**B4**) e para o músculo ilíaco (**B5**). Abaixo do ligamento inguinal, um ramo (**D6**) se estende ao músculo pectíneo (**B7**). Os *ramos cutâneos anteriores* (**B-D1**) se originam um tanto mais distalmente, sendo que o mais forte continua ao longo da parte média da coxa e descendo ao joelho. Eles fornecem fibras sensitivas à pele das faces anterior e medial da coxa.

O grupo lateral dos ramos (**D8**) consiste em **ramos musculares** para o músculo sartório (**B9**), o músculo reto femoral (**B10**), o músculo vasto lateral (**B11**) e o músculo vasto intermediário (**B12**). O ramo muscular (**D13**) para o músculo vasto medial (**B14**) corre ao longo da margem medial do músculo sartório. Os ramos musculares sempre ramificam a vários ramos para as porções proximal e distal dos músculos. Os ramos musculares também dão ramos sensitivos finos para a cápsula do joelho e o periósteo da tíbia. Fibras do ramo para o músculo vasto medial se estendem à artéria femoral e à veia femoral.

O **nervo safeno** (**CD2**) é exclusivamente sensitivo. Abaixo do joelho, dá o *ramo infrapatelar* (**B-D15**), que inerva a pele abaixo da patela. Os ramos restantes, os *ramos cutâneos crurais mediais*, inervam a pele das faces anterior e medial da perna. A área inervada se estende no lado anterior sobre a borda da tíbia e pode chegar ao hálux ao longo da face medial do pé.

> **Observação clínica:** A lesão do nervo femoral torna impossível estender o membro inferior na articulação do joelho. A flexão no quadril fica reduzida, e o reflexo patelar é abolido.

Inervação da pele (**A, C**): Zona autônoma (azul-escuro) e zona máxima (azul-claro).

3.5 Plexo Lombossacral (A)

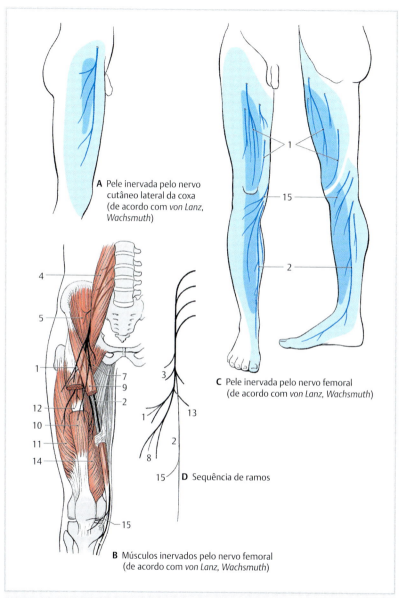

A Pele inervada pelo nervo cutâneo lateral da coxa (de acordo com *von Lanz, Wachsmuth*)

C Pele inervada pelo nervo femoral (de acordo com *von Lanz, Wachsmuth*)

D Sequência de ramos

B Músculos inervados pelo nervo femoral (de acordo com *von Lanz, Wachsmuth*)

Fig. 3.21 Plexo lombar

Nervo Obturatório (L2-L4)

O nervo fornece inervação motora aos **músculos adutores** da coxa. Medialmente ao músculo psoas maior, estende-se ao longo da parede lateral da pequena bacia, descendo ao canal do obturatório, pelo qual chega a alcançar a coxa. Dá um ramo muscular para o músculo obturatório externo (**AB1**) e, então, se divide em um ramo superficial e um ramo profundo. O **ramo superficial** (**AB2**) corre entre o músculo adutor longo (**A3**) e o músculo adutor curto (**A4**) e inerva ambos. O nervo também dá ramos para o músculo pectíneo e para o músculo grácil (**A5**) e, finalmente, termina em um *ramo cutâneo* (**AC6**) para a região distal da face medial da coxa. O **ramo profundo** (**AB7**) corre ao longo do músculo obturatório externo e depois desce ao músculo grande adutor (**A8**).

> **Observação clínica:** A paralisia do nervo obturatório (p. ex., em decorrência de uma fratura da bacia) causa perda de função do músculo adutor. Isso restringe a posição em pé e a deambulação, e o membro inferior afetado já não consegue ser cruzado sobre o outro membro inferior.

Plexo Sacral (D-F)

O *tronco lombossacral* (partes de L4 e L5) e os ramos anteriores de S1-S3 se unem na superfície anterior do músculo piriforme para formar o plexo sacral. Ramos diretos se estendem do plexo aos músculos da região pélvica, a saber, para o músculo piriforme, os músculos gêmeos (**F9**), o músculo obturatório interno e o músculo quadrado da coxa (**F10**).

Nervo Glúteo Superior (L4-S1) (E)

O nervo se estende pela margem superior do músculo piriforme na direção dorsal pelo forame suprapiriforme, indo até os músculos glúteo médio (**E11**) e mínimo (**E12**) e inerva ambos com fibras motoras. O nervo continua entre os dois músculos até o músculo tensor da fáscia lata (**E13**).

> **Observação clínica:** A paralisia do nervo enfraquece a abdução do membro inferior. Ficar em pé sobre o membro inferior afetado e elevar o membro inferior saudável faz a bacia do outro lado cair (*sintoma de Trendelenburg*).

Nervo Glúteo Inferior (L5-S2) (F)

O nervo sai da bacia através do forame infrapiriforme e dá vários ramos para o músculo glúteo máximo (**F14**).

> **Observação clínica:** Paralisia do nervo enfraquece a extensão da articulação do quadril (p. ex., ao ficar em pé ou subir escadas).

Nervo Cutâneo Posterior da Coxa (S1-S3) (D)

O nervo deixa a bacia juntamente com o nervo isquiático e o nervo glúteo inferior através do forame infrapiriforme e chega a abaixo do músculo glúteo máximo até a face posterior da coxa. Localizado diretamente abaixo da fáscia lata, estende-se ao longo da parte média da coxa e entra na fossa poplítea. Esse nervo exclusivamente sensitivo dá orgem a ramos para a parte inferior da região glútea, os **nervos inferiores** e para região do períneo, os **ramos perineais**. Fornece inervação sensitiva para a face posterior da coxa a partir da região glútea inferior, entrando na fossa poplítea e chegando à face proximal da perna.

Inervação da pele (**C, D**): Zona autônoma (azul-escuro) e zona máxima (azul-claro).

3.5 Plexo Lombossacral (A)

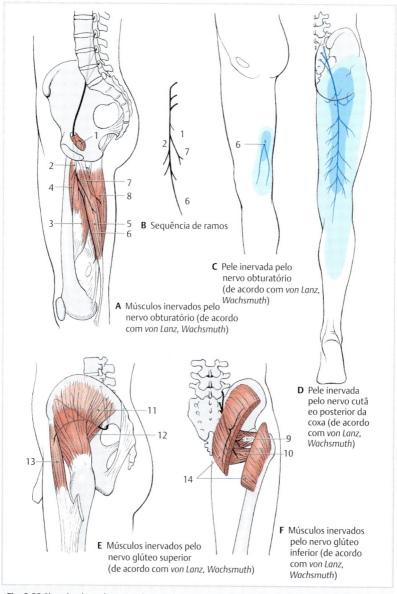

B Sequência de ramos

C Pele inervada pelo nervo obturatório (de acordo com *von Lanz, Wachsmuth*)

A Músculos inervados pelo nervo obturatório (de acordo com *von Lanz, Wachsmuth*)

D Pele inervada pelo nervo cutâ eo posterior da coxa (de acordo com *von Lanz, Wachsmuth*)

E Músculos inervados pelo nervo glúteo superior (de acordo com *von Lanz, Wachsmuth*)

F Músculos inervados pelo nervo glúteo inferior (de acordo com *von Lanz, Wachsmuth*)

Fig. 3.22 Plexo lombar, plexo sacral.

Plexo Sacral (cont.)
Nervo Isquiático (L4-S3) (A-C)

O nervo tem dois componentes, o **nervo fibular comum** e o **nervo tibial**; aparecem como tronco nervoso uniforme (**AC1**) porque são cercados por uma bainha de tecido conjuntivo comum na pequena bacia e na coxa. O nervo isquiático deixa a bacia através do forame infrapiriforme e se estende abaixo do músculo glúteo máximo e do músculo bíceps ao longo das faces posteriores do músculo obturatório interno, do músculo quadrado do fêmur e do músculo grande adutor na direção da articulação do joelho. O nervo fibular e o nervo tibial se separam acima da articulação do joelho. Na bacia, no interior da bainha de tecido conjuntivo, o nervo fibular fica acima, e o nervo tibial, abaixo. Na coxa, o nervo fibular se situa lateralmente, e o nervo tibial, medialmente. No entanto, ambos podem correr completamente em separado, caso em que apenas o nervo tibial passa pelo forame infrapiriforme, enquanto o nervo fibular penetra no músculo piriforme.

Nervo fibular comum (L4-S2). Na coxa, a parte fibular (**AC2**) do nervo ciático dá um ramo muscular à cabeça curta do músculo bíceps da coxa (**A3**).

Depois da divisão do nervo ciático, o nervo fibular comum se estende ao longo do músculo bíceps na borda lateral da fossa poplítea da cabeça da fíbula. Enrola-se, então, em torno do colo da fíbula para a face anterior da perna e entra no músculo fibular longo. O nervo fibular comum se divide no interior desse músculo em *nervo fibular superficial* (**AC4**) e *nervo fibular profundo* (**AC5**). O nervo fibular superficial é predominantemente sensitivo e corre entre o músculo fibular longo e a fíbula até o dorso do pé. O nervo fibular profundo é predominantemente motor; volta-se em direção à parte frontal dos músculos extensores da perna e se estende na superfície lateral do músculo tibial anterior até o dorso do pé.

Na margem lateral da fossa poplítea, o nervo fibular comum dá dois ramos principais para a pele, o **nervo cutâneo sural lateral** (**A-C6**), que inerva a pele na face lateral da perna, e o **ramo comunicante fibular** (**C7**), que se une ao *nervo cutâneo sural medial* para formar o *nervo sural*.

O **nervo fibular superficial** dá *ramos musculares* (**AC8**) aos músculos fibulares longos (**A9**) e curtos (**A10**). O restante do nervo é exclusivamente sensitivo; ramifica-se em ramos terminais, o **nervo cutâneo dorsal medial** (**BC11**) e o **nervo cutâneo dorsal intermédio** (**BC12**), que inervam a pele do dorso do pé, exceto o espaço interdigital entre o hálux e o segundo dedo do pé.

O **nervo fibular profundo** dá origem a vários ramos musculares (**AC13**) para os músculos extensores da perna e o pé, a saber, o músculo tibial anterior (**A14**), os músculos extensores longos (**A15**) e curtos (**A16**) dos dedos dos pés e os músculos extensores longos (**A17**) e curtos (**A18**) do hálux. O ramo terminal é sensitivo e inerva as superfícies cutâneas apostas do espaço interdigital entre o hálux e o segundo dedo do pé (**B19**).

> **Observação clínica:** A lesão do nervo afeta os músculos extensores do pé. O pé já não pode ser elevado na articulação do tornozelo. Ao caminhar, o pé cai, e os dedos se arrastam no piso. A perna precisa ser elevada mais alto do que o normal, resultando na chamada *marcha escarvante*.

Inervação da pele (**B**): Zona autônoma (azul-escuro) e zona máxima (azul-claro).

3.5 Plexo Lombossacral (A)

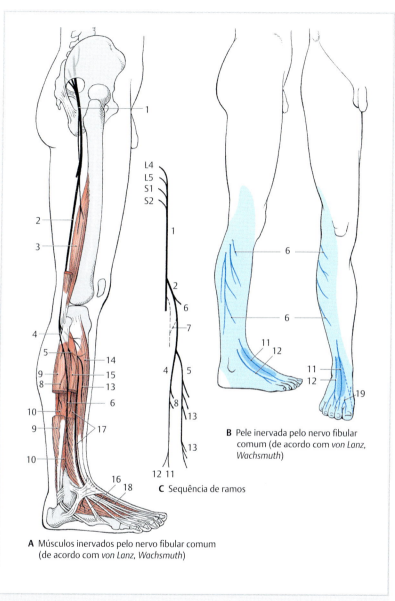

A Músculos inervados pelo nervo fibular comum (de acordo com *von Lanz, Wachsmuth*)

B Pele inervada pelo nervo fibular comum (de acordo com *von Lanz, Wachsmuth*)

C Sequência de ramos

Fig. 3.23 Plexo sacral.

Medula Espinal e Nervos Espinais

Plexo Sacral (cont.)
Nervo Ciático (cont.)

Nervo tibial (L4-S3). Vários *ramos motores* (**AC1**) se originam da parte tibial do nervo ciático, a saber, aqueles para as partes proximal e distal do músculo semitendíneo (**A2**) e para a cabeça longa do músculo bíceps (**A3**), dividindo-se um ramo ainda mais para o músculo semimembranáceo (**A4**) e para a parte medial do músculo grande adutor (**A5**).

Depois da divisão do nervo ciático, o nervo tibial desce verticalmente através da parte média da fossa poplítea e abaixo do músculo gastrocnêmio. Situa-se, então, sob o arco tendíneo do músculo sóleo e, ainda mais distalmente, entre o músculo flexor longo do hálux e o músculo flexor longo dos dedos do pé. Estende-se entre os tendões de ambos os músculos até o dorso do tornozelo medial e se enrola em torno dele. Abaixo do tornozelo, divide-se em dois ramos terminais, o *nervo plantar medial* e o *nervo plantar lateral*.

O **nervo cutâneo sural medial** (**C6**) ramifica na fossa poplítea; desce entre as duas cabeças do músculo gastrocnêmio e se une ao ramo comunicante do nervo fibular para formar o **nervo sural** (**BC7**). Este se estende lateralmente a partir do tendão do calcâneo atrás do tornozelo e em torno dele até a face lateral do pé. Dá os **ramos calcâneos laterais** (**BC8**) para a pele da parte lateral do calcanhar e o **nervo cutâneo dorsal lateral** (**BC9**) para a face lateral do pé.

Igualmente na fossa poplítea, *ramos motores* (**AC10**) partem para os músculos flexores da perna, a saber, para as duas cabeças do músculo gastrocnêmio (**A11**), para o músculo sóleo (**A12**), para o músculo plantar e o músculo poplíteo (**A13**). O *ramo poplíteo* dá origem ao *nervo interósseo da perna* (**C14**), que corre ao longo da superfície dorsal da membrana interóssea e fornece inervação sensitiva para o periósteo da tíbia, a parte alta do tornozelo e a articulação tibiofibular. O nervo tibial dá *ramos musculares* (**C15**) para o músculo tibial posterior (**A16**), o músculo flexor longo dos dedos do pé (**A17**) e o músculo flexor longo do hálux (**A18**). Antes de o tronco nervos ramificar em ramos terminais, envia os **ramos calcâneos mediais** (**B19**) para a área medial da pele do calcanhar.

O medial dentre os dois ramos terminais, o **nervo plantar medial** (**CD20**), inerva o músculo abdutor do hálux (**D21**), o músculo flexor curto dos dedos do pé (**D22**) e o músculo flexor curto do hálux (**D23**). Finalmente, divide-se nos três **nervos digitais plantares comuns** (**BC24**), que inervam os músculos lumbricais 1 e 2 (**D25**) e ainda se divide nos nervos digitais plantares próprios (**BC26**) para a pele dos espaços interdigitais do hálux até o quarto dedo do pé.

O segundo ramo terminal, o **nervo plantar lateral** (**CD27**) divide-se em um **ramo superficial** (**C28**) com os *nervos digitais plantares comuns* (**C29**) e os *nervos digitais plantares próprios* (**BC30**) para a pele da área do quinto dedo do pé, e um **ramo profundo** (**CD31**) com os *ramos musculares* para os músculos interósseos (**D32**), o músculo adutor do hálux (**D33**) e os três músculos lumbricais laterais. **D34**, músculo flexor curto do quinto dedo do pé.

> **Observação clínica:** A lesão do nervo tibial leva à paralisia dos músculos flexores dos dedos do pé e do pé. O pé já não consegue ser movimentado na direção plantar: torna-se impossível ficar na ponta dos dedos. Reflexo aquileu: Percussão do tendão do calcâneo com um martelo de reflexos, o que causa flexão plantar no pé. Isso verifica se a inervação sensitiva e motora do tríceps sural está intacta. O hipertireoidismo pode levar a um aumento do reflexo aquileu. Dano das raízes nervosas, como pode ocorrer em uma herniação de disco, reduz o reflexo.

Inervação da pele (**B**); Zona autônoma (azul-escuro) e zona máxima (azul-claro).

3.5 Plexo Lombossacral (A)

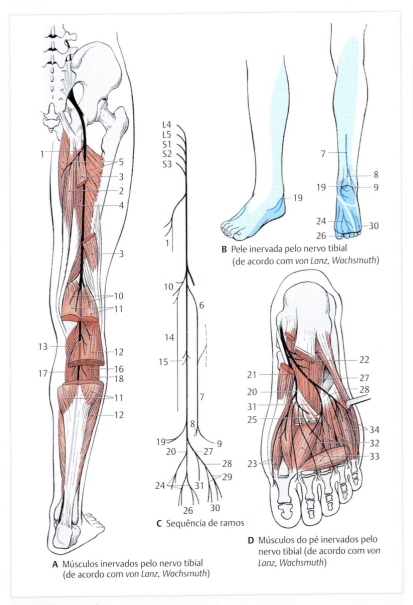

B Pele inervada pelo nervo tibial (de acordo com *von Lanz, Wachsmuth*)

C Sequência de ramos

D Músculos do pé inervados pelo nervo tibial (de acordo com *von Lanz, Wachsmuth*)

A Músculos inervados pelo nervo tibial (de acordo com *von Lanz, Wachsmuth*)

Fig. 3.24 Plexo sacral.

Plexo Sacral (cont.)
Nervo Pudendo (S2-S4) (A, B)

O nervo pudendo (**AB1**) sai da bacia pelo forame infrapiriforme (**AB2**), estende-se dorsalmente em torno da espinha isquiática (**AB3**) e atravessa o forame isquiático (**AB4**), entrando na fossa ísquioanal. Corre então ao longo da parede lateral da fossa no interior do *canal pudendo* (*canal de Alcock*) até abaixo da sínfise, enviando seu ramo terminal ao lado dorsal do pênis ou clitóris respectivamente.

Numerosos ramos são dados no canal pudendo; os **nervos retais inferiores** (**A-C5**), que também podem-se originar diretamente do segundo a quarto nervos sacrais, penetram pela parede do canal até o períneo e fornecem fibras motoras ao músculo do esfíncter externo do ânus (**AB6**) e fibras sensitivas para a pele em torno do ânus, bem como para os dois terços inferiores do canal anal.

Os **nervos perineais** (**AB7**) subdividem-se em ramos profundos e superficiais. Os ramos profundos participam da inervação do músculo do esfíncter externo do ânus. Mais superficialmente, inervam o músculo bulbocavernoso, o músculo isquiocavernoso e o músculo perineal transverso superficial. Os ramos superficiais fornecem fibras sensitivas à parte posterior do escroto (nervos escrotais posteriores) (**AC8**) nos homens e aos grandes lábios (nervos labiais posteriores) (**BC9**) nas mulheres. Também inervam a mucosa da uretra e o bulbo do pênis nos homens, e a abertura uretral externa e o vestíbulo da vagina nas mulheres.

O ramo terminal, **nervo dorsal do pênis** (**A10**) ou **nervo dorsal do clitóris** (**B11**), respectivamente, envia ramos motores ao músculo perineal transverso profundo, ao músculo esfíncter profundo e ao músculo esfíncter da uretra (**B12**). Depois de atravessar o diafragma urogenital (**AB13**), dá origem a um ramo para o corpo cavernoso do pênis nos homens e para o corpo cavernoso do clitóris nas mulheres. Nos homens, o nervo corre ao longo do dorso do pênis e dá ramos sensitivos para a pele do pênis e da glande. Nas mulheres, fornece fibras sensitivas ao clitóris, inclusive à glande.

Ramos Musculares (S3, S4)

O músculo levantador do ânus e o músculo coccígeo são inervados diretamente por ramos nervosos do plexo sacral.

Plexo Coccígeo (S4-Co) (A-C)

Os ramos anteriores do quarto e do quinto nervos sacrais formam um plexo fino no músculo coccígeo, o plexo coccígeo (**AB14**). Os **nervos anococcígeos** se originam daí; fornecem fibras sensitivas à pele sobre o cóccix e entre o cóccix e o ânus (**C14**).

Inervação Sensitiva da Pelve e do Períneo (C)

Além dos nervos sacrais e coccígeos, os seguintes nervos participam: nervo ilioinguinal e nervo genitofemoral (**C15**), nervo ílio-hipogástrico (**C16**), nervo obturatório (**C17**), nervo cutâneo posterior da coxa (**C18**), nervos clúnios inferiores (**C19**) e nervos clúnios mediais (**C20**).

As aberturas externas dos genitais, da bexiga e do reto são áreas de fronteira entre músculos intestinais lisos involuntários e músculos estriados voluntários. Consequentemente, fibras autônomas e somatomotoras são ali interligadas. O nervo pudendo contém, além das fibras sensitivas, somatomotoras e simpáticas, também fibras parassimpáticas da medula espinal sacral. As fibras parassimpáticas se originam como nervos esplâncnicos pélvicos provenientes do segundo ao quarto nervos sacrais.

3.5 Plexo Lombossacral (A)

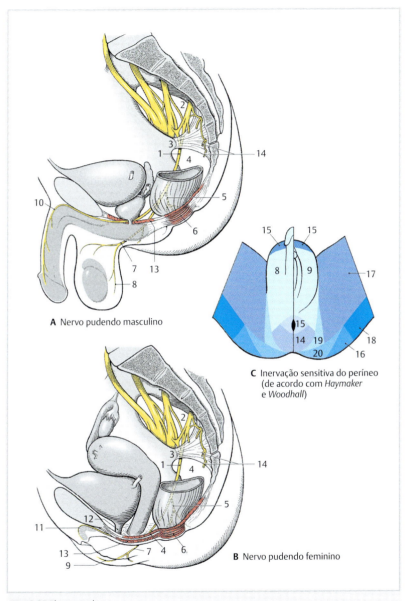

A Nervo pudendo masculino

B Nervo pudendo feminino

C Inervação sensitiva do períneo (de acordo com *Haymaker* e *Woodhall*)

Fig. 3.25 Plexo sacral.

4 Tronco Encefálico e Nervos Cranianos

4.1 Visão Geral *100*
4.2 Núcleos dos Nervos Cranianos *106*
4.3 Bulbo *108*
4.4 Ponte *110*
4.5 Nervos Cranianos (V, VII-XII) *112*
4.6 Gânglios Parassimpáticos *128*
4.7 Mesencéfalo *132*
4.8 Nervos dos Músculos Oculares (III, IV e VI Nervos Cranianos) *138*
4.9 Vias Longas *140*
4.10 Formação Reticular *146*
4.11 Histoquímica do Tronco Encefálico *148*

4.1 Visão Geral

O **tronco encefálico** se subdivide em três secções: o *bulbo* (medula oblonga, que significa medula espinal alongada) (**C1**), a *ponte* (**C2**) e o *mesencéfalo* (**C3**).

É essa parte do cérebro sustentada pela corda dorsal (notocorda) durante o desenvolvimento embrionário e dela emergem 10 pares de genuínos nervos periféricos (III-XII nervos cranianos). O *cerebelo* que, em termos ontogenéticos, também pertence a ele, será discutido em separado em razão de sua estrutura especial (p. 152).

O **bulbo** entre a decussação das pirâmides e a borda inferior da ponte representa a transição da medula espinal para o cérebro. A *fissura mediana anterior*, que é interrompida pela *decussação das pirâmides* (**A4**), e o *sulco anterolateral* (**AD5**) a cada lado estendem-se até a ponte. O funículo anterior se espessa abaixo da ponte para formar as *pirâmides* (**A6**). Lateralmente a elas, a cada lado, encontra-se o abaulamento das *olivas* (**AD7**).

A **ponte** forma um abaulamento amplo em forma de arco que tem fibras transversas proeminentes. Aqui, vias descendentes do cérebro são retransmitidas aos neurônios que se estendem ao cerebelo.

A superfície posterior do tronco encefálico é coberta pelo **cerebelo** (**C8**). Com sua remoção, os *pedúnculos cerebelares* são cortados em ambos os lados, a saber, o *pedúnculo cerebelar inferior* (ou *corpo restiforme*) (**BD9**), o *pedúnculo cerebelar médio* (ou *braço da ponte*) (**BD11**). A remoção do cerebelo abre o *quarto ventrículo* (**C12**), o teto em forma de tenda, que é formado pelo *véu medular superior* (**C13**) e o *véu medular inferior* (**C14**). O assoalho do quarto ventrículo, a *fossa romboide*, desse modo, fica exposta (**B**).

O bulbo e a ponte em conjunto formam o **rombencéfalo**, que recebe o nome em razão dessa fossa. O funículo posterior (v. p. 56) se espessa em ambos os lados para formar o *tubérculo do núcleo cuneiforme* (**B15**) e o *tubérculo do núcleo grácil* (**B16**); são limitados pelo *sulco mediano posterior* (**B17**) e pelo *sulco posterolateral* a cada lado (**B18**).

O **quarto ventrículo** forma, a cada lado, o *recesso lateral* (**B19**), que se abre para o espaço subaracnóideo pela *abertura lateral* (*forame de Luschka*) (**B20**). Uma abertura ímpar se situa abaixo do véu medular inferior, a *abertura mediana* (*forame de Magendie*) (p. 284, D14). O assoalho da fossa romboide mostra abaulamentos perto do *sulco mediano* (**B21**); são causados por núcleos de nervos cranianos, a saber, a *eminência medial* (**B22**), o *colículo do facial* (**B23**), o *trígono do nervo hipoglosso* (**B24**), o *trígono do nervo vago* (**B25**) e a *área vestibular* (**B26**). A fossa romboide é cruzada por fibras nervosas mielínicas, a *estria medular* (**B27**). As células nervosas pigmentadas do *locus ceruleus* (**B28**) são brilhantes e azuladas através do assoalho da fossa romboide. São principalmente noradrenérgicas e se projetam ao hipotálamo, sistema límbico e neocórtex. O locus ceruleus também contém neurônios peptidérgicos (encefalina, neurotensina).

A superfície anterior do **mesencéfalo** é formada pelos *pedúnculos cerebrais* (**A29**) (vias cerebrais descendentes). Entre elas situa-se a *fossa interpeduncular* (**A30**); seu assoalho é perfurado por numerosos vasos e é conhecido como *substância perfurada posterior*. Na superfície posterior do mesencéfalo, encontra-se a *placa tectal* (ou *placa quadrigêmea*) (**BD31**), com duas elevações superiores, os *colículos superiores* (**D32**), estação de retransmissão do sistema óptico, e as duas elevações inferiores, os *colículos inferiores* (**D33**), estação de retransmissão do sistema acústico.

4.1 Visão Geral   101

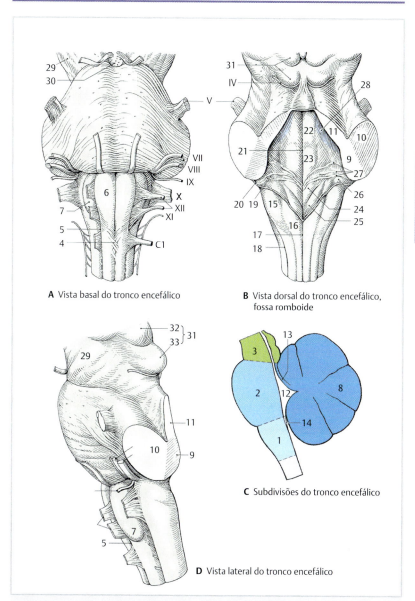

A Vista basal do tronco encefálico

B Vista dorsal do tronco encefálico, fossa romboide

C Subdivisões do tronco encefálico

D Vista lateral do tronco encefálico

Fig. 4.1 Estrutura do tronco encefálico.

Organização Longitudinal (A)

A organização longitudinal do *tubo neural* (**A1**) ainda pode ser reconhecida no tronco encefálico. No entanto, é modificada por meio do alargamento do canal central ao entrar no quarto ventrículo (**A2, A3**).

A disposição dorsoventral das regiões **placa basal** (**A4**) motora, visceromotora (**A5**) e viscerossensitiva (**A6**), e a **placa alar** (**A7**) sensitiva muda para uma disposição mediolateral no assoalho da fossa romboide quando o tubo neural se desdobra (**A2**). A *zona somatomotora* situa-se medialmente, vindo a seguir a *zona visceromotora*; as *zonas viscerossensitiva* e *somatossensitiva* são transpostas lateralmente. Os núcleos dos nervos cranianos no bulbo se dispõem de acordo com esse esquema (**A3**) (págs. 106, 108).

Nervos Cranianos (B)

De acordo com a nomenclatura anatômica clássica, há *12 pares de nervos cranianos*, embora os primeiros dois pares não sejam realmente nervos periféricos. O **nervo olfatório** (I) consiste nas fibras olfatórias, os **processos em feixes de células sensitivas** no **epitélio olfatório**, que entram no bulbo olfatório (**B8**) (p. 230, A). O **nervo óptico** (II) é uma **via cerebral**; a origem das fibras ópticas, a retina, juntamente com o epitélio pigmentado do bulbo do olho, representa uma evaginação do diencéfalo (p. 346, A). *Quiasma óptico* (**B9**), *trato óptico* (**B10**).

Os **nervos musculares oculares** (p. 138) são nervos somatomotores. O **nervo oculomotor** (III) deixa o cérebro no assoalho da fossa interpeduncular (**B11**); o **nervo troclear** (IV) emerge na superfície dorsal do mesencéfalo e se estende ao redor dos pedúnculos cerebrais para a superfície basal (p. 101, BD IV); **o nervo abducente** (VI) emerge da borda inferior da ponte.

Cinco nervos se desenvolveram a partir dos **nervos dos arcos branquiais** dos vertebrados inferiores: o **nervo trigêmeo** (V) (p. 124), o **nervo facial** (VII) (p. 122), o **nervo glossofaríngeo** (IX) (p. 118), o **nervo vago** (X) (p. 114) e o **nervo acessório** (XI) (p. 112, CD). Os músculos inervados por esses nervos são derivados dos músculos dos arcos branquiais do intestino primitivo. Por isso, esses nervos, originalmente, eram nervos visceromotores. Nos mamíferos, os músculos dos arcos branquiais se transformaram em músculos estriados da faringe, cavidade oral e face. Diferentemente dos músculos estriados genuínos, não são completamente voluntários (p. ex., expressão facial em resposta à emoção).

O **nervo vestibulococlear** (VIII) (p. 120) com sua parte vestibular representa uma **conexão** filogeneticamente antiga **com o órgão do equilíbrio** já presente em vertebrados inferiores.

O nervo trigêmeo (V) emerge da parte lateral da ponte. Sua *raiz sensitiva* se estende ao *gânglio trigeminal (gânglio semilunar, gânglio de Gasser)* (**B12**); sua *raiz motora* (**B13**) se desvia do gânglio. O nervo facial (VII) e o nervo vestibulococlear (VIII) saem do bulbo no ângulo pontocerebelar. As fibras gustatórias do nervo facial emergem como nervo independente, o *nervo intermédio* (**B14**). O nervo glossofaríngeo (IX) e o nervo vago (X) emergem dorsalmente à oliva. *Gânglio superior do nervo vago* (**B15**). As raízes cervicais do nervo acessório (XI) se unem para formar a *raiz espinal* (**B16**). As fibras superiores originadas do bulbo formam a *raiz craniana*; percorrem um trajeto curto no nervo e mudam para o nervo vago como *ramo interno* (**B17**).

O **nervo hipoglosso** (XII) (p. 112, AB) é um nervo somatomotor; em termos ontogenéticos, representa os remanescentes de vários nervos cervicais que foram incluídos na região cerebral secundariamente e agora têm raízes sensitivas apenas rudimentares.

B18 Trato olfatório.

B19 Estria olfatória lateral.

B20 Substância perfurada anterior.

B21 Infundíbulo da hipófise

B22 Plexo corióideo (pulverizador de Bochdalek) (p. 284, D15).

4.1 Visão Geral 103

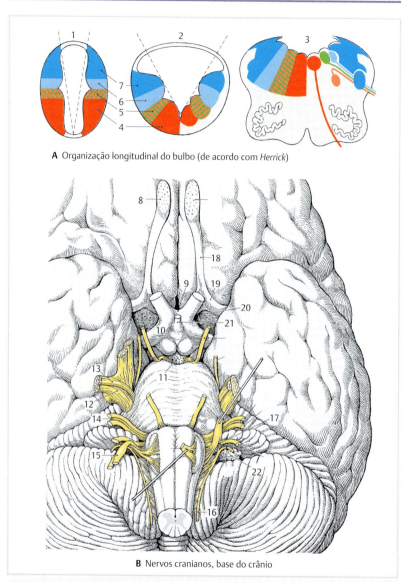

A Organização longitudinal do bulbo (de acordo com *Herrick*)

B Nervos cranianos, base do crânio

Fig. 4.2 Organização longitudinal, nervos cranianos.

Base do Crânio (A)

A base do crânio sustenta o cérebro. Três depressões ósseas a cada lado correspondem aos aspectos basais do cérebro; a face basal do lobo frontal se encontra na **fossa anterior do crânio** (**A1**), a do lobo temporal na **fossa média do crânio** (**A2**), e a face basal do cerebelo, na **fossa posterior do crânio** (**A3**). (V. participação dos ossos e as fronteiras das fossas cranianas no Vol. 1). A cavidade craniana é revestida por uma meninge dura, a *dura-máter* (p. 290); suas duas camadas formam uma cobertura para o cérebro e o periósteo. Incorporados entre essas duas camadas encontram-se grandes seios venosos (p. 290). Nervos e vasos sanguíneos atravessam numerosos forames na base do crânio (ver Vol. 1).

No assoalho da fossa anterior do crânio, próximo à linha média, os *nervos olfatórios* atravessam as aberturas da fina *lâmina crivosa* para o *bulbo olfatório* (**A4**). A *sela turca* se eleva entre as duas fossas médias do crânio; sua depressão contém a *hipófise* (**A5**), que é fixada ao assoalho do diencéfalo. Lateralmente à sela turca, a *artéria carótida interna* (**A6**) atravessa o *canal carótico* e entra na cavidade craniana. Seu trajeto em forma de S se desvia do *seio cavernoso* (**A7**). O **nervo óptico** (**A8**) entra na cavidade craniana através do canal óptico na área medial da fossa, enquanto os nervos para os músculos oculares saem da cavidade através da fissura orbital superior (ver Vol. 1). Os trajetos do **nervo abducente** (**A9**) e do **nervo troclear** (**A10**) se caracterizam por sua posição intradural. O nervo abducente entra na dura no nível médio do clivo, e o nervo troclear entre na aborda do clivo na fixação do tentório. O **nervo oculomotor** (**A11**) e o nervo troclear correm através da parede lateral do seio cavernoso, e o nervo abducente através do seio laterobasal da artéria carótida interna (ver Vol. 2). O **nervo trigêmeo** (**A12**) vai até abaixo de uma ponte dural que entra na fossa média do crânio, onde se situa o **gânglio trigeminal** (**A13**) em uma bolsa formada pelas duas camadas durais, a *cavidade trigeminal*. Os três ramos trigeminais saem da cavidade craniana através de diferentes aberturas; depois de atravessar a parede do seio cavernoso, o **nervo oftálmico** (**A14**) se estende com seus ramos através da *fissura orbital*, o **nervo maxilar** (**A15**), através do *forame redondo*, e o **nervo mandibular** (**A16**), através do *forame oval*.

As duas fossas posteriores do crânio cercam o *forame magno* (**A17**), que desce o *clivo* (**A18**) agudamente, vindo da sela turca. O tronco encefálico descansa sobre o clivo, e os hemisférios cerebelares se encaixam nas duas fossas basais. A partir da *confluência dos seios* (**A19**), o *seio transverso* (**A20**) abraça a fossa posterior do crânio e se abre na *veia jugular interna* (**A21**). O **nervo facial** (**A22**) e o **nervo vestibulococlear** (**A23**) entram no canal auditivo, no *meato acústico interno*. Basalmente ao meato, o **nervo glossofaríngeo** (**A24**), o **nervo vago** (**A25**) e o **nervo acessório** (**A26**) atravessam a parte anterior da *fossa jugular*. Os feixes de fibras do **nervo hipoglosso** (**A27**) passam como nervo único pelo *canal do hipoglosso*.

4.1 Visão Geral

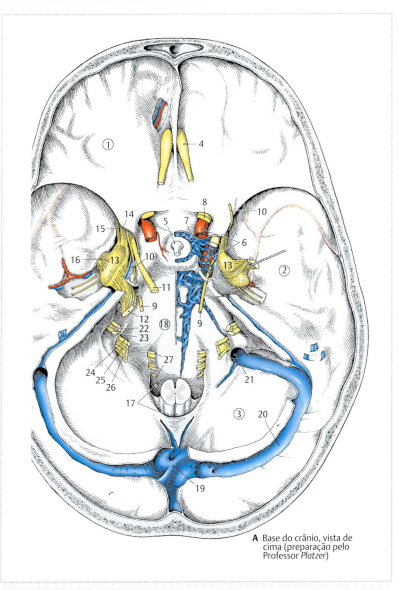

A Base do crânio, vista de cima (preparação pelo Professor *Platzer*)

Fig. 4.3 Base do crânio.

4.2 Núcleos dos Nervos Cranianos

Como na medula espinal, onde o corno anterior representa a área de origem das fibras motoras, e o corno posterior, a área de terminação das fibras sensitivas, o bulbo contém os **núcleos de origem** (com os corpos celulares das fibras eferentes) e os **núcleos de terminação** (para as terminações do axônio de fibras aferentes), cujas células pseudounipolares se situam nos gânglios sensitivos fora do tronco encefálico.

Os **núcleos somatomotores** se situam próximos à linha média:

- **Núcleo do nervo hipoglosso** (**AB1**) (músculos da língua).
- **Núcleo do nervo abducente** (**AB2**).
- **Núcleo do nervo troclear** (**AB3**).
- **Núcleo do nervo oculomotor** (**AB4**) (*músculos oculares*).

Os *núcleos visceromotores* se seguem lateralmente, a saber, os núcleos visceromotores genuínos, pertencentes à parte simpática do sistema nervoso, e os núcleos originalmente visceromotores dos músculos dos arcos braquiais transformados, os **núcleos parassimpáticos** incluem:

- O **núcleo dorsal do nervo vago** (**AB5**) (*vísceras*).
- O **núcleo salivatório inferior** (**AB6**) (fibras pré-ganglionares para a *glândula parótida*).
- O **núcleo salivatório superior** (**AB7**) (fibras pré-ganglionares para as *glândulas submandibulares e sublinguais*).
- O **núcleo de Edinger-Westphal (núcleo acessório do nervo oculomotor)** (**AB8**) (fibras pré-ganglionares para o *músculo esfíncter da pupila* e *músculo ciliar*).

A série de **núcleos motores dos nervos dos arcos branquiais** começa caudalmente com o **núcleo espinal do nervo acessório** (**AB9**) (*músculos do ombro*), que se estende à medula espinal cervical. A série continua cranialmente com o **núcleo ambíguo** (**AB10**), que é o núcleo motor do *nervo vago* e do *nervo glossofaríngeo* (*músculos da faringe e laringe*) e o **núcleo do nervo facial** (**AB11**) (*músculos faciais*). O núcleo do facial se situa profundamente, assim como todos os núcleos motores dos nervos dos arcos branquiais. Suas fibras correm em uma direção curva dorsal, estendem-se no assoalho da fossa romboide (colículo facial) em torno do núcleo do abducente (*joelho interno do nervo facial*) (**A12**), e depois descem novamente para a borda inferior da ponte, onde emergem do bulbo. O núcleo mais cranial dos nervos dos arcos branquiais é o **núcleo motor do nervo trigêmeo** (**AB13**) (*músculos da mastigação*).

Os **núcleos sensitivos** se localizam lateralmente; mais medialmente, encontra-se o **núcleo solitário** viscerossensitivo (**AB14**), em que terminam as fibras sensitivas do *nervo vago* e do *nervo glossofaríngeo*, bem como as *fibras gustatórias*. Mais lateralmente, estendem-se a área nuclear do *nervo trigêmeo*, que tem a maior expansão de todos os nervos cranianos, e consistem em:

- **Núcleo pontino do nervo trigêmeo** (núcleo sensitivo principal) (**AB15**).
- **Núcleo mesencefálico do nervo trigêmeo** (**AB16**).
- **Núcleo espinal do nervo trigêmeo** (**AB17**).

Todas as fibras da sensibilidade exteroceptiva da face, boca e seios maxilares terminam nessa área.

Finalmente, mais lateralmente, encontra-se a área do **núcleo vestibular** (**B18**) e do **núcleo coclear** (**B19**), na qual terminam as fibras da *raiz vestibular* (órgão do equilíbrio) e a *raiz coclear* (órgão da audição) do *núcleo vestibulococlear*.

A20 Núcleo rubro.
A21 Oliva.

4.2 Núcleos dos Nervos Cranianos

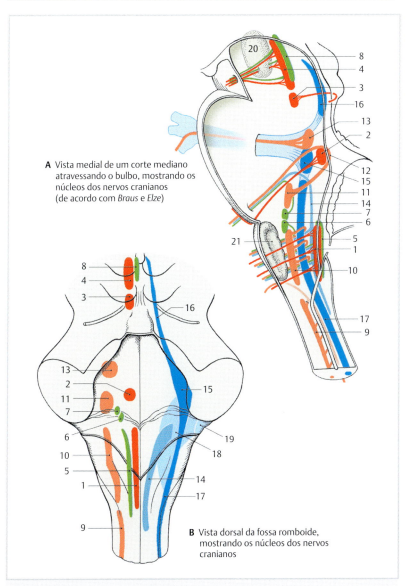

A Vista medial de um corte mediano atravessando o bulbo, mostrando os núcleos dos nervos cranianos (de acordo com *Braus* e *Elze*)

B Vista dorsal da fossa romboide, mostrando os núcleos dos nervos cranianos

Fig. 4.4 Núcleos dos nervos cranianos.

4.3 Bulbo

Os cortes transversais semiesquemáticos mostram a coloração celular (Nissl) à esquerda e a correspondente coloração para fibras (mielina), à direita.

Corte Transversal no Nível do Nervo Hipoglosso (A)

A parte dorsal, o *tegmento*, mostra os núcleos de nervos cranianos, e a parte ventral mostra a *oliva* (**AB1**) e o *trato piramidal* (**AB2**).

No tegmento, o *núcleo* magnocelular *do nervo hipoglosso* (**AB3**) situa-se medialmente e, dorsalmente a ele, encontra-se o *núcleo posterior do nervo vago* (**AB4**) e o *núcleo solitário* (**AB5**); este último núcleo contém muitos neurônios peptidérgicos. Os funículos posteriores da medula espinal terminam dorsolateralmente no *núcleo grácil* (**A6**) e no *núcleo cuneiforme* (**AB7**), onde se origina a via sensitiva secundária, o *lemnisco medial*. Ventralmente ao núcleo cuneiforme encontra-se o *núcleo espinal do nervo trigêmeo* (**AB8**). As grandes células do *núcleo ambíguo* (**AB9**) se destacam no centro do campo; elas se situam na região da *formação reticular*, da qual se pode delimitar apenas o *núcleo reticular lateral* um pouco menos denso (**AB10**). A oliva (**AB1**), cujas fibras se estendem ao cerebelo (p. 164, A11), é acompanhada por dois núcleos, o *núcleo olivar acessório posterior* (**AB11**) e o *núcleo olivar acessório medial* (**AB12**). Ao longo da face ventral da pirâmide, estende-se o *núcleo arqueado* (**AB13**), onde fazem sinapse colaterais do trato piramidal (*trato arqueadocerebelar*) (p. 164, C13).

As fibras do *nervo hipoglosso* (**A14**) atravessam o bulbo e chegam a seu ponto de saída entre a pirâmide e a oliva. O *fascículo longitudinal posterior* (*feixe de Schütz*) (**AB15**) (p. 44, B) situa-se dorsalmente ao núcleo do hipoglosso; lateralmente, encontra-se o *trato solitário* (**AB16**) (p. 114, B12; p. 118, B10) e, ventralmente, o *fascículo longitudinal medial* (**AB17**) (p. 142, A).
A partir dos núcleos do funículo posterior, as *fibras arqueadas internas* (**AB18**) se irradiam amplamente ao *lemnisco medial* (**AB19**) (p. 140, B). O *trato espinal do nervo trigêmeo* (**AB20**) (p. 124, B5) corre lateralmente, e o *trato tegmentar central* (**A21**) (trato motor extrapiramidal, p. 144, A) desce dorsalmente ao núcleo olivar principal. As fibras do *trato olivocerebelar* (**AB22**) correm através do hilo da oliva, enquanto as *fibras arqueadas superficiais* (**AB23**) (núcleo arqueado, cerebelo) correm ao longo da parte lateral da oliva. A área ventral é ocupada pelo *trato piramidal* (**AB2**) (p. 140, A).

Corte Transversal no Nível do Nervo Vago (B)

O quarto ventrículo se tornou mais largo. As mesmas colunas nucleares de A se encontradas em seu assoalho. Ventralmente ao *núcleo do hipoglosso* (**AB3**) aparece o *núcleo de Roller* (**B24**) e, dorsalmente, o *núcleo intercalado* (*núcleo de Staderini*) (**B25**); não se sabe quais são as conexões de fibras desses dois núcleos. No campo lateral, os núcleos do funículo posterior desaparecem e abrem espaço para os *núcleos vestibulares* (*núcleo vestibular medial*) (**B26**). Na parte média do bulbo, a decussação das fibras forma uma costura, a *rafe* (**B27**). Em ambos os lados da rafe, encontram-se pequenos grupos de células, os *núcleos da rafe* (**B28**); seus neurônios serotoninérgicos se projetam ao hipotálamo, ao epitélio olfatório e ao sistema límbico. Ao longo da face lateral, fibras espinais que se dirigem ao cerebelo se agregam no *pedúnculo cerebelar inferior* (*corpo restiforme*) (**B29**). Fibras aferentes e eferentes do *nervo vago* (**B30**) cruzam o bulbo. Ventralmente a elas, o *trato espinotalâmico* (**B31**) (p. 140, B8) e o *trato espinocerebelar* (**B32**) (p. 164, A1; p. 166, B14) sobem ao longo da face lateral. As *fibras olivocerebelares* (**B33**) (p. 144, A12), que se dirigem ao pedúnculo cerebelar inferior, agregam-se dorsalmente à oliva.

4.3 Bulbo 109

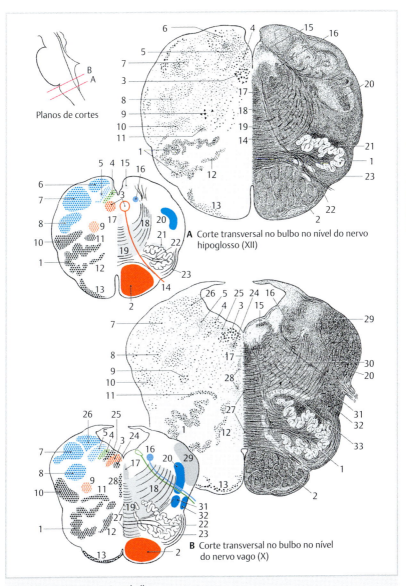

Fig. 4.5 Cortes transversais no bulbo.

4.4 Ponte

Cortes transversais semiesquemáticos mostram a coloração celular (Nissl) à esquerda e a correspondente coloração para fibras (mielina) à direita.

Corte Transversal no Nível do Joelho do Nervo Facial (A)

Abaixo do assoalho da fossa romboide, encontra-se o *núcleo magnocelular do nervo abducente* (**A1**) e, ventrolateralmente a ele, o *núcleo do nervo facial* (**A2**). O *núcleo salivatório superior* (**A3**) visceroeferente é visto entre os núcleos do abducente e do facial. O campo lateral é ocupado pelos núcleos terminais sensitivos do *nervo vestibular* e do *nervo trigêmeo*, a saber o *núcleo vestibular medial* (*núcleo de Schwalbe*) (**A4**), o *núcleo vestibular lateral* (*núcleo de Deiters*) (**A5**) e o *núcleo espinal do nervo trigêmeo* (**A6**).

As fibras do nervo facial se curvam em torno do núcleo do abducente (**A1**) e formam o *colículo do facial* (**A7**). Distinguimos uma alça ascendente (**A8**) e, cranialmente à seção ilustrada, uma alça descendente. O ápice é o *joelho interno do nervo facial* (**A9**). As fibras do *nervo abducente* (**A10**) descem atravessando o campo medial do tegmento. O *fascículo longitudinal medial* (**A11**) é visto medialmente, e o *núcleo longitudinal posterior* (*feixe de Schütz*) (**A12**) dorsalmente ao núcleo do abducente. Profundamente no tegmento da ponte correm o *trato tegmental central* (**A13**) e o *trato espinotalâmico* (**A14**). Fibras secundárias da via auditiva se reúnem a partir do núcleo coclear anterior como feixe de fibras amplo, o *corpo trapezoide* (**A15**); cruzam ventralmente ao *lemnisco medial* (**A16**) para o lado oposto, onde sobem no *lemnisco lateral* (**B17**). Fazem sinapse, em parte, nos núcleos adjacentes do corpo trapezoide, a saber, no *núcleo anterior do corpo trapezoide* (**A18**) e no *núcleo posterior do corpo trapezoide* (*oliva superior*) (**AB19**). O *trato espinal do nervo trigêmeo* (**A20**) situa-se no campo lateral.

O bulbo pontino é formado pelas *fibras pontinas transversas* (**A21**). São fibras corticopontinas, que fazem sinapse nos *núcleos pontinos* (**A22**), e fibras pontocerebelares, que são pós-sinápticas

e se estendem ao cerebelo no *pedúnculo cerebelar medial* (*braço da ponte*) (**A23**). Incorporado à parte média dos feixes de fibras cortadas longitudinalmente está o feixe de fibras cortado transversalmente do *trato piramidal* (**AB24**).

Corte Transversal no Nível do Nervo Trigêmeo (B)

O campo medial do tegmento pontino é ocupado pelos núcleos do tegmento. Esses núcleos, dos quais apenas o *núcleo tegmental central inferior* (**B25**) é bem definido, pertencem à formação reticular. No campo lateral, o complexo trigeminal chega à sua expansão mais ampla; lateralmente está o *núcleo pontino do nervo trigeminal* (*núcleo principal*) (**B26**), medialmente a ele, estão o *núcleo motor do nervo trigêmeo* (**B27**) e o núcleo dorsal da raiz trigeminal mesencefálica (**B28**). Fibras aferentes e eferentes se unem para formar o forte tronco que emerge na face anterior da ponte.

O *lemnisco lateral* (**AB17**), o *corpo trapezoide* (**AB15**) e o *núcleo posterior do corpo trapezoide* adjacente (**AB19**) situam-se ventralmente aos núcleos trigeminais. Podem-se reconhecer as seguintes vias ascendentes e descendentes: *fascículo longitudinal posterior* (**AB12**), *fascículo longitudinal medial* (**AB11**) e *trato tegmental central* (**AB13**).

AB29 Tegmento pontino.

AB30 Bulbo pontino.

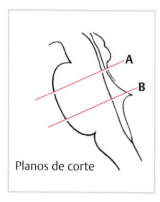

Planos de corte

4.4 Ponte

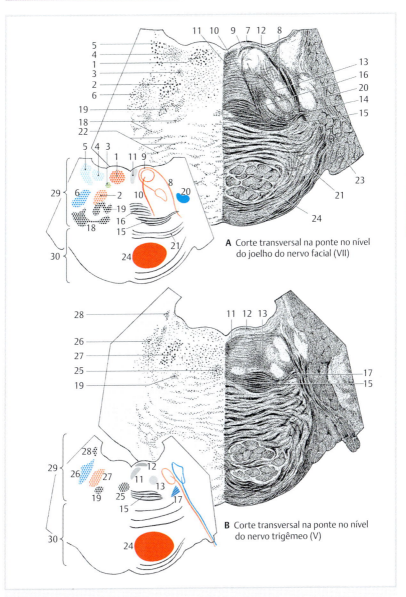

A Corte transversal na ponte no nível do joelho do nervo facial (VII)

B Corte transversal na ponte no nível do nervo trigêmeo (V)

Fig. 4.6 Ponte, cortes transversais.

4.5 Nervos Cranianos (V, VII-XII)

Nervo Hipoglosso (A, B)

O **12º nervo craniano** é um **nervo exclusivamente somatomotor** para os músculos da língua. Seu núcleo, o **núcleo do nervo hipoglosso** (**B1**), forma uma coluna de grandes neurônios multipolares no assoalho da fossa romboide (**trígono do nervo hipoglosso**). Consiste em alguns grupos celulares, cada um dos quais inerva um músculo particular da língua. As fibras nervosas emergem entre a pirâmide e a oliva e formam dois feixes que então se combinam em um tronco nervoso.

O nervo sai do crânio através do *canal do nervo hipoglosso* (**B2**) e desce lateralmente ao nervo vago e à artéria carótida interna. Forma uma alça, o **arco do nervo hipoglosso** (**A3**), e chega à raiz da língua pouco acima do osso hioide, entre o *músculo hipoglosso* e o *músculo milo-hióideo*, onde ramifica a ramos terminais.

Feixes de fibras do primeiro e segundo nervos cervicais aderem ao nervo hipoglosso. Formam a **alça cervical profunda** (ramos para os músculos inferiores do osso hioide), ramificando novamente como **raiz superior** (**A4**) e combinando-se com a **raiz inferior** (**A5**) (segundo e terceiro nervos cervicais). As fibras cervicais para o *músculo gênio-hióideo* (**A6**) e o *músculo tiro-hióideo* (**A7**) continuam a correr no nervo hipoglosso. O nervo hipoglosso dá os **ramos linguais** para o *músculo hipoglosso* (**A8**), o *músculo genioglosso* (**A9**), o *músculo estiloglosso* (**A10**) e os músculos intrínsecos do corpo da língua (**A11**). A inervação do músculo da língua é estritamente ipsilateral.

> **Observação clínica:** A lesão do nervo hipoglosso causa redução hemilateral da língua (*hemiatrofia*). Quando a língua é projetada, desvia para o lado afetado porque o músculo genioglosso, que movimenta a língua à frente, domina no lado saudável.

Nervo Acessório (C, D)

O **11º nervo craniano** é **exclusivamente um nervo somatomotor**; seu ramo externo inerva o músculo **esternocleidomastóideo** (**D12**) e o **músculo trapézio** (**D13**). Seu núcleo, o **núcleo espinal do nervo acessório** (**C14**), forma uma coluna estreita de células de C1 a C5 ou C6. Os grandes neurônios multipolares se situam na face lateral do corno anterior. As células da seção caudal inervam o músculo trapézio, e aquelas da seção cranial inervam o músculo esternocleidomastóideo. As fibras nervosas emergem da face lateral da medula espinal cervical entre a raiz posterior e a raiz anterior e se combinam para formar um feixe que entra no crânio como **raiz espinal** (**C15**) ao lado da medula espinal através do forame magno. Feixes de fibras da parte caudal do *núcleo ambíguo* se unem ao nervo aqui como **raízes cranianas** (**C16**). Ambos os componentes passam pelo *forame jugular* (**C17**). Imediatamente depois de passar, as fibras mudam do núcleo ambíguo como **ramos internos** (**C18**) para o *nervo vago* (**C19**). As fibras da medula espinal cervical formam o **ramo externo** (**C20**), que inerva como *nervo acessório* o músculo esternocleidomastóideo e o músculo trapézio. Atravessa o músculo esternocleidomastóideo e chega ao músculo trapézio com seus ramos terminais.

> **Observação clínica:** A lesão do nervo acessório causa inclinação da cabeça (plagiocefalia). O membro superior já não pode ser elevado acima da horizontal.

4.5 Nervos Cranianos (V, VII-XII)

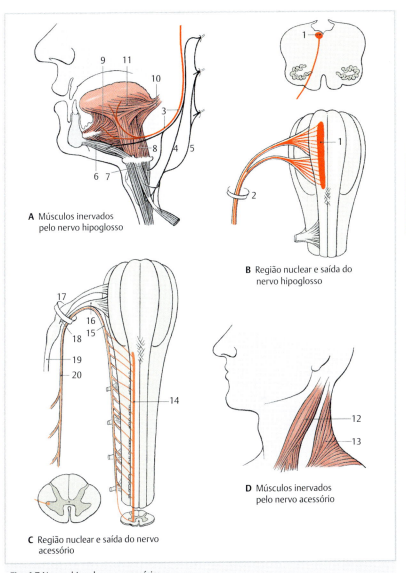

A Músculos inervados pelo nervo hipoglosso

B Região nuclear e saída do nervo hipoglosso

C Região nuclear e saída do nervo acessório

D Músculos inervados pelo nervo acessório

Fig. 4.7 Nervos hipoglosso e acessório.

Nervo Vago (A-F)

O **10º nervo craniano** não apenas inerva áreas na região da cabeça, como os outros nervos cranianos, mas também desce ao tórax e abdome, onde ramifica nas vísceras como plexo. É o **mais forte nervo parassimpático** da divisão autônoma do sistema nervoso e, por isso, o **mais importante antagonista da parte simpática do sistema nervoso** (p. 294).

Tem os seguintes componentes:

- Fibras motoras (músculos dos arcos branquiais).
- Fibras sensitivas exteroceptivas.
- Fibras visceromotoras.
- Fibras viscerossensitivas.
- Fibras gustatórias.

As fibras emergem diretamente de trás da oliva, unem para formar o tronco nervoso e saem do crânio através do *forame jugular* (**B1**). No forame, o nervo forma o **gânglio superior do nervo vago** (*gânglio jugular*) (**B2**) e, depois de passar por ele, forma o **gânglio inferior do nervo vago** (*gânglio nodoso*) (**B3**).

As **fibras motoras** para os músculos dos arcos branquiais (**AB4**) se originam em grandes neurônios multipolares no **núcleo ambíguo** (**AB5**).

As **fibras visceromotoras** (**AB6**) se originam no **núcleo posterior parvocelular do nervo vago** (**AB7**), que se situa lateralmente ao núcleo do nervo hipoglosso no assoalho da fossa romboide.

As **fibras sensitivas exteroceptivas** (**AB8**) se originam de neurônios no *gânglio superior*. Descem com a *raiz terminal do trigêmeo* (**B9**) e terminam no **núcleo espinal do nervo trigêmeo** (**AB10**).

As células das **fibras viscerossensoriais** (**AB11**) se situam no *gânglio inferior* (*gânglio nodoso*). As fibras correm como parte do **trato solitário** (**B12**) na direção caudal e terminam em vários níveis do **núcleo solitário** (**AB13**). Esse núcleo é rico em neurônios peptidérgicos (VIP, corticoliberina, dinorfina).

As **fibras gustatórias** (**AB14**) também se originam nas células do *gânglio inferior* e terminam na parte cranial do *núcleo solitário* (p. 332, B7).

Região da Cabeça (B-D)

Além de um *ramo meníngeo* (inervação sensitiva para a dura-máter na fossa posterior do crânio), o nervo vago dá origem ao **ramo auricular** (**B15**). Este ramifica no gânglio superior, passa pelo *canalículo mastóideo* e chega ao meato externo através da *fissura timpanomastóidea*. Inerva a pele do meato na região dorsal e caudal (**D**) e uma pequena área da aurícula (**C**) (componente sensitivo exteroceptivo do nervo).

Região Cervical (B, E, F)

Dentro de uma bainha comum de tecido conjuntivo, o nervo desce no pescoço juntamente com a artéria carótida interna, a artéria carótida comum e a veia jugular interna; emerge com elas pela abertura torácica superior.

Dá quatro ramos:

1. Os **ramos faríngeos** (**B16**) no nível do gânglio inferior. Combinam-se na faringe com fibras do *nervo glossofaríngeo* e com a *parte simpática do sistema nervoso* para formar o **plexo faríngeo**. Na superfície externa dos músculos e na submucosa da faringe, o plexo forma uma rede de finas fibras com grupos de neurônios. As fibras vagais fornecem inervação sensitiva para a mucosa da traqueia e a mucosa do esôfago, incluindo a epiglote (**E, F**). Os botões gustatórios (**E**) na epiglote também são inervados pelo nervo vago.

B17 Nervo laríngeo superior (p. 116, A2).

4.5 Nervos Cranianos (V, VII-XII)

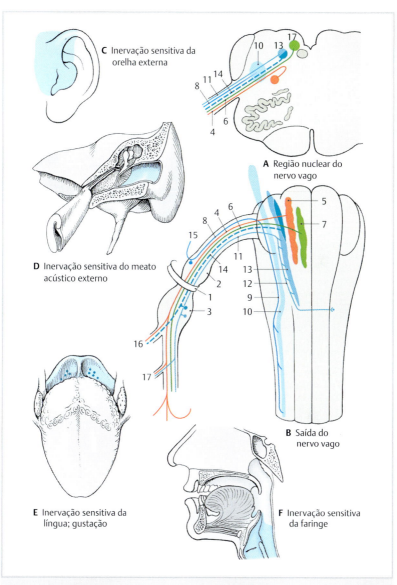

Fig. 4.8 Nervo vago.

Nervo Vago (cont.)
Região Cervical (cont.)

1. **Ramos faríngeos**: As fibras motoras do nervo vago inervam músculos do palato mole e da faringe; estes são os músculos do seio tonsilar, o músculo levantador do véu palatino e os músculos constritores da faringe (**B1**).

2. O **nervo laríngeo superior** (**A2**) se origina abaixo do gânglio inferior (gânglio nodoso) e se divide no nível do osso hioide em um ramo externo (ramo motor para o músculo cricotireóideo) e um ramo interno (ramo sensitivo para a mucosa da laringe até as pregas vocais).

3. O **nervo laríngeo recorrente** (**A3**) ramifica no tórax depois de o nervo vago se estender à esquerda sobre o arco da aorta (**A4**) e à direita atravessa a artéria subclávia (**A5**). Passa à esquerda em torno da aorta e do ligamento arterioso e, à direita, em torno da artéria subclávia e, então, sobe atrás da artéria. Entre a traqueia e o esôfago, para os quais dá os **ramos traqueais** (**A6**) e os **ramos esofágicos**, prolonga-se à laringe. Seu ramo terminal, o **nervo laríngeo inferior** (**A7**), fornece fibras motoras a todos os músculos laríngeos, exceto o músculo cricotireóideo, e fibras sensitivas para a mucosa laríngea abaixo das pregas vocais.

As *fibras motoras* se originam no **núcleo ambíguo**, cujos grupos celulares mostram uma organização somatotópica: As fibras do *nervo glossofaríngeo* se originam na parte cranial, as do *nervo laríngeo superior*, um pouco abaixo, e aquelas do *nervo laríngeo inferior*, caudalmente, pontos em que os neurônios para abdução e adução se dispõem um abaixo do outro (**C**).

4. **Ramos cardíacos cervicais** (*fibras parassimpáticas pré-ganglionares*). Os *ramos superiores* (**A8**) partem em vários níveis e correm com os grandes vasos para o coração, onde terminam em gânglios parassimpáticos do *plexo cardíaco*. Um dos ramos carrega fibras viscerossensitivas que transmitem informações sobre a tensão da parede aórtica. A estimulação dessas fibras causa uma queda da pressão arterial (*nervo depressor*). Os *ramos cardíacos cervicais inferiores* (**A9**) partem do nervo laríngeo recorrente ou do tronco principal e terminam nos gânglios do *plexo cardíaco*.

Parte Torácica e Abdominal (A, D)

O nervo vago perde sua identidade como nervo isolado; como nervo visceral, espalha-se como rede. Forma o *plexo pulmonar* (**A10**) no hilo pulmonar, que cruza dorsalmente, e o *plexo esofágico* (**A11**), do qual o *tronco vagal anterior* (**A12**) e o *tronco vagal posterior* (**A13**) se estendem aos aspectos anterior e posterior do estômago, formando os *ramos gástricos anterior* (**A14**) e *posterior*. Os *ramos hepáticos* (**A15**) correm para o *plexo hepático*, os *ramos celíacos* (**A16**) para o *plexo celíaco*, e os *ramos renais* (**A17**) para o *plexo renal*.

As fibras *visceromotoras* (parassimpáticas) pré-ganglionares se originam no **núcleo posterior do nervo vago**, no qual se pode reconhecer uma organização somatotópica da inervação visceral (**D**).

> **Observação clínica:** A lesão do nervo vago leva a deficiências na faringe e na laringe (**F**) (v. Vol. 2). No caso de paralisia unilateral do *músculo levantador do véu palatino* (**F18**), o palato mole e a úvula são desviados para o lado saudável. A prega vocal do lado afetado (**F19**) permanece imobilizada na *posição cadavérica* devido à paralisia dos músculos laríngeos internos (*paralisia do laríngeo recorrente*). E mostra as posições normais. Cirurgia da tireoide pode causar lesão do nervo laríngeo recorrente.

4.5 Nervos Cranianos (V, VII-XII)

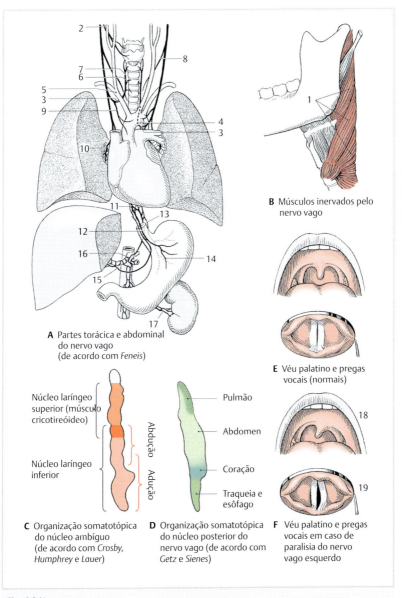

Fig. 4.9 Nervo vago.

Nervo glossofaríngeo (A-E)

O **9º nervo craniano** inerva fibras sensitivas para a *orelha média*, áreas da *língua* e da *faringe* e fibras motoras para os músculos da *faringe*. Contém fibras motoras, visceromotoras (parassimpáticas), viscerossensitivas e de gustação. Emerge do bulbo posteriormente à oliva imediatamente acima do nervo vago e sai do crânio juntamente com o nervo vago pelo *forame jugular* (**B1**). No forame, forma o **gânglio superior** (**B2**) e, depois de passar por ele, forma o **gânglio inferior** maior (**B3**). Lateralmente à artéria carótida interna e à faringe, forma um arco à raiz da língua, onde ramifica em vários ramos terminais.

As **fibras motoras** (**AB4**) se originam na parte cranial do **núcleo ambíguo** (**AB5**), enquanto as **fibras visceroeferentes** (fibras secretoras) (**AB6**) se originam do **núcleo salivatório inferior** (**AB7**). As células das **fibras viscerossensitivas** (**AB8**) e as **fibras gustatórias** (**AB9**) se situam no *gânglio inferior* e descem no **trato solitário** (**B10**), terminando em níveis específicos do **núcleo solitário** (**AB11**).

O primeiro ramo, o **nervo timpânico** (**B12**), origina-se do gânglio inferior com fibras secretoras viscerossensitivas e pré-ganglionares na fóssula petrosa. Corre através do *canalículo timpânico*, indo à *cavidade timpânica*, onde recebe fibras do plexo da artéria carótida interna via nervo caroticotimpânico e forma o **plexo timpânico**. Fornece fibras sensitivas à mucosa da cavidade timpânica e à *tuba auditiva (de Eustáquio)* (**C**). As fibras secretoras correm como nervo petroso menor e vão ao gânglio ótico (p. XXX).

Com exceção das conexões com o nervo vago, o nervo facial e a parte simpática do sistema nervoso, o gânglio inferior dá origem ao **ramo do seio carotídeo** (viscerossensitivo) (**B13**), que desce à bifurcação da artéria carótida comum e termina na parede do *seio* carotídeo (**B14**) e no *glomo carótico* (**B15**) (ver Vol. 2). O nervo transmite impulsos dos *mecanorreceptores* do seio e dos *quimiorreceptores* do glomo a bulbo e via colaterais ao núcleo posterior do nervo vago (alça aferente do reflexo do seio). Fibras pré-ganglionares correm do núcleo vagal a grupos de neurônios nos átrios cardíacos, cujos axônios (fibras parassimpáticas pós-ganglionares) terminam no nó sinoatrial e no nó atrioventricular (alça eferente do reflexo do seio). Esse sistema registra e regula a pressão arterial e a frequência cardíaca.

O nervo também dá os **ramos faríngeos** (**B16**); juntamente com a parte do nervo vago formam o plexo faríngeo e participam da inervação sensitiva (**E**) e motora da faringe. Um ramo motor, o **ramo estilofaríngeo** (**B17**), inerva o *músculo estilofaríngeo*, enquanto alguns **ramos tonsilares** sensitivos (**D18**) se estendem às tonsilas e ao palato mole. O nervo se divide abaixo das tonsilas em **ramos linguais** (**D19**), que inervam o terço posterior da língua, incluindo as papilas circunvaladas com fibras sensitivas, bem como gustatórias (**D20**).

4.5 Nervos Cranianos (V, VII-XII)

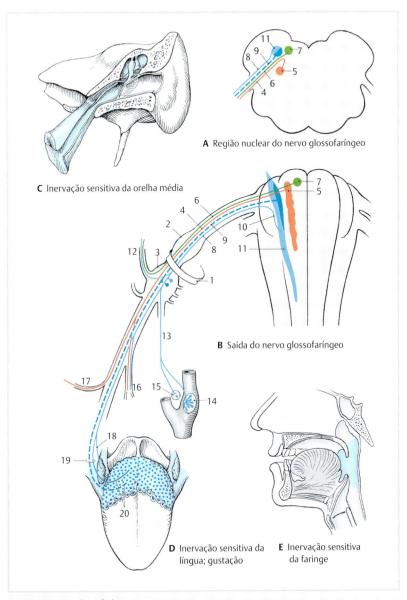

A Região nuclear do nervo glossofaríngeo

C Inervação sensitiva da orelha média

B Saída do nervo glossofaríngeo

D Inervação sensitiva da língua; gustação

E Inervação sensitiva da faringe

Fig. 4.10 Nervo glossofaríngeo.

Nervo Vestibulococlear

O **8° nervo craniano** é um *nervo aferente*, consistindo em dois componentes, a *raiz coclear* para o **órgão da audição** e a *raiz vestibular* para o **órgão do equilíbrio**.

Raiz Coclear (A)

As fibras nervosas se originam em neurônios bipolares do **gânglio espiral** (**A1**), uma faixa de células que o trajeto espiral da cóclea. Os processos periféricos das células terminam nas células ciliadas do *órgão de Corti*; os processos centrais formam pequenos feixes que se organizam no **trato espiral foraminoso** (**A2**) e se combinam no assoalho do canal auditivo interno, o *meato acústico interno*, para formar a **raiz coclear** (**A3**). Esta última se estende, juntamente com a *raiz vestibular* (**B**), dentro de uma bainha comum de tecido conjuntivo, através do *meato acústico interno*, indo à cavidade craniana. Na entrada do 8° nervo craniano no bulbo no ângulo pontocerebelar, o componente coclear se situa dorsalmente, e o componente vestibular, ventralmente.

As fibras cocleares terminam no **núcleo coclear anterior** (**A4**) e no **núcleo coclear posterior** (**A5**). Do núcleo anterior, as fibras cruzam para o lado oposto (**corpo trapezoide**) (**A6**) (p. 110, AB15) depois de fazerem sinapse, em parte, nos *núcleos trapezoides* (**A7**), sobem como **lemnisco lateral** (**A8**) (trato auditivo central, p. 382). As fibras originadas no núcleo coclear posterior cruzam, em parte, como **estrias medulares** (*estrias acústicas posteriores*) imediatamente abaixo da fossa romboide; sobem também no lemnisco lateral.

Raiz Vestibular (B)

As fibras nervosas se originam de neurônios bipolares do **gânglio vestibular** (**B9**), que se situa no *meato acústico interno*. Os processos periféricos dessas células terminam nos epitélios sensitivos dos *ductos semicirculares* (**B10**), do *sáculo* (**B11**) e do *utrículo* (**B12**) (p. 381, D). Seus processos centrais se unem para formar a **raiz vestibular** (**B13**) e terminam, depois da bifurcação em ramos ascendente e descendente, nos núcleos vestibulares do bulbo. Somente pequena porção chega diretamente ao cerebelo via *pedúnculo cerebelar inferior* (corpo restiforme).

Os núcleos vestibulares se situam no assoalho da fossa romboide, abaixo do recesso lateral; o **núcleo superior** (*núcleo de Bechterew*) (**B14**), o **núcleo medial** (*núcleo de Schwalbe*) (**B15**), o **núcleo lateral** (*núcleo de Deiters*) (**B16**) e o **núcleo inferior** (**B17**). As fibras vestibulares primárias terminam principalmente no núcleo medial. Fibras secundárias correm dos núcleos vestibulares ao cerebelo e entram na medula espinal (**trato vestibulospinal**) (**B18**).

A **função do aparelho vestibular** tem papel importante para o *equilíbrio* e a *postura ereta*. Os tratos para o cerebelo e a medula espinal servem a essa finalidade. O trato vestibulospinal tem um efeito sobre a *tensão muscular* em várias partes do corpo. O aparelho vestibular controla especialmente os *movimentos da cabeça* e a *fixação da visão* durante o movimento (tratos para os núcleos dos músculos oculares) (p. 387, C).

4.5 Nervos Cranianos (V, VII-XII)

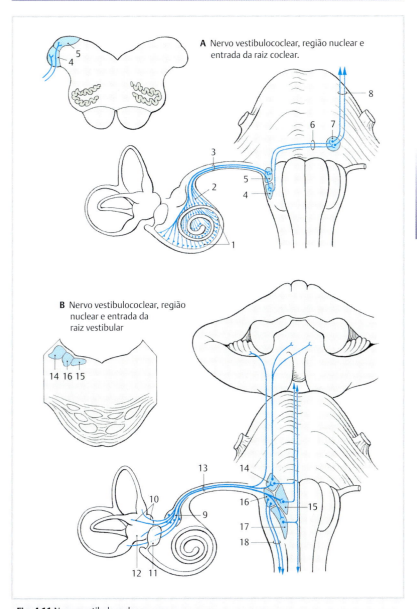

Fig. 4.11 Nervo vestibulococlear.

Nervo Facial (A-F)

O **7º nervo craniano** fornece fibras motoras para os músculos da expressão facial; em um feixe nervoso que emerge em separado do tronco encefálico, o chamado nervo intermédio, carrega fibras para gustação e fibras secretoras visceroeferentes (parassimpáticas). As **fibras motoras** (**AB1**) se originam em grandes neurônios multipolares no **núcleo do nervo facial** (**AB2**). Fazem um arco em torno do *núcleo do abducente* (**AB3**) (*joelho interno do nervo facial*) e emergem na face lateral do bulbo a partir da borda inferior da ponte. As células das **fibras secretoras pré-ganglionares** (**AB4**) formam o **núcleo salivatório superior** (**AB5**). As **fibras gustatórias** (**AB6**) se originam em células pseudounipolares no **gânglio geniculado** (**BC7**) e terminam na parte cranial do **núcleo solitário** (**AB8**). As fibras visceroeferentes e gustatórias não fazem arco em torno do núcleo do abducente, mas se unem à alça ascendente do nervo e emergem como **nervo intermédio** (**B9**) entre o nervo facial e o nervo vestibulococlear.

Ambas as partes do nervo atravessam o canal auditivo interno, o *meato acústico interno* (parte petrosa do osso temporal, poro acústico interno, ver Vol. 1) e entram no *canal do facial* como tronco nervoso. Na curvatura do nervo no osso petroso (*joelho externo do nervo facial*), encontra-se o *gânglio geniculado* (**BC7**). O canal continua acima da cavidade timpânica (p. 371, A10) e se volta caudalmente em direção ao *forame estilomastóideo* (**BC10**), através do qual o nervo sai do crânio. O nervo ramifica em ramos terminais (**plexo parotídeo**) (**E11**) na *glândula parótida*.

O nervo petroso maior (**BC12**), o nervo estapédio (**BC13**) e o ramo corda do tímpano (**BC14**) ramificam dentro do *canal do facial*. O **nervo petroso maior** (fibras secretoras pré-ganglionares para a glândula lacrimal, as glândulas nasais e as glândulas palatais) se origina do gânglio geniculado, estende-se através do *hiato para o nervo petroso menor*, entrando na cavidade craniana acima da face anterior do osso petroso através do *forame rasgado* e finalmente atravessando o *canal pterigoide* vai ao *gânglio pterigopalatino* (**C15**). O **nervo estapédio** inerva o músculo estapédio na orelha média. A **corda do tímpano** (**BC14**) ramifica acima do forame estilomastóideo, corre abaixo da mucosa através da cavidade timpânica (p. 369, A22) e prossegue até a fissura petrotimpânica, finalmente unindo-se ao *nervo lingual* (**C16**). Contém fibras gustatórias para os dois terços anteriores da língua (**D**) e fibras pré-ganglionares para as glândulas submandibulares e sublinguais, bem como para várias glândulas linguais.

Antes de entrar na glândula parótida, o nervo facial dá origem ao **nervo auricular posterior** (**E17**), bem como aos ramos para o ventre posterior do *músculo digástrico* (**CE18**) e para o *músculo estilo-hióideo* (**C19**). O plexo parotídeo origina os *ramos temporais* (**E20**), os *ramos zigomáticos* (**E21**), os *ramos bucais* (**E22**), o *ramo mandibular marginal* (**E23**) e o *ramo cervical* (**E24**) para o *platisma* (ver Vol. 1). Os ramos oferecem inervação a todos os músculos da expressão facial.

As ramificações do ramo cervical, situado abaixo do platisma, formam a *alça cervical superficial*, anastomosando-se com ramos do nervo cervical transverso sensitivo (p. 72, BC17). Os pequenos ramos que partem da alça são nervos sensitivo-motores mistos. As ramificações terminais dos ramos temporais, os ramos bucais e o ramo mandibular marginal formam plexos semelhantes com ramos do nervo trigêmeo.

> **Observação clínica:** A lesão do nervo resulta em atonia de todos os músculos da metade afetada da face. A região da boca tem uma queda, e o olho já não pode ser fechado (**F**). Há aumento da sensibilidade ao som, *hiperacusia* (p. 370; paralisia central do nervo facial, v. p. 40).

C25 Gânglio trigeminal.

4.5 Nervos Cranianos (V, VII-XII)

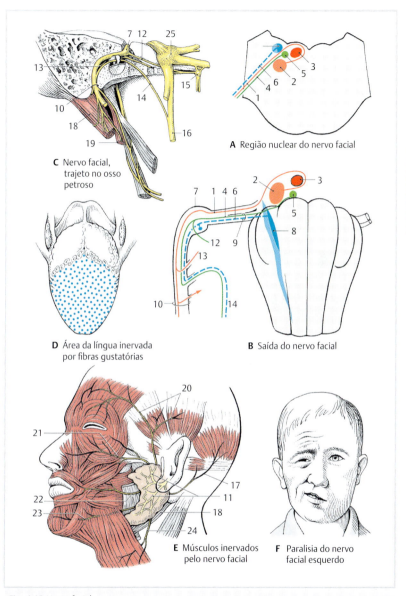

A Região nuclear do nervo facial

C Nervo facial, trajeto no osso petroso

D Área da língua inervada por fibras gustatórias

B Saída do nervo facial

E Músculos inervados pelo nervo facial

F Paralisia do nervo facial esquerdo

Fig. 4.12 Nervo facial.

Nervo Trigêmeo (A-F)

O **5º nervo craniano** carrega fibras sensitivas para a pele e mucosa da face e fibras motoras para os músculos da mastigação, para o *músculo milo-hióideo*, o *ventre anterior do músculo digástrico* e, provavelmente, também, para o *músculo tensor do véu palatino* e o *músculo tensor da membrana timpânica*. Emerge da ponte com uma espessa **raiz sensitiva** (*porção maior*) e uma **raiz motora** (*porção menor*), passando então à frente acima do osso petroso. O gânglio trigeminal (gânglio semilunar, gânglio de Gasser) situa-se em uma bolsa dural, a impressão trigeminal, e dá origem a três ramos principais, a saber, o *nervo oftálmico*, o *nervo maxilar* e o *nervo mandibular* (ver p. 104, A14-A16).

As **fibras sensitivas** (**B1**) se originam de células pseudounipolares no **gânglio trigeminal** (gânglio semilunar, gânglio de Gasser) (**BE2**); os processos centrais dessas células terminam nos núcleos sensitivos do trigêmeo. A maioria das fibras da **sensibilidade epicrítica** (p. 324) terminam no **núcleo pontino do nervo trigêmeo** (*núcleo principal*) (**AB3**), enquanto as da **sensibilidade protopática** (p. 326) terminam no **núcleo espinal do nervo trigêmeo** (**BC4**). As fibras descem como **trato espinal** (**B5**) até a medula espinal cervical superior e terminam em um arranjo somatotópico (**C**) as fibras para a região perioral terminam cranialmente, aquelas para as áreas de pele adjacentes, mais caudalmente. As fibras para o semicírculo mais externo terminam mais caudalmente (disposição em casca de cebola para a inervação sensitiva central). O **trato mesencefálico** (**B6**) carrega impulsos *proprioceptivos* dos músculos da mastigação.

O **núcleo mesencefálico do nervo trigêmeo** (**AB7**) consiste em neurônios pseudounipolares, cujos processos atravessam o gânglio trigeminal sem interrupção. Essas são as fibras apenas sensitivas, para as quais as células de origem não se situam em um gânglio fora do SNC, mas em um núcleo do tronco encefálico, por assim dizer, representando um gânglio sensitivo localizado no interior do cérebro. As **fibras motoras** se originam de grandes neurônios multipolares no **núcleo motor do nervo trigêmeo** (**AB8**).

Inervação da Mucosa (D)

O *nervo oftálmico* inerva os seios frontal e esfenoidal, bem como o septo nasal (**D9**); o *nervo maxilar* inerva os seios maxilares, as conchas nasais, o palato e a gengiva (**D10**); e o *nervo mandibular* inerva a região inferior da cavidade oral (**D11**) e as faces.

Nervo Oftálmico (E)

O nervo oftálmico (**E12**) dá um *ramo tentorial* recorrente e se divide em *nervo lacrimal* (**E13**), *nervo frontal* (**E14**) e *nervo nasociliar* (**E15**). Esses ramos atravessam a fissura orbital superior e vão à órbita; o nervo nasociliar entra pela parte medial da fissura; os dois outros ramos entram pela parte lateral.

O **nervo lacrimal** corre para a glândula lacrimal (**E16**) e inerva a pele do canto lateral do olho. Por meio de um ramo comunicante, recebe fibras secretoras pós-ganglionares (parassimpáticas) do *nervo zigomático* para inervação da glândula lacrimal.

O **nervo frontal** se divide em **nervo supratroclear** (**E17**) (canto medial do olho) e **nervo supraorbital** (**E18**), que atravessa a *incisura supraorbital* (conjuntiva, pálpebra superior e pele da região frontal).

O **nervo nasociliar** corre para o canto medial do olho, o qual inerva com seu ramo terminal, o **nervo infratroclear** (**E19**). O nervo nasociliar dá os seguintes ramos: um ramo comunicante para o *gânglio ciliar* (**E20**), os **nervos ciliares longos** (**E21**) para o bulbo do olho, o **nervo etmoidal posterior** (**E22**) para os seios esfenoidal e etmoidal e o **nervo etmoidal anterior** (**E23**); este último atravessa o *forame etmoidal anterior* e vai à placa etmoidal, atravessando-a e chegando à cavidade nasal. Seu ramo terminal, o *ramo nasal externo*, inerva a pele do dorso do nariz e de sua ponta.

4.5 Nervos Cranianos (V, VII-XII)

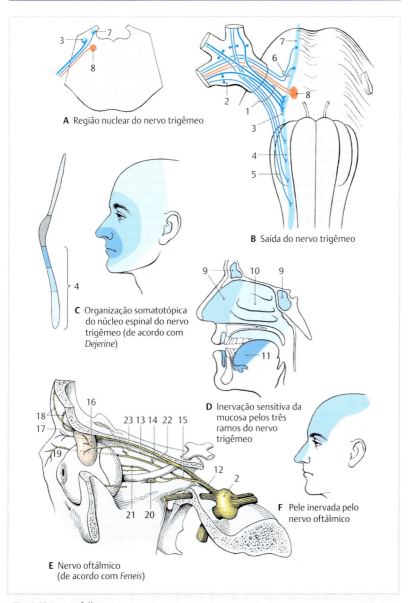

A Região nuclear do nervo trigêmeo

B Saída do nervo trigêmeo

C Organização somatotópica do núcleo espinal do nervo trigêmeo (de acordo com *Dejerine*)

D Inervação sensitiva da mucosa pelos três ramos do nervo trigêmeo

E Nervo oftálmico (de acordo com *Feneis*)

F Pele inervada pelo nervo oftálmico

Fig. 4.13 Nervo oftálmico.

Nervo Trigêmeo (cont.)

Nervo Maxilar (A, B)

O nervo maxilar (**A1**) dá um ramo meníngeo e depois atravessa o forame redondo (**A2**), entrando na fossa pterigopalatina, onde se divide em nervo zigomático, nos ramos ganglionares (nervos pterigopalatinos) e no nervo infraorbital.

O **nervo zigomático** (A3) pela fissura orbital inferior, atinge a parede lateral da órbita. Ele emite uma comunicação ramificada, que contém fibras pós-ganglionares secretoras (parassimpáticas) do gânglio pterigopalatino para a glândula lacrimal, para o nervo lacrimal e se divide no **ramo zigomaticotemporal** (**A4**) (templos) e o **ramo zigomático facial** (**A5**) (pele sobre o arco zigomático).

Os **ramos ganglionares** (**A6**) são dois ou três finos filamentos que correm ao gânglio pterigopalatino (p. 128, A10). As fibras fornecem inervação sensitiva para a parte alta da faringe, a cavidade nasal e os palatos duro e mole.

O **nervo infraorbital** (**A7**) chega à órbita atrás da fissura orbital inferior e pelo canal infraorbital (**A8**), indo à face, onde inerva a pele entre a pálpebra inferior e o lábio superior (**B**). Dá os **nervos alveolares superiores posteriores** (**A9**) (dentes molares), o **nervo alveolar superior médio** (**A10**) (dentes pré-molares) e os **nervos alveolares superiores anteriores** (**A11**) (incisivos). Os nervos formam o **plexo dental superior** acima dos alvéolos.

Nervo Mandibular (C-F)

Depois de atravessar o forame oval e dar um ramo meníngeo (**C12**) na fossa infratemporal, o nervo se divide em nervo auriculotemporal, nervo lingual, nervo alveolar inferior, nervo bucal e ramos motores puros.

Os **ramos motores puros** deixam o nervo mandibular depois de sua passagem pelo forame: o **nervo massetérico** (**C13**) para o *músculo massetér* (**F14**), os **nervos temporais profundos** (**C15**) para o *músculo temporal* (**F16**) e os **nervos pterigóideos** (**C17**) para os *músculos pterigóideos* (**F18**). As fibras motoras para o *músculo tensor do tímpano* e para o *músculo tensor do véu palatino* correm para o gânglio ótico (p. 131, AB1) e emergem daí como **nervo do músculo tensor do tímpano** e como **nervo do músculo tensor do véu palatino**.

O **nervo auriculotemporal** (**C19**) (pele temporal, meato acústico externo e membrana timpânica (geralmente se origina com duas raízes que abraçam a artéria meníngea média e depois se une para formar o nervo (p. 131, A15). O **nervo lingual** (**C20**) desce em um arco até a base da língua e fornece fibras sensitivas para os dois terços anteriores da língua (**D**). Recebe suas fibras gustatórias da corda do tímpano (nervo facial). O **nervo alveolar inferior** (**C21**) contém fibras motoras para o *músculo milo-hióideo* e para o ventre anterior do *músculo digástrico*; além disso, contém fibras sensitivas, que entram no *canal mandibular* e dão numerosos **ramos dentais inferiores** (**C22**) para os dentes da mandíbula. O ramo principal do nervo, o **nervo mentual** (**C23**), passa através do *forame mentual* e fornece fibras sensitivas para o mento, o lábio inferior e a pele sobre o corpo da mandíbula (**E**). O **nervo bucal** (**C24**) passa através do músculo bucinador (**C25**) e inerva a mucosa da face.

BC26 Gânglio trigeminal.

> **Observação clínica:** Espasmos de dor causados por estímulos externos, como o frio, na área inervada pelos ramos do nervo trigêmeo são denominados *neuralgia do trigêmeo*. Os dentistas precisam estar muito familiarizados com a inervação sensitiva para os dentes. Em um bloqueio de nervo dos ramos trigeminais, o anestésico é injetado ao longo do trajeto do nervo. Desse modo, na anestesia mandibular, a borda anterior do ramo da mandíbula é palpada, o músculo bucinador é penetrado e a agulha é avançada em direção ao nervo alveolar inferior.

4.5 Nervos Cranianos (V, VII-XII)

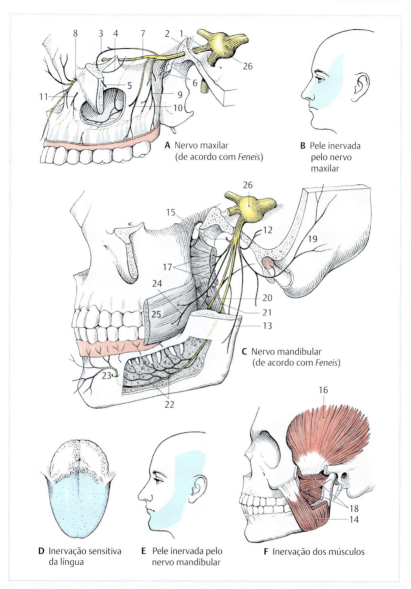

A Nervo maxilar (de acordo com *Feneis*)
B Pele inervada pelo nervo maxilar
C Nervo mandibular (de acordo com *Feneis*)
D Inervação sensitiva da língua
E Pele inervada pelo nervo mandibular
F Inervação dos músculos

Fig. 4.14 Nervo maxilar.

4.6 Gânglios Parassimpáticos

As fibras dos núcleos visceroeferentes (visceromotor e secretor) fazem sinapse nos gânglios parassimpáticos, formando fibras pós-ganglionares. Exceto pela *raiz parassimpática* (fibras pré-ganglionares), cada gânglio tem uma *raiz simpática* (fazendo sinapse nos gânglios da cadeia simpática, p. 297) e uma *raiz sensitiva*, cujas fibras passam pelo gânglio sem interrupção. Desse modo, os ramos que saem do gânglio contêm fibras simpáticas, parassimpáticas e sensitivas.

Gânglio Ciliar (A, B)

O gânglio ciliar (**AB1**) é um pequeno corpo achatado que se situa lateralmente ao nervo óptico na órbita. Suas fibras parassimpáticas do núcleo de Edinger-Westphal correm no *nervo oculomotor* (**AB2**) e cruzam para o gânglio como raiz do oculomotor (**AB3**) (*raiz parassimpática*). Essas fibras parassimpáticas são as únicas fibras que formam sinapses com as células do gânglio ciliar. As fibras simpáticas pré-ganglionares se originam no corno lateral da medula espinal de C8 a T2 (**centro cilioespinal**) (**B4**) e fazem sinapse no *gânglio cervical superior* (**B5**). As fibras pós-ganglionares sobem no plexo carótico (**B6**) como *raiz simpática* (**B7**) para o gânglio ciliar. As fibras sensitivas se originam no *nervo nasociliar* (raiz nasociliar) (**AB8**).

Os **nervos ciliares curtos** (**AB9**) se estendem do gânglio para o bulbo do olho e penetram na esclera, entrando no interior do bulbo do olho. Suas fibras parassimpáticas inervam o *músculo ciliar* (acomodação) e o *músculo esfíncter da pupila*; as fibras simpáticas inervam o *músculo dilatador da pupila*; v. Acomodação (p. 362).

> **Observação clínica:** A pupila é antagonisticamente inervada por fibras parassimpáticas (constrição da pupila) e fibras simpáticas (dilatação da pupila). A lesão do centro cilioespinal ou das raízes espinais de C8, T1 (paralisia do plexo braquial inferior, p. 74) resulta em *constrição ipsilateral da pupila*.

Gânglio Pterigopalatino (A, B)

O gânglio pterigopalatino (**AB10**) se situa na parede anterior da fossa pterigopalatina, abaixo do nervo maxilar (**AB11**), que dá **ramos ganglionares** (*nervos pterigopalatinos*) (**AB12**) para o gânglio (*raiz sensitiva*). As fibras secretoras parassimpáticas do núcleo salivatório superior se estendem no nervo facial (nervo intermédio) (**AB13**) até o joelho do nervo facial, onde ramificam como **nervo petroso maior** (**AB14**). O nervo passa através do *forame rasgado* e vai à base do crânio, atravessando o *canal pterigóideo* até o gânglio (*raiz parassimpática*). Fibras simpáticas do plexo carotídeo formam o **nervo petroso profundo** (**AB15**) (*raiz simpática*) e se unem ao nervo petroso maior para formar o **nervo do canal pterigóideo** (**AB16**).

Os ramos que saem do gânglio carregam fibras secretoras para a glândula lacrimal e para as glândulas da cavidade nasal. As fibras parassimpáticas (**B17**) para a glândula lacrimal (**AB18**) fazem sinapse no gânglio. As fibras pós-ganglionares correm nos ramos ganglionares (**AB12**) para o nervo maxilar (**AB11**) e chegam à glândula lacrimal via nervo zigomático (**AB19**) e sua anastomose (**A20**) com o nervo lacrimal (**A21**).

As demais fibras secretoras parassimpáticas correm nos **ramos orbitais** (**B22** para as células etmoidais posteriores nos **ramos nasais posteriores laterais** (**B23**) até as conchas nasais no **nervo nasopalatino**, atravessando o *septo nasal* e passando pelo *canal dos incisivos*, e no **nervo palatino** (**AB24**) até os palatos duro e mole.

As *fibras gustatórias* (**B25**) para o palato mole correm nos nervos palatinos e no nervo petroso maior.

A26 Gânglio trigeminal.

4.6 Gânglios Parassimpáticos

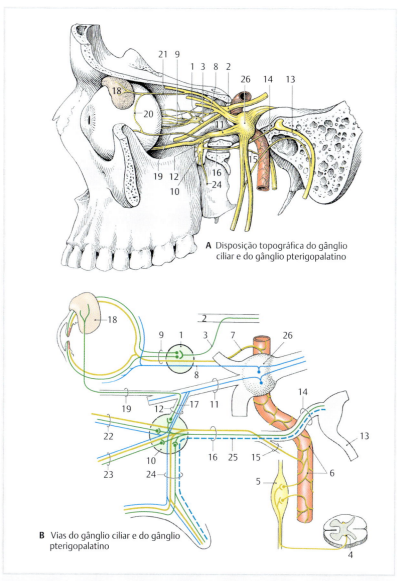

A Disposição topográfica do gânglio ciliar e do gânglio pterigopalatino

B Vias do gânglio ciliar e do gânglio pterigopalatino

Fig. 4.15 Gânglio ciliar, gânglio pterigopalatino.

Gânglio Ótico (A, B)

O gânglio ótico (**AB1**) é um corpo achatado que se situa abaixo do forame oval no lado medial do *nervo mandibular* (**A2**), de onde fibras sensitivas e motoras (*raízes sensitivomotoras*) (**AB3**) entram no gânglio e atravessam sem fazer sinapses. As fibras parassimpáticas pré-ganglionares se originam do *núcleo salivatório inferior*. Correm no nervo glossofaríngeo e se ramificam, juntamente com o nervo timpânico, vindas do gânglio inferior do nervo glossofaríngeo na fossa petrosa, indo à cavidade timpânica. As fibras deixam a cavidade timpânica, através do hiato para o nervo petroso menor, como fino ramo, o **nervo petroso menor** (**AB4**) (*raiz parassimpática*). O nervo corre abaixo da dura-máter, ao longo da superfície do osso petroso e chega ao gânglio ótico depois de passar através do forame rasgado e as fibras da *raiz simpática* (**AB5**) se originam do plexo da artéria meníngea média.

As fibras motoras da raiz motora do nervo trigêmeo passam através do gânglio e saem dele no **nervo tensor do véu palatino** (**B6**) (palato mole) e no **nervo para o tensor do tímpano** (**B7**) (para o músculo que retesa a membrana timpânica). Acredita-se que as *fibras motoras* (**B8**) para o *levantador do véu palatino*, provenientes do nervo facial (VII) corram na corda do tímpano (**AB9**) e atravessam para o gânglio via *ramo comunicante com a corda do tímpano* (**AB10**). Atravessam sem fazer sinapse e entram por meio de um ramo comunicante (**A11**), o *nervo petroso maior* (**A12**), no qual chegam ao *gânglio pterigopalatino* (**A13**). Passam ao palato nos *nervos palatinos* (**A14**).

As fibras secretoras pós-ganglionares (parassimpáticas), juntamente com as fibras simpáticas, entram no *nervo auriculotemporal* (**AB15**) via ramo comunicante e, daí, vão ao *nervo facial* (**AB16**) por meio de mais uma anastomose. As fibras, então, ramificam na *glândula parótida* (**AB17**), juntamente com ramos do nervo facial. Exceto pela glândula parótida, inervam as glândulas bucais e labiais por meio do *inervo bucal* e o *nervo alveolar inferior*.

Gânglio Submandibular (A, B)

O gânglio submandibular (**AB18**) situa-se juntamente com vários pequenos gânglios secundários no assoalho da boca, acima da *glândula submandibular* (**AB19**) e abaixo do *nervo lingual* (**AB20**), ao qual se conecta por meio de vários ramos ganglionares. Suas *fibras parassimpáticas pré-ganglionares* (**B21**) se originam do *núcleo salivatório superior*, correm no nervo facial (*inervo intermédio*) e deixam o nervo juntamente com as fibras gustatórias (**B22**) na corda *do tímpano* (**AB9**). Neste último, as fibras chegam ao nervo lingual (**AB20**) e se estendem nele até o assoalho da boca, onde cruzam para entrar no gânglio (**AB18**). *Fibras simpáticas pós-ganglionares* do plexo da artéria carótida externa chegam ao gânglio via *ramo simpático* (**B23**) dado pelo plexo da artéria facial; elas atravessam o gânglio sem fazer sinapses.

As fibras parassimpáticas e simpáticas pós-ganglionares passa, em parte, nos *ramos glandulares* e vão à *glândula submandibular*; em parte, também, passam no nervo lingual e vão à *glândula sublingual* (**AB24**) e às glândulas nos dois terços distais da língua.

A25 Gânglio ciliar.

A26 Gânglio trigeminal.

4.6 Gânglios Parassimpáticos

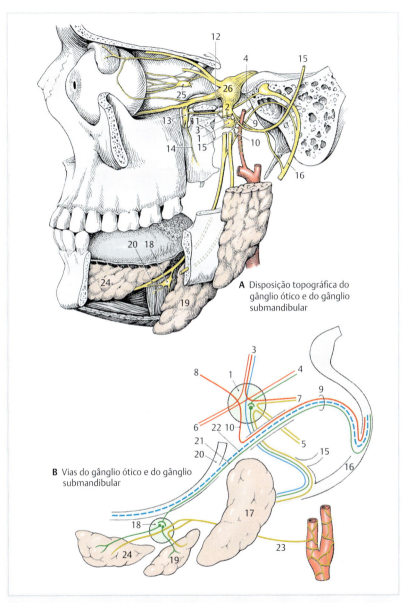

A Disposição topográfica do gânglio ótico e do gânglio submandibular

B Vias do gânglio ótico e do gânglio submandibular

Fig. 4.16 Gânglio ótico, gânglio submandibular.

4.7 Mesencéfalo

Estrutura (A-C)

Exceto por certas modificações no *bulbo* (**A1**), *ponte* (**A2**) e *mesencéfalo* (**A3**), o tronco encefálico tem uma estrutura uniforme. A parte filogeneticamente antiga do tronco encefálico, que é comum a todas as três partes e contém os núcleos dos nervos cranianos, é o **tegmento** (**A4**). No nível do bulbo e da ponte, é coberto pelo cerebrovascular e, no mesencéfalo, pelo **teto** (*placa quadrigêmea*) (**A5**). A parte ventral do tronco encefálico contém principalmente os grandes tratos que descem do telencéfalo; formam as *pirâmides* (**A6**) no bulbo, o *bulbo pontino* (**A7**) na ponte e os *pedúnculos cerebrais* (**A8**) no mesencéfalo.

O sistema ventricular sofre considerável estreitamento no mesencéfalo, o **aqueduto do mesencéfalo** (*aqueduto cerebral, aqueduto de Sylvius*) (**A-D9**). Durante o desenvolvimento, a luz do tubo neural se torna cada vez mais estreita, à medida que o tegmento do mesencéfalo aumenta de volume (**B**), enquanto o esquema do tubo neural sobrevive. Os derivados motores da **placa basal** situam-se ventralmente: o *núcleo do nervo oculomotor* (**BC10**), o *núcleo do troclear* (músculos oculares), o *núcleo rubro* (**C11**) e a *substância negra* (**C12**) (consistindo em uma parte reticular externa e uma parte compacta interna). Os derivados sensitivos da placa alar se situam dorsalmente: o *teto do mesencéfalo* (*placa quadrigêmea*) (**C13**) (estação de retransmissão sináptica para as vias auditiva e visual).

Corte Transversal através dos Colículos Inferiores do Mesencéfalo (D)

O *colículo inferior* com seu núcleo (núcleo do colículo inferior) (**D14**) (estação de retransmissão sináptica da via auditiva central) é visto dorsalmente. A região de transição entre a ponte e os pedúnculos cerebrais e os grupos celulares mais caudais da *substância negra* (**D15**) situam-se ventralmente. O *núcleo* magnocelular *do nervo troclear* (**D16**) é claramente visível no centro do tegmento abaixo do aqueduto, e o *núcleo tegmental lateroposterior* (**D17**) situa-se dorsalmente a ele. Em posição mais lateral

encontram-se as células do *locus ceruleus* (**D18**) (o centro respiratório pontino que chega ao mesencéfalo; contêm neurônios noradrenérgicos, p. 100, B28). As células dispersas relativamente grandes dorsais ao *locus ceruleus* formam o *núcleo mesencefálico do nervo trigêmeo* (**D19**). O campo lateral é ocupado pelo *núcleo tegmental pedunculopontino* (**D20**). Na margem ventral do tegmento encontra-se o *núcleo interpeduncular* (**D21**), que é rico em neurônios peptidérgicos (predominantemente encefalina). O *trato habênulo-interpeduncular* (fascículo retroflexo, feixe de Meynert) (p. 176, A11), que desce do *núcleo habenular*, termina aqui.

O *lemnisco lateral* (**D22**) se irradia ventralmente para o núcleo do colículo inferior (**D14**) (p. 382, A5). As fibras do *pedúnculo do colículo inferior* (**D23**) se agregam na face lateral e correm para o *corpo geniculado medial* (via auditiva central, p. 382). No campo medial, encontra-se o *fascículo longitudinal medial* (**D24**) (p. 142) e a *decussação do pedúnculo cerebelar superior* (**D25**) (p. 166, B5). A placa de fibras do *lemnisco medial* (**D26**) (p. 140, B) situa-se lateralmente. As fibras do *pedúnculo cerebral* (**D27**) são cortadas transversalmente e são intercaladas com algumas fibras pontinas que as cruzam.

D28 Substância cinzenta periaquedutal, *cinzenta central*.

C29 Núcleo de Edinger-Westphal (núcleo acessório do nervo oculomotor).

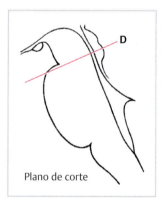

Plano de corte

4.7 Mesencéfalo

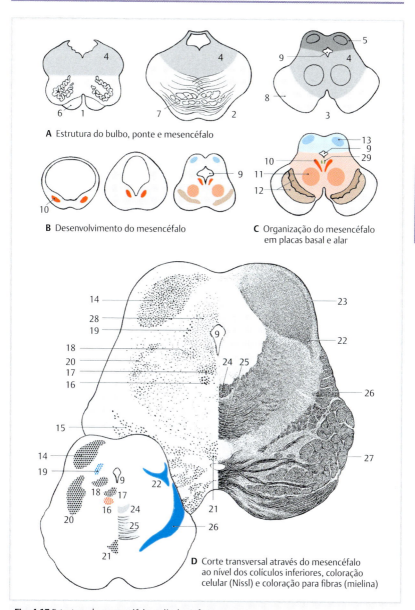

A Estrutura do bulbo, ponte e mesencéfalo

B Desenvolvimento do mesencéfalo

C Organização do mesencéfalo em placas basal e alar

D Corte transversal através do mesencéfalo ao nível dos colículos inferiores, coloração celular (Nissl) e coloração para fibras (mielina)

Fig. 4.17 Estrutura do mesencéfalo, colículos inferiores.

Corte Transversal através dos Colículos Superiores do Mesencéfalo (A)

Os dois *colículos superiores* (**A1**) são vistos dorsalmente. Nos vertebrados inferiores, eles representam o centro visual mais importante e consistem em várias camadas de células e fibras. Nos seres humanos são apenas uma estação de retransmissão para movimentos reflexos dos olhos e reflexos pupilares, e sua estratificação é rudimentar. Na *camada cinzenta superficial* (**A2**) terminam as fibras dos campos occipitais do córtex (*trato corticotectal*) (**A3**). A *camada óptica* (**A4**), que, nos vertebrados inferiores, consiste em fibras do trato óptico. É formada, nos seres humanos, por fibras do corpo geniculado lateral. As camadas mais profundas de células e fibras são conhecidas coletivamente como *estrato dos lemniscos* (**A5**). Aí terminam o trato espinotectal (p. 56, A5), fibras dos lemniscos medial e lateral e feixes de fibras dos colículos inferiores.

O aqueduto é cercado pela substância cinzenta periaquedutal ou *substância cinzenta central* (**AB6**). Contém grande número de neurônios peptidérgicos (VIP, encefalina, colecistocinina e outros). O **núcleo mesencefálico do nervo trigêmeo** (**A7**) se encontra lateralmente a ela; ventralmente encontra-se o **núcleo do nervo oculomotor** (**A8**) e o **núcleo de Edinger-Westphal** (núcleo oculomotor acessório) (**A9**) (p. 138, AD19). Dorsalmente a ambos os núcleos, corre o *fascículo longitudinal posterior* (feixe de Schütz) (p. 144, B) e, ventralmente a eles, está o *fascículo longitudinal medial* (**A10**) (p. 142). O núcleo principal do tegmento é o **núcleo rubro** (**AB11**) (p. 136; p. 148, A2); é delimitado por uma cápsula consistindo em fibras aferentes e eferentes (entre outras, o *fascículo dentatorrubro*) (**A12**). Em sua margem medial, descem *feixes de fibras do nervo oculomotor* (**A13**) na direção ventral. Fibras tectospinais (reflexo pupilar) e fibras tectorrubrais cruzam a linha média na *decussação tegmental superior* (*decussação de Meynert*) (**A14**) e fibras tegmentospinais na *decussação inferior* (*decussação de Forel*) (**A15**). O campo lateral é ocupado pelo **lemnisco medial** (**AB16**) (p. 140, B).

Ventralmente à borda do tegmento, a *substância negra* (*parte compacta* [**A17**] e a *parte reticulada* [**A18**]; v. Substância Negra, p. 136, A1). A face ventral em ambos os lados é formada pelas massas de fibras corticofugais dos **pedúnculos cerebrais** (**AB19**). A face dorsal é formada pelo *corpo geniculado medial* (**AB20**).

Corte Transversal através da Região Pré-Tectal do Mesencéfalo (B)

A **região pré-tectal** (**B21**), situada oralmente aos colículos superiores, representa a transição do mesencéfalo para o diencéfalo. Por isso, o corte transversal já contém estruturas do diencéfalo: dorsalmente, a cada lado, encontra-se o *pulvinar* (**B22**); na parte média, a *comissura epitalâmica* (**B23**) e, ventralmente, os *corpos mamilares* (**B24**). A região pré-tectal se estende dorsolateralmente com o **núcleo pré-tectal principal** (**B25**). Este último é importante estação de retransmissão para o reflexo pupilar (p. 362, A2). As fibras do trato óptico e as fibras dos campos corticais occipitais terminam aí. Uma via eferente do núcleo se estende através da comissura epitalâmica ao núcleo de Edinger-Westphal (núcleo acessório do oculomotor). Ventralmente ao aqueduto estão o **núcleo de Darkshevich** (**B26**) e o **núcleo intersticial** (*de Cajal*) (**B27**), as estações de retransmissão no sistema do fascículo longitudinal medial (p. 142, A8, A9).

Experimentos com animais têm mostrado que o *núcleo intersticial de Cajal* e o *núcleo prestigial*, situado em posição mais oral, são importantes estações de retransmissão para movimentos automáticos (p. 192, B) no sistema motor extrapiramidal (p. 312). As sinapses essenciais para a rotação do corpo em torno de seu eixo longitudinal se situam no núcleo intersticial, aquelas para levantar a cabeça e a parte superior do corpo, no núcleo prestigial.

B28 Comissura supramamilar.

4.7 Mesencéfalo **135**

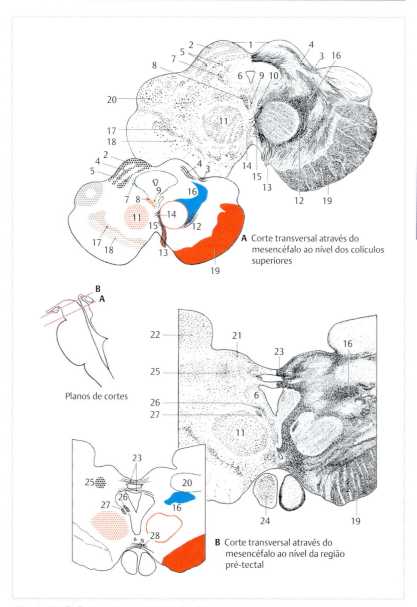

A Corte transversal através do mesencéfalo ao nível dos colículos superiores

Planos de cortes

B Corte transversal através do mesencéfalo ao nível da região pré-tectal

Fig. 4.18 Colículos superiores, região pré-tectal.

Núcleo Rubro e Substância Negra

Vista Lateral do Tronco Encefálico (A)

Os dois grandes núcleos se estendem em direção ao diencéfalo. A **substância negra** (**AB1**) vem da parte oral da *ponte* (**A2**) e vai ao *pálido* (**AB3**) no diencéfalo. Ambos os núcleos são importantes estações de retransmissão do sistema extrapiramidal (p. 3125).

Núcleo Rubro (AB4)

O núcleo tem aspecto avermelhado em um corte fresco de cérebro devido ao conteúdo alto de ferro (p. 148, A). Consiste em *neorrubro* parvocelular e o *paleorrubro* magnocelular, situado ventrocaudalmente.

Conexões Aferentes

- O *fascículo dentatorrubral* (**B5**) do *núcleo dentado* (**B6**) do cerebelo corre no *pedúnculo cerebelar superior* e termina no núcleo rubro contralateral.
- O *trato tectorrubral* (**B7**) do colículo superior termina no paleorrubro ipsilateral e contralateral.
- O *trato palidorrubral* (**B8**) consiste em feixes palidotegmentais provenientes do segmento interno do pálido.
- O *trato corticorrubral* (**B9**), proveniente do córtex frontal e pré-central, termina no núcleo rubro ipsilateral.

Conexões Eferentes

- As *fibras rubrorreticulares* e *rubro-olivares* (**B10**) correm no *trato tegmental central* (p. 144, A) e terminam primariamente na *oliva* (circuito neuronal: núcleo dentado-núcleo rubro-oliva-cerebelo).
- O *trato rubrospinal* (**B11**) (pouco desenvolvido nos humanos) cruz na decussação tegmental de Forel e termina na medula espinal cervical.

Significância funcional: O núcleo rubro é uma estação de retransmissão e de controle para impulsos cerebelares, palidais e corticomotores que são importantes para o *tono muscular*, *postura* e *locomoção*. A lesão desse núcleo causa tremor passivo, alterações do tono muscular e hiperatividade coreicoatetoide. Os sintomas correspondem ao quadro clínico de doença de Parkinson (ver p. 314).

Substância Negra (A-C)

Consiste na **parte compacta** escura (células nervosas com o pigmento negro melanina) (**C**) e a **parte reticular** (de cor avermelhada e rica em ferro). Os tratos da substância negra formam apenas vias soltas de fibras finas, e não feixes compactos

Conexões aferentes que terminam na **parte anterior**:
- Fibras do núcleo caudado, fascículo estrionigral (**B12**).
- Fibras do córtex frontal (áreas 9 a 12), fibras corticonigrais (**B13**).

Conexões aferentes que terminam na **parte caudal**:
- Fibras do putame (**B14**).
- Fibras do córtex pré-central (áreas 4 e 6) (**B15**).

Conexões Eferentes

- **Fibras nigrostriatais** (**B16**), que correm da parte compacta para o estriado.
- Fibras da parte reticular, que correm para o tálamo.

A maioria das fibras eferentes sobem ao estriado, ao qual a substância negra está estreitamente conectada funcionalmente pelo **sistema nigrostriatal**. Nos axônios dos **neurônios nigrais dopaminérgicos** (parte compacta), a dopamina é transportada ao estriado, onde é liberada pelas terminações dos axônios. Há uma relação topográfica entre a substância negra e o estriado (núcleo caudado e putame); segmentos craniais e caudais da substância negra são conectados aos segmentos correspondentes do núcleo caudado e do putame. O núcleo caudado e o putame ficam sob o controle de massivas aferências de zonas neocorticais totalmente diferentes (**B17**).

Significância funcional: A substância negra tem especial importância para o controle de movimentos involuntários coordenados e para o início rápido dos movimentos (*função iniciadora*). A lesão causa rigidez muscular, tremor passivo e perda do movimento coordenado e da expressão facial (*expressão da face em máscara*).

B18 Tálamo posterior.

4.7 Mesencéfalo **137**

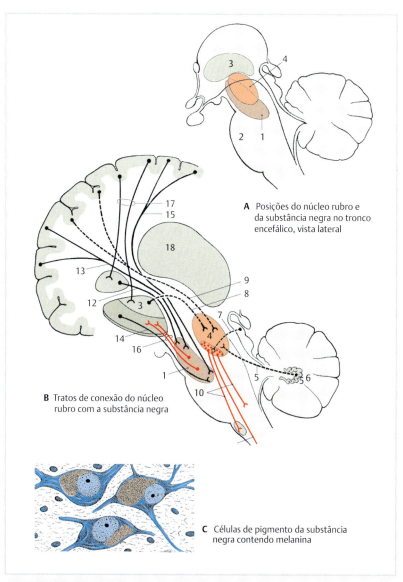

Fig. 4.19 Núcleo rubro, substância negra.

4.8 Nervos dos Músculos Oculares (III, IV e VI Nervos Cranianos)

Nervo Abducente (C, E)

O **sexto nervo craniano** (**C1**) é um *nervo* exclusivamente *somatomotor*, que inerva o **músculo reto lateral** (**E2**) dos *músculos extraoculares*. Suas fibras se originam nos grandes neurônios multipolares do **núcleo do nervo abducente** (**C3**), que se situa na ponte, no assoalho da fossa romboide (p. 110, A1). As fibras saem na margem basal da ponte acima da pirâmide. Depois de tomar um longo trajeto extradural, o nervo atravessa o seio cavernoso e sai da cavidade craniana através da *fissura orbital superior*.

Nervo Troclear (B, C, E)

O **quarto nervo craniano** (**BC4**) é um *nervo* exclusivamente *somatomotor* e inerva o **músculo oblíquo superior** (**E5**) dos *músculos extraoculares*. Suas fibras se originam em grandes neurônios multipolares do **núcleo do nervo troclear** (**BC6**) (p. 132, D16), que se situa no mesencéfalo abaixo do aqueduto, no nível dos colículos inferiores. O nervo é o único nervo craniano que sai do tronco encefálico em sua face dorsal. Desce no espaço subaracnóideo (p. 291, A13) até a base do crânio, onde entra na dura-máter na margem do tentório e continua através da parede lateral do seio cavernoso. Entra na órbita através da *fissura orbital superior*.

Nervo Oculomotor (A, C-F)

O **terceiro nervo craniano** (**AC7**) contém fibras *somatomotoras* e *visceromotoras* (parassimpáticas) (**A8**). Inerva os *músculos oculares externos* restantes (**E**) e, com sua parte visceromotora, os *músculos intraoculares*. As fibras saem do assoalho da fossa interpeduncular na margem medial do pedúnculo cerebral no sulco do oculomotor. Lateralmente à sela turca, penetram na dura-máter, correm através do teto e depois pela parede lateral do seio cavernoso e entram na órbita através da *fissura orbital superior*. Aí, o nervo se divide em um *ramo superior*, que inerva o *músculo levantador da pálpebra superior* e o *músculo reto superior* (**E9**), e um *ramo inferior*, que inerva o *músculo reto inferior* (**E10**), o *músculo reto medial* (**E11**) e o *músculo oblíquo superior* (**E12**).

As fibras somatomotoras se originam em grandes neurônios multipolares do **núcleo do nervo oculomotor** (**AC13**) (p. 134, A8), que se situa no mesencéfalo abaixo do aqueduto, no nível dos colículos superiores.

Os grupos de células dispostas longitudinalmente inervam músculos específicos. Os neurônios para o músculo reto inferior (**D14**) se situam dorsolateralmente, aqueles para o músculo reto superior (**D15**), dorsomedialmente; abaixo deles situam-se os neurônios para o músculo oblíquo inferior (**D16**), aquelas para o músculo reto medial (**D17**), ventralmente, e aquelas para o músculo levantador das pálpebras superiores (**D18**), dorsocaudalmente. No terço médio entre os dois pares de núcleos principais, geralmente se encontra um grupo celular ímpar, o *núcleo de Perlia*, que se pensa estar associado à convergência ocular (p. 362, C).

As fibras visceromotoras (parassimpáticas) pré-ganglionares se originam do **núcleo de Edinger-Westphal** parvocelular, o *núcleo oculomotor acessório* (**ACD15**). Correm do núcleo do oculomotor para o gânglio ciliar, onde fazem sinapse. As fibras pós-ganglionares entram no bulbo do olho pela esclera e inervam o *músculo ciliar* (**F20**) e o *músculo esfíncter da pupila* (**F21**); ver Reflexo Pupilar à Luz, Acomodação (p. 362, A, B).

(Para os músculos extraoculares e posições do bulbo do olho em paralisias de nervos específicos, ver p. 344.)

4.8 Nervos dos Músculos Oculares (III, IV e VI Nervos Cranianos)

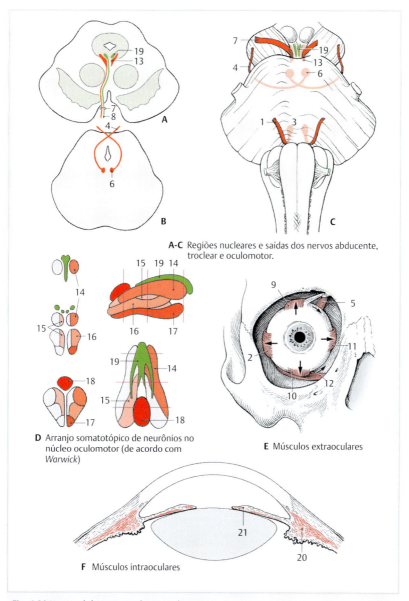

A–C Regiões nucleares e saídas dos nervos abducente, troclear e oculomotor.

D Arranjo somatotópico de neurônios no núcleo oculomotor (de acordo com *Warwick*)

E Músculos extraoculares

F Músculos intraoculares

Fig. 4.20 Nervos abducente, troclear e oculomotor.

4.9 Vias Longas

Trato Corticospinal e Fibras Corticonucleares (A)

O **trato piramidal**, ou **trato corticospinal** (p. 58, A; p. 310) percorre a parte basal do tronco encefálico e forma as pirâmides no bulbo (p. 100, A6).

Algumas das fibras do trato piramidal terminam nos núcleos motores dos nervos cranianos (**fibras corticonucleares**):

- *Bilateralmente* no núcleo do oculomotor (III), no núcleo motor do nervo trigêmeo (V), na parte caudal do núcleo do facial (VII) (músculos frontais) e no núcleo ambíguo (X).
- *Depois de cruzar* para o núcleo contralateral: no núcleo do abducente (VI), na parte rostral do núcleo do facial (VII) (músculos faciais, com exceção dos músculos frontais) e no núcleo do hipoglosso (XII).
- *Não cruzadas* no núcleo do troclear (IV) ipsilateral.

> **Observação clínica:** Na *paralisia facial central*, a paralisia dos músculos faciais é causada por lesão das fibras corticobulbares, embora a motricidade dos músculos frontais inervados bilateralmente seja mantida.

Fibras aberrantes (*Déjérine*) (A1): Em vários níveis do mesencéfalo e da ponte, finos feixes de fibras ramificam a partir de fibras corticonucleares e se unem para formar o *trato aberrante mesencefálico* e o *trato aberrante pontino*. Ambos descem no *lemnisco medial* (A2) e terminam no núcleo ado abducente (VI) e do hipoglosso (XII) contralaterais, nos dois núcleos ambíguos (X) e no núcleo do acessório espinal (XI).

Lemnisco Medial (B)

O sistema de fibras inclui as *vias ascendentes mais importantes da sensibilidade exteroceptiva* provenientes da medula espinal e do tronco encefálico. Subdivide-se em *lemnisco espinal* e *lemnisco trigeminal*. O lemnisco espinal contém as vias sensitivas para o tronco e as extremidades (trato bulbotalâmico, trato espinotalâmico e trato espinotectal), enquanto o lemnisco trigeminal contém as vias sensitivas para a face (fascículo tegmental anterior).

1. **Trato bulbotalâmico** (**B3**): As fibras representam a extensão dos funículos posteriores da medula espinal (**B4**) (*sensibilidade epicrítica*). Originam-se no núcleo grácil (**B5**) e no núcleo cuneiforme (**B6**), cruzam como fibras arqueadas (decussação dos lemniscos) (**B7**) e formam o lemnisco medial no senso mais estreito (p. 108, A19). As fibras do cuneiforme inicialmente se situam dorsalmente às fibras do grácil, enquanto se situam medialmente a elas na ponte e no mesencéfalo. Terminam no tálamo.

2. **Trato espinotalâmico** (*lateral e anterior*) (**B8**): As fibras (*sensibilidade protopática*, sensibilidade dolorosa, térmica e tátil grosseira) já cruzaram ao lado contralateral em vários níveis da medula espinal e formam feixes levemente espalhados, soltos (lemnisco espinal) no bulbo. Unem-se ao lemnisco medial (p. 133, D26; p. 135, A16) no mesencéfalo.

3. **Trato espinotectal** (**B9**): As fibras correm juntas com as do trato espinotalâmico lateral. Formam a ponta lateral do lemnisco no mesencéfalo e terminam nos colículos superiores (*reflexo pupilar com a sensação de dor*).

4. **Fascículo tegmental anterior** (*Spitzer*) (**B10**): As fibras (*sensibilidades protopática e epicrítica da face*) cruzam em pequenos feixes a partir do núcleo espinal do nervo trigêmeo (núcleo principal) para o lado contralateral (lemnisco trigeminal) e se unem ao lemnisco medial no nível da ponte. Terminam no tálamo.

5. **Fibras gustatórias secundárias** (**B11**): Originam-se na parte rostral do núcleo solitário (**B12**), provavelmente cruzam para o lado contralateral e ocupam a margem medial do lemnisco. Terminam no tálamo.

4.9 Vias Longas

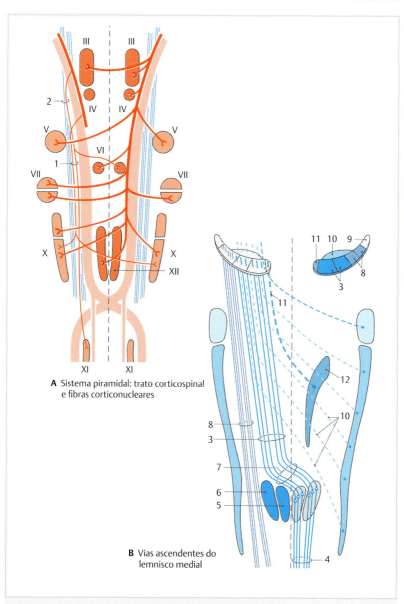

A Sistema piramidal: trato corticospinal e fibras corticonucleares

B Vias ascendentes do lemnisco medial

Fig. 4.21 Sistema piramidal, lemnisco medial.

Fascículo Longitudinal Medial (A)

O **fascículo longitudinal medial** não é um trato de fibras uniforme, mas contém diferentes sistemas de fibras que entram e saem em vários níveis. Provém do mesencéfalo rostral e vai à medula espinal, interconectando numerosos núcleos do tronco encefálico. Em cortes cruzados no tronco encefálico, é encontrado na parte média do tegmento, ventralmente a partir da substância cinzenta central (p. 109, AB17; p. 111, A11; p. 133, D24).

Parte vestibular: Fibras cruzadas e não cruzadas correm no fascículo longitudinal dos núcleos vestibulares lateral (**A1**), medial (**A2**) e inferior (**A3**) para o núcleo do abducente (**A4**) e para as células motoras do corno anterior da medula espinal cervical. Do núcleo vestibular superior (**A5**) sobem fibras para o núcleo do troclear (**A6**) e o núcleo do oculomotor (**A7**) ipsilaterais. As fibras vestibulares finalmente terminam no núcleo intersticial de Cajal (**A8**) ipsilateral ou contralateral e no núcleo de Darkshevich (**A9**) (decussação da comissura epitalâmica [**A10**]). O fascículo longitudinal conecta o aparelho vestibular aos músculos do olho e do pescoço e ao sistema extrapiramidal (p. 386).

Parte extrapiramidal: O núcleo intersticial de Cajal e o núcleo de Darkshevich estão intercalados no trajeto do fascículo longitudinal. Eles recebem fibras do estriado e pálido e fibras cruzadas do cerebelo. Enviam um trato de fibras, o *fascículo intersticiospinal* (**A11**), no fascículo longitudinal, ao tronco encefálico caudal e à medula espinal.

Parte internuclear: Consiste em fibras de conexão entre os núcleos motores dos nervos cranianos, a saber, entre o núcleo do abducente (**A4**) e o núcleo do oculomotor (**A7**), o núcleo do facial e o núcleo motor do nervo trigêmeo (**A13**), o núcleo do hipoglosso (**A14**) e o núcleo ambíguo (**A15**).

As interconexões dos núcleos motores dos nervos cranianos permitem que certos grupos musculares interajam funcionalmente, por exemplo, durante a coordenação dos músculos oculares com os movimentos do bulbo do olho, a coordenação dos músculos das pálpebras durante sua abertura e fechamento, bem como coordenação dos músculos da mastigação com os músculos da língua e faringe durante a deglutição e a fala.

Conexões Internucleares dos Núcleos Trigeminais

Somente algumas fibras trigeminais secundárias entram no fascículo longitudinal medial. A maioria das fibras corre primeiramente sem cruzar na região dorsolateral do tegmento aos núcleos motores dos nervos cranianos; formam a base de numerosos reflexos importantes. Fibras cruzadas e não cruzadas correm para o núcleo facial como a base do *reflexo da córnea* (as pálpebras se fecham ao toque da córnea). Há conexões com o núcleo salivatório superior para o *reflexo lacrimal*. Fibras para o núcleo do hipoglosso, para o núcleo ambíguo e para as células do corno anterior da medula espinal cervical (células de origem do nervo frênico) são a base para o *reflexo do espirro*. O *reflexo faríngeo* se baseia em conexões de fibras com o núcleo ambíguo, o núcleo posterior do vago e o núcleo motor do nervo trigêmeo. Conexões com o núcleo posterior do vago são a base do *reflexo oculocardíaco* (lentificação da frequência cardíaca com pressão sobre os bulbos dos olhos).

4.9 Vias Longas

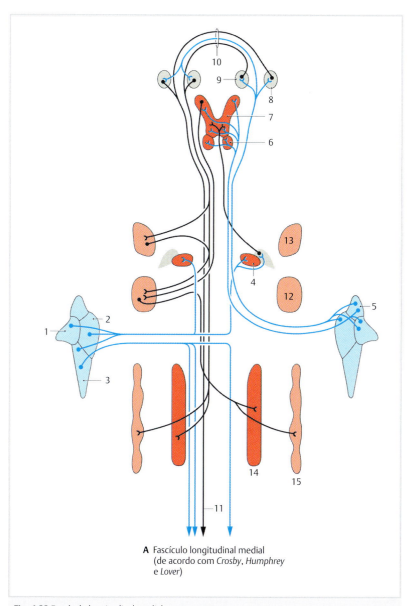

A Fascículo longitudinal medial
(de acordo com *Crosby*, *Humphrey* e *Lover*)

Fig. 4.22 Fascículo longitudinal medial.

Trato Tegmental Central (A)

O **trato tegmental central** é a via eferente mais importante do sistema motor extrapiramidal (p. 312). Corre do mesencéfalo para a parte inferior da oliva (**A1**), onde termina a maioria de suas fibras. Acredita-se que as fibras restantes continuem para a medula espinal via neurônios curtos que fazem sinapse em série (*fibras reticulorreticulares*) (**A2**). No mesencéfalo caudal o trato se situa dorsolateralmente a partir da decussação dos pedúnculos cerebelares superiores; forma uma placa de fibras grande e não demarcada claramente (p. 111, AB13) na ponte.

O trato consiste em três componentes:

- Fibras pálido-olivares (**A3**) do *estriado* (**A4**) e do *pálido* (**A5**), que se estendem no feixe palidotegmental (**A6**) até a cápsula do núcleo rubro (**A7**), seguindo até a oliva. Fibras da *zona incerta* (**A8**) se unem a elas.
- Fibras rubro-olivares (**A9**) da parte parvocelular (neorrubro) do núcleo rubro. Nos humanos, formam um trato de fibras fortes, o *fascículo rubro-olivar*, representando a via descendente mais importante do núcleo rubro.
- Fibras retículo-olivares (**A10**) juntam-se ao trato tegmental a partir de vários níveis, a saber, do núcleo rubro, da substância cinzenta central do aqueduto (**A11**) e da formação reticular da ponte e do bulbo.

Impulsos recebidos pela oliva e vindos dos centros motores extrapiramidais e, provavelmente, também, do córtex motor, são retransmitidos ao córtex cerebelar via *fibras olivocerebelares* (**A12**).

Fascículo Longitudinal Posterior (B)

O **fascículo longitudinal posterior** (*feixe de Schütz*) (p. 197, B11) contém sistemas de fibras ascendentes e descendentes que conectam o hipotálamo a vários núcleos do tronco encefálico e oferecem conexões entre os núcleos parassimpáticos visceroeferentes. Uma grande parte das fibras é peptidérgica (somatostatina, entre outras). Originam-se ou terminam, respectivamente, no *septo*, no *hipotálamo oral*, no *túber cinéreo* (**B13**) e nos *corpos mamilares* (**B14**). Agregam-se no mesencéfalo abaixo do epêndima (p. 286) do aqueduto e formam o fascículo longitudinal, que corre abaixo do epêndima no assoalho do quarto ventrículo até a parte inferior do bulbo (p. 107, AB15; p. 111, AB12).

As fibras ramificam para os *colículos superiores* (**B15**) e para os núcleos parassimpáticos, a saber, o *núcleo de Edinger-Westphal* (núcleo acessório do nervo oculomotor) (**B16**), os *núcleos salivatórios superior* (**B17**) e *inferior* (**B18**) e o *núcleo posterior do vago* (**B19**). Outras fibras terminam nos núcleos de nervos cranianos, a saber, no *núcleo motor do nervo trigêmeo* (**B20**), no *núcleo do facial* (**B21**) e no *núcleo do hipoglosso* (**B22**). Também são trocadas fibras com os núcleos da formação reticular.

O fascículo longitudinal posterior recebe impulsos olfatórios via *núcleo tegmental lateroposterior* (núcleo habenular-núcleo interpeduncular--núcleo tegmental lateroposterior).

Vias ascendentes longas: As fibras, provavelmente as gustatórias, sobem do *núcleo solitário* (**B23**) para o hipotálamo. As fibras dos neurônios serotoninérgicos podem ser rastreadas por microscopia de fluorescência a partir do *núcleo posterior da rafe* (**B24**) até a região do septo

O fascículo longitudinal posterior recebe impulsos hipotalâmicos, olfatórios e gustatórios que são retransmitidos aos núcleos motores e sensitivos do tronco encefálico (movimento reflexo da língua, secreção de saliva).

A25 Núcleo subtalâmico.

4.9 Vias Longas

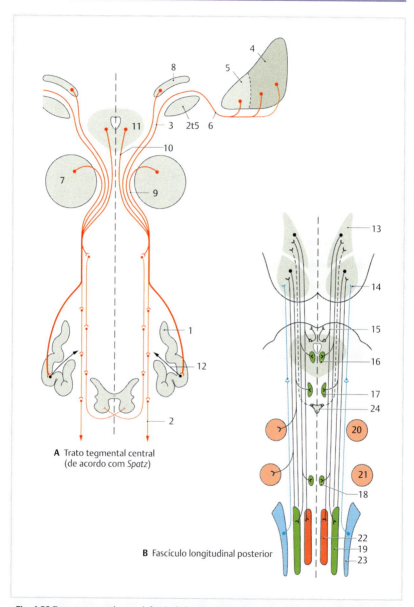

A Trato tegmental central (de acordo com *Spatz*)

B Fascículo longitudinal posterior

Fig. 4.23 Trato tegmental central, fascículo longitudinal posterior.

4.10 Formação Reticular

Os neurônios dispersos do tegmento e sua rede de processos formam a **formação reticular**. Ela ocupa a área central do tegmento e se expande do bulbo ao mesencéfalo rostral. Podem-se distinguir várias áreas de diferente estrutura (**A**). Na *parte medial* encontram-se os núcleos magnocelulares, de onde se originam longos **tratos de fibras ascendentes e descendentes**. A *parte lateral* parvocelular é vista como **área de associação**.

Muitos dos neurônios têm axônios ascendentes ou descendentes longos ou axônios que se bifurcam em ramo ascendente e descendente. Como se mostra por impregnação de Golgi, tal neurônio (**B1**) pode chegar simultaneamente aos *núcleos dos nervos cranianos caudais* (**B2**) e aos *núcleos diencefálicos* (**B3**). A formação reticular contém muitos neurônios peptidérgicos (encefalina, neurotensina e outros).

Conexões aferentes: A formação reticular é alcançada por impulsos de *todas as modalidades sensitivas*. As fibras espinorreticulares sensitivas terminam no campo medial do bulbo e da ponte, assim como as fibras secundárias dos núcleos trigeminais e vestibulares. Colaterais do lemnisco lateral trazem impulsos acústicos, enquanto fibras do fascículo tectorreticular trazem impulsos ópticos. Estudos experimentais sobre estimulação têm mostrado que os neurônios reticulares são mais excitados por estímulos sensitivos (dor), acústicos e vestibulares do que por estímulos ópticos. Outras fibras aferentes se originam do córtex cerebral, do cerebelo, do núcleo rubro e do pálido.

Conexões eferentes: O **trato reticulospinal** (p. 58, B5, B6) corre do campo medial do bulbo e da ponte para a medula espinal. Feixes do **fascículo reticulotalâmico** sobem aos núcleos intralaminares do tálamo (troncotálamo) (p. 180 B). Feixes de fibras do mesencéfalo terminam no hipotálamo oral e no septo.

Centros de controle respiratório e cardiovascular: Grupos de neurônios regulam a respiração (**C**), a frequência cardíaca e a pressão arterial (alterações com a atividade física ou a emoção). Os neurônios para *inspiração* se localizam no campo central da parte inferior do bulbo (**C4**), os da *expiração*, são mais dorsais e laterais (**C5**). As estações de retransmissão superior para inibição e estimulação da respiração se localizam na ponte (*locus ceruleus*). Os núcleos autônomos do nervo glossofaríngeo e do nervo vago estão envolvidos em regular a frequência cardíaca e a pressão arterial (**D**). A estimulação elétrica no campo central caudal do bulbo causa uma queda da pressão arterial (*centro depressor*) (**D6**), enquanto a estimulação elétrica da formação reticular restante no bulbo (**D7**) leva a um aumento da pressão arterial.

Efeito no sistema motor: A formação reticular tem um efeito diferencial sobre o sistema motor. No campo medial do bulbo, encontra-se um *centro de inibição*; com a estimulação, cai o tono muscular, os reflexos são abolidos e a estimulação elétrica do córtex motor já não desencadeia uma reação. Ao contrário, a formação reticular da ponte e do mesencéfalo em *efeito potencializador* sobre o sistema motor.

Sistemas de ativação ascendente: A formação reticular tem um efeito sobre a consciência por meio de conexões com os núcleos intralaminares do tálamo. Quando fortemente estimulada por aferência sensitiva ou cortical, o organismo subitamente fica inteiramente alerta, pré-requisito para a atenção e percepção. Com a estimulação elétrica da formação reticular, essa **função de despertar** pode ser objetivamente avaliada por eletroencefalografia (EEG).

4.10 Formação Reticular

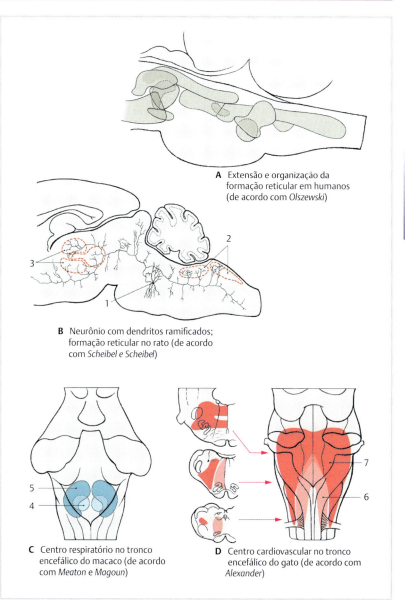

A Extensão e organização da formação reticular em humanos (de acordo com *Olszewski*)

B Neurônio com dendritos ramificados; formação reticular no rato (de acordo com *Scheibel e Scheibel*)

C Centro respiratório no tronco encefálico do macaco (de acordo com *Meaton e Magoun*)

D Centro cardiovascular no tronco encefálico do gato (de acordo com *Alexander*)

Fig. 4.24 Formação reticular.

4.11 Histoquímica do Tronco Encefálico

Diferentes regiões do tronco encefálico se caracterizam por diferente conteúdo de substâncias químicas. A delimitação de áreas de acordo com sua composição química é chamada **quimioarquitetura**. As substâncias podem ser demonstradas por análise química quantitativa depois de homogeneização do tecido cerebral ou por tratamento dos cortes histológicos com certas substâncias químicas que tornam possível mostrar a localização exata de uma substância no tecido. Os métodos se complementam.

O **ferro** foi uma das primeiras substâncias para as quais se demonstraram diferentes distribuições. Por meio da reação do azul de Berlim, pode-se demonstrar alto conteúdo de ferro na substância negra (**A1**) e no pálido, enquanto um baixo conteúdo de ferro é encontrado no núcleo rubro (**A2**), no núcleo dentado do cerebelo e no estriado. O ferro fica contido em células gliais sob a forma de pequenas partículas. Esse alto conteúdo de ferro é característico dos núcleos que compõem o sistema extrapiramidal (p. 312).

Substâncias neurotransmissoras e enzimas necessárias para sua síntese e degradação mostram acentuadas variações regionais. Enquanto os *neurônios catecolaminérgicos* e os *serotoninérgicos* formam núcleos específicos no tegmento (p. 33), os núcleos motores dos nervos cranianos se caracterizam por alto conteúdo de *acetilcolina* e *acetilcolina esterase*. A análise química quantitativa do tecido cerebral produz conteúdo relativamente alto de *norepinefrina* no tegmento do mesencéfalo (**B3**), mas um conteúdo consideravelmente mais baixo no teto (**B4**) e no tegmento do bulbo (**B5**). O conteúdo de *dopamina* é particularmente alto na substância negra (**B1**) e muito baixo no restante do tronco encefálico.

Enzimas metabólicas (**C**) também mostram variações regionais em sua distribuição. A atividade das *enzimas oxidativas*, em geral, é mais alta na substância cinzenta do que na substância branca. No tronco encefálico, a atividade é particularmente alta nos núcleos dos nervos cranianos, na parte baixa da oliva e nos núcleos pontinos. As diferenças se relacionam não apenas com áreas individuais, mas também com a localização da atividade enzimática nos corpos celulares (*tipo somático*) ou no neurópilo (*tipo dendrítico*).

Neurópilo. A substância entre os corpos celulares, que parece amorfa em material corado com Nissl, é chamada neurópilo. Consiste, principalmente, em dendritos e também em axônios e processos gliais. A maior parte de todos os contatos sinápticos é encontrada no neurópilo.

A distribuição no bulbo de *succinato desidrogenase* (enzima do ciclo do ácido cítrico) serve de exemplo para diferentes localizações de uma enzima metabólica oxidativa no tecido: no *núcleo do oculomotor* (**C6**), sua atividade nos pericários e no neurópilo é alta, enquanto é baixa em ambas as localizações no *núcleo solitário* (**C7**). No *núcleo posterior do nervo vago* (**C8**), os corpos celulares contrastam com o neurópilo em razão de sua alta atividade. Em comparação, o neurópilo altamente ativo no *núcleo grácil* (**C9**) deixa que os pericários pouco reativa apareça como manchas claras. Os tratos de fibras (p. ex., o *trato solitário*) (**C10**) mostram atividade muito baixa. A distribuição das enzimas é característica para cada área nuclear e é denominada **padrão enzimático**.

4.11 Histoquímica do Tronco Encefálico

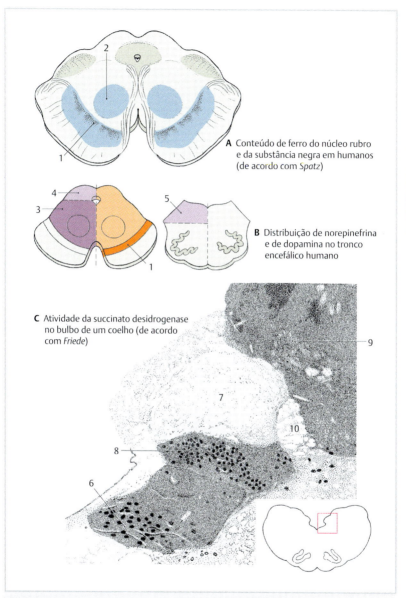

A Conteúdo de ferro do núcleo rubro e da substância negra em humanos (de acordo com *Spatz*)

B Distribuição de norepinefrina e de dopamina no tronco encefálico humano

C Atividade da succinato desidrogenase no bulbo de um coelho (de acordo com *Friede*)

Fig. 4.25 Histoquímica do tronco encefálico.

5 Cerebelo

5.1 Estrutura *152*
5.2 Organização Funcional *162*
5.3 Vias *164*

5.1 Estrutura

Subdivisão (A-D)

O **cerebelo** é o órgão de integração para a *coordenação e a sintonia fina do movimento* e para a *regulação do tono muscular*. Desenvolve-se a partir da placa alar do tronco encefálico e forma o teto do quarto ventrículo. A **superfície superior** (**C**) é coberta pelo telencéfalo. O bulbo é incorporado à **superfície inferior** (**D**) (ver p. 101, C). Há uma parte central ímpar, o **verme do cerebelo** (**ACD1, B**) e os dois **hemisférios cerebelares**. Essa tripartição só é visível na superfície inferior, onde o verme forma o assoalho de uma fossa, a *valécula do cerebelo* (**D2**). A superfície do cerebelo exibe numerosas circunvoluções estreitas e quase paralelas, as *folhas do cerebelo*.

Estudos filogenéticos indicam que o cerebelo consiste em partes antigas (desenvolvidas no princípio da evolução, presentes em todos os vertebrados) e partes novas (desenvolvidas mais tarde e presentes somente nos mamíferos). Consequentemente, o cerebelo se subdivide em duas partes, o **lobo floculonodular** (**A6**) e o **corpo cerebelar** (**A3**). As duas são separadas pela *fissura posterolateral* (**A4**). O corpo cerebelar ainda é subdividido pela *fossa primária* (**AC5**) em **lobo anterior** e **lobo posterior**.

Lobo Floculonodular (A6)

Juntamente com a *língula* (**AB7**), esta é a parte mais antiga (**arquicerebelo**). Funcionalmente, é conectada aos núcleos vestibulares por meio de seus tratos de fibras (**vestibulocerebelo**) (p. 164, B).

Lobo Anterior do Corpo Cerebelar (A8)

Este é um componente relativamente antigo; juntamente com suas partes centrais, que pertencem ao verme (*lóbulo central* [**A-C9**], *cúlmen* [**A-C10**]) e outras partes do verme (*úvula* [**ABD11**], *pirâmide* [**ABD12**]), forma o **paleocerebelo**. Recebe os tratos espinocerebelares para a sensibilidade proprioceptiva dos músculos (**espinocerebelo**) (p. 164, A).

Lobo Posterior do Corpo Cerebelar (A13)

Esta é uma parte nova (**neocerebelo**); seu aumento impressionante nos primatas contribui significativamente para a formação dos hemisférios cerebelares. Recebe os grandes tratos corticocerebelares do córtex cerebral por meio dos núcleos da ponte (**pontocerebelo**) e representa o aparelho para sintonia fina dos movimentos voluntários.

Nomenclatura Tradicional

As partes individuais do cerebelo têm nomes tradicionais não relacionados com seu desenvolvimento ou função. De acordo com essa classificação, a maioria das partes do verme se associa a um par de lobos hemisféricos: o *lóbulo central* (**A-C9**), com a *asa do lóbulo central* (**A14**) a cada lado, o *cúlmen* (**A-C10**), com o *lóbulo quadrangular* (**AC15**), o *declive* (**A-C16**), com o *lóbulo simples* (**AC17**), a *folha* (**A-C18**), com o *lóbulo semilunar superior* (**ACD19**), o *túber* (**ABD20**), com o *lóbulo semilunar inferior* (**AD21**) e a parte do *lóbulo grácil* (**AD22**), a *pirâmide* (**ABD12**), com parte do *lóbulo grácil* e o *lóbulo biventral* (**AD23**), a *úvula* (**AB11**), com a *tonsila* (**A24**) e o *paraflóculo* (**A25**), e o *nódulo* (**AB26**) com o *flóculo* (**AD27**). Somente a *língula* (**AB7**) não se associa a nenhum lobo lateral.

A seta vermelho-clara A no diagrama **B** se refere à direção de visualização da superfície anterior do cerebelo, conforme ilustrado na página 155, A.

5.1 Estrutura

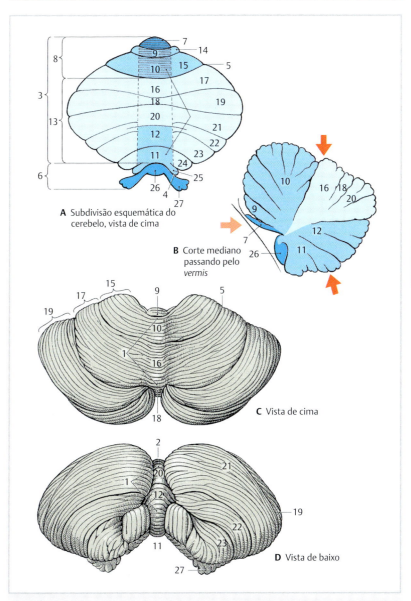

A Subdivisão esquemática do cerebelo, vista de cima

B Corte mediano passando pelo *vermis*

C Vista de cima

D Vista de baixo

Fig. 5.1 Subdivisão esquemática do cerebelo.

Pedúnculos e Núcleos Cerebelares (A-C)

Superfície Anterior (A)

Em ambos os lados, o cerebelo é conectado ao tronco encefálico pelos **pedúnculos cerebelares** (**A1**). Todas as vias aferentes e eferentes passam por eles. A superfície anterior do cerebelo torna-se inteiramente visível somente depois de um corte através dos pedúnculos, removendo-se a ponte e o bulbo. Entre os pedúnculos cerebelares situa-se o teto do quarto ventrículo, com o *véu medular superior* (**A2**) e o *véu medular inferior* (**A3**). As partes anteriores do verme são ficam expostas, a saber, a *língula* (**A4**), o *lóbulo central* (**A5**), o *nódulo* (**A6**), a *úvula* (**A7**) e também o *flóculo* (**A8**). A valécula do cerebelo (**A9**) é cercada, em ambos os lados, pelas *tonsilas* (**A10**).

As partes a seguir também são visíveis: lóbulo biventral (**A11**), lóbulo semilunar superior (**A12**), lóbulo semilunar inferior (**A13**), lóbulo simples (**A14**), lóbulo quadrangular (**A15**) e asa do lóbulo central (**A16**).

Núcleos (B)

O corte transversal mostra o córtex e os núcleos do cerebelo. Os sulcos são intensamente ramificados, resultando em uma configuração semelhante a uma folha, por isso chamadas folhas. O corte sagital, desse modo, mostra uma imagem semelhante a uma árvore, a *árvore da vida* (**C17**).

Profundamente, na substância branca, estão os núcleos cerebelares. O **núcleo fastigial** (**B18**) se localiza próximo à linha mediana na substância branca do verme. Recebe fibras do córtex do verme, dos núcleos vestibulares e da oliva. Envia fibras para os núcleos vestibulares e outros núcleos do bulbo. Também se acredita que o **núcleo globoso** (**B19**) receba fibras do córtex do verme e envie fibras para os núcleos do bulbo. Acredita-se que fibras do córtex cerebelar da região entre o verme e o hemisfério (parte intermediária) terminem no hilo do núcleo dentado no **núcleo emboliforme** (**B20**). As fibras deste último correm pelo pedúnculo cerebelar superior até o tálamo. O **núcleo dentado** (**B21**) aparece como faixa intensamente dobrada com a parte medial permanecendo aberta (*hilo do núcleo dentado*). As fibras corticais do hemisfério terminam no núcleo dentado, e as fibras se estendem daí como pedúnculo cerebelar superior para o núcleo rubro (p. 137, B) e para o tálamo (p. 184).

Pedúnculos Cerebelares (A, C)

As vias eferentes e aferentes do cerebelo correm por três pedúnculos cerebelares:

- O **pedúnculo cerebelar inferior** (corpo restiforme) (**AC22**), que sobe da parte inferior do bulbo; contém os tratos espinocerebelares e as conexões com os núcleos vestibulares.
- O **pedúnculo cerebelar medial** (braço da ponte) (**AC23**), com massas de fibras da ponte, que se originam dos núcleos pontinos e representam a continuação dos tratos corticopontinos.
- O **pedúnculo cerebelar órgãos** (braço conjuntivo) (**AC24**), que contém os sistemas de fibras eferentes que se estendem ao núcleo rubro e ao tálamo.

C25 Placa tectal.
C26 Lemnisco medial.
C27 Lemnisco lateral.
C28 Nervo trigêmeo.
C29 Nervo facial
C30 Nervo vestibulococlear
C31 Oliva.
C32 Trato tegmental central.
C33 Trato cerebelar anterior.

5.1 Estrutura **155**

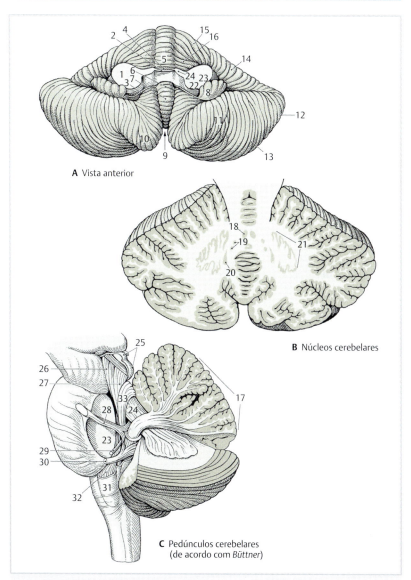

A Vista anterior

B Núcleos cerebelares

C Pedúnculos cerebelares
(de acordo com *Büttner*)

Fig. 5.2 Pedúnculos e núcleos cerebelares.

Córtex Cerebelar (A-D)

Visão Geral (A)

O córtex se situa imediatamente abaixo da superfície e segue o trajeto dos sulcos e folhas. A projeção do relevo convoluto do cerebelo humano em um plano resulta em uma expansão de 1 m de comprimento na dimensão orocaudal (da língula ao nódulo). O córtex é regulamente estruturado por todas as regiões do cerebelo. Consiste em três camadas:

- Camada molecular.
- Camada de células de Purkinje.
- Camada granular.

A **camada molecular** (**A1**) se encontra abaixo da superfície; contém poucas células e consiste, principalmente, em fibras amielínicas. Entre seus neurônios podemos distinguir as *células estreladas* exteriores (situadas perto da superfície) e as *células em cesto* internas. A estreita **camada de células de Purkinje** (**camada ganglionar**) (**A2**) é formada pelos grandes neurônios do cerebelo, as *células de Purkinje*. Segue-se, então, a **camada granular** (**A3**). É muito rica em células, consistindo em pequenos neurônios densamente acumulados, as *células granulosas*. Também há células maiores dispersas, as *células de Golgi*.

Células de Purkinje (B-D)

A célula de Purkinje representa a maior célula e mais característica do cerebelo. A coloração de Nissl mostra o corpo celular em forma de pera (**B4**), cheio de corpos de Nissl grosseiros. As partes basais de dois ou três dendritos também são visíveis (**B5**) no polo superior da célula. No entanto, a expansão inteira da célula, com todos os seus processos, só pode ser visualizada por impregnação de Golgi ou coloração intracelular. As hastes primárias dos dendritos ramificam em mais ramos, e estes novamente arborizam de maneira fina, formando a **árvore dendrítica** (**B6**). Os dendritos se propagam em um plano bidimensional, como os ramos de uma árvore espalhadeira. As células de Purkinje se dispõem de maneira estritamente geométrica; ficam espaçadas em intervalos relativamente regulares, formam uma fileira entre as camadas granular e molecular e enviam suas árvores dendríticas à camada molecular, em direção à superfície da folha. Sem exceção, as árvores dendríticas achatadas se estendem em um plano perpendicular ao eixo longitudinal da folha cerebelar (**D**).

Os ramos iniciais da árvore dendrítica (dendritos primários e secundários) têm uma *superfície lisa* (**C7**) e são cobertos por sinapses. Os finos ramos terminais são pontilhados com espinhas curtas (**C8**). Cada célula de Purkinje carrega aproximadamente 60.000 *sinapses espinhosas*. Diferentes sistemas de fibras terminam nas seções lisa e espinhosa da célula: as *fibras trepadeiras* terminam na parte lisa, e as *fibras paralelas*, na parte espinhosa (p. 160).

O axônio (**B9**) parte da base da célula de Purkinje e se estende pela camada granular na substância branca. Os axônios das células de Purkinje terminam em neurônios dos núcleos cerebelares (p. 160, D). Dão colaterais recorrentes. As células de Purkinje usam GABA como neurotransmissor.

5.1 Estrutura

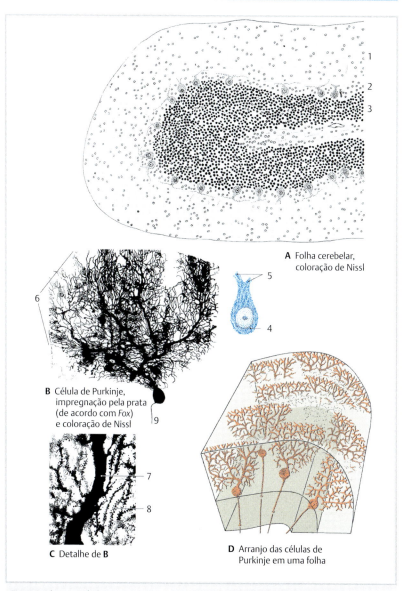

A Folha cerebelar, coloração de Nissl

B Célula de Purkinje, impregnação pela prata (de acordo com *Fox*) e coloração de Nissl

C Detalhe de B

D Arranjo das células de Purkinje em uma folha

Fig. 5.3 Córtex cerebelar.

Córtex Cerebelar (cont.)

Células Estreladas e Células em Cesto (*Basket cells's*) (A, B)

Na metade superior da camada molecular encontram-se as **células estreladas**. Os dendritos desses pequenos neurônios correm em todas as direções e chegam a aproximadamente 12 árvores dendríticas de Purkinje. Seus axônios terminam nos corpos das células de Purkinje ou correm horizontalmente abaixo da superfície da folha.

No terço inferior da camada molecular, encontram-se as **células em cesto** (**A1**), discretamente maiores. Seus axônios longos correm horizontalmente acima dos corpos das células de Purkinje e dão colaterais, cujos ramos terminais formam redes (cestos) em torno dos corpos das células de Purkinje. A imagem por microscopia eletrônica mostra que as fibras das células em cesto formam numerosos contatos sinápticos (**B2**) com a célula de Purkinje, a saber, na base do corpo celular (proeminência axonal) e no segmento inicial do axônio até onde começa a bainha de mielina. O restante do corpo da célula de Purkinje é envolvido por *células gliais de Bergmann* (**B3**). O posicionamento das sinapses na proeminência axonal indica o *caráter inibitório* das células em cesto.

Células Granulosas (C)

Esses pequenos neurônios densamente agrupados formam a camada granulosa. Em alta ampliação, a impregnação de Golgi mostra 3 a 5 dendritos curtos, portadores de espessamentos em forma de garras nos ramos terminais. O axônio fino (**C4**) da célula granulosa sobe verticalmente, atravessando a camada de células de Purkinje e indo à camada molecular, onde bifurca em ângulos retos em *duas fibras paralelas* (p. 161, C5).

Glomérulos Cerebelares: A camada granulosa contém ilhotas acelulares (glomérulos), nas quais as terminações dendríticas em forma de garra das células granulosas formam contatos sinápticos com as terminações axonais das *fibras* nervosas aferentes (*fibras musgosas*, p. 161, B3). Além disso, os axônios curtos das *células de Golgi* terminam aí. A imagem por microscopia eletrônica mostra sinapses complexas e grandes (complexos sinápticos em forma de glomérulo), que são envolvidas por processos gliais.

Células de Golgi (E)

São muito maiores do que as células granulosas e se dispersam por toda a camada granulosa, geralmente pouco abaixo das células de Purkinje (p. 161, C9). Suas árvores dendríticas, que ramificam predominantemente na camada molecular e se estendem em direção à superfície da falha, não são achatadas como as das células de Purkinje, mas se espalham em todas as direções. As células têm axônios curtos, que terminam em um glomérulo ou ramificam em uma rede de fibras finas e densas. As células de Golgi pertencem aos *interneurônios inibitórios*.

Glia (D)

Com exceção dos tipos de células gliais regulares, tais como os *oligodendrócitos* (**D5**) e os *astrócitos* (**D6**) protoplasmáticos, comumente encontrados na camada granulosa, há também células características do cerebelo: a *glia de Bergmann* e a *glia peniforme de Fañanás*.

Os corpos celulares das **células de Bergmann** (**D7**) se localizam entre as células de Purkinje e enviam fibras de sustentação verticalmente em direção à superfície, onde seus pequenos pés terminais formam uma membrana glial limitante contra as meninges. As fibras de sustentação são portadoras de processos em forma de folha e formam um arcabouço denso. A glia de Bergmann começa a proliferar onde as células de Purkinje morrem. As **células de Fañanás** (**D8**) têm vários processos curtos com uma estrutura peniforme característica.

5.1 Estrutura

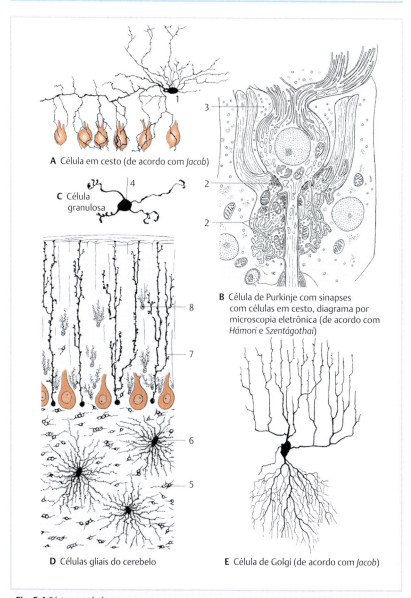

A Célula em cesto (de acordo com *Jacob*)

C Célula granulosa

B Célula de Purkinje com sinapses com células em cesto, diagrama por microscopia eletrônica (de acordo com *Hámori* e *Szentágothai*)

D Células gliais do cerebelo

E Célula de Golgi (de acordo com *Jacob*)

Fig. 5.4 Córtex cerebelar.

Circuitos Neuronais

Fibras Aferentes (A, B)

Os sistemas de fibras aferentes terminam no córtex cerebelar e dão colaterais dos axônios para os núcleos cerebelares. Há dois tipos diferentes de terminações: fibras trepadeiras e fibras musgosas.

As **fibras trepadeiras** (**AC1**) terminam nas células de Purkinje, dividindo-se e fixando-se como gavinhas às ramificações da árvore dendrítica. Cada fibra trepadeira termina em uma *célula de Purkinje* única e, por meio de colaterais dos axônios, também em algumas células estreladas e em cesto. As fibras trepadeiras se originam de neurônios da oliva e de seus núcleos acessórios.

As **fibras musgosas** (**BC2**) se dividem em ramos amplamente divergentes e finalmente dão numerosos ramos laterais com pequenas rosetas de terminações esferoides. Elas se encaixam nas terminações em forma de garra dos *dendritos das células granulosas* e formam complexos sinápticos com elas (**B3**). As fibras musgosas são a terminação dos tratos espinocerebelar e pontocerebelar e, também, fibras de núcleos do bulbo.

Córtex (C)

A estrutura do córtex cerebelar é determinada pela orientação transversal das árvores dendríticas achatadas das células de Purkinje (**ACD4**) e pelas **fibras paralelas** das células granulosas (**B-D5**), que se estendem longitudinalmente, formando sinapses com os dendritos das células de Purkinje. Estas representam os elementos eferentes do córtex. Recebem **aferência excitatória** por meio de contato direto com fibras trepadeiras (**C1**) e indiretamente pelas fibras musgosas (**C2**) via células granulosas interpostas (**CD6**). Os axônios das células granulosas bifurcam na camada molecular em duas fibras paralelas cada, que medem aproximadamente 3 mm de comprimento total e seguem por aproximadamente 350 árvores dendríticas. Acredita-se que cerca de 200.000 fibras paralelas atravessem cada árvore dendrítica.

As células estreladas (**C7**), as células em cesto (**C8**) e as células de Golgi (**C9**) são **interneurônios inibitórios** que inibem as células de Purkinje. São coestimuladas por ação de cada impulso que chega, seja pelas sinapses nos glomérulos, pelas sinapses com fibras paralelas, por sinapses das células de Golgi com fibras musgosas ou por colaterais de axônios das fibras aferentes. Desse modo, a estimulação de uma fileira de células de Purkinje inibe todas as células de Purkinje vizinhas; isso torna mais nítidos os limites entre grupos de células de Purkinje ativas (formação de contraste).

Princípio Funcional do Cerebelo (D)

Os axônios das células de Purkinje (**D4**) terminam nos neurônios dos núcleos subcorticais (**D10**) (núcleos cerebelares e núcleos vestibulares). As *células de Purkinje são neurônios inibitórios* com alto conteúdo de GABA. Têm forte efeito inibitório sobre os neurônios dos núcleos cerebelares, que continuamente recebem aferência excitatória exclusivamente via colaterais de axônios (**D11**) das fibras aferentes (fibras trepadeiras e fibras musgosas) (**D12**). No entanto, esses impulsos não podem ser passados adiante porque os núcleos estão sob o controle inibitório das células de Purkinje. Somente quando as células de Purkinje são inibidas por interneurônios inibitórios (**D13**), seu efeito inibitório é suspenso para que a excitação seja transmitida aos segmentos correspondentes dos núcleos.

Por isso, os núcleos cerebelares são *centros sinápticos independentes*, que recebem e transmitem impulsos, e nos quais há contínua excitação. A transmissão é regulada pelo córtex cerebelar por meio de inibição e desinibição com sintonia fina.

5.1 Estrutura 161

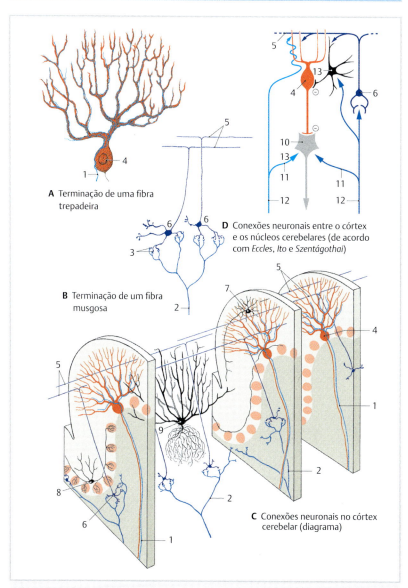

A Terminação de uma fibra trepadeira

B Terminação de um fibra musgosa

C Conexões neuronais no córtex cerebelar (diagrama)

D Conexões neuronais entre o córtex e os núcleos cerebelares (de acordo com *Eccles*, *Ito* e *Szentágothai*)

Fig. 5.5 Conexões neuronais.

Cerebelo

5.2 Organização Funcional

As projeções das fibras do cerebelo formam a base da organização funcional em três seções: o vestibulocerebelo, o espinocerebelo e o pontocerebelo.

Vestibulocerebelo, Espinocerebelo, Pontocerebelo: Sistemas de Fibras Aferentes e Eferentes (A, B)

O modo pelo qual os **sistemas de fibras aferentes** terminam revela uma tripartição funcional do cerebelo em *verme, hemisfério lateral* e *zona intermediária*, situada entre eles. As **fibras espinocerebelares**, a saber, *trato espinocerebelar posterior, trato cuneocerebelar* (p. 164, A1 e A2) e *trato espinocerebelar anterior* (p. 166, B14) transmitem informações proprioceptivas e terminam como fibras musgosas no verme do lobo anterior, na pirâmide e úvula e na zona intermediária, situada lateralmente a elas (**A1**). A parte do espinocerebelo controla o tono muscular e serve para coordenar a execução do movimento, o que possibilita movimentos precisamente coordenados, uniformemente executados e orientados. As **fibras corticopontocerebelares**, que transmitem informações ao cerebelo sobre o planejamento do movimento a partir de áreas motoras do córtex, entram pelo pedúnculo cerebelar médio e terminam como fibras musgosas na parte lateral do hemisfério cerebelar (**A2**), o **pontocerebelo**. As **fibras vestibulocerebelares, que transmitem informações do sistema vestibular**, terminam no lobo floculonodular (**A3**), o **vestibulocerebelo**. Isso permite que sejam transmitidas ao cerebelo informações sobre a posição do corpo no espaço e sobre movimentos da cabeça. As principais tarefas do vestibulocerebelo são regular o equilíbrio, estabilizar a postura e a marcha e coordenar os movimentos oculares. Vias aferentes que fazem sinapse na oliva e em seus núcleos acessórios e no núcleo reticular lateral terminam de acordo com sua origem: as espinais, no verme; as corticais, no hemisfério.

A tripartição também é óbvia na projeção dos **axônios corticofugais** para os núcleos cerebelares. A maioria das fibras que terminam nos núcleos vestibulares (**B4**) é do flóculo (**B5**), bem como do verme (nódulo, lobo anterior, pirâmide, úvula). Essas conexões influenciam os músculos do tronco (especialmente na área do pescoço) via trato vestibulospinal e músculos extraoculares via fascículo longitudinal medial. No núcleo fastigial (**B6**), terminam as fibras do verme inteiro (**B7**), a parte mediana do espinocerebelo. O núcleo fastigial se projeta nos núcleos vestibulares e na formação reticular do tronco encefálico e controla os músculos axiais do tronco e das extremidades proximais via tratos reticulospinal e vestibulospinal. O núcleo emboliforme e o núcleo globoso (**B8**) recebem as fibras da zona intermediária (**B9**) e, por meio de sua projeção na parte magnocelular do núcleo rubro e do trato rubrospinal, controlam, em particular, as sequências motoras de movimentos dos músculos das extremidades distais. No núcleo dentado (**B10**), terminam as fibras da zona lateral do hemisfério cerebelar (**B11**), formando uma alça de *feedback* para as áreas do córtex motor via suas projeções para os núcleos talâmicos motores, assim influenciando o sistema de movimentos voluntários. O núcleo dentado também se projeta à parte parvocelular do núcleo rubro, que envia o trato tegmental central à oliva inferior. A oliva inferior se projeta de volta ao pontocerebelo via fibras trepadeiras (alça neuronal pontorrubrocerebelar: triângulo mioclônico ou triângulo de Guillain-Mollaret).

Resultados da Estimulação Experimental (C, D)

As vias terminam seguindo um padrão somatotópico em que a extremidade inferior, o tronco, a extremidade superior e a área da cabeça ficam dispostas uma depois da outra. A estimulação elétrica do córtex cerebelar, em um animal descerebrado, resultou em contrações e alterações tônicas nos músculos extensores e flexores das extremidades, em movimentos conjugados do olhar e em contrações dos músculos faciais e cervicais (**C**) (a figura mostra as superfícies superior e inferior do cerebelo projetadas no mesmo plano).

Resultados semelhantes foram obtidos por estimulação tátil de várias partes corporais e registro elétrico simultâneo dos potenciais resultantes no córtex cerebelar (*potenciais evocados*) (**D**). Além disso, a localização dos potenciais demonstrou a representação ipsilateral da metade do corpo no logo anterior e no lóbulo simples (**D12**) e a representação bilateral no lóbulo paramediano (**D13**).

Essa organização somatotópica é demonstrada em coelhos, gatos, carcinoma espinocelular e macacos. A hipótese para a organização somatotópica para o cérebro humano está ilustrada em **E**.

5.2 Organização Funcional

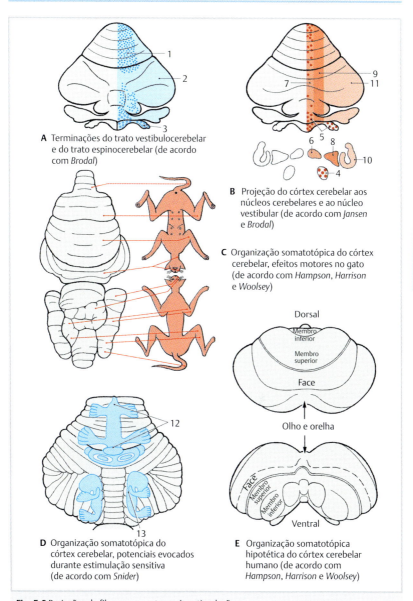

A Terminações do trato vestibulocerebelar e do trato espinocerebelar (de acordo com *Brodal*)

B Projeção do córtex cerebelar aos núcleos cerebelares e ao núcleo vestibular (de acordo com *Jansen* e *Brodal*)

C Organização somatotópica do córtex cerebelar, efeitos motores no gato (de acordo com *Hampson*, *Harrison* e *Woolsey*)

D Organização somatotópica do córtex cerebelar, potenciais evocados durante estimulação sensitiva (de acordo com *Snider*)

E Organização somatotópica hipotética do córtex cerebelar humano (de acordo com *Hampson*, *Harrison* e *Woolsey*)

Fig. 5.6 Projeções de fibras e respostas após estimulação.

5.3 Vias

Pedúnculo Cerebelar Inferior (Corpo Restiforme) (A-C)

O **pedúnculo cerebelar inferior** contém os seguintes sistemas de fibras:

Trato espinocerebelar posterior e o trato cuneocerebelar (**A**): As fibras do *trato espinocerebelar posterior* (trato de Flechsig) (**A1**) se originam em células do *núcleo torácico posterior* (*coluna de Clarke*) (**A3**), no qual terminam as fibras aferentes da sensibilidade proprioceptiva (órgãos tendinosos, fusos musculares, págs. 316, 318). A região inervada por esse trato é restrita à extremidade inferior e à parte inferior do tronco. As fibras do trato espinocerebelar posterior terminam como fibras musgosas no verme e na zona intermediária do lobo anterior e na pirâmide. As fibras correspondentes para a extremidade superior e a parte superior do tronco se reúnem no *núcleo cuneiforme lateral* (*núcleo de Monakow*) (**A4**) e como *trato cuneocerebelar* (**A2**) para as mesmas áreas. O trato espinocerebelar anterior chega ao telencéfalo via pedúnculo cerebelar superior (braço conjuntivo) (p. 166, B).

Trato vestibulocerebelar (**B**): O cerebelo recebe fibras vestibulares primárias e secundárias. As fibras primárias (**B5**) se originam no *gânglio vestibular* (**B6**) (predominantemente dos ductos semicirculares) e correm ao cerebelo sem fazer sinapses. As fibras secundárias (**B7**) fazem sinapse nos *núcleos vestibulares* (**B8**). Quase todas as fibras terminam no nódulo, flóculo (**B9**) e no núcleo fastigial (**B10**), mas algumas terminam na úvula. A conexão com os núcleos vestibulares também contém fibras cerebelofugais (*trato cerebelovestibular*), que se originam nas áreas terminais recém-mencionadas e no verme do logo anterior. Algumas delas fazem sinapse no

núcleo vestibular lateral e se estendem, no *trato vestibulospinal* (p. 386, A9), à medula espinal.

Trato olivocerebelar (**A**): A oliva (**A11**), que pode ser vista como um núcleo cerebelar transposto ventralmente, envia todas as suas fibras ao cerebelo. A oliva e seus núcleos acessórios recebem fibras ascendentes da medula espinal (*trato espino-olivar*) (**A12**), fibras do córtex cerebral e dos núcleos extrapiramidais (*trato tegmental central*, p. 144, A). As fibras fazem sinapse em segmentos específicos da oliva para formar o *trato olivocerebelar* (**A13**), que cruza para o lado oposto e se estende à metade contralateral do cerebelo. As fibras do complexo olivar terminam como fibras trepadeiras no córtex cerebelar: as fibras dos núcleos acessórios (zona de terminação do trato espino-olivar) correm para o córtex do verme e a zona intermediária do lobo anterior, enquanto as fibras do núcleo principal (zona de terminação das fibras corticais e do trato tegmental) correm para os hemisférios cerebelares.

Trato reticulocerebelar, trato nucleocerebelar e trato arqueadocerebelar (**C**): O *núcleo reticular lateral* (**C14**) recebe fibras sensitivas exteroceptivas que sobem juntamente com os tratos espinotalâmicos. As fibras pós-sinápticas correm como *trato reticulocerebelar* (**C15**) através do pedúnculo cerebelar ipsilateral até o verme e o hemisfério. O *trato nucleocerebelar* (**C16**) transmite impulsos táteis da área facial, primariamente dos núcleos trigeminais (**C17**), ao cerebelo. As fibras do *trato arqueadocerebelar* (**C18**) se originam no núcleo arqueado (**C19**) e correm ao assoalho do quarto ventrículo, onde formam as *estrias medulares*. Elas correm cruzadas e não cruzadas e se acredita que terminem no flóculo.

O *fascículo uncinado do cerebelo*, um trato cerebelospinal originado no núcleo fastigial contralateral, não tem sido demonstrado de modo inequívoco no cérebro humano.

5.3 Vias

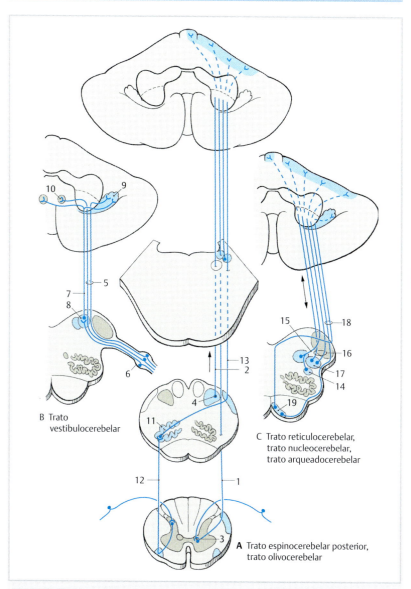

B Trato vestibulocerebelar

C Trato reticulocerebelar, trato nucleocerebelar, trato arqueadocerebelar

A Trato espinocerebelar posterior, trato olivocerebelar

Fig. 5.7 Pedúnculo cerebelar inferior.

Pedúnculo Cerebelar Médio (Braço de Ponte) (A)

Vias do córtex cerebral dos lobos frontal e temporal se estendem à ponte. Juntamente com o trato piramidal, formam os *pedúnculos cerebrais* (**A1**), nos quais ocupam os segmentos lateral e medial: lateralmente, encontra-se o *trato temporopontino* (Feixe de Türck) (**A2**) e, medialmente, o *trato frontopontino* (feixe de Arnold) (**A3**). As fibras do primeiro neurônio terminam nos núcleos pontinos (**A4**). As fibras do segundo neurônio cruzam dos núcleos da ponte para o lado oposto e formam, como *trato pontocerebelar*, o **pedúnculo cerebelar médio**. As fibras terminam como fibras musgosas principalmente no hemisfério cerebelar contralateral, mas algumas também bilateralmente no segmento médio do verme.

Pedúnculo Cerebelar Superior (Braço Conjuntivo) (B)

A maioria das vias cerebelares eferentes passa pelo **pedúnculo cerebelar superior**. O único feixe aferente que entra é o *trato espinocerebelar anterior*. As fibras eferentes do pedúnculo cerebelar superior entram no tegmento do mesencéfalo no nível dos colículos inferiores e cruzam, na **decussação do pedúnculo cerebelar superior** (**B5**), para o lado oposto, onde se dividem em uma alça descendente (**B6**) e uma alça ascendente (**B7**). Os feixes de fibras descendentes se originam no núcleo fastigial (**B8**) e no núcleo globoso (**B9**). Terminam nos núcleos mediais da formação reticular (**B10**) na ponte e no bulbo, onde fazem sinapse para formar o *trato reticulospinal*. Desse modo, impulsos cerebelares são transmitidos à medula espinal por duas vias, a saber, o *trato reticulospinal* e o *trato vestibulospinal*. De ambos os tratos, interneurônios afetam as células do corno anterior.

As fibras da alça ascendente mais forte se originam predominantemente do núcleo dentado (**B11**), mas também parcialmente do núcleo emboliforme. Elas terminam em duas áreas: (1) no núcleo rubro (**B12**), à sua volta e em vários núcleos do tegmento mesencefálico (núcleo de Edinger-Westphal, núcleo acessório do oculomotor, núcleo de Darkshevich etc.) que conectam o cerebelo com o sistema extrapiramidal e (2) no tálamo dorsal (**B13**), de onde os impulsos passam para o córtex cerebral, principalmente para o córtex motor.

Esses tratos de conexão criam um grande circuito neuronal; impulsos cerebelares afetam o córtex cerebral via pedúnculo cerebelar médio e tálamo. O córtex cerebral, por sua vez, afeta o cerebelo via sistemas corticopontocerebelar e córtico-olivocerebelar. Desse modo, o córtex motor e o cerebelo estão sob mútuo controle.

Trato espinocerebelar anterior (trato de Gowers) (**B14**). As fibras se originam no corno posterior quando, onde as fibras primariamente dos órgãos tendíneos fazem sinapse. Os feixes pós-sinápticos correm cruzados ou não cruzados; entretanto, não entram no pedúnculo cerebelar inferior, mas se estendem até a margem superior da ponte, onde viram e entram pelo pedúnculo cerebelar superior (**C**). Terminam como fibras musgosas no verme e zona intermediária do lobo anterior e na úvula.

> **Observação clínica:** A importância do cerebelo na coordenação do movimento se torna clara na *intoxicação aguda pelo álcool*. Os sintomas incluem ataxia de marcha, caracterizada por marcha vacilante, cambaleante e com base alargada. Movimentos coordenados, como tocar a ponta do nariz com o dedo, ficam prejudicados (dismetria). No entanto, comprometimentos do movimento coordenado não se originam necessariamente no cerebelo; pode resultar de transtornos espinocerebelares ou envolver o aparelho vestibular.

5.3 Vias **167**

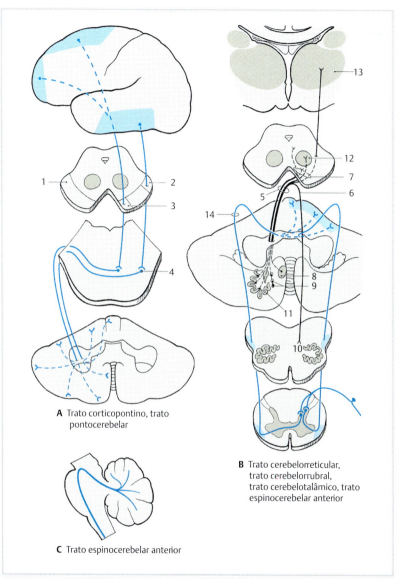

A Trato corticopontino, trato pontocerebelar

B Trato cerebelorreticular, trato cerebelorrubral, trato cerebelotalâmico, trato espinocerebelar anterior

C Trato espinocerebelar anterior

Fig. 5.8 Pedúnculos médio e superior.

6 Diencéfalo

6.1 Desenvolvimento do Diencéfalo *170*
6.2 Estrutura *172*
6.3 Epitálamo *176*
6.4 Tálamo Dorsal *178*
6.5 Subtálamo *192*
6.6 Hipotálamo *194*
6.7 Hipotálamo e Hipófise *200*

6.1 Desenvolvimento do Diencéfalo

O cérebro e a medula espinal se desenvolvem a partir do tubo neural, que forma várias vesículas cerebrais em seu segmento anterior, a saber, o *rombencéfalo* (**A1**), o *mesencéfalo* (**A2**), o *diencéfalo* (**A3**) e o *telencéfalo* (**A4**). As paredes laterais das vesículas se espessam até tornar-se a substância cerebral própria, em que as células nervosas e seus processos se diferenciam. O processo de desenvolvimento começa no rombencéfalo e se propaga ao mesencéfalo e diencéfalo. O desenvolvimento do telencéfalo é muito tardio. Forma-se uma vesícula com parede fina a cada lado para que o telencéfalo se subdivida em três partes, a saber, os dois *hemisférios* simétricos (**A5**) e a parte mediana ímpar (**A6**), que forma a parede anterior do terceiro ventrículo (*lâmina terminal*).

As vesículas do telencéfalo começam a cobrir o diencéfalo. Ao se expandirem, particularmente na direção caudal, a *fronteira telodiencefálica* se desloca. Inicialmente representa a linha da borda frontal (**A7**), mas então corre cada vez mais obliquamente (**A8**) até que, finalmente, se torna a fronteira lateral (**A9**) do diencéfalo. O diencéfalo, desse modo, vem a se situar entre os dois hemisférios, quase nato, tendo superfície externa. As três seções cerebrais que inicialmente ficam dispostas uma atrás da outra, a saber, o mesencéfalo, o diencéfalo (vermelho) e o telencéfalo (amarelo) passam a se posicionar, principalmente, uma dentro da outra no cérebro maduro.

Fronteira Telodiencefálica (B-E)

Somente o assoalho do diencéfalo é visível na superfície do cérebro; forma o *quiasma óptico*, o *túber cinéreo* e os *corpos mamilares* na base do cérebro (p. 12, A). O teto do diencéfalo se torna visível somente depois de corte horizontal remover o corpo caloso (**B**). Isso expõe o teto do terceiro ventrículo e os dois tálamos. A região inteira é coberta por uma placa de tecido conjuntivo vascularizado, a *tela corióidea* (**D10**), cuja remoção abre o terceiro ventrículo (**C**). Acima do terceiro ventrículo e na parede medial do hemisfério, o tecido cerebral é extremamente fino e invagina para a cavidade ventricular por alças vasculares protrusas (p. 284, A). As circunvoluções vasculares situadas no ventrículo formam o *plexo corióideo* (**D11**) (produção de líquido cerebrospinal). Com a remoção da tela corióidea e do plexo corióideo, a parede fina do hemisfério cerebral é lacerada e somente a linha de separação permanece com *linha corióidea* (**C12**). A superfície do *tálamo* (**C13**) fica exposta até essa linha de separação, ficando ainda coberta lateralmente pela parede fina do hemisfério. O segmento da parede fina do hemisfério entre a fixação do plexo e a *veia talamoestriada* (**C-E14**) é chamado **lâmina afixa** (**CD15**). Adere à superfície dorsal do tálamo e se funde com ele no cérebro maduro (**E16**). A veia talamoestriada (**C-E14**), que corre entre o tálamo e o núcleo caudado (**C-E17**), marca o limite entre o diencéfalo e o telencéfalo quando vista de cima.

B, C, E18	Fórnice
B, C19	Epífise
C20	Placa quadrigêmea
C21	Habênula
D22	Fissura telodiencefálica
B, C, E23	Corpo caloso

6.1 Desenvolvimento do Diencéfalo

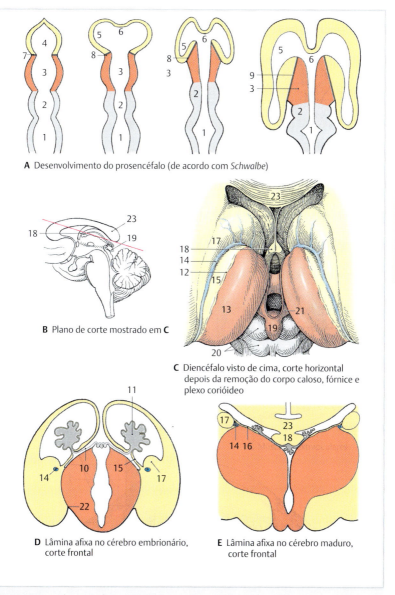

A Desenvolvimento do prosencéfalo (de acordo com *Schwalbe*)

B Plano de corte mostrado em C

C Diencéfalo visto de cima, corte horizontal depois da remoção do corpo caloso, fórnice e plexo corióideo

D Lâmina afixa no cérebro embrionário, corte frontal

E Lâmina afixa no cérebro maduro, corte frontal

Fig. 6.1 Desenvolvimento do prosencéfalo.

Diencéfalo

6.2 Estrutura

Subdivisão (A-C)

O diencéfalo se subdivide em quatro camadas, situadas uma sobre a outra:

- Epitálamo (**A-C1**)
- Tálamo dorsal (**A-C2**)
- Subtálamo (**A-C3**)
- Hipotálamo (**A-C4**)

O arranjo simples dessas camadas ainda é claramente visível no cérebro embrionário. No entanto, muda consideravelmente durante o desenvolvimento devido a diferenças de crescimento regional. Em particular, o extraordinário aumento de massa do tálamo dorsal e a expansão do hipotálamo na região do túber cinéreo determinam a estrutura do diencéfalo.

O **epitálamo** (p. 176) consiste nas *habênulas*, uma estação de retransmissão para vias entre os centros olfatórios e o tronco encefálico, e na *glândula pineal* (epífise do cérebro). Devido ao tamanho crescente do tálamo, o epitálamo, situado dorsalmente (**B1**) é transposto medialmente e aparece apenas como apêndice do tálamo dorsal (**C1**).

O **tálamo dorsal** (p. 178) é a estação terminal das vias sensitivas (sensibilidade cutânea; gustação; vias visuais, acústicas e vestibulares). É conectado ao córtex cerebral por sistemas de fibras eferentes e aferentes.

O **subtálamo** (p. 192) é a continuação do tegmento do mesencéfalo. Contém núcleos do sistema motor extrapiramidal (zona incerta, núcleo subtalâmico, globo pálido) e pode ser visto como a zona motora do diencéfalo.

O **globo pálido**, ou pálido (**CD5**), é um derivado do diencéfalo. Separa-se das outras regiões cinzentas do diencéfalo em decorrência das massas de fibras entranhadas da cápsula interna (**CD6**) durante o desenvolvimento e, finalmente, fica deslocado para o telencéfalo. Somente uma pequena parte medial restante do pálido continua no interior da unidade do diencéfalo; este é o núcleo entopeduncular. Como constituinte do sistema extrapiramidal, o globo pálido deve logicamente ser visto como parte do subtálamo.

O **hipotálamo** (p. 194) é derivado da camada mais inferior e forma o assoalho do diencéfalo, do qual faz protrusão a neuro-hipófise (**A7**). É o mais alto centro regulatório da divisão autônoma do sistema nervoso.

Corte Frontal no Nível do Quiasma Óptico (D)

Um corte pela parede anterior do terceiro ventrículo mostra partes do diencéfalo e do telencéfalo. Ventralmente, encontra-se a placa de fibras da decussação do nervo óptico, o *quiasma óptico* (**D8**). Uma escavação rostral do terceiro ventrículo, o *recesso pré-óptico* (**D9**), pode ser vista acima dele. O globo pálido (**CD5**) aparece lateralmente à cápsula interna. Todas as outras estruturas pertencem ao telencéfalo: os dois ventrículos laterais (**D10**) e o *septo pelúcido* (**D11**), encerrando o *cavo do septo pelúcido* (**D12**), o *núcleo caudado* (**D13**), o *putame* (**CD14**) e, na base, a *área olfatória* (**D15**) (substância perfurada anterior). O *corpo caloso* (**D16**) e a *comissura anterior* (**D17**) conectam os dois hemisférios. Outros sistemas de fibras mostrados no corte são o *fórnice* (**D18**) e a *estria olfatória lateral* (**D19**).

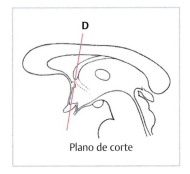

Plano de corte

6.2 Estrutura

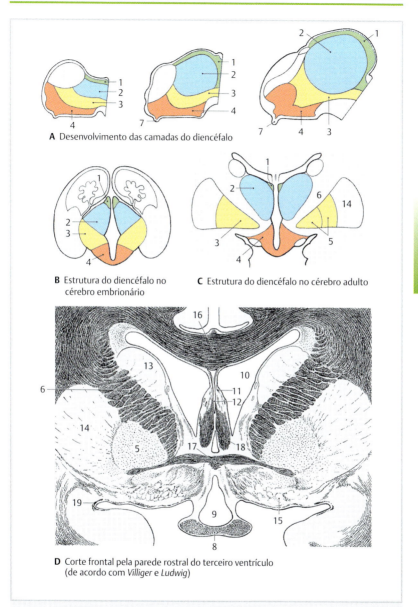

A Desenvolvimento das camadas do diencéfalo

B Estrutura do diencéfalo no cérebro embrionário

C Estrutura do diencéfalo no cérebro adulto

D Corte frontal pela parede rostral do terceiro ventrículo (de acordo com *Villiger* e *Ludwig*)

Fig. 6.2 Estrutura do diencéfalo, corte frontal (quiasma óptico).

Diencéfalo

Corte Frontal no Nível do Túber Cinéreo (A)

O plano de corte se situa imediatamente atrás do forame interventricular (*forame de Monro*). O ventrículo lateral e o terceiro ventrículo são separados pela base fina do *plexo corióideo* (**A1**). Dali à *veia talamoestriada* (**AB2**), estende-se a *lâmina afixa* (**AB3**). Cobre a superfície dorsal do **tálamo** (**A4**), da qual somente são visíveis os núcleos anteriores. Ventrolateralmente a ele e separado pela *cápsula interna* (**AB5**), encontra-se o **globo pálido** (**AB6**), que se divide em duas partes, o *segmento interno* (**A7**) e o *externo* (**A8**) *do pálido*. Destaca-se contra o *putame* (**AB9**) adjacente por causa de seu conteúdo mais alto de mielina. Na margem basal e na extremidade do pálido, saem o *fascículo lenticular* (campo H2 de Forel) e a *alça lenticular* (**A10**). A segunda forma um arco na direção dorsal em torno da extremidade medial do pálido. A parte ventral do diencéfalo é ocupada pelo hipotálamo (*túber cinéreo* [**A11**] e *infundíbulo* [pedúnculo hipofisário] [**A12**]), que aparece notoriamente pobre em mielina, contrastando com o *trato óptico* (**AB13**), altamente mielinizado.

O diencéfalo é envolvido, em ambos os lados, pelo telencéfalo, mas sem uma fronteira claramente visível. Os núcleos mais próximos do telencéfalo são o *putame* (**AB9**) e o *núcleo caudado* (**AB14**). Anteriormente ao globo pálido encontra-se um núcleo pertencente ao telencéfalo, o **núcleo basal** (*núcleo de Meynert*) (**A15**). Recebe fibras do tegmento do mesencéfalo. Seus grandes neurônios colinérgicos se projetam difusamente ao neocórtex inteiro. O *fórnice* (**AB16**) é visto duas vezes em razão de seu trajeto em arco (p. 235, C).

Corte Frontal no Nível dos Corpos Mamilares (B)

O corte mostra ambos os tálamos; seu aumento de volume leva à fusão secundária na linha mediana, resultando na *aderência intertalâmica* (**B17**). Lamelas de fibras mielínicas, as *camadas medulares do tálamo*, subdividem o tálamo em vários grandes complexos de núcleos. Dorsalmente, encontra-se o *grupo nuclear anterior* (**B18**), ventralmente a ele, o *grupo nuclear medial* (**B19**), que faz fronteira medialmente com vários pequenos núcleos paraventriculares (**B20**) e é lateralmente separado pela *camada medular interna* (**B21**) do *grupo nuclear lateral* (**B22**). A subdivisão do segundo em áreas dorsal e ventral é menos distinta. O complexo inteiro é envolvido por um núcleo estreito em forma de concha, o *núcleo reticular do tálamo* (**B23**), que é separado do grupo nuclear pela *camada medular externa* (**B24**).

Ventralmente ao tálamo encontra-se o **subtálamo** com a *zona incerta* (**B25**) e o núcleo subtalâmico (corpo de Luys) (**B26**). A zona incerta é delimitada por duas placas de fibras mielinizadas, dorsalmente pelo *campo H1 de Forel* (*fascículo talâmico*) (**B27**) e ventralmente pelo *campo H2 de Forel* (*fascículo lenticular*) (**B28**). Abaixo do núcleo subtalâmico, aparece o polo rostral da *substância negra* (**B29**). O assoalho do diencéfalo é formado pelos dois **corpos mamilares** (**B30**). O *fascículo mamilotalâmico* (*feixe de Vicq d'Azyr*) (**B31**) sobre do corpo mamilar ao tálamo.

AB32 Corpo caloso.

A33 Corpo amigdaloide (amígdala).

B34 Hipocampo.

A35 Comissura anterior.

B36 Estria medular (p. 176, A2).

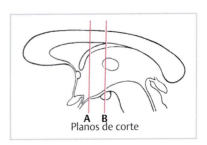
Planos de corte

6.2 Estrutura

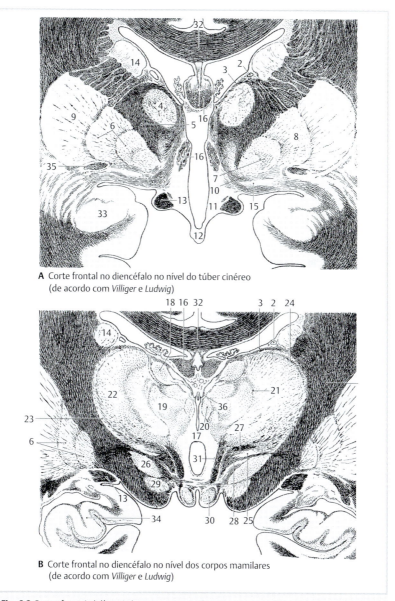

A Corte frontal no diencéfalo no nível do túber cinéreo
(de acordo com *Villiger* e *Ludwig*)

B Corte frontal no diencéfalo no nível dos corpos mamilares
(de acordo com *Villiger* e *Ludwig*)

Fig. 6.3 Cortes frontais (túber cinéreo, corpos mamilares).

6.3 Epitálamo

O epitálamo inclui a habênula (com os núcleos habenulares, a comissura habenular e a estria medular), a glândula pineal e a comissura epitalâmica (comissura posterior).

Habênula (A)

A **habênula** (**A1**) (p. 171, C21), com suas vias aferentes e eferentes, forma um sistema de retransmissão em que impulsos olfatórios são transmitidos a núcleos eferentes (salivatórios e motores) do tronco encefálico. Desse modo, acredita-se que a sensibilidade olfatória afete a ingesta alimentar. O núcleo habenular contém numerosos neurônios peptidérgicos.

As vias aferentes chegam aos núcleos habenulares via **estria medular do tálamo** (**A2**). Contém fibras dos *núcleos septais* (**A3**), da *substância perfurada anterior* (área olfatória) (**A4**) e da *região pré-óptica* (**A5**). Além disso, recebe fibras do *corpo amigdaloide* (amígdala) (**A6**) que cruzam da *estria terminal* (**A7**).

As vias eferentes se estendem ao mesencéfalo. O trato habenulotectal (**A9**) termina no *núcleo tegmental dorsal* (**A10**), de onde há uma ligação com o fascículo longitudinal posterior (p. 144, B) com conexões com os núcleos salivatórios e motores dos músculos da mastigação e da deglutição (estímulos olfatórios que levam à secreção de saliva e de suco gástrico). O trato habênulo-interpeduncular, *feixe de Meynert* (**A11**), termina no *núcleo interpeduncular* (**A12**) (p. 132, D21), que se conecta a vários núcleos da formação reticular.

Glândula Pineal (B-D)

A **glândula pineal** (*corpo pineal, epífise do cérebro*) (**A13, B**) é um pequeno corpo em forma de pinha na parede posterior do terceiro ventrículo, acima da placa quadrigêmea (p. 170, BC19). Suas células, os *pinealócitos*, agrupam-se em lóbulos por septos de tecido conjuntivo. Em cortes com impregnação pela prata, mostram longos processos com tumefações terminais em forma de bastão (**C**), as quais terminam predominantemente nos vasos sanguíneos (**D**). Nos adultos, a glândula pineal contém grandes focos de *calcificação* (**B14**), que são visíveis em radiografias.

Nos vertebrados inferiores, a glândula pineal é um órgão fotossensível; ele registra mudanças do claro ao escuro por um especial olho parietal ou apenas pela luz que penetra através do teto fino do crânio. Ao fazê-lo, influencia o ritmo diurno e noturno do organismo. Por exemplo, regula a alteração de cor nos anfíbios (pigmentação escura durante o dia, pigmentação pálida à noite) e a mudança correspondente no comportamento do animal. A glândula pineal também registra a transição do verão brilhante ao inverno escuro e, assim, traz mudanças sazonais nas gônadas.

Nos vertebrados superiores, a luz não penetrar no teto espesso do crânio. O ritmo do dia e da noite é transmitido para a glândula pineal através da seguinte via: via fibras retinianas até o supraquiasmático núcleo no hipotálamo, então, através de fibras hipotalâmicas eferentes para o núcleo intermediolateral e, finalmente, via fibras pós-ganglionares do simpático cervical cadeia para a glândula pineal.

Nos seres humanos acredita-se que a glândula pineal iniba a maturação da genitália até a puberdade. Como nos animais, supõe-se que tenha uma ação antigonadotrópica. Observa-se hipergonadismo em alguns casos de destruição da glândula pineal em crianças.

Comissura epitalâmica (**comissura posterior**) (**B**). Não se conhecem todos os sistemas de fibras que atravessam a comissura epitalâmica (**B15**). As fibras habenulotectais cruzam na comissura. Dos vários núcleos pré-tectais que enviam fibras que atravessam a comissura, o núcleo intersticial de Cajal e o núcleo de Darkshevich são os mais importantes. Também se acredita que fibras vestibulares cruzem nessa comissura (p. 135, B23).

A16 Bulbo olfatório.

A17 Quiasma.

A18 Hipófise.

B19 Recesso pineal.

B20 Comissura habenular.

6.3 Epitálamo

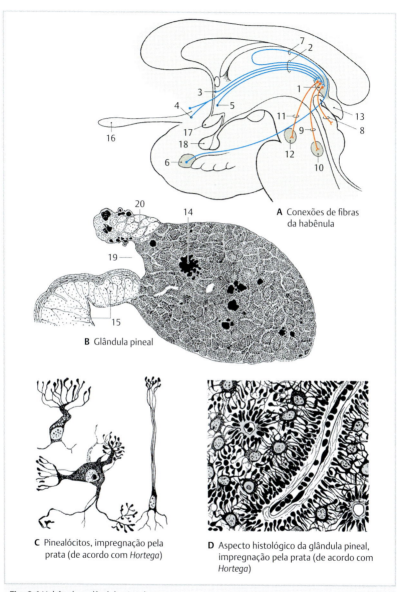

A Conexões de fibras da habênula

B Glândula pineal

C Pinealócitos, impregnação pela prata (de acordo com *Hortega*)

D Aspecto histológico da glândula pineal, impregnação pela prata (de acordo com *Hortega*)

Fig. 6.4 Habênula e glândula pineal.

6.4 Tálamo Dorsal

Os tálamos dorsais são dois grandes complexos nucleares ovoides. Suas superfícies mediais formam a parede do terceiro ventrículo, enquanto suas superfícies laterais fazem fronteira com a cápsula interna. Eles se estendem do forame interventricular (*forame de Monro*) à placa quadrigêmea do mesencéfalo.

Os dois tálamos são as *estações de retransmissão para a maioria das vias sensitivas*, quase todas terminando no tálamo contralateral. Feixes de fibras conectam os tálamos também com o cerebelo, globo pálido, estriado e hipotálamo.

Radiação Talâmica (A)

O tálamo (**A1**) é conectado ao córtex cerebral pela *coroa radiada* ou **radiação talâmica** (**A2-4**). As fibras correm obliquamente através da cápsula interna, indo em direção ao córtex cerebral. Os feixes mais proeminentes são a **radiação talâmica anterior** (**A2**) (para o lobo frontal), a **radiação talâmica superior** (**A3**) (para o lobo parietal), a **radiação talâmica posterior** (**A4**) (para o lobo occipital) e a **radiação talâmica inferior** (para o lobo temporal).

A grande variedade de conexões de fibras indica a função central do tálamo, que está direta ou indiretamente integrado à maioria dos sistemas. Consequentemente, não é uma estrutura uniforme, mas um complexo altamente organizado, consistindo em grupos nucleares diversamente estruturados.

Com base em suas conexões de fibras, distinguem-se dois tipos de núcleos talâmicos. Os núcleos com conexões de fibras para o córtex cerebral são coletivamente chamados **núcleo talâmicos específicos**; núcleos sem qualquer conexão com o córtex, mas com conexões com o tronco encefálico, são os **núcleos talâmicos inespecíficos**.

> **Observação clínica:** O conhecimento da estrutura do tálamo tem importância prática porque transtornos e afecções motoras de dor podem ser tratados com cirurgia estereotáxica no tálamo.

Núcleos Talâmicos Específicos (B-D)

Os **núcleos talâmicos específicos** *córtex-dependentes* se subdividem nos seguintes grupos (ou complexos) nucleares:

- Grupo nuclear anterior, **núcleos talâmicos anteriores** (verdes) (**B-D5**).
- Grupo nuclear medial, **núcleos talâmicos mediais** (vermelhos) (**BD6**).
- Grupo nuclear lateral, **núcleos talâmicos ventrolaterais** (azuis) (**CD7**); esse grupo ainda se divide em uma fileira lateral, os *núcleos laterais*, e uma fileira ventral, os *núcleos ventrais*.
- **Núcleo geniculado lateral** (**BC8**).
- **Núcleo geniculado medial** (**BC9**).
- **Pulvinar** (**BC10**).
- **Núcleo reticular do tálamo** (**D11**).

Os grupos nucleares são separados por camadas de fibras: a **lâmina medular interna** (**D12**) (entre o grupo nuclear medial e os grupos nucleares lateral e anterior) e a **lâmina medular externa** (**D13**) (entre o grupo nuclear lateral e o núcleo reticular, que envolve a superfície lateral do tálamo).

O núcleo reticular e os núcleos inespecíficos, com exceção do *núcleo centromediano* (**B14**), têm sido omitidos da reconstrução dos grupos nucleares (**B, C**). Os grupos nucleares mais anteriores são os núcleos anteriores (**B5**), com os quais os núcleos mediais (**B6**) fazem fronteira caudalmente. No complexo lateral distinguimos entre um grupo nuclear localizado dorsalmente (os núcleos laterais, *núcleo dorsal lateral* [**C15**] e *núcleo posterior lateral* [**C16**] e um grupo localizado ventralmente (os núcleos ventrais, *núcleo anterior ventral* [**C17**], *núcleo lateral ventral* [**C18**] e *núcleo posterior ventral* [**C19**]).

BC20 Núcleo dorsal superficial.
B21 Forame interventricular (*forame de Monro*).
C22 Comissura anterior.
C23 Quiasma óptico.
C24 Corpo mamilar.
C25 Trato óptico.
A26 Superfície em corte do corpo caloso.

6.4 Tálamo Dorsal

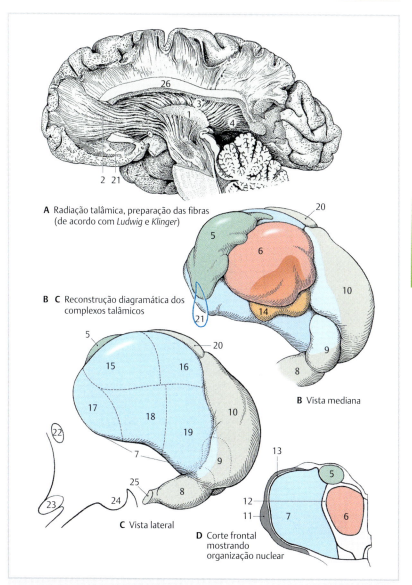

A Radiação talâmica, preparação das fibras (de acordo com *Ludwig* e *Klinger*)

B C Reconstrução diagramática dos complexos talâmicos

B Vista mediana

C Vista lateral

D Corte frontal mostrando organização nuclear

Fig. 6.5 Coroa radiada, núcleos talâmicos inespecíficos.

Núcleos Talâmicos Específicos (B-D) (cont.)

Cada grupo nuclear é conectado a uma região específica (*campo de projeção*) no córtex cerebral; daí o termo **núcleos talâmicos específicos**. Nesse sistema, os núcleos se projetam a seus campos corticais e, por sua vez, os campos corticais se projetam aos respectivos núcleos talâmicos. Desse modo, aí existe um circuito neuronal com uma alça talamocortical e uma alça corticotalâmica. Os neurônios dos núcleos talâmicos específicos transmitem impulsos ao córtex cerebral e são, por sua vez, influenciados pelos respectivos campos corticais. Sendo assim, a função de um campo cortical não pode ser examinada sem o núcleo talâmico pertencente a ela; igualmente, a função de um núcleo talâmico não pode ser examinada sem o campo cortical pertencente a ela.

Quando os neurônios dos núcleos talâmicos específicos ficam separados de suas terminações axonais, respondem com degeneração retrógrada. Portanto, a destruição de campos corticais circunscritos resulta em morte neuronal nos respectivos núcleos talâmicos. Os campos de projeção talâmicos do córtex cerebral podem ser delineados desse modo. Os **núcleos anteriores** (**A1**) se conectam com o córtex do *giro do cíngulo* (**A2**), os **núcleos mediais** (**A3**), com o córtex do *lobo frontal* (**A4**). Os **núcleos laterais** (**A5**) se projetam ao córtex dorsal e medial do *lobo parietal* (**A6**), sendo que o núcleo dorsal lateral supre, em parte, a parte retroesplênica do giro do cíngulo. Entre os núcleos ventrais, o **núcleo anterior ventral** (**A7**) é conectado ao *córtex pré-motor* (**A8**), o **núcleo lateral ventral** (**A9**), à *área pré-central motora* (**A10**), e o **núcleo posterior ventral** (**A11**), à *área pós-central sensitiva* (**A12**). O *pulvinar* (**A13**) se projeta às partes corticais dos *lobos parietal e temporal* (**A14**) e ao *cúneo* (**A15**). O **núcleo geniculado lateral** (**A16**) é conectado, por meio da via visual, com o *córtex visual* (área estriada) (**A17**), o **núcleo geniculado medial** (**A18**), através da via auditiva, com o *córtex auditivo* (giros temporais transversos, circunvoluções de Heschl) (**A19**).

Núcleos Talâmicos Inespecíficos (B, C)

Esses núcleos têm conexões por fibras com o *tronco encefálico*, com os *núcleos diencefálicos* e com o *corpo estriado*, mas sem conexão direta com o córtex cerebral demonstrada anatomicamente. Seus neurônios não são lesados por remoção do córtex cerebral inteiro; são *córtex-independentes*. Distinguem-se dois grupos de núcleos:

- Os **núcleos medianos** (*núcleos da substância cinzenta talâmica central*) (**B20**), que são grupamentos de pequenas células localizadas ao longo da parede do terceiro ventrículo.
- Os **núcleos intralaminares** (**B21**), que estão incorporados à lâmina medular interna; o maior deles é o **núcleo centromediano** (**B22**).

A estimulação elétrica desses núcleos não leva à excitação de áreas corticais individuais, mas a alterações na atividade elétrica do córtex cerebral inteiro. Por isso, são chamados **núcleos inespecíficos** não se sabe quais são as vias por meio das quais a atividade cortical é influenciada. As vias ascendentes da formação reticular (sistema ativador ascendente, p. 146) terminam nos núcleos intralaminares.

A **subdivisão do tálamo, de acordo com Hassler** (**C**), difere do arranjo tradicional principalmente com respeito à subdivisão do complexo nuclear lateral. O núcleo localizado mais oralmente é chamado *núcleo lateropolar* (**C23**). Depois, segue-se a divisão em zonas dorsal, ventral e central. Essas três zonas ainda se dividem em segmentos oral intermediário e caudal. Isso resulta nos seguintes núcleos: dorsalmente, encontra-se o *núcleo dorso-oral* (**C24**), o *núcleo dorsointermediário* (**C25**) e o *núcleo dorsocaudal* (**C26**); ventralmente encontram-se o *núcleo ventro-oral* (**C27**), o *núcleo ventrointermediário* (**C28**) e o *núcleo ventrocaudal* (**C29**).

6.4 Tálamo Dorsal 181

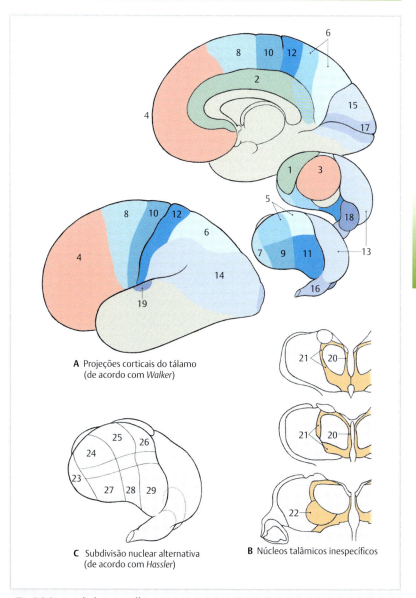

A Projeções corticais do tálamo (de acordo com *Walker*)

B Núcleos talâmicos inespecíficos

C Subdivisão nuclear alternativa (de acordo com *Hassler*)

Fig. 6.6 Coroa radiada, troncotálamo.

Grupo Nuclear Anterior (A)

O grupo nuclear anterior (complexo anterior) (**A1**) consiste em um núcleo principal e vários núcleos menores. Todos esses núcleos têm conexões bidirecionais com o **giro do cíngulo** (**A2**), que se situa na face medial do hemisfério, diretamente acima do corpo caloso. Predominantemente, fibras aferentes do corpo mamilar (**A3**) chegam ao núcleo anterior como feixe espesso e mielinizado, o **trato mamilotalâmico** (*feixe de Vicq d'Azyr*) (**A4**). Também se acredita que fibras do fórnice terminem no núcleo anterior. Acredita-se que o núcleo represente uma estação de retransmissão do sistema límbico (p. 336). No entanto, sua significância funcional ainda não é precisamente conhecida. A estimulação elétrica leva a reações autônomas (alterações da pressão arterial e frequência respiratória) em razão de conexões com o hipotálamo.

Grupo Nuclear Medial (B)

O grupo nuclear medial (complexo medial) (**B5**) consiste em um núcleo magnocelular medial, um núcleo parvocelular lateral e um núcleo caudal. Todos os núcleos se projetam ao **lobo frontal**, a saber, ao *córtex pré-motor*, ao *córtex polar* e ao *córtex orbital* (**B6**). Feixes de fibras aferentes correm, via radiação talâmica inferior, do **globo pálido** (**B7**) e do *núcleo basal de Meynert* (substância inominada) (p. 174, A15) ao grupo nuclear medial. O núcleo magnocelular medial tem conexões por fibras com o hipotálamo (**B8**) (área pré-óptica e túber cinéreo) e com o corpo amigdaloide (amígdala). O núcleo parvocelular lateral recebe fibras dos núcleos ventrais adjacentes do tálamo.

Acredita-se que o complexo nuclear medial receba impulsos viscerais e somáticos por meio de vias que vêm do hipotálamo e dos núcleos ventrais; os impulsos são aí integrados e depois transmitidos, por meio da radiação talâmica anterior, ao córtex frontal. Considera-se que o *humor afetivo básico*, determinado essencialmente por estímulos inconscientes a partir de esferas viscerais e somáticas, entre na consciência desse modo.

> **Observação clínica:** Observa-se, em pacientes com agitação importante, que a incisão dos tratos talamocorticais (lobotomia pré-frontal) tinha um efeito calmante, mas também se associava a uma indiferença e regressão da personalidade. A destruição estereotáxica do complexo nuclear medial tem efeitos semelhantes.

Núcleo Centromediano (C)

O núcleo centromediano (**C9**) é o *maior dentre os núcleos talâmicos inespecíficos* e pertence aos núcleos intralaminares que cercam o complexo nuclear medial. Divide-se em uma parte parvocelular ventrocaudal e em uma parte magnocelular dorso-oral. As fibras do *pedúnculo cerebelar superior*, que terminam nesse núcleo, originam-se do *núcleo emboliforme do cerebelo* (**C10**). Com exceção dessas fibras cruzadas, o núcleo também recebe fibras ipsilaterais da *formação reticular* (**C11**). Fibras do **segmento interno do globo pálido** (**C12**) ramificam do fascículo lenticular (campo H2 de Forel) e se irradiam ao núcleo. Acredita-se que fibras do córtex pré-central (área 4) também terminem ali. Feixes de fibras eferentes correm da região magnocelular para o **núcleo caudado** (**C13**) e da região parvocelular ao **putame** (**C14**). Esses tratos fornecem uma conexão entre o cerebelo e o estriado.

6.4 Tálamo Dorsal

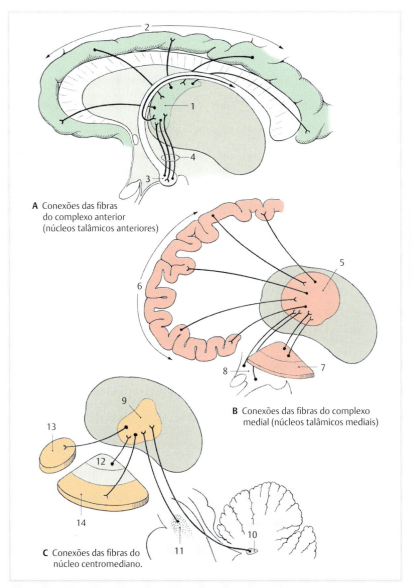

A Conexões das fibras do complexo anterior (núcleos talâmicos anteriores)

B Conexões das fibras do complexo medial (núcleos talâmicos mediais)

C Conexões das fibras do núcleo centromediano.

Fig. 6.7 Núcleos talâmicos anteriores e mediais, núcleo centromediano.

Grupo Nuclear Lateral (A)

Os núcleos laterais formam a fileira dorsal do complexo nuclear lateroventral. Nenhum dos dois núcleos laterais, o **núcleo laterodorsal** (**A1**) e o **núcleo lateroposterior** (**A2**), recebe aferência extratalâmica; conectam-se apenas com outros núcleos talâmicos e, portanto, são vistos como *núcleos de integração*. Enviam suas fibras eferentes para o lobo parietal (**A3**).

Grupo Nuclear Ventral (A, B)

Núcleo ventroanterior (**VA**) (**A4**). Recebe fibras aferentes do segmento interno do globo pálido (**A5**) (provavelmente se originam no núcleo caudado [**A6**]) e dos núcleos talâmicos inespecíficos. Acredita-se que fibras adicionais se originem da substância negra, do núcleo intersticial de Cajal e da formação reticular. O núcleo se projeta ao córtex pré-motor (**A7**), mas depende apenas parcialmente do córtex, porque apenas metade de seus neurônios morre depois de lesão da região cortical. O núcleo anterior ventral é integrado ao sistema ativador ascendente; a estimulação na zona nuclear causa alteração da atividade elétrica do córtex.

Núcleo ventrolateral (**VL**) (**AB8**). O sistema aferente mais importante do núcleo é das fibras cruzadas do pedúnculo cerebelar superior (**A9**). No segmento anterior do núcleo ventrolateral terminam fibras do globo pálido (fascículo talâmico, campo H1 de Forel) (**A10**). As fibras eferentes (**A11**) se estendem ao córtex do giro pré-central (**A12**). A organização somatotópica do núcleo ventrolateral é óbvia no sistema (**AB8**); a parte lateral do núcleo se conecta à região da perna no córtex pré-central, a partes adjacentes às regiões do tronco e do membro superior, e a parte medial à região da cabeça. Desse modo, o núcleo talâmico e a área cortical mostram uma subdivisão tópica correspondente. Informações do cerebelo (postura do corpo, coordenação, tono muscular) chegam ao córtex motor via núcleo ventrolateral; o cerebelo influencia o movimento voluntário desse modo. Uma região caudal estreita do núcleo se distingue como *núcleo ventral intermediário* (**B13**). O fascículo tegmental dorsolateral de Forel, proveniente de núcleos vestibulares ipsilaterais, termina aí (cabeça e olhar se voltam para o mesmo lado).

Núcleo ventroposterior (**VP**) (**A14**). O núcleo é o ponto final para as vias sensitivas secundárias cruzadas (**A15**). Originado dos núcleos da coluna posterior, o lemnisco medial (p. 140, B) se irradia ao segmento lateral do núcleo, o **núcleo ventroposterolateral** (VPL) (**B16**). As fibras do núcleo grácil se situam lateralmente; as do núcleo cuneiforme, medialmente. A organização somatotópica resultante do núcleo também pode ser demonstrada eletrofisiologicamente; a alça inferior é representada lateralmente; o tronco e a extremidade superior, medialmente. As fibras trigeminais secundárias (lemnisco trigeminal) terminam no segmento medial do núcleo, o **núcleo ventroposteromedial** (VPM) (**B17**). Elas transmitem informações sensitivas da cabeça e da cavidade oral, assim completando o homúnculo da metade contralateral do corpo. O término da via gustativa secundária (p. 330) se situa mais medialmente. Acredita-se que as vias da sensibilidade protopática (ver p. 326), a saber, o trato espinotalâmico e as fibras trigeminais para dor, terminem bilateralmente nas áreas basais do núcleo. As fibras eferentes do núcleo (**A18**) se estendem à área pós-central sensitiva (p. 252), cuja organização somatotópica decorre da subdivisão tópica do núcleo ventroposterior e de sua projeção ao córtex cerebral.

6.4 Tálamo Dorsal

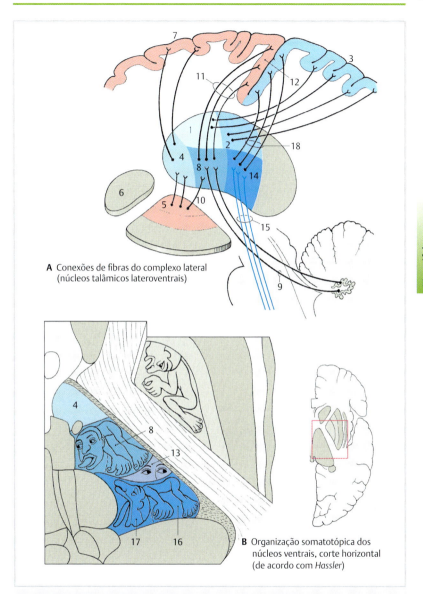

A Conexões de fibras do complexo lateral (núcleos talâmicos lateroventrais)

B Organização somatotópica dos núcleos ventrais, corte horizontal (de acordo com *Hassler*)

Fig. 6.8 Núcleos talâmicos lateroventrais.

Topografia Funcional dos Núcleos Ventrais (A, B)

O conhecimento da organização funcional torna possível fazer parar dor intensa por meio de destruição estereotáxica no *núcleo ventroposterior* sem afetar a sensibilidade tátil. Destruindo áreas no *núcleo ventrolateral*, desequilíbrios motores (hipercinesia) podem ser eliminados sem produzir paralisia concomitante. A estimulação controlada exigida para esses procedimentos produz indícios com referência à representação das várias regiões corporais. Como é mostrado no diagrama de estimulação (símbolos vermelhos) (**A**), a representação do corpo segue obliquamente de dorsolateral (região do membro inferior, |; região do membro superior) para mediobasal (região da cabeça [○]). A estimulação controlada do núcleo ventrolateral (símbolos laranja) (**B**) resulta também em produção involuntária de som (●) ou de sentenças pronunciadas de maneira súbita (○), revelando assim qual dos dois tálamos é o dominante, dependendo do hemisfério dominante (p. 264) (em pessoas destras, é o tálamo esquerdo).

Corpo Geniculado Lateral (C)

Este núcleo (**C1**) situa-se um tanto isolado na face ventrocaudal do tálamo e é estrutura relativamente independente. Mostra estratificação em seis camadas celulares, separadas por feixes de fibras aferentes do **trato óptico**. Fibras ópticas cruzadas e não cruzadas terminam em um arranjo regular (p. 258, A) em cada um dos dois núcleos geniculados. No corpo geniculado lateral esquerdo, são representadas a metade temporal da retina do olho esquerdo e a metade nasal da retina do olho direito; no corpo geniculado lateral direito, são representadas a metade temporal da retina do olho direito e a metade nasal da retina do olho esquerdo (p. 359, B). As fibras da *mácula*, que é a região de maior acuidade visual, terminam em uma área central em forma de cunha, que se estende por todas as camadas celulares (p. 190, A9). Os neurônios do núcleo geniculado lateral enviam seus axônios ao córtex visual, a **área estriada** (**C2**) na superfície hemisférica medial do lobo occipital (*radiação óptica central* ou *radiação occipitotalâmica*).

Corpo Geniculado Medial (D)

Este núcleo (**D3**) é a *estação de retransmissão diencefálica da via auditiva*. Aparece como eminência externamente visível em posição medial ao corpo geniculado lateral. Suas fibras aferentes formam o **braço do colículo inferior** do *colículo inferior* ipsilateral (**D4**). Alguns feixes de fibras da via auditiva vêm do *núcleo do corpo trapezoide* e dos núcleos cocleares ipsilaterais; entretanto, a maioria das fibras se origina dos núcleos cocleares contralaterais. As fibras eferentes do núcleo geniculado medial se estendem ao córtex auditivo (**D5**), que se situa nos **giros temporais transversos**, ou **circunvoluções de Heschl** (p. 255, C1) do lobo temporal.

Pulvinar

O pulvinar (p. 179, BC10) ocupa o terço caudal do tálamo e se divide em vários núcleos. Sua significação funcional ainda não foi compreendida. Como não recebe aferência extratalâmica, precisa ser visto como *núcleo de integração*. Fibras aferentes do núcleo geniculado lateral (colaterais das fibras ópticas) e provavelmente também fibras do núcleo geniculado medial entram no pulvinar.

Há conexões de fibras recíprocas entre o pulvinar e o córtex do lobo parietal e o lobo temporal dorsal. Assim sendo, o pulvinar não apenas é integrado aos sistemas óptico e acústico, mas também se conecta a áreas corticais importantes para a linguagem e o pensamento simbólico (p. 252).

> **Observação: A** lesão (ou estimulação elétrica) do pulvinar causa transtorno da fala em seres humanos.

6.4 Tálamo Dorsal

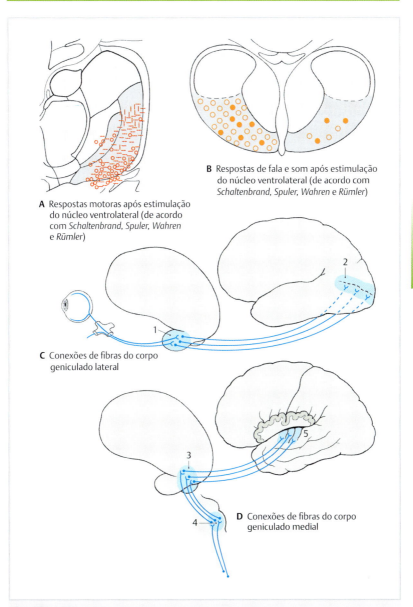

A Respostas motoras após estimulação do núcleo ventrolateral (de acordo com *Schaltenbrand, Spuler, Wahren* e *Rümler*)

B Respostas de fala e som após estimulação do núcleo ventrolateral (de acordo com *Schaltenbrand, Spuler, Wahren* e *Rümler*)

C Conexões de fibras do corpo geniculado lateral

D Conexões de fibras do corpo geniculado medial

Fig. 6.9 Núcleo ventrolateral, corpos geniculados lateral e medial.

Corte Frontal pelo Tálamo Rostral (A-C)

Na coloração para mielina, os grupos nucleares anterior e medial são claramente distinguíveis do grupo nuclear lateral por sua mielinização pouca e delicada. O **grupo nuclear anterior** (verde) (**A-C1**), localizado dorsalmente, faz abaulamento contra o forame interventricular (*forame de Monro*) (**AB2**) e forma a *eminência talâmica*. O **grupo nuclear medial** (vermelho) é envolto pela *lâmina medular interna* (**B3**) e os núcleos intralaminares (**C4**), que o separam da parte lateral. No grupo nuclear medial, pode-se distinguir uma parte magnocelular medial (**AC5**) e uma parte parvocelular lateral (**AC6**) em volta da medial.

A maior parte do tálamo é formada pelo **grupo nuclear lateroventral** (azul), que circunda a parte medial como uma concha ampla. Contém, consideravelmente, mais mielina e se pode reconhecer uma diferença entre suas regiões dorsal e ventral no corte corado para mielina (**B**). Em comparação com a região dorsal (núcleo laterodorsal) (**A-C7**), a região nuclear ventral tem fibras com mielina mais proeminente e mais grosseira. Sua divisão em um segmento medial e um lateral pode ser facilmente reconhecida na visão geral. O corte mostra o *núcleo ventrolateral*. Em seu segmento medial (**A-C8**), terminam fibras do tegmento mesencefálico. Lateralmente a ele vê-se a parte rostral do núcleo (**A-C9**), onde terminam feixes de fibras do pedúnculo cerebelar superior; sua projeção à área pré-central (área 4) revela uma organização somatotópica.

A superfície lateral do tálamo é formada pelo **núcleo reticular do tálamo (A-C10)**. Como camada estreita de células, esse núcleo cerca lateralmente o tálamo inteiro como uma concha e se estende desde o polo rostral, onde é mais largo, ao pulvinar e ao núcleo geniculado lateral.

É separado do complexo nuclear lateral por uma lamela de fibras de mielina, a *lâmina medular externa* (**B11**). As relações entre o córtex cerebral e o núcleo reticular variam para diferentes segmentos nucleares: o córtex frontal é conectado à parte rostral do núcleo; o córtex temporal, à parte média, e o córtex occipital à parte caudal. A significância funcional desse núcleo é desconhecida. Seus neurônios enviam muitas colaterais aos outros núcleos talâmicos.

Os relacionamentos de fibras entre os núcleos talâmicos e certas áreas corticais foram estabelecidos pela destruição dos segmentos corticais ou por secção das fibras. Os neurônios dos respectivos núcleos sofrem degeneração retrógrada uma vez que seus axônios tenham sido seccionados. Acredita-se, contudo, que neurônios do núcleo reticular sofram degeneração transneuronal, e não degeneração retrógrada, isto é, não degeneram porque seus axônios foram seccionados, mas porque perderam fibras aferentes que nelas terminam. Isso significaria que o córtex se projeta ao núcleo reticular, conquanto este último não se projete ao córtex.

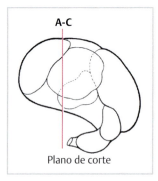

6.4 Tálamo Dorsal

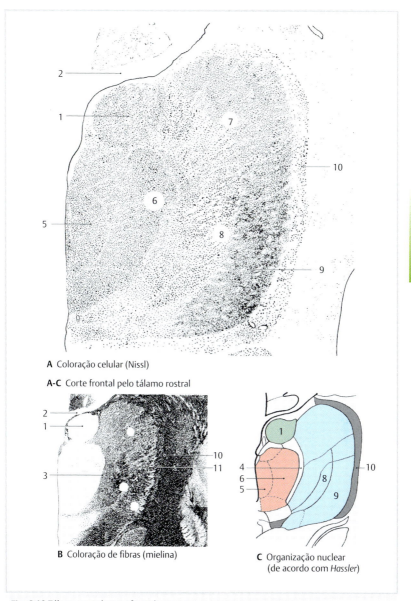

A Coloração celular (Nissl)
A-C Corte frontal pelo tálamo rostral

B Coloração de fibras (mielina)

C Organização nuclear (de acordo com *Hassler*)

Fig. 6.10 Tálamo rostral, corte frontal.

Corte Frontal pelo Tálamo Caudal (A-C)

Neste nível, o corte novamente mostra o **grupo nuclear medial** (vermelho) (**A-C1**) e o **grupo nuclear lateroventral** (azul) (**A-C2**). Inclui as partes mais caudais do núcleo medial. Dorsalmente separados do *núcleo dorsal superficial* (**A-C3**) por estreita camada de mielina, de outro modo, são cercados pela lâmina medular interna e os núcleos intralaminares. As partes talâmicas inespecíficas aqui chegam a uma expansão especial por meio do *núcleo centromediano* (**A-C4**).

As partes nucleares mais rostrais do **pulvinar** (**A-C5**) situam-se dorsalmente entre os grupos nucleares medial e lateral. Essa parte rostral do pulvinar se projeta às circunvoluções superiores do lobo temporal e se acredita que receba fibras do *lemnisco lateral*; portanto, assume-se que seja um núcleo de integração do sistema acústico.

O *núcleo ventroposterior* (**A-C6**) é visto na área lateroventral. O *lemnisco medial*, as vias espinotalâmicas e as fibras trigeminais secundárias terminam aí. A parte externa, que recebe as fibras das extremidades e do tronco, é rica em fibras mielinizadas e tem menos células do que a parte interna, que recebe as fibras para a região da cabeça. A parte interna é rica em células e tem fibras mielínicas finas. Circunda o núcleo centromediano ventral e lateralmente; aparece em forma de meia lua no corte corado para mielina e, por isso, é chamado *núcleo semilunar* (**B7**).

O **corpo geniculado lateral** (**A-C8**) situa-se um tanto separado do complexo do tálamo na superfície ventral do diencéfalo. É indentado na base e faz protrusão lateral (*joelho lateral*). Caracteriza-se por estratificação proeminente em seis camadas de células e cinco camadas intercaladas de fibras. Estas últimas são formadas pelas fibras do *trato óptico*, que se dispersam de acordo com um padrão de conjunto e terminam em neurônios de diferentes camadas de células (p. 259, A). As quatro superiores dessas camadas são parvocelulares, sendo as duas camadas inferiores magnocelulares. Na segunda, terceira e quinta camadas terminam as fibras da retina do olho ipsilateral (fibras do nervo óptico não cruzadas), enquanto aquelas do olho contralateral (fibras do nervo óptico cruzadas) terminam na primeira, quarta e sexta camadas. Fibras do local de acuidade visual, a mácula, terminam na área central (**A9**). Quando a mácula é destruída, as células geniculadas dessa área sofrem degeneração transneuronal. O corpo geniculado lateral é cercado por densa cápsula de fibras mielinizadas. Elas são as fibras que emergem dorsal e lateralmente da *radiação óptica* (*trato geniculocalcarino*) (p. 260, C).

Medialmente ao corpo geniculado lateral, o corte mostra a parte caudal do *corpo geniculado medial* (**A-C10**). O *núcleo reticular* (**AC11**) forma a cápsula lateral. Ele se alarga ventralmente e engloba o corpo geniculado lateral.

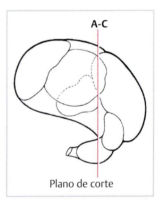

Plano de corte

6.4 Tálamo Dorsal

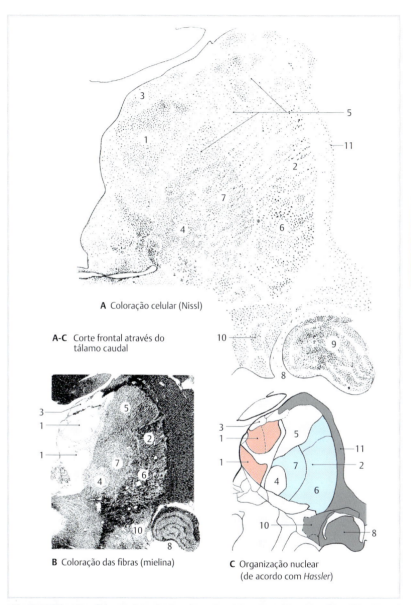

A Coloração celular (Nissl)

A-C Corte frontal através do tálamo caudal

B Coloração das fibras (mielina)

C Organização nuclear (de acordo com *Hassler*)

Fig. 6.11 Tálamo caudal, corte frontal.

6.5 Subtálamo

Subdivisão (A)

Supõe-se que a **zona incerta** (**A1**) (p. 174, B25) entre o *campo H1 de Forel* (**A2**) e o *campo H2 de Forel* (**A3**) (p. 174, B27, B28) seja uma estação de retransmissão para fibras descendentes do globo pálido.

O **núcleo subtalâmico** (*corpo de Luys*) (**A4**) (p. 174, B26) entre o campo H2 de Forel e a *cápsula interna* (**A5**) tem estreitas conexões com o pálido (**A6**), a saber, fibras aferentes do segmento externo do globo pálido e fibras eferentes para o segmento interno do globo pálido. Tratos bidirecionais correm para o tegmento e para o núcleo subtalâmico contralateral e para o globo pálido (comissura supramamilar).

> **Observação clínica:** Nos humanos, a lesão do núcleo subtalâmico leva à hipercinesia, que pode evoluir para movimentos paroxísticos violentos de arremesso do membro superior contralateral ou até da metade inteira do corpo (*hemibalismo, síndrome do corpo de Luys*). Em macacos, o mesmo complexo de sintomas pode ser induzido pela destruição do núcleo subtalâmico.

O **globo pálido** (**A6**) (p. 174, AB6) é dividido por uma lamela de fibras mielinizadas em um segmento externo (lateral) e um interno (medial). Ambos os segmentos são conectados por fibras entre si e ao *putame* (**A7**) e ao *núcleo caudado* (**A8**). Existem conexões bidirecionais para o *núcleo subtalâmico* (**A4**), terminando as *fibras subtalâmicas* (**A9**) com as *fibras subtalamopalidais* no segmento interno e nas *fibras palidossubtalâmicas* (**A10**), originadas no segmento externo. As *fibras nigropalidais* (**A11**) correm da *substância negra* (**A12**) para o segmento interno do pálido.

O **fascículo lenticular** (**A13**) emerge na margem dorsal do segmento interno do pálido e forma o *campo H2 de Forel* ventralmente na zona incerta. A **alça lenticular** (**A14**) (p. 174, A10) emerge da parte ventral do segmento interno e se estende em arco através da cápsula interna. O fascículo lenticular e a alça se unem para formar o **fascículo talâmico** (**A15**), que forma o *campo H1 de Forel* e se irradia ao tálamo (núcleo ventroanterior, núcleo ventrolateral, núcleo ventromedial). Fibras do segmento interno do pálido correm como trato palidotegmental (**A16**) e vão ao tegmento do mesencéfalo.

> **Observação clínica:** Contrariamente à ideia antiga de que a *doença de Parkinson* (paralisia agitante) resultasse de lesão do pálido, a destruição do pálido não leva a transtornos motores. A eliminação unilateral do pálido, em pacientes com doença de Parkinson, remove a rigidez muscular no lado contralateral e reduz o tremor. A eliminação bilateral causa transtornos mentais (síndrome pós-concussional: irritabilidade, fatigabilidade, dificuldade de concentração).

Respostas à Estimulação do Subtálamo (B)

A estimulação elétrica resulta em um aumento do tono muscular aumento da excitabilidade reflexa e promoção de movimento corticalmente induzidos.

Movimentos automáticos podem ser induzidos em certas áreas. Como a passagem de feixes de fibras também é afetada, os efeitos estimulatórios não conseguem fornecer informações sobre a função de núcleos individuais. A estimulação no nível da comissura posterior (região de fibras do núcleo intersticial) resulta em abaixamento da cabeça; a estimulação medial, no campo pré-rubral, resulta em elevação da cabeça. O campo para movimento de giro e rolamento corresponde à área de fibras do pedúnculo cerebelar superior. O campo para movimentos de giro ipsilaterais (←) corresponde ao fascículo tegmental dorsolateral (trato vestibulotalâmico). A área para movimentos contralaterais de giro corresponde à zona incerta.

B17 Fórnice.

B18 Trato mamilotalâmico.

6.5 Subtálamo

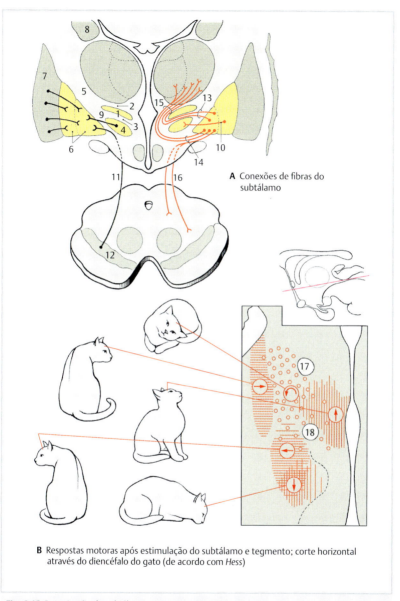

A Conexões de fibras do subtálamo

B Respostas motoras após estimulação do subtálamo e tegmento; corte horizontal através do diencéfalo do gato (de acordo com *Hess*)

Fig. 6.12 Organização do subtálamo, respostas após estimulação.

6.6 Hipotálamo

O hipotálamo forma a camada mais baixa e o assoalho do diencéfalo, consistindo no *quiasma óptico* no *túber cinéreo*, que se afila para formar o infundíbulo em forma de funil (pedúnculo hipofisário) e os *corpos mamilares*. O hipotálamo é a região central para o controle de funções autônomas; influencia não apenas a divisão autônoma do sistema nervoso, mas também o sistema endócrino via conexão com a hipófise, e coordena os dois. O hipotálamo se divide em duas partes, o *hipotálamo pouco mielinizado* e o *hipotálamo ricamente mielinizado*.

Hipotálamo Pouco Mielinizado (A-C)

Isso inclui a *região pré-óptica* em frente ao quiasma óptico, o *túber cinéreo*, o *campo lateral* (**A1**), situado dorsolateralmente ao túber cinéreo, e a *área dorsocaudal* (**B2**) acima dos corpos mamilares. O hipotálamo pouco mielinizado é a parte do cérebro mais rica em neurônios peptidérgicos. Os diferentes neuropeptídeos podem ser demonstrados em células difusamente dispersas (luliberina, colecistocinina, tiroliberina), em agregados de células periventriculares (somatostatina) e nas áreas nucleares (neuropeptídeos em várias composições). Numerosas conexões de fibras no hipotálamo e alguns dos tratos de projeção longos são peptidérgicos.

A **região pré-óptica** (**C3**) se estende da *comissura anterior* (**C4**) ao *quiasma óptico* (**C5**) como campo parvocelular que circunda a escavação mais rostral do terceiro ventrículo o recesso pré-óptico. A região contém neurônios GABAérgicos e peptidérgicos (galanina). Dois núcleos magnocelulares proeminentes se encontram adjacentes a ela, a saber, o **núcleo supraóptico** (**AC6**) e o **núcleo paraventricular** (**AC7**). O núcleo supraóptico faz fronteira com o trato óptico (**A8**). Seus neurônios primariamente contêm vasopressina, bem como pequenas quantidades de ocitocina. O núcleo paraventricular se encontra próximo da parede do terceiro ventrículo, separado do epêndima (a camada simples de células que reveste as paredes do sistema ventricular,

p. 284) somente por uma camada de fibras gliais e se estende como banda estreita obliquamente ascendente para a região da zona incerta. Seus neurônios demonstram primariamente conter ocitocina, bem como vasopressina e vários neuropeptídeos, incluindo corticoliberina, neurotensina e colecistocinina.

O principal núcleo do **túber cinéreo** (**A9**) é o **núcleo ventromedial** (**AC10**), um corpo redondo que ocupa a maior parte do túber cinéreo. Contém neurônios de tamanho médio, entre os quais muitos peptidérgicos (contendo primariamente neurotensina), sendo cercado por uma cápsula fibrosa delicada, formada pelo fascículo pálido-hipotalâmico. O **núcleo dorsomedial** (**AC11**) é menos distingo e contém pequenos neurônios. Na base do infundíbulo, encontra-se o **núcleo infundibular** (**AC12**). Suas células rodeiam o recesso infundibular e chegam diretamente ao epêndima. Os neurônios desse núcleo contêm primariamente GnRH (hormônio liberador de gonadotropina), GHRH (hormônio liberador do hormônio do crescimento) e neuropeptídeo Y (NPY).

Hipotálamo Ricamente Mielinizado (B-C)

O **corpo mamilar** (**BC13**) forma o segmento caudal do hipotálamo. Aparece como abaulamento redondo, uma região mielinizada cercada por uma cápsula proeminente. A última é formada por tratos de fibras aferentes e eferentes, a saber, medialmente por fibras do *fascículo mamilotalâmico* (*feixe de Vicq d'Azyr*) e o *fascículo mamilotegmental* (trato de Gudden) e, lateralmente, por fibras do fórnice.

O corpo mamilar é dividido em um núcleo medial e um lateral. O grande *núcleo medial* (**B14**) contém pequenos neurônios. É esferoide e compõe o corpo redondo, visível na base do cérebro. O *núcleo lateral* (**B15**) se fixa dorsolateralmente ao núcleo medial como uma pequena cobertura. O corpo mamilar é cercado por regiões nucleares do hipotálamo pouco mielinizado, a saber o *núcleo pré-mamilar* (**C16**) e o *núcleo tuberomamilar* (**B17**).

AC18 Fórnice.

6.6 Hipotálamo

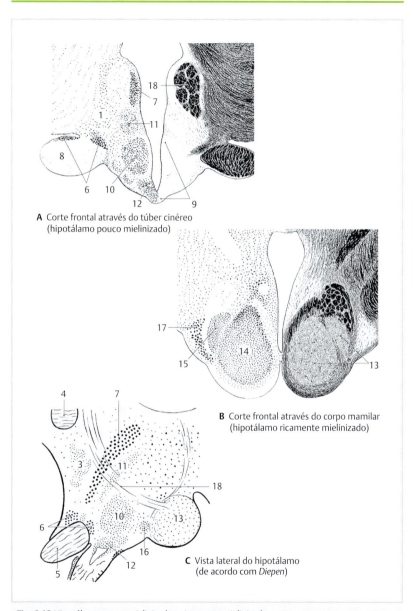

A Corte frontal através do túber cinéreo (hipotálamo pouco mielinizado)

B Corte frontal através do corpo mamilar (hipotálamo ricamente mielinizado)

C Vista lateral do hipotálamo (de acordo com *Diepen*)

Fig. 6.13 Hipotálamo pouco mielinizado e ricamente mielinizado.

Diencéfalo

Irrigação Vascular (A)

A estreita associação do sistema nervoso ao sistema endócrino é revelada pela irrigação vascular extraordinariamente rica dos núcleos hipotalâmicos individuais. O *núcleo supraóptico* (**A1**) e o *núcleo paraventricular* (**A2**) são aproximadamente seis vezes mais vascularizados do que o restante da substância cinzenta. Seus neurônios têm estreito contato com os capilares, alguns dos quais ficam até envolvidos pelos neurônios (osmorreceptor central).

Conexões de Fibras do Hipotálamo Pouco Mielinizado (B)

Numerosas conexões transmitem impulsos olfatórios, gustativos, viscerossensitivos e somatossensitivos ao hipotálamo. Geralmente são sistemas soltos e divergentes, e quase todos eles são bidirecionais. Os seguintes são os mais importantes.

O **feixe prosencefálico medial** (*fascículo telencefálico medial*), contendo fibras olfato-hipotalamo-tegmentais (**B3**), conecta quase todos os núcleos hipotalâmicos com os centros olfatórios e com a formação reticular do mesencéfalo. O feixe contém grande número de fibras peptidérgicas (VIP [peptídeo intestinal vasoativo], encefalina, somatostatina).

A **estria terminal** (**B4**) corre em um arco em torno do núcleo caudado e conecta o *corpo amigdaloide* (**B5**) (p. 228, 230) com a *região pré-óptica* (**B6**) e com o *núcleo ventromedial* (**B7**); ver Corpo Amigdaloide (p. 228). É rico em fibras peptidérgicas.

As fibras do **fórnice** (**BC8**) (p. 234, B15, C) originam-se das células piramidais do hipocampo (**BC9**) e do subículo (p. 234, A12) e terminam no corpo mamilar (**BC10**). Uma grande parte das fibras do fórnice é glutamatérgica. No nível da comissura anterior, as fibras se ramificam do fórnice para a região pré-óptica e para os *núcleos tuberais* (**B7**).

O **fascículo longitudinal dorsal**, ou feixe de Schütz (p. 144, B) (**B11**), é o componente mais importante de um extenso sistema de fibras periventriculares. Na transição para o mesencéfalo, as fibras se unem para formar um feixe compacto que conecta o hipotálamo com os núcleos do tronco encefálico.

Conexões com o tálamo e o pálido: Os núcleos hipotalâmicos são conectados por fibras periventriculares aos *núcleos mediais do tálamo* (**B12**), cujas fibras se projetam ao córtex frontal. Desse modo, estabelece-se uma conexão indireta entre o hipotálamo e o córtex frontal. O *fascículo pálido-hipotalâmico* corre do globo pálido aos núcleos tuberais (núcleo ventromedial).

Comissuras: As comissuras na região do hipotálamo contêm quase nenhuma fibra dos núcleos hipotalâmicos; fibras do mesencéfalo e da ponte cruzam na comissura supraóptica dorsal (comissura de Ganser) e na comissura supraóptica ventral (comissura de Gudden), enquanto fibras dos núcleos subtalâmicos cruzam na comissura supramamilar.

Conexões de Fibras do Hipotálamo Ricamente Mielinizado (C)

Vias primariamente aferentes do corpo mamilar (**BC10**) são o **fórnice** (**BC8**), as fibras que terminam primariamente no corpo mamilar, e o **pedúnculo do corpo mamilar** (**C13**) dos núcleos tegmentais do mesencéfalo, que se pensa conterem também fibras gustatórias, fibras vestibulares e fibras do lemnisco medial.

As vias primariamente eferentes são representadas pelo **fascículo mamilotalâmico** (*feixe de Vicq d'Azyr*) (**C14**) (p. 174, B31), que sobre ao *núcleo anterior do tálamo* (**C15**). A projeção do núcleo anterior ao giro do cíngulo estabelece uma conexão entre o hipotálamo e o córtex de associação límbico. O **fascículo mamilotegmental** (**C16**) termina nos núcleos tegmentais do mesencéfalo. Todas as vias contêm alta proporção de fibras peptidérgicas.

6.6 Hipotálamo

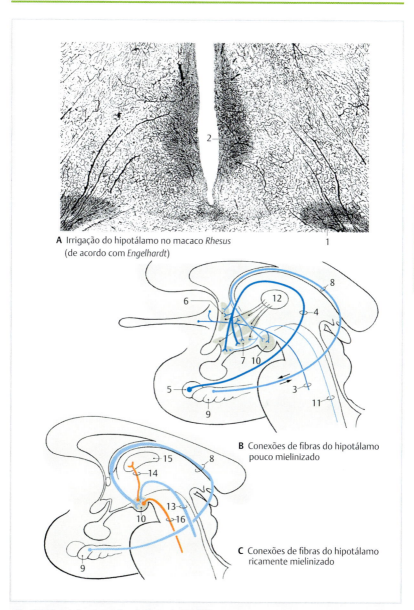

A Irrigação do hipotálamo no macaco *Rhesus* (de acordo com *Engelhardt*)

B Conexões de fibras do hipotálamo pouco mielinizado

C Conexões de fibras do hipotálamo ricamente mielinizado

Fig. 6.14 Irrigação e conexões de fibras do hipotálamo.

Topografia Funcional do Hipotálamo (A-F)

Os centros do hipotálamo influenciam todos os processos que são importantes para o *ambiente interno* do corpo; eles regulam o desempenho dos órgãos, de acordo com a carga física real, isto é, controlam o equilíbrio da temperatura, da água e dos eletrólitos; a atividade do coração; a circulação e a respiração; o metabolismo; e o ritmo de sono e vigília.

As funções vitais (como ingestão de alimentos, atividade gastrointestinal e defecação, hidratação e diurese) são controladas daí, bem como os processos essenciais para a preservação da espécie (procriação e sexualidade). Essas atividades vitais são desencadeadas pelas necessidades físicas percebidas como fome, sede ou impulso sexual. Atividades instintivas que servem à preservação do organismo geralmente são acompanhadas por um forte componente afetivo, como o desejo ou a aversão, alegria, ansiedade ou raiva. A excitação hipotalâmica desempenha papel importante na criação dessas emoções.

Zonas Dinamogênicas e Trofotrópicas (A-C)

A estimulação elétrica do hipotálamo provoca reações autônomas que podem ser divididas em dois grupos (**A**): as associadas à **regeneração** e processos metabólicos (símbolos azuis: contração das pupilas ◊; frequência respiratória mais lenta ~; queda da pressão arterial ⌣; diurese {; defecação :) e as associadas ao **aumento de desempenho** em resposta ao ambiente (símbolos em vermelho: dilatação das pupilas ○; aceleração da frequência respiratória ∕∕; aumento da pressão arterial ⌒. Respostas à estimulação de regiões específicas estabeleceram uma região dorsocaudal e lateral para os *mecanismos dinamogênicos*, a **zona dinamogênica** (**B1**) e uma região ventro-oral para os *mecanismos promotores de regeneração*, a **zona trofotrópica** (**B2**). As duas regiões correspondem à subdivisão da divisão autônoma do sistema nervoso periférico em um componente simpático (dinamogênico) e outro parassimpático (trofotrópico) (p. 294). Nos humanos, a estimulação controlada do hipotálamo caudal (**C**) produziu resultados semelhantes, a saber, dilatação das pupilas (**C3**), aumento da pressão arterial (**C4**) e respiração acelerada (**C5**).

Experimentos de Estimulação e Lesão (D-F)

Experimentos desses tipos, por um lado, revelam a significância de regiões definidas para a regulação de certos processos; a destruição do túber cinéreo na região do núcleo infundibular (**D6**) em animais jovens leva à *atrofia das gônadas*. Por outro lado, lesões entre o quiasma óptico e o túber cinéreo em ratos infantis resultam em *desenvolvimento sexual prematuro*. O ciclo do estro e o comportamento sexual são afetados por lesões do hipotálamo. Lesões do hipotálamo caudal entre o túber cinéreo e o núcleo pré-mamilar (**E7**) levam à *adipsia* (suspensão de beber espontaneamente). Lesões mais dorsais resultam em *afagia* (recusa em comer). No hipotálamo anterior, no nível do quiasma óptico, encontra-se uma região responsável pelo *controle da temperatura corporal*. A estimulação nas vizinhanças do fórnice desencadeia crises de raiva e comportamento agressivo (*zona perifornical da raiva*).

> **Observação clínica:** Nos humanos, processos patológicos no hipotálamo causam alterações semelhantes (*desenvolvimento sexual prematuro, bulimia, anorexia nervosa*).

A9 Pedúnculo hipofisário.
B10 Hipófise.
B11 Corpo mamilar.

6.6 Hipotálamo

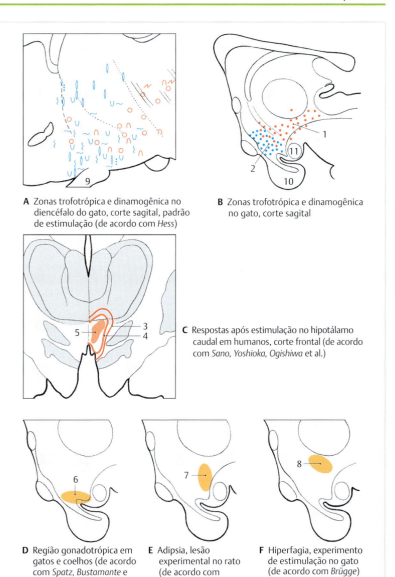

Fig. 6.15 Topografia funcional do hipotálamo.

6.7 Hipotálamo e Hipófise

Desenvolvimento e Subdivisão da Hipófise (A, B)

A **hipófise**, ou *glândula pituitária* (ver Vol. 2), consiste em duas partes, a saber, a **adeno-hipófise** (*lobo anterior*) (**AB1**), que se desenvolve a partir de uma evaginação do teto do intestino primitivo (bolsa de Rathke), e a **neuro-hipófise** (*lobo posterior*) (**AB2**), que representa uma evaginação do assoalho do diencéfalo. A adeno-hipófise é uma glândula endócrina, enquanto a neuro-hipófise é uma parte do cérebro composta por fibras nervosas, um leito capilar e um tipo singular de glia, os pituicitos. As duas partes da hipófise se unem, levando o sistema nervoso a uma associação estreita com o sistema endócrino.

Infundíbulo (A-D)

O túber cinéreo se afila em sua base para formar o **infundíbulo** (*pedúnculo hipofisário*) (**A3**) e o **recesso infundibular** (**A4**). A descida em forma de funil do infundíbulo, onde se estabelece o contato entre os sistemas nervoso e endócrino, também é chamada **eminência mediana do túber**. Uma fina camada de tecido da adeno-hipófise chega ao túber cinéreo e cobre o lado anterior do infundíbulo (**parte infundibular da adeno-hipófise**) (**A5**); várias ilhotas de tecido também cobrem seu dorso. Desse modo, distinguimos uma parte proximal da hipófise que faz limite com seu túber cinéreo (infundíbulo e parte infundibular da adeno-hipófise) e uma parte distal que se situa na sela túrcica (adeno-hipófise com a **parte intermediária [A6, cavidade hipofisária [A7]**, e neuro-hipófise). A *superfície de contato proximal* tem significância especial para a interconexão dos sistemas nervoso e endócrino. A *camada de fibras gliais* externa (**A8**), que sela o restante da superfície cerebral, está ausente aqui, e os *capilares portais* (**C**) entram da adeno-hipófise para o infundíbulo. Há alças vasculares com uma parte aferente e outra eferente, assumindo um trajeto convoluto e, algumas vezes, espiral (**D**).

Vasos Sanguíneos da Hipófise (E)

Uma irrigação vascular proeminente garante o acoplamento das partes nervosa e endócrina da hipófise. Os vasos aferentes, a **artéria hipofisária superior** (**E9**) e a **artéria hipofisária inferior** (**E10**) ramificam-se a partir da artéria carótida interna. As duas artérias hipofisárias superiores formam um anel arterial em torno da parte proximal do infundíbulo, de onde pequenas artérias se estendem por meio da cobertura adeno-hipofisária ao infundíbulo e se dispersam em **capilares portais** (**E11**). As alças recorrentes dos últimos se coletam nas **veias portais** (**E12**), que transportam o sangue ao leito capilar da adeno-hipófise. As **artérias trabeculares** (**E13**) se estendem à adeno-hipófise, sobem caudalmente e irrigam o segmento distal do infundíbulo. O sangue então corre do leito capilar da adeno-hipófise às veias.

As duas artérias hipofisárias inferiores irrigam a neuro-hipófise; com vários ramos na área da parte intermediária, também formam vasos especiais (**E14**); daí o sangue também corre por meio de vasos portais curtos e vão ao leito capilar da adeno-hipófise.

Desse modo, a adeno-hipófise não recebe irrigação arterial direta. Esta entra no infundíbulo e na neuro-hipófise, de onde o sangue flui para a adeno-hipófise via vasos portais e somente então drena para o lado venoso (**E15**) da circulação.

6.7 Hipotálamo e Hipófise

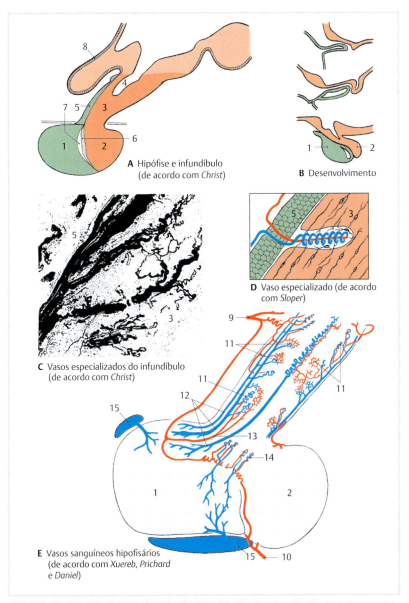

A Hipófise e infundíbulo (de acordo com *Christ*)

B Desenvolvimento

C Vasos especializados do infundíbulo (de acordo com *Christ*)

D Vaso especializado (de acordo com *Sloper*)

E Vasos sanguíneos hipofisários (de acordo com *Xuereb, Prichard* e *Daniel*)

Fig. 6.16 Desenvolvimento e vasos sanguíneos da hipófise.

Sistema Neuroendócrino (A-D)

A hipófise está sob o controle dos centros hipotalâmicos. Feixes de fibras não mielinizados do hipotálamo correm no pedúnculo hipofisário e no lobo posterior da hipófise. Seccionar o pedúnculo hipofisário leva a alterações celulares retrógradas, a saber, à extensa perda de neurônios nos núcleos do túber cinéreo quando a transecção é realizada em nível alto.

Os neurônios no hipotálamo produzem substâncias que migram dentro dos axônios para a hipófise e entram ali na corrente sanguínea. Essa função endócrina dos neurônios é chamada **neurossecreção**. As substâncias são produzidas nos pericários e aparecem ali como gotículas secretórias (**B1**). As células, que são neurônios genuínos com dendritos e axônios, representam um estágio transicional entre neurônios e células secretoras. Ambos os tipos de células têm origem ectodérmica e se relacionam estreitamente com respeito à fisiologia e metabolismo. Ambos produzem uma substância específica que secretam em resposta a um estímulo nervoso ou humoral: os neurônios (**A2**) liberam substâncias transmissoras (neurotransmissores), e as células secretoras (**A3**) liberam sua secreção. Formas transicionais entre os dois tipos de células são as células neurossecretoras (**A4**) e as células endócrinas (**A5**), ambas liberam sua secreção na corrente sanguínea.

Tratos de fibras hipotálamo-hipofisárias: Correspondendo à estrutura da hipófise com um lobo anterior (adeno-hipófise) e um lobo posterior (neuro-hipófise), há dois sistemas de fibras diferentes que se estendem do hipotálamo à hipófise, a saber, o *trato tuberoinfundibular* e o *trato hipotálamo-hipofisário*. Em ambos o acoplamento do sistema neural com o sistema endócrino é obtido pelo arranjo sequencial das fibras nervosas e capilares (*cadeia neurovascular*).

Sistema Tuberoinfundibular (C, D)

O **trato tuberoinfundibular** (**D**) consiste em fibras nervosas finas que se originam nos núcleos tuberais, a saber, o **núcleo ventromedial** (**D6**), o **núcleo dorsomedial** (**D7**) e o **núcleo infundibular** (**D8**) e se estendem ao pedúnculo hipofisário. As substâncias produzidas nos pericários entram a partir das terminações dos axônios e vão aos capilares portais (**D9**) e atravessam as veias portais (**D10**), chegando ao leito capilar da adeno-hipófise. São substâncias estimulantes, *fatores de liberação*, que causam a liberação de hormônios glandotrópicos (mensageiros que afetam outras glândulas endócrinas) pela adeno-hipófise (ver Vol. 2).

A produção de fatores de liberação específicos não pode ser atribuída a núcleos hipotalâmicos individuais. As regiões das quais pode ser induzido um aumento de secreção por estimulação elétrica (**C**) não correspondem aos núcleos tuberais. A estimulação da região pré-óptica (**C11**) resulta em um aumento da secreção de *hormônio luteotrópico*. A estimulação caudalmente ao quiasma óptico (**C12**) leva à liberação de *hormônio tireotrópico*, e a estimulação do hipotálamo ventral (túber cinéreo ao recesso mamilar) (**C13**) leva à liberação de *hormônio gonadotrópico*. Além dos fatores de liberação, identificaram-se fatores de inibição que bloqueiam a liberação de hormônios na adeno-hipófise.

CD14 Quiasma óptico.
CD15 Corpo mamilar.

6.7 Hipotálamo e Hipófise

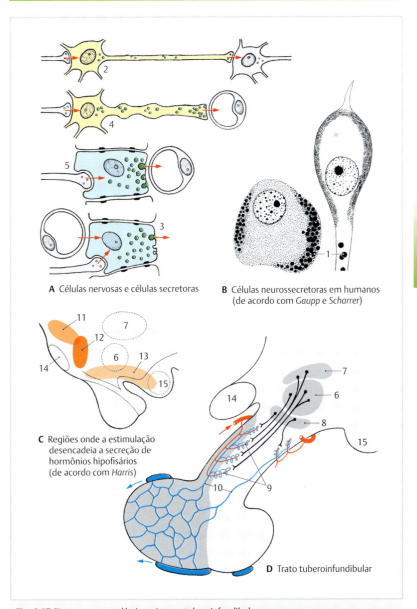

A Células nervosas e células secretoras
B Células neurossecretoras em humanos (de acordo com *Gaupp* e *Scharrer*)
C Regiões onde a estimulação desencadeia a secreção de hormônios hipofisários (de acordo com *Harris*)
D Trato tuberoinfundibular

Fig. 6.17 Sistema neuroendócrino, sistema tuberoinfundibular.

Sistema Hipotálamo-Hipofisário (A-D)

O **trato hipotálamo-hipofisário** (**D**) consiste no *trato supraóptico-hipofisário* e o *trato paraventrículo-hipofisário*, que se originam no *núcleo supraóptico* (**D1**) e no *núcleo paraventricular* (**D2**), respectivamente. As fibras correm pelo pedúnculo hipofisário e vão ao lobo posterior hipofisário, onde terminam nos capilares. Os hormônios produzidos pelos neurônios de ambos os núcleos hipotalâmicos migram ao longo dessa via para as terminações axonais e entram daí na corrente sanguínea. A *estimulação elétrica* do nu do núcleo supraóptico (**C3**) leva a um aumento da secreção de *vasopressina* (hormônio antidiurético), enquanto a estimulação do núcleo paraventricular (**C4**) leva a aumento da secreção de *ocitocina*. Nesse sistema, os neurônios não liberam substâncias estimulantes que afetam a secreção de um hormônio por uma glândula endócrina (como os hormônios glandotrópicos ou fatores de liberação do sistema tuberoinfundibular), mas eles mesmos produzem hormônios que têm um efeito direto sobre órgãos-alvo (hormônios efetores). As substâncias transportadoras às quais os hormônios se ligam durante sua migração nos axônios podem ser demonstradas histologicamente. Essas substâncias Gomori-positivas costumam causar tumefações dos axônios (**corpos de Herring**) (**B5**).

As substâncias neurossecretoras nos axônios e tumefações aparecem na imagem por microscopia eletrônica como grânulos muito maiores do que as vesículas sinápticas. Nos capilares da neuro-hipófise, os axônios formam terminações em forma de taco (**AD6**) contendo pequenas vesículas sinápticas claras além dos grânulos grandes. Em locais de contato com terminações dos axônios, as paredes dos capilares não possuem a camada de cobertura glial que, no sistema nervoso central, forma os limites entre os tecidos ectodérmicos e mesodérmicos e envolve todos os vasos (p. XX). É aí que o produto da neurossecreção entra na corrente sanguínea. Nos bulbos terminais das células neurossecretoras, também há sinapses (**A7**) de origem desconhecida, que, todavia, certamente influenciam a liberação dos hormônios.

Presumivelmente, a **regulação da neurossecreção** é obtida não apenas por meio de contatos sinápticos, mas também pela corrente sanguínea. A vascularização excepcionalmente rica dos núcleos hipotalâmicos e a existência de capilares endocelulares apoiam essa hipótese. Esse arranjo fornece uma via para *feedback* humoral e forma um circuito regulatório para controlar a produção e a secreção de hormônios, consistindo em uma alça neural (trato supraóptico-hipofisário) e uma alça humoral (circulação).

CD8 Quiasma óptico.
CD9 Corpo mamilar.

6.7 Hipotálamo e Hipófise

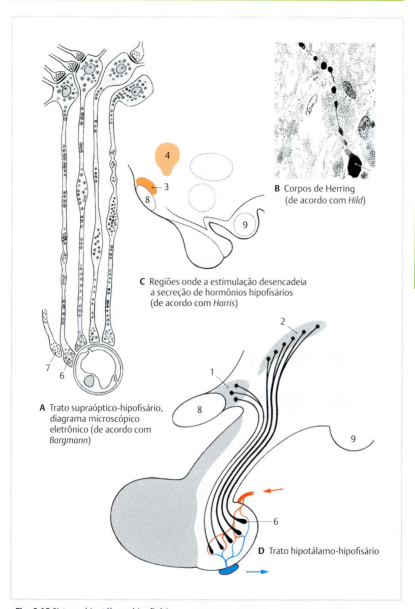

A Trato supraóptico-hipofisário, diagrama microscópico eletrônico (de acordo com *Bargmann*)

B Corpos de Herring (de acordo com *Hild*)

C Regiões onde a estimulação desencadeia a secreção de hormônios hipofisários (de acordo com *Harris*)

D Trato hipotálamo-hipofisário

Fig. 6.18 Sistema hipotálamo-hipofisário.

7 Telencéfalo

7.1 Visão Geral *208*
7.2 Cortes através do Telencéfalo *216*
7.3 Paleocórtex e Corpo Amigdaloide *226*
7.4 Arquicórtex *232*
7.5 Neoestriado *238*
7.6 Ínsula *240*
7.7 Neocórtex *242*
7.8 Procedimentos por Imagens *266*

7.1 Visão Geral

Subdivisão do Hemisfério (A, B)

A vesícula hemisférica embrionária (**A**) claramente mostra a subdivisão do telencéfalo em quatro partes, algumas das quais se desenvolvem precocemente (partes filogeneticamente antigas), enquanto outras se desenvolvem mais tarde (partes filogeneticamente recentes). As quatro partes são o *paleopálio*, o *estriado*, o *neopálio* e o *arquipálio*.

A parede hemisférica é chamada **pálio**, ou **manto cerebral**, porque cobre o diencéfalo e o tronco encefálico e os envolve como um manto.

O **paleopálio** (azul) (**AB1**) é a parte mais antiga do hemisfério. Forma o assoalho do hemisfério e corresponde, com o *bulbo olfatório* (**A2**) e o **paleocórtex** adjacente (p. 226. e adiante), ao cérebro olfatório, ou *rinencéfalo*, em senso mais estrito.

O **neoestriado** (amarelo-escuro) (**AB3**) (p. 238) desenvolve-se acima do paleopálio; também faz parte da parede hemisférica, embora não apareça na face externa do hemisfério.

A maior área é composta pelo **neopálio** (amarelo claro). Sua parte externa, o **neocórtex** (p. 242 e adiante) (**AB4**), desenvolve-se muito tarde e circunda ventralmente uma área transicional ao paleocórtex que se situa acima do estriado; esta é a **ínsula** (p. 240) (**B14**).

A parede hemisférica medial é formada pelo **arquipálio** (vermelho) (**AB5**), uma parte antiga do cérebro; sua banda cortical, o **arquicórtex** (p. XXX e adiante), mais tarde se enrodilha para formar o hipocampo (*corno de Amom*).

As relações no cérebro maduro são determinadas pela expansão massiva do neocórtex, que empurra o paleocórtex e o córtex transicional da ínsula para as partes mais profundas do cérebro. O arquicórtex é deslocado caudalmente e aparece na superfície do corpo caloso apenas como camada fina (**B5, F10**).

Rotação do Hemisfério (C-F)

A vesícula hemisférica não se expande homogeneamente em todas as direções durante seu desenvolvimento, mas se alarga primariamente nas direções caudal e basal. O lobo temporal é formado desse modo e, finalmente, se volta rostralmente em um movimento circular (**C**); em menor grau, tal rotação também pode ser observada com o lobo frontal. O eixo em torno do qual a vesícula hemisférica gira é a região insular; como o *putâmen* (**E6**) situado abaixo dela, a ínsula não participa do movimento. Outras estruturas do hemisfério, contudo, seguem a rotação e terminam tendo uma forma arqueada no cérebro maduro. O *ventrículo lateral* (**D7**) forma tal arco com seus cornos anterior e inferior. A parte lateral do estriado, o *núcleo caudado* (**E8**), também participa da rotação e segue precisamente a forma arqueada do ventrículo lateral. A parte principal do arquipálio, o *hipocampo* (**F9**), move-se de sua posição dorsal original na direção basal e vem-se localizar no lobo temporal. Os remanescentes do arquipálio, na face dorsal do corpo caloso, o *indúsio cinzento* (**F10**) e o *fórnice* (**F11**), refletem a expansão em arco do arquipálio. O *corpo caloso* (**F12**) também se expande na direção caudal, mas segue a rotação apenas parcialmente, já que se desenvolve apenas tardiamente, perto do final desse processo.

D13 Terceiro ventrículo.

7.1 Visão Geral

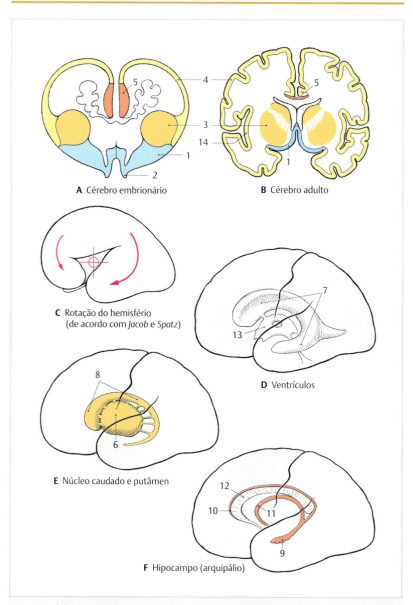

Fig. 7.1 Subdivisão e rotação do hemisfério.

Evolução (A-D)

Durante a evolução dos primatas, o telencéfalo sofreu alterações semelhantes às ocorridas durante o desenvolvimento embrionário humano; desenvolveu-se tardiamente e então ultrapassou em crescimento as outras partes do cérebro. Desse modo, o cerebelo (**A1**) ainda fica completamente exposto no cérebro dos mamíferos primitivos de (ouriço), enquanto se torna cada vez mais coberto pelos hemisférios do telencéfalo durante a evolução dos primatas.

O **paleopálio** (rinencéfalo) (azul) (**A-C2**), com o *bulbo olfatório* (**A-C3**) e o *lobo piriforme* (**A-C4**) formam a maior parte do hemisfério no cérebro dos mamíferos primitivos (**A**) e o **arquipálio** (vermelho) (**A-D5**) ainda tem sua posição dorsal original acima do diencéfalo. Esses dois componentes antigos do hemisfério, então, têm seu crescimento ultrapassado pelo **neopálio** (amarelo) (**A-D6**) durante o curso da evolução. O paleopálio dos prossímios (**C**) ainda tem um tamanho considerável. Nos humanos (**D**), contudo, é deslocado profundamente à base do cérebro e já não aparece na vista lateral do cérebro. O arquipálio (*hipocampo*), que se situa acima do diencéfalo no ouriço (**A5**), aparece como parte do lobo temporal na base do cérebro nos humanos (**D5**). Somente um remanescente estreito permanece acima do corpo caloso (indúsio cinzento).

As alterações posicionais correspondem amplamente à rotação do hemisfério durante o desenvolvimento embrionário; também levam à formação do lobo temporal (**B-D7**). Conquanto ainda ausente no cérebro do ouriço (**A**), o lobo temporal já é reconhecido como projeção ventralmente direcionada no cérebro do musaranho arborícola (Tupaia), o mais primitivo dos primatas (**B**). No cérebro dos prossímios (**C**), um lobo temporal caudalmente direcionado se desenvolve e, finalmente, se volta rostralmente no cérebro humano (**D**). Além disso, desenvolvem-se sulcos e giros na região do neopálio. Enquanto o neopálio dos mamíferos primitivos é liso (*cérebros lissencefálicos*), desenvolve-se um relevo de circunvoluções somente em mamíferos superiores (*cérebros girencefálicos*). O desenvolvimento de sulcos e giros aumenta consideravelmente a superfície do córtex cerebral. Nos humanos, somente um terço da superfície cortical é encontrado na superfície dos hemisférios; dois terços se situam profundamente nos sulcos.

Dois tipos de áreas corticais podem ser distinguidos no neocórtex:

- As **áreas de origem** primárias (vermelho claro) e as **áreas de terminação** (verde) de longas vias e entre elas.
- **Áreas de associação** secundárias (amarelo).

A área de origem das vias motoras, o *córtex motor* (**A-D8**), constitui o lobo frontal inteiro no ouriço. Uma área de associação (**B-D9**) aparece pela primeira vez nos primatas primitivos (Tupaia) e obtém expansão extraordinária no cérebro humano. A área de terminação das vias sensitivas, o *córtex sensitivo* (**A-D10**), faz fronteira caudalmente no córtex motor. Devido ao aumento de volume da área de associação adjacente, a maior parte da área de terminação da via visual, o *córtex visual* (**A-D11**) é deslocada para a superfície hemisférica medial nos humanos. A área de terminação da via acústica, o *córtex auditivo* (**CD12**), é deslocada profundamente no sulco lateral (fissura de Sylvius) pela expansão das áreas temporais de associação. Desse modo, as áreas de associação se expandem muito mais durante a evolução do que as áreas primárias; elas representam a maior parte do neocórtex nos humanos.

7.1 Visão Geral

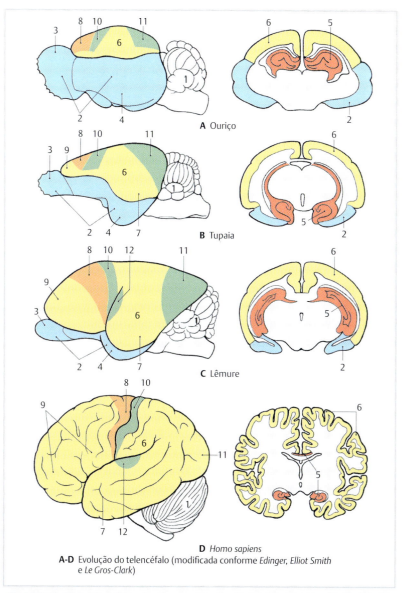

A Ouriço
B Tupaia
C Lêmure
D *Homo sapiens*
A-D Evolução do telencéfalo (modificada conforme *Edinger, Elliot Smith* e *Le Gros-Clark*)

Fig. 7.2 Evolução do telencéfalo.

Desenvolvimento das Camadas do Córtex Cerebral (A-C)

O córtex cerebral, como o córtex cerebelar, caracteriza-se por uma estrutura laminar de células e fibras. Essa estrutura em camadas não é apenas característica da parte filogeneticamente mais nova do córtex cerebral, o neocórtex (p. 342), mas também está presente em partes filogeneticamente mais antigas do córtex, como o arquicórtex (hipocampo).

As camadas do córtex cerebral se desenvolvem de acordo com um **princípio "de dentro para fora"**. Isso significa que os neurônios das camadas corticais profundas se desenvolvem primeiro (incluem as grandes células piramidais da quinta camada cortical, **A1**), seguidas pelos neurônios das camadas superficiais (**A2, A3**). Como todos os neuroblastos são gerados perto do ventrículo (**A4**), os neuroblastos das camadas superficiais têm de migrar além do que fazem as células das camadas mais profundas, que se desenvolvem antes. Os primeiros neurônios que surgem na **zona ventricular** inicialmente formam a **pré-placa**, que mais tarde se divide em **zona marginal** (**A5**) e a **subplaca** com neurônios da subplaca (**A6**). As células em desenvolvimento inicial da zona marginal são **neurônios de Cajal-Retzins** (**A7**), que são células dispostas horizontalmente que sintetizam a glicoproteína **reelina** e a liberam na matriz extracelular da zona marginal (área sombreada castanha em **A5**).

A reelina é importante para formar os longos processos das **células gliais radiais**. Essas **fibras radiais** (**A8**) se estendem da zona ventricular para a superfície pial do córtex e atuam como guia para as células nervosas em migração. Também são os precursores dos neurônios. Mostra-se que, na ausência da reelina, essas fibras radiais se encurtam significativamente, o que também poderia levar ao comprometimento da migração dos neuroblastos. Também há indicações de que a reelina atue sobre os próprios neurônios em migração como sinal de parada. Depois que a subplaca e a zona marginal se separam, as células corticais mais antigas migram para o espaço entre essas duas zonas, onde formam a **placa cortical**. Eles param antes de chegar à zona marginal (função de parada de sinal da reelina). Com o aumento da espessura do córtex cerebral, as fibras radiais se estendem por uma distância mais longa e servem como guias mais longas para os neuroblastos que migrarem mais tarde. Esses neuroblastos que se desenvolvem mais tarde (**A2, A3**), desse modo, podem migrar mais do que os primeiros neuroblastos em desenvolvimento (**A1**) antes que também cheguem à zona marginal e são parados pela reelina na matriz extracelular. Esse modelo explica como se desenvolve a deposição de camadas "de dentro para fora" do córtex cerebral.

Estudos recentes têm mostrado que, no desenvolvimento inicial, a migração dos neuroblastos em direção à superfície do cérebro pode ocorrer até sem as guias gliais por meio de translocação nuclear (**B**). Os neuroblastos em migração mais tarde "rastejam" ao longo das fibras gliais radiais (locomoção; **C**).

Receptores para reelina também foram recentemente descobertos. Ocorrem também nos neurônios e nas células gliais radiais. Incluem o *receptor 2 de apolipoproteínas* e o *receptor de lipoproteínas de densidade muito baixa*. A ativação dos receptores mediados pela reelina é transmitida a moléculas do citoesqueleto via molécula adaptadora intracelular desabilitada 1. A fosforilação da desabilitada 1 faz com que os neuroblastos migratórios se separem das fibras radiais e, desse modo, faz parte da função de sinal de parada da reelina. A ausência de reelina, como ocorre no camundongo *reler*, uma mutação natural, leva a defeitos graves no desenvolvimento das camadas corticais.

> **Observação clínica:** O distúrbio da migração dos neuroblastos, por exemplo, em defeitos na via de sinalização da reelina, também pode levar a anomalias do desenvolvimento do córtex cerebral humano. Costumam associar-se ao quadro clínico de epilepsia. Os pacientes epilépticos, desse modo, exibem diminuição dos níveis de expressão da reelina com migração defeituosa característica dos neurônios no hipocampo.

A9 Superfície do cérebro com a pia-máter.

7.1 Visão Geral

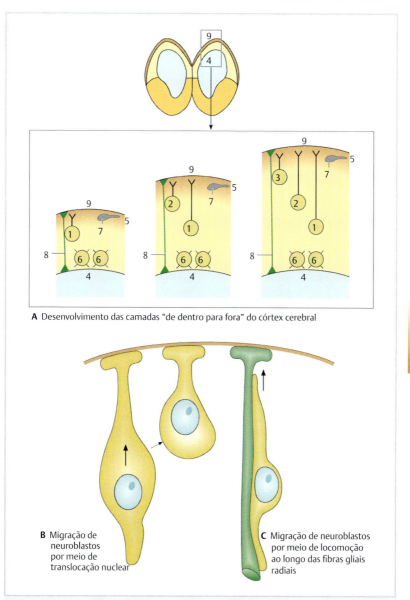

A Desenvolvimento das camadas "de dentro para fora" do córtex cerebral

B Migração de neuroblastos por meio de translocação nuclear

C Migração de neuroblastos por meio de locomoção ao longo das fibras gliais radiais

Fig. 7.3 Desenvolvimento das camadas do córtex cerebral.

Lobos Cerebrais (A-C)

O hemisfério se divide em quatro **lobos cerebrais**:
- **Lobo frontal** (vermelho) (p. 248).
- **Lobo parietal** (azul-claro) (p. 252).
- **Lobo temporal** (azul-escuro) (p. 254).
- **Lobo occipital** (roxo) (p. 256).

A superfície hemisférica consiste em **sulcos** e *circunvoluções*, ou **giros**. Distinguimos *sulcos primários, secundários* e *terciários*. Os sulcos primários aparecem primeiro e são igualmente bem desenvolvidos em todos os cérebros humanos (sulco central, sulco calcarino). Os sulcos secundários são variáveis. Os sulcos terciários aparecem por último, sendo irregulares e diferentes em cada cérebro. Desse modo, cada cérebro tem seu próprio relevo de superfície como expressão de individualidade, como as características da face.

O **lobo frontal** se estende do *polo frontal* (**AC1**) ao **sulco central** (**AB2**), que, juntamente com o *sulco pré-central* (**A3**), define o **giro pré-central** (**A4**). Este último é agrupado com o **giro pós-central** (**A5**) para formar a **região central**, que se estende além da *borda do hemisfério* (**AB6**) até o *giro paracentral* (**B7**). Além disso, o lobo frontal exibe três circunvoluções maiores: o *giro frontal superior* (**A8**), o *giro frontal médio* (**A9**) e o *giro frontal inferior* (**A10**); são separados pelo *sulco frontal superior* (**A11**) e o *sulco frontal inferior* (**A12**). Três partes se distinguem no giro frontal inferior e definem o sulco lateral (sulco de Sylvius) (**AC13**): a *parte opercular* (**A14**), a *parte triangular* (**A15**) e a *parte orbital* (**A16**).

O **lobo parietal** se une ao lobo frontal com o giro pós-central (**A5**), que é definido caudalmente pelo *sulco pós-central* (**A17**). Este é seguido pelo *lóbulo parietal superior* (**A18**) e o *lóbulo parietal inferior* (**A19**), que são separados pelo *sulco intraparietal* (**A20**). A extremidade do sulco lateral é cercada pelo *giro supramarginal* (**A21**); o *giro angular* (**A22**) se localiza ventralmente a ele. A superfície medial do lobo parietal é formada pelo *pré-cúneo* (**B23**).

O **lobo temporal** inclui o *polo temporal* (**AC24**) e três circunvoluções maiores: o *giro temporal superior* (**A25**), o *giro temporal médio* (**A26**) e o *giro temporal inferior* (**AC27**), que são separados pelo *sulco temporal superior* (**A28**) e o *sulco temporal inferior* (**A29**). Os *giros temporais transversos* (circunvoluções de Heschl) da face dorsal do lobo temporal se encontram na profundidade do sulco lateral (p. 254, C). Na superfície medial se encontra o *giro para-hipocampal* (**BC30**), que se funde rostralmente com o *unco* (**BC31**) e, caudalmente, com o *giro lingual* (**BC32**). É separado do *giro occipitotemporal médio* (**BC34**) pelo *sulco lateral* (**BC33**). Ventralmente encontra-se o *giro occipitotemporal lateral* (**BC35**), delimitado pelo *sulco occipitotemporal* (**BC36**).

O **lobo occipital** inclui o *polo occipital* (**A-C37**) e é cruzado pelo *sulco occipital transverso* (**A38**) e o **sulco calcarino** profundo (**B39**). Juntamente com o *sulco parietoccipital* (**B40**) este último define o *cúneo* (**B41**).

O *giro do cíngulo* (giro límbico) (verde) (**B42**) se estende em torno do corpo caloso (**B43**). Caudalmente é separado do *giro dentado* (banda dentada) (**B45**) pelo *sulco hipocampal* (**B44**) e se afila rostralmente no *giro paraterminal* (**B46**) e na *área subcalosa* (área paraolfatória) (**B47**). Istmo do giro do cíngulo (**B48**).

Base do cérebro: A face basal do lobo frontal é coberta pelos *giros orbitais* (**C49**). Ao longo da borda do hemisfério, corre o *giro reto* (**C50**), lateralmente definido pelo *sulco olfatório* (**C51**), em que o *bulbo olfatório* (**C52**) e o *trato olfatório* estão embutidos. O trato olfatório se separa nas duas *estrias olfatórias*, que abraçam a *substância perfurada anterior* (área olfatória) (**C53**).

C54 Sulco hipocampal.
C55 Fissura cerebral longitudinal.

7.1 Visão Geral 215

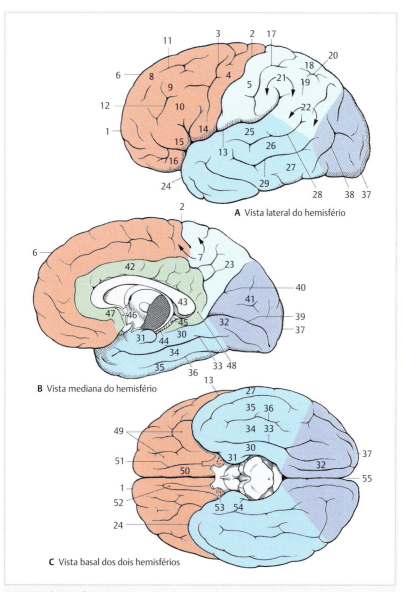

A Vista lateral do hemisfério
B Vista mediana do hemisfério
C Vista basal dos dois hemisférios

Fig. 7.4 Lobos cerebrais.

7.2 Cortes Através do Telencéfalo

Cortes Frontais (A, B)

A superfície de corte posterior é mostrada para cada corte cerebral.

Corte no nível da saída do trato olfatório (A): A superfície de corte mostra os dois hemisférios separados pela *fissura longitudinal cerebral* (**AB1**); a substância cinzenta (córtex e núcleos) é facilmente distinguida da substância branca (massas de fibras mielinizadas). O *corpo caloso* (**AB2**) conecta os dois hemisférios. O corte mostra o *giro do cíngulo* (**AB3**) acima do corpo caloso.

O campo lateral do corte mostra o *sulco lateral* profundo (**AB4**). Dorsalmente a ele, encontra-se o lobo frontal com o *giro frontal superior* (**AB5**), o *giro frontal médio* (**AB6**) e o *giro frontal inferior* (**AB7**). São separados pelo *sulco frontal superior* (**AB8**) e o *sulco frontal inferior* (**AB9**). Ventralmente ao sulco lateral encontra-se o lobo temporal com o *giro temporal superior* (**AB10**), o *giro temporal médio* (**AB11**) e o *giro temporal inferior* (**AB12**). Os giros temporais são separados pelo *sulco temporal superior* (**AB13**) e o *sulco temporal inferior* (**AB14**). O sulco lateral se expande profundamente na *fossa lateral (fossa de Sylvius)* (**AB15**), na superfície interna em que está a ínsula. O córtex insular se estende basalmente quase até a saída do *trato olfatório* (**A16**). Representa uma área transicional entre o paleocórtex e o neocórtex.

Na profundidade do hemisfério encontra-se o *neoestriado*, dividido pela *cápsula interna* (**AB17**) em *núcleo caudado* (**AB18**) e *putame* (**AB19**). O corte mostra o *corno anterior* (**AB20**) do ventrículo lateral. A parede lateral do ventrículo é formada pelo núcleo caudado, enquanto sua parede medial é formada pelo *septo pelúcido* (**AB21**), contendo a *cavidade do septo pelúcido* (**AB22**). Na face lateral do putame situa-se uma camada estreita de substância cinzenta em forma de taça, o *claustro* (**AB23**). É separado do putame pela *cápsula externa* (**AB24**) e do córtex insular, pela *cápsula extrema* (**AB25**).

Corte no nível da comissura anterior (B): Neste nível o corte mostra as regiões centrais do lobo frontal e do lobo temporal. A fossa lateral é fechada, e a ínsula é coberta pelo opérculo frontal (**AB26**) e o opérculo temporal (**AB27**). As regiões ventrais de ambos os hemisférios são conectadas pela *comissura anterior* (**B28**), onde cruzam fibras do paleocórtex e do neocórtex temporal. Acima da comissura aparece o globo pálido (**B29**) (parte do diencéfalo) e, perto da linha média, encontra-se o *septo pelúcido* (**AB21**) ou, mais especificamente, seu amplo segmento anterior contendo os núcleos septais (também conhecidos como *pedúnculo do septo pelúcido*). A face mediobasal do hemisfério é coberta pelo *paleocórtex*, o córtex olfatório (**B30**).

Claustro: No passado, o claustro (**AB23**) era agrupado juntamente com o estriado, formando os chamados *núcleos da base* ou então era atribuído ao córtex insular como camada cortical adicional. Estudos sobre desenvolvimento e investigações anatômicas comparativas, contudo, sugerem que consiste em grupamentos de células do *paleocórtex* que se deslocaram durante o desenvolvimento. O claustro se funde com sua base larga nas regiões paleocorticais (a saber, o córtex pré-piriforme e o núcleo lateral do corpo amigdaloide). Acredita-se que fibras não mielinizadas dos córtices dos lobos parietal, temporal e occipital terminem no claustro em um arranjo tópico. A função do claustro é, em grande parte, desconhecida.

B31 Quiasma óptico.
A32 Núcleo *accumbens*.
B33 Estriado ventral.
B34 Pálido ventral.

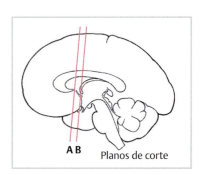

A B   Planos de corte

7.2 Cortes Através do Telencéfalo

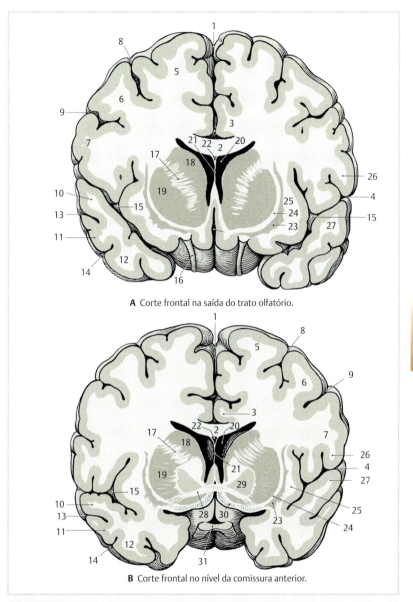

A Corte frontal na saída do trato olfatório.

B Corte frontal no nível da comissura anterior.

Fig. 7.5 Cortes frontais.

Cortes Frontais (A, B) (cont.)

Corte no Nível do Corpo Amigdaloide (A)

Neste nível, o **sulco central** (**AB1**), que corre obliquamente de dorsocaudal para ventrorrostral, está cortado na parte mais rostral; o *lobo frontal*, que é dorsal a ele, portanto, ocupa uma parte muito maior do corte do que o lobo parietal, que é ventral e ele. A circunvolução acima do sulco central é o **giro pré-central** (**AB2**); a circunvolução abaixo dele é o **giro pós-central** (**AB3**). Profundamente no lobo temporal aparece o **corpo amigdaloide** (amígdala) (**A4**). Chega à superfície na face medial do lobo temporal e, portanto, pode ser visto parcialmente como córtex, parcialmente como núcleo ou como transição entre as duas estruturas. Como não apenas o córtex periamigdaliano em torno, mas também sua metade corticomedial pertencem aos centros olfatórios primários, o corpo amigdaloide pode ser considerado paleocórtex, apesar de suas características nucleares. O *claustro* (**AB5**) termina acima dessa região com uma base ampla.

Entre os hemisférios encontra-se o diencéfalo com *tálamo* (**AB6**), *globo pálido* (**AB7**) e *hipotálamo* (**A8**). Lateralmente aos núcleos diencefálicos existe a fronteira do *neoestriado* com *putame* (**AB9**) e *núcleo caudado* (**AB10**). Abaixo do *corpo caloso* (**AB11**) encontra-se um feixe de fibras forte, o *fórnice* (**AB12**). Também se veem a *fissura cerebral longitudinal* (**AB13**), o *sulco cerebral lateral* (**AB14**), a *fossa lateral* (**AB15**), o *trato óptico* (**A16**) e o *infundíbulo* (**A17**).

Corte no Nível do Hipocampo (B)

Visto que os cortes feitos mais caudalmente já não mostram o corpo amigdaloide, o **hipocampo** (**B18**) aparece na área medial do lobo temporal.

Essa parte mais importante do arquicórtex é uma formação cortical que se espiralou e se projeta contra o corno inferior do ventrículo lateral (**B23**). O corte também mostra a parte caudal da *fossa lateral* (**B15**). A superfície interna do opérculo temporal exibe circunvoluções proeminentes; elas são os **giros temporais transversos** em corte oblíquo (**B19**), ou circunvoluções de Heschl, representando o córtex auditivo. Na região ventral do diencéfalo situam-se o *corpo subtalâmico* (**B20**), o *corpo mamilar* (**B21**) e a *substância negra* (**B22**), que faz parte do mesencéfalo.

Núcleos da base: Os complexos nucleares cinzentos profundamente ao hemisfério são coletivamente conhecidos como núcleos da base. Alguns autores usam o termo somente para o estriado e o pálido, enquanto outros incluem o corpo amigdaloide e o claustro, alguns até o tálamo. Como esse termo é vago e mal definido, não é usado na presente descrição. Anatomistas mais antigos viam o pálido e o putame como partes do *núcleo lentiforme* (um conceito que ainda sobrevive como alça lenticular e fascículo lenticular), termo não mais usado.

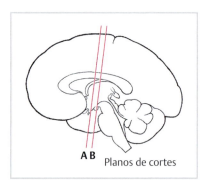

A B Planos de cortes

7.2 Cortes Através do Telencéfalo

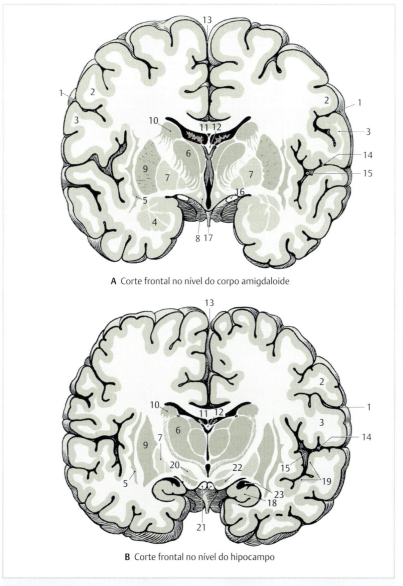

A Corte frontal no nível do corpo amigdaloide

B Corte frontal no nível do hipocampo

Fig. 7.6 Cortes frontais.

Cortes Frontais (A, B) (cont.)

Corte no Nível do Mesencéfalo e da Ponte (A)

A parte caudal da *fossa lateral* (**A1**) é aberta para a face lateral do hemisfério. Dorsalmente ao *sulco lateral* (**A2**) encontra-se o lobo parietal; ventralmente, o lobo temporal. As circunvoluções dorsais do último, que se situam profundamente ao sulco lateral e representam os *giros temporais transversos* (**A3**) (p. 254, C1), as *circunvoluções de Heschl* (giros temporais transversos) estão cortadas obliquamente. Na parte inferior da fossa lateral encontra-se o córtex insular, que repousa sobre as extensões caudais do *claustro* (**A4**) e do *putame* (**A5**). O *núcleo caudado* (**A6**) aparece na parede lateral do ventrículo lateral (**A7**). Na face medial do lobo temporal, oculto pelo *giro para-hipocampal* (**A8**), o córtex se enrola para formar o hipocampo (*corno de Amon*) (**A9**). O *corpo caloso* (**A10**) e o *fórnice* (**A11**) são vistos acima do plexo corióideo.

O campo entre os hemisférios representa a transição entre o diencéfalo e o mesencéfalo. O corte mostra as regiões nucleares caudais do tálamo (**A12**). Separado do complexo principal, encontra-se o *corpo geniculado lateral* (**A13**) e, medialmente à parede ventricular encontra-se o *núcleo habenular* (**A14**). O plano de corte foi orientado de acordo com o eixo de Forel (p. 4, B), mostrando assim o telencéfalo e o diencéfalo em corte frontal, enquanto as estruturas do mesencéfalo e da ponte (eixo de Meynert; p. 4, B) foram cortadas obliquamente. Ventralmente ao aqueduto (**A15**) encontra-se a *decussação do pedúnculo cerebelar superior* (**A16**). Uma tira estreita de células escuras, a *substância negra* (**A17**), estende-se ventralmente em ambos os lados. Os *pedúnculos cerebrais* (**A18**) são vistos lateralmente a ela; o trajeto de suas massas de fibras pode ser seguido desde a cápsula interna até a ponte (**A19**).

Corte no Nível do Esplênio do Corpo Caloso (B)

Neste corte, a parte dorsal do hemisfério pertence ao lobo parietal, e a parte ventral, ao lobo temporal; neste plano de corte, a última está se fundindo ao lobo occipital. O limite entre o lobo parietal e o lobo temporal se situa na região do *giro angular* (**B20**). O sulco lateral e a fossa lateral já não estão presentes no corte. A superfície de corte do corpo caloso é particularmente ampla no nível do *esplênio* (**B21**) (p. 222, A6; p. 262, E14). Dorsal e ventralmente a ele encontra-se o *giro do cíngulo* (**B22**), que circunda o esplênio em um arco. O *giro para-hipocampal* (**B23**) se une ventralmente. Nem o hipocampo nem o sulco calcarino estão presentes no corte; por isso, o corte se situa posteriormente ao hipocampo, mas frontalmente ao sulco calcarino. Os dois ventrículos laterais são notavelmente largos, cada um representando a parte mais anterior do corno posterior na transição para o corno inferior e a parte central (ver p. 283, BC7-9).

As faces inferiores dos hemisférios fazem fronteira com o cerebelo. O bulbo aparece na parte média, o corte oblíquo mostra o quarto ventrículo (**B24**), as *olivas* (**B25**) e as *pirâmides* (**B26**).

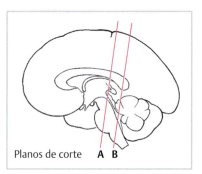

Planos de corte A B

7.2 Cortes Através do Telencéfalo

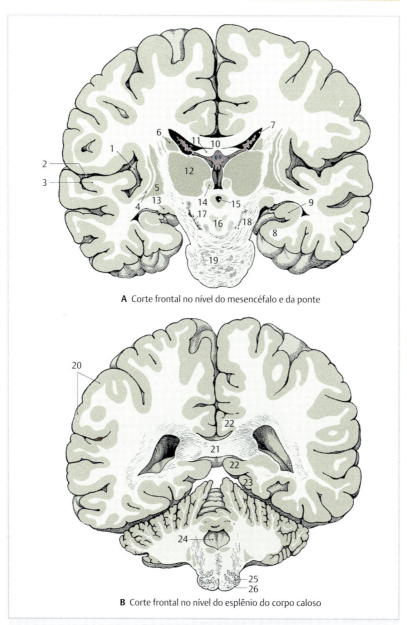

A Corte frontal no nível do mesencéfalo e da ponte

B Corte frontal no nível do esplênio do corpo caloso

Fig. 7.7 Cortes frontais.

Cortes Horizontais

Face Superior do CorpoCaloso e Ventrículos Laterais (A)

O corte horizontal no cérebro foi feito acima do corpo caloso, e a face superior do corpo caloso e os ventrículos laterais são expostos por remoção das partes mais profundas da substância branca. O corte mostra os lobos frontais (**A1**) no topo, os lobos temporais (**A2**) em ambos os lados e os lobos occipitais (**A3**) na parte inferior. A superfície superior do corpo caloso (**A4**) pertence à superfície livre do cérebro, revestida pela pia-máter e a aracnoide-máter. Situada profundamente no cérebro, é coberta pelas circunvoluções das paredes mediais dos hemisférios. Rostralmente, a superfície superior do corpo caloso gira na direção ventral e forma o *joelho do corpo caloso* (**A5**) (p. 262, E11); caudalmente, forma o *esplênio do corpo caloso* (**A6**) (p. 262, E14). Na face superior do corpo caloso estendem-se quatro cristas de fibras mielinizadas: uma *estria longitudinal lateral* (**A7**) e uma *estria longitudinal medial de Lancisi* (**A8**) correm ao longo de cada metade do corpo caloso (ver Arquicórtex, p. 232). Seus tratos de fibras se estendem do hipocampo à área subcalosa. Entre as duas estrias longitudinais, encontra-se fina camada de substância cinzenta, consistindo em uma camada estreita de neurônios, o *indúsio cinzento*. Essa é uma porção cortical do arquicórtex que regrediu em decorrência do extenso desenvolvimento do corpo caloso (p. 7, E) e de subsequente deslocamento do arquicórtex para o corno inferior do ventrículo lateral (ver p. 209, F).

Os cornos anteriores (**A9**) dos ventrículos laterais (p. 282, A1) se abrem na área dos lobos frontais e os cornos posteriores (**A10**), na área dos lobos occipitais. O *hipocampo* (**A11**) em protrusão forma o assoalho do corno inferior. A parte central e o corno inferior do ventrículo lateral contêm o *plexo corióideo* (**A12**) (p. 284).

Exposição do Teto do Diencéfalo (B)

Este é um corte horizontal oblíquo abaixo do corpo caloso, que foi completamente removido. Com a abertura dos dois ventrículos laterais, a face dorsal do *núcleo caudado* (**B13**) e, no limite medial, a face dorsal do *tálamo* (**B14**) se torna visível. Partes do diencéfalo ficam expostas também, a saber a *glândula pineal* (**B15**) e ambas as *habênulas* (**B16**), que se conectam a ele. Os dois *fórnices* (**B17**) entre as cabeças dos dois núcleos caudados foram cortados em sua parte rostral (colunas do fórnice). O *septo pelúcido* (**B18**) se estende daí ao corpo caloso.

A parede lateral do hemisfério contém uma camada medular particularmente larga entre o córtex e o ventrículo, o *centro semioval* (**B19**). O *sulco central* (**B20**) corta esse centro e separa o lobo frontal (no topo da figura) do lobo parietal (parte inferior). Iniciando no sulco central, podem-se localizar o *giro pré-central* (**B21**) e o *giro pós-central* (**B22**).

Caudalmente na *fissura cerebral longitudinal* (**AB23**), o *cerebelo* (**B24**) é visível. A parte caudal do hemisfério é formada pelo lobo occipital. A **área estriada** (**B25**), o córtex visual, situa-se nessa região e ocupa, primariamente, o **sulco calcarino** (**B26**) na face medial do lobo occipital, estendendo-se apenas por curta distância ao polo occipital. Pode ser distinguida até a olho nu do restante do córtex por meio de uma estria branca, a **linha de Gennari** (**B27**), que divide o córtex em duas bandas cinzentas. A linha de Gennari é uma faixa ampla de fibras nervosas mielínicas, correspondendo à banda externa de Baillarger discretamente mais estreita nas outras áreas do neocórtex (ver p. 242, A16; p. 256).

B28 Teto do mesencéfalo.

7.2 Cortes Através do Telencéfalo

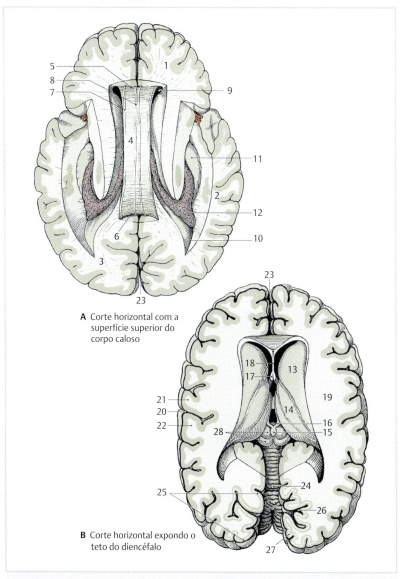

A Corte horizontal com a superfície superior do corpo caloso

B Corte horizontal expondo o teto do diencéfalo

Fig. 7.8 Cortes horizontais.

Corte Horizontal através do Neoestriado (A)

Neste nível, a *fossa cerebral lateral* (**AB1**) é exposta em sua expansão longitudinal. O *sulco lateral* (**A2**) é encontrado mais rostralmente, tendo o *opérculo frontal* (**AB3**) à frente dele e o *opérculo temporal* alongado (**AB4**), caudalmente. A expansão longitudinal também fica aparente nas estruturas profundas do telencéfalo, o *claustro* (**AB5**) e o *putame* (**AB6**). As estruturas em arco foram cortadas duas vezes; o *corpo caloso* (**A7**) aparece rostralmente, com sua parte anterior, o *joelho do corpo caloso*, e, caudalmente à sua extremidade, o *esplênio*. O *núcleo caudado* foi cortado duas vezes também; a *cabeça do núcleo caudado* (**AB8**) é vista rostralmente, e a *cauda do núcleo caudado* (**AB9**), caudolateralmente ao *tálamo* (**AB10**). O tálamo é separado do *globo pálido* (**AB11**) pela *cápsula interna*, que, em cortes horizontais, exibe a forma de um gancho, composto pela *alça anterior* (**AB12**) e a *alça posterior* (**AB13**). Também o ventrículo lateral foi exposto duas vezes. Seu *corno anterior* (**A14**) foi cortado na área do lobo frontal e, caudalmente, na transição para o *corno posterior* (**A15**). Os dois cornos anteriores são separados pelo septo pelúcido (**A16**), que se estende entre o corpo caloso e o fórnice (**A17**).

O corte também mostra os lobos frontais (**AB18**), os lobos temporais (**AB19**), os lobos occipitais (**A20**), a fissura cerebral longitudinal (**AB21**) e a área estriada (córtex visual) (**A22**).

Corte Horizontal no Nível da Comissura Anterior (B)

Conquanto o corte ainda mostre o lobo frontal e o lobo temporal inteiros, o lobo occipital foi cortado em sua parte anterior apenas, na transição para o lobo temporal. Entre os dois hemisférios aparece a face dorsal em forma de cone do cerebelo (**B23**). O corno anterior do ventrículo lateral e o corpo caloso já não são vistos neste corte. Em vez deles, há a *comissura anterior* (**B24**), ligando os dois hemisférios. As duas *colunas do fórnice* (**B25**), situadas bem próximas no corte prévio, estão separadas no nível da comissura anterior. Conquanto a *alça posterior da cápsula interna* (**AB13**) mantenha sua largura habitual, a *alça anterior* (**AB12**) é indicada apenas por alguns feixes de fibras. Como resultado, a *cabeça do núcleo caudado* (**AB8**) já não está separada do putame (**AB6**), e o estriado é visto como complexo nuclear uniforme. Na área do lobo temporal, a banda cortical dobrada do hipocampo (corno de Ammon) (**B26**) fica quase coberta pelo *giro para-hipocampal* (**B27**).

B28 Teto do mesencéfalo.

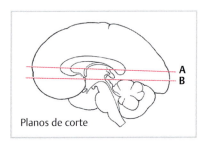

Planos de corte

7.2 Cortes Através do Telencéfalo

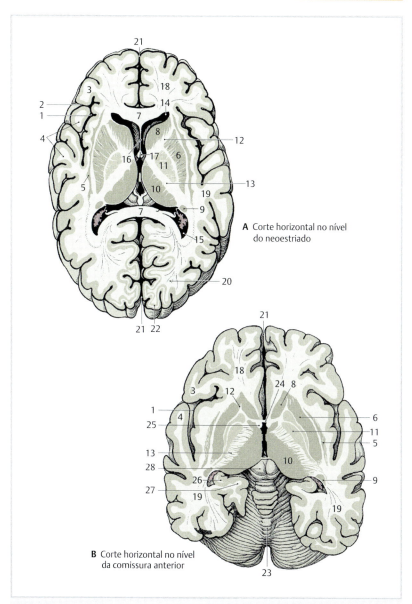

A Corte horizontal no nível do neoestriado

B Corte horizontal no nível da comissura anterior

Fig. 7.9 Cortes horizontais.

7.3 Paleocórtex e Corpo Amigdaloide

Paleocórtex
Subdivisão (A, B)

O paleocórtex (azul) é a mais antiga área cortical do telencéfalo. Juntamente com o bulbo olfatório e o trato olfatório, forma o *cérebro olfatório*, ou **rinencéfalo**. Em mamíferos primitivos (ouriço) (**A**), é a maior parte do telencéfalo. O grande e compacto *bulbo olfatório* (**A1**) situa-se rostralmente e, adjacente a ele, encontra-se o *tubérculo olfatório* (**A2**), ou córtex olfatório. O restante da base do cérebro é ocupado pelo *lobo piriforme* (**A3**) com o *unco* (**A4**). O lobo piriforme contém várias áreas corticais, a saber, lateralmente, a *área pré-piriforme* (**A5**), medialmente, a *faixa diagonal de Broca* (bandazinha diagonal) (**A6**) e, caudalmente, a *área periamigdaliana* (**A7**). A parte caudal do lobo piriforme é ocupada pela *área entorrinal* (**A8**), uma área transicional (laranja) entre o arquicórtex (vermelho) e o neocórtex. Medialmente, aparece uma parte da formação hipocampal, o unco com o *giro dentado* superficial (faixa dentada) (**A9**).

A enorme expansão do neocórtex em humanos (**B**) deslocou o paleocórtex para a profundidade, onde representa apenas pequena parte da base do cérebro. O delgado *trato olfatório* (**B10**) é conectado pelo *trato olfatório* (**B11**) ao córtex olfatório. As fibras do trato se dividem no *trígono olfatório* (**B12**) em dois feixes (mas frequentemente em três ou mais): a *estria olfatória medial* (**B13**) e a *estria olfatória lateral* (**B14**). Elas encerram o *tubérculo olfatório*, que, nos humanos, afunda para a profundidade como *substância perfurada anterior* (**B15**). É delimitada caudalmente pela *banda diagonal de Broca* (**B16**), que contém fibras aferentes para o bulbo olfatório.

A rotação do hemisfério em humanos deslocou as outras partes do *lobo piriforme* principalmente para a face medial do lobo temporal, onde formam o *límen da ínsula* (giro ambiens) (**B17**) e o *giro semilunar* (**B18**). O límen da ínsula é ocupado pelo *córtex pré-piriforme* (**B19**), e o giro semilunar, pelo *córtex periamigdaliano* (**B20**). Ventrocaudalmente a ele, o *unco* (**B21**) faz um abaulamento na extremidade superficial do *giro dentado*, o que é conhecido como *banda de Giacomini*. Ela se funde no *giro para-hipocampal* (**B22**), que é coberto pelo *córtex entorrinal* (**B23**).

Bulbo Olfatório (C)

O bulbo olfatório regrediu nos humanos, que pertencem aos *mamíferos microsmáticos*. Os mamíferos com sensibilidade olfativa altamente desenvolvida (*mamíferos macrosmáticos*) possuem grande bulbo olfatório de estrutura complexa (p. 211, AB3). No bulbo olfatório humano distinguimos uma *camada glomerular* (**C24**), uma *camada mitral* (**C25**) e uma *camada granular* (**C26**). As células mitrais da camada glomerular formam contatos sinápticos com as terminações dos nervos olfatórios (p. 230, A). Os axônios das células mitrais correm pelo trato olfatório até os centros olfatórios primários. O trato olfatório contém uma agregação descontínua de neurônios de tamanho médio ao longo de seu comprimento inteiro, o *núcleo olfatório anterior*. Seus axônios se unem a fibras do trato olfatório e cruzam, em parte, para o bulbo olfatório contralateral.

Substância Perfurada Anterior (D)

A substância perfurada anterior, que se caracteriza por numerosas perfurações vasculares (**D27**), é coberta externamente por uma camada irregular de pequenas células piramidais, a *camada piramidal* (**D28**) e, internamente, pela *camada multiforme* frouxa (**D29**) com grupos individuais de células escuras, as *ilhas de Calleja* (**D30**). O bulbo olfatório, o trato olfatório e a substância perfurada anterior contêm grande número de neurônios peptidérgicos (corticoliberina, encefalina e outros peptídeos).

D31 Núcleo da banda diagonal.
D32 Fissura cerebral longitudinal.
D33 Ventrículo lateral.
D34 Giro paraterminal.

7.3 Paleocórtex e Corpo Amigdaloide

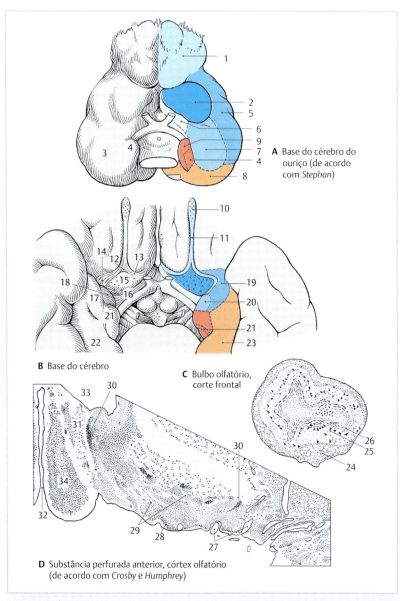

Fig. 7.10 Paleocórtex.

A Base do cérebro do ouriço (de acordo com *Stephan*)

B Base do cérebro

C Bulbo olfatório, corte frontal

D Substância perfurada anterior, córtex olfatório (de acordo com *Crosby* e *Humphrey*)

Corpo Amigdaloide

O **corpo amigdaloide** (amígdala) se localiza na face medial do lobo temporal, anteriormente ao hipocampo (**B**). O corpo amigdaloide consiste em uma parte cortical superficial, o *núcleo cortical*, e uma parte nuclear situada na profundidade; assim sendo, é visto obrigatoriamente como uma transição entre o córtex e o núcleo. O complexo nuclear é coberto pelo *córtex periamigdaliano* (**A1**).

Subnúcleos (A-D)

O corpo amigdaloide é um complexo nuclear altamente heterogêneo. O complexo se divide em vários subnúcleos, a saber, o *núcleo cortical* superficial (**ACD2**), o *núcleo central* (**ACD3**), o *núcleo basal* (**CD4**), consistindo em uma *parte medial* (**A5**) parvocelular e uma *parte lateral* (**A6**) magnocelular, e o *núcleo lateral* (**ACD7**). A atribuição do núcleo medial (**A8**) ao complexo do corpo amigdaloide é questionável. O corpo amigdaloide é rico em neurônios peptidérgicos. Primariamente, podem-se demonstrar encefalina e corticoliberina no núcleo central e VIP no núcleo lateral.

Os subnúcleos formam dois grupos: o **grupo corticomedial** filogeneticamente antigo (*núcleo cortical, núcleo central*) e o **grupo basolateral** filogeneticamente mais novo (*núcleo basal, núcleo lateral*). O grupo corticomedial recebe fibras do bulbo olfatório e é a área de origem da estria terminal. O grupo basolateral tem conexões por fibras com a área pré-piriforme e a área entorrinal. Registros eletrofisiológicos têm demonstrado que apenas o grupo corticomedial recebe impulsos olfatórios, enquanto o grupo basolateral recebe impulsos ópticos e acústicos.

Organização Funcional (C-E)

O corpo amigdaloide é um componente importante do sistema límbico, que desempenha um papel-chave na avaliação emocional das percepções e situações. A estimulação elétrica do corpo amigdaloide e do seu entorno induz *respostas autônomas e emocionais*; por exemplo, raiva (■), ansiedade ou agressividade. A raiva ou a reação de fuga (□) com os correspondentes fenômenos autônomos (dilatação das pupilas, elevação da pressão arterial, aumento das frequências cardíaca e respiratória) podem ser desencadeadas pela estimulação da área de coleta das fibras da estria terminal (**C**). Outros locais produzem *reações de alerta* associadas para girar a cabeça. A estimulação pode induzir *mastigação* (○), *lambida* (●) ou *salivação* (▲) (**D**). Também pode resultar em captação de alimento, secreção de suco gástrico e aumento da motilidade intestinal ou bulimia. Pode ocorrer hipersexualidade como resultado da estimulação, mas também pode ser produzida por lesões do grupo basolateral de núcleos. *Micção* (Δ) ou defecação também podem ser induzidas.

As respostas à estimulação são difíceis de arranjar de maneira tópica; muitas fibras correm através do complexo nuclear, e as respostas à estimulação podem originar-se não apenas do local de estimulação, mas também de feixes de fibras afetados de outros núcleos. A parte medial do núcleo basal tem sido atribuída ao grupo corticomedial de núcleos e se fez uma tentativa de correlacionar os dois grupos nucleares com as diferentes respostas; acredita-se que o grupo corticomedial (**E9**) promova *comportamento agressivo, impulso sexual e apetite*, enquanto o grupo lateral (**E10**) tem efeito inibitório.

> **Observação clínica:** A estimulação do corpo amigdaloide em humanos (medida diagnóstica no tratamento de epilepsia grave) pode desencadear raiva ou ansiedade, mas também uma sensação de tranquilidade e relaxamento. Os pacientes podem sentir-se "transformados" ou "em um mundo diferente". A resposta será essencialmente influenciada pelo estado emocional no início da estimulação.

A-E11 Trato óptico.
A12 Hipotálamo.
A13 Claustro.

7.3 Paleocórtex e Corpo Amigdaloide

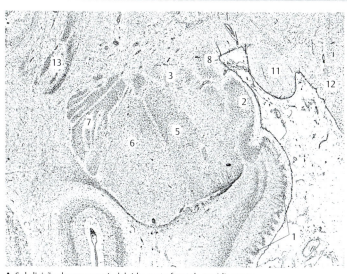

A Subdivisão do corpo amigdaloide, corte frontal, semidiagrama

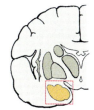

B Localização do corte em A

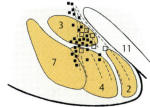

C Reação de luta ou fuga, experimento de estimulação no gato (de acordo com *Molina* e *Hunsperger*)

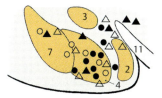

D Reações autônomas, experimentos de estimulação no gato (de acordo com *Ursin* e *Kaada*)

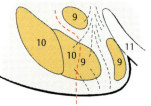

E Organização funcional (de acordo com *Koikegami*)

Fig. 7.11 Corpo amigdaloide.

Conexões de Fibras (A-C)

Bulbo Olfatório (A)

Os axônios em feixes das células olfatórias (**A1**) (p. 335, C) atravessam as aberturas da lâmina cribriforme (**A2**) como *nervos olfatórios* (primeiro neurônio) e entram no bulbo olfatório (**A3**). Ali terminam nos dendritos das **células mitrais** (**A4**), com as quais formam *glomérulos* (**A5**). Nesse sistema glomerular, uma célula mitral fica em contato com numerosas células sensitivas. Outros tipos de células, como as *células granulares*, as *células periglomerulares* e as *células em tufos* pertencem ao centro de integração do bulbo olfatório. Os axônios das células mitrais (segundo neurônio) passam pelo **trato olfatório** (**A6**) e vão aos centros olfatórios primários. Neurônios de tamanho médio se dispersam ao longo do trato olfatório; constituem o **núcleo olfatório anterior** (**AC7**). Os axônios das células mitrais ou suas colaterais terminam aí. Processos neuronais cruzam, em parte pela comissura anterior, ao bulbo olfatório contralateral, onde formam a *estria olfatória medial* (**B8**).

Estria Olfatória Lateral (B)

Todas as fibras das células mitrais se estendem na estria olfatória lateral aos centros olfatórios primários, a saber, a *substância perfurada anterior* (área olfatória) (**BC9**), a *área periamigdaliana* (**B11**), incluindo o núcleo cortical do corpo amigdaloide. Acredita-se que a área pré-piriforme e a área periamigdaliana sejam o próprio córtex olfatório para a percepção consciente dos estímulos olfatórios. Considera-se que a estria olfatória medial receba fibras exclusivamente provenientes do córtex olfatório e que vão ao bulbo olfatório.

Sistemas de fibras se estendem do córtex olfatório (impulsos olfatórios para a busca de alimento, consumo do alimento e comportamento sexual) à área entorrinal (**B12**), ao grupo nuclear basolateral do corpo amigdaloide (**BC13**), às partes anterior e lateral do hipotálamo (**B14**) e ao núcleo magnocelular dos núcleos talâmicos mediais (**B15**). Estabelece-se uma conexão com os centros do tronco encefálico por meio de fibras que correm em direção aos núcleos habenulares (**B16**) (ver Face Superior do Corpo Caloso e Ventrículos Laterais, p. 222, A). Essas vias de associação não pertencem diretamente ao sistema olfatório.

Corpo Amigdaloide (B)

O grupo nuclear basolateral recebe fibras dos córtices pré-motor, pré-frontal e temporal; do núcleo magnocelular dos núcleos talâmicos mediais; e de núcleos talâmicos inespecíficos. O mais importante sistema de fibras eferentes do *corpo amigdaloide* é a **estria terminal** (**BC17**). Faz um arco no sulco entre o núcleo caudado e o tálamo e corre abaixo da veia talamoestriada (p. 170; ver também Corte Frontal no Túber Cinéreo) (p. 174). Suas fibras terminam nos *núcleos septais* (**B18**), na *área pré-óptica* (**B19**) e nos núcleos do *hipotálamo*. Feixes de fibras cruzam da estria terminal para a estria medular (**B20**) e se estendem aos núcleos habenulares. Outros feixes eferentes da parte basolateral do corpo amigdaloide se estendem como **fibras amigdalofugais** (**B21**) à *área entorrinal*, ao *hipotálamo* e aos *núcleos talâmicos mediais*, de onde conexões adicionais levam ao lobo frontal. A estria terminal é rica em fibras peptidérgicas.

Comissura Anterior (C)

A comissura anterior (**BC 22**) corre em estreita relação topográfica com o pré-cérebro basal (parte basal do telencéfalo), à qual pertencem os núcleos septais (**B18**), e, lateralmente a eles, ao núcleo basal de Meynert, ao núcleo da estria terminal, ao pálido ventral e ao estriado ventral com o núcleo *accumbens*, bem como posterolateralmente, à amígdala (**C17**).

Na **parte anterior** da comissura anterior, fibras do trato olfatório (núcleo olfatório anterior) (**C7**) e fibras do córtex olfatório (**C9**) cruzam para a parte contralateral. A parte anterior é pouco desenvolvida nos humanos. A parte principal é formada pela **parte posterior**, onde fibras do córtex temporal anterior (**C23**) e do giro para-hipocampal cruzam. Além disso, a parte posterior contém fibras cruzadas dos corpos amigdaloides (**C13**) e das estrias (terminais) (**C17**).

B24 Quiasma óptico.

7.3 Paleocórtex e Corpo Amigdaloide

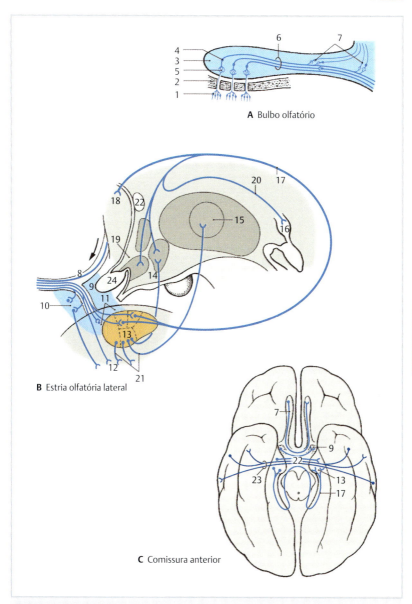

Fig. 7.12 Conexões de fibras.

7.4 Arquicórtex

Subdivisão e Significância Funcional (A-D)

O **hipocampo** (**A-D1**) é a principal parte do arquicórtex. Situa-se na face medial do lobo temporal em sua profundidade, sendo amplamente coberto pelo giro para-hipocampal. O hemisfério esquerdo foi removido na preparação, mostrando a superfície de corte do corpo caloso (**A2**), sendo deixado intacto apenas o hipocampo esquerdo. Este último tem a aparência de uma pata com garras, as *digitações*. O lobo temporal do hemisfério direito, no plano de fundo, ilustra a posição do hipocampo no lobo temporal. O hipocampo se estende à extremidade caudal do corpo caloso. Ali, reduz-se a uma fina camada de substância cinzenta, o **indúsio cinzento** (**A3**), que se estende ao longo da superfície superior do corpo caloso até sua extremidade rostral na região da *comissura anterior* (**A4**). Dois feixes de fibras estreitas, a **estria lateral** e a **longitudinal medial** de Lancisi (págs. 176, 222, A7 e A8) também correm ali bilateralmente. Na superfície dorsal do hipocampo, encontra-se uma espessa banda fibrosa, a **fímbria do hipocampo** (**A-D5**), que se separa do hipocampo abaixo do corpo caloso e continua como **fórnice** (**A6**), fazendo um arco até o *corpo mamilar* (**A7**).

Num corte horizontal no nível do lobo temporal, o *corno inferior* (**BC8**) e o *corno posterior* (**B9**) do ventrículo lateral são expostos, e a protrusão do hipocampo no ventrículo se torna visível. Medialmente, já na face externa do lobo temporal, encontram-se a *fímbria* e, abaixo dela, o **giro dentado** (fáscia dentada) (**B-D10**), separado do giro para-hipocampal (área entorrinal) (**B-D11**) pelo *sulco hipocampal* (**BC12**).

Em um corte frontal, o córtex hipocampal forma uma banda espiralada, o **corno de Amon**, que faz protrusão contra o ventrículo e é coberto por uma camada de fibras, o **álveo** (**C13**). O corno de Amon mostra consideráveis variações em diferentes planos de corte (**D**).

No passado, o hipocampo era atribuído ao rinencéfalo, mas não tem qualquer relação direta com o sentido da olfação. Em répteis, que não têm um neocórtex, o telencéfalo é o mais alto órgão de integração. Registros elétricos do hipocampo de mamíferos mostram que recebe aferências ópticas, acústicas, táteis e viscerais, mas apenas alguns impulsos olfatórios. É um *órgão de integração* que influencia *processos endócrinos, viscerais e emocionais* por suas conexões com o hipotálamo, os núcleos septais e o giro do cíngulo. Além disso, o hipocampo tem papel importante nos processos de aprendizagem e memória.

> **Observação clínica:** A remoção bilateral do hipocampo em humanos (tratamento de crises epilépticas graves) leva a uma perda de memória. Embora lembranças antigas sejam retidas, informações novas podem ser lembradas por apenas alguns segundos. Tal memória de curto prazo pode persistir por anos. Os neurônios do hipocampo possuem um limiar absoluto muito baixo para descargas convulsivas. Desse modo, o hipocampo tem importância especial para a origem de crises epilépticas e déficits de memória.

C14 Trato óptico.
C15 Plexo corióideo.

7.4 Arquicórtex 233

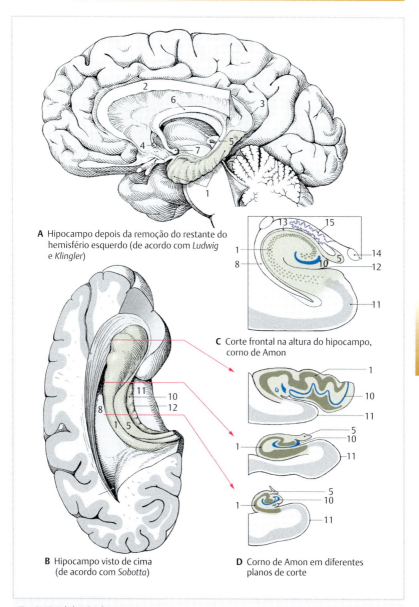

A Hipocampo depois da remoção do restante do hemisfério esquerdo (de acordo com *Ludwig* e *Klingler*)

B Hipocampo visto de cima (de acordo com *Sobotta*)

C Corte frontal na altura do hipocampo, corno de Amon

D Corno de Amon em diferentes planos de corte

Fig. 7.13 Subdivisão do arquicórtex.

Corno de Amon (A)

O hipocampo se subdivide em quatro partes de acordo com a largura, tamanho das células e densidade de células:

- O *campo CA1* (**A1**) contém pequenas células piramidais.
- O *campo CA2* (**A2**) se caracteriza por estreita banda densa de grandes células piramidais.
- O *campo CA3* (**A3**) se caracteriza por larga faixa frouxa de grandes células piramidais.
- O *campo CA4* (**A4**) forma a zona interna com estrutura frouxa. Recentemente, levantou-se a questão de uma região separada do CA4 poder ser delimitada a partir da região CA3.

A banda estreita de células com grânulos arranjados de modo denso no **giro dentado** (**fáscia dentada**) (**A5**) circunda a banda final de células piramidais. O giro dentado se funde com a superfície espiralada do corno de Amon e aparece apenas em parte na superfície do cérebro. É separado pelo *sulco hipocampal* (**A6**) do *giro para-hipocampal* (**A7**) e pelo *sulco fibriodentado* (**A8**), da *fímbria do hipocampo* (**A9**). A camada interna que limita o ventrículo é o *álveo do hipocampo* (**A10**), em que as fibras eferentes se reúnem antes de sair do hipocampo via fímbria. A área de transição entre o corno de Amon e o córtex entorrinal em seu limite (**A11**) é chamada **subículo** (**A12**).

Conexões de Fibras (B, C)

Vias Aferentes (B)

Acredita-se que os feixes de fibras da **área entorrinal** (**B13**) sejam o sistema aferente mais importante, onde terminam as vias dos centros olfatórios primários (área pré-piriforme), do corpo amigdaloide e de várias regiões do neocórtex.

Não foram demonstradas conexões diretas entre o bulbo olfatório e o hipocampo.

As fibras do giro do cíngulo se reúnem no **cíngulo** (**B14**) e se estendem primariamente ao subículo.

O **fórnice** (**B15**) contém feixes provenientes dos *núcleos septais* (**B16**), mas acima de todas as fibras do hipocampo e da área entorrinal do hemisfério contralateral (via *comissura do fórnice*).

Vias Eferentes (B)

Exceto por algumas fibras que saem do hipocampo via *estria longitudinal* (**B17**), o fórnice contém todas as outras vias eferentes. Divide-se em uma parte pré-comissural e uma parte pós-comissural. As fibras do **fórnice pré-comissural** (**B18**) terminam no septo, na área pré-óptica (**B19**) e no hipotálamo (**B20**). As fibras do **fórnice pós--comissural** (**B21**) terminam no *corpo mamilar* (**B22**) (predominantemente no *núcleo medial do corpo mamilar*), no *núcleo talâmico anterior* (**B23**) e no *hipotálamo*. Algumas fibras do fórnice se estendem à substância cinzenta central do mesencéfalo.

Um grande circuito neuronal pode ser reconhecido neste sistema de vias. Impulsos hipocampais são conduzidos via fórnice ao núcleo talâmico anterior. Este último se conecta ao giro do cíngulo, de onde há *feedback* via cíngulo para o hipocampo (circuito de Papez) (págs. 174, 336, C).

Fórnice (C)

Na superfície inferior do corpo caloso, as duas *pernas do fórnice* (**C24**) se unem para formar a *comissura do fórnice* (*saltério*) (**C25**) e o *corpo do fórnice* (**C26**), que então se divide novamente em duas *colunas do fórnice* (**C27**) acima do *forame de Monro*.

7.4 Arquicórtex

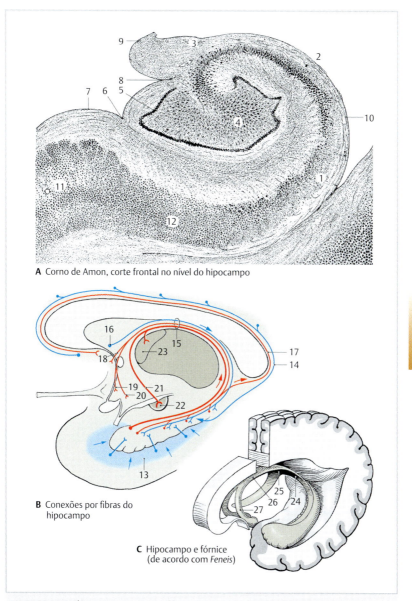

A Corno de Amon, corte frontal no nível do hipocampo

B Conexões por fibras do hipocampo

C Hipocampo e fórnice (de acordo com *Feneis*)

Fig. 7.14 Corno de Amon, conexões por fibras.

Córtex Hipocampal (A, B)

O arquicórtex tem uma estrutura mais simples do que o neocórtex, de modo que seus circuitos neuronais são mais fáceis de elucidar. O córtex hipocampal pertence àquelas regiões do cérebro onde neurônios inibitórios e excitatórios foram identificados histológica e eletrofisiologicamente.

Os *campos CA1* (**A1**), *CA2* (**A2**) e *CA3* (**A3**) mostram diferenças de organização e de conexões das fibras. A maioria das fibras aferentes entra no corno de Amon pela **via perfurante** (**A4**), e apenas alguns o fazem pelo álveo do hipocampo. Terminam nos dendritos das **células piramidais** (**AB5**). Muitas das fibras (**AB6**) se estendem às **células granulares** (**AB22**) do giro dentado (fáscia dentada, região azul em **A**). Seus axônios, as *fibras musgosas* (**AB7**), também têm contatos sinápticos com os dendritos das células piramidais. No entanto, as fibras musgosas correm somente para o *campo CA3*; estão ausentes dos *campos CA1* e *CA2*.

As células piramidais são os elementos eferentes; seus axônios se reúnem no **álveo** (**AB8**) e saem do córtex pela **fímbria** (**A9**). Os axônios das células piramidais CA3 dão colaterais recorrentes (*colaterais de Schaffer*) (**AB10**), que formam sinapses com dendritos das células piramidais CA1. Fibras eferentes que correm ao septo se originam em *CA3*; fibras para o corpo mamilar e o núcleo talâmico anterior se originam em *CA1*. Muitas das fibras eferentes do hipocampo, contudo, vão ao subículo.

Organização de camadas. O corno de Amon consiste nas seguintes camadas: o *álveo* (**AB8**), com as fibras eferentes, situa-se no interior e é seguido pelo *estrato oriens* (**B11**), como as **células em cesto** (**B12**), cujos axônios se separam e enchem a camada piramidal de uma densa rede de fibras (**B13**). As fibras envolvem os corpos das células piramidais e formam contatos sinápticos (sinapses axossomáticas) com eles. As células em cesto são neurônios inibitórios estimulados pelas colaterais dos axônios das células piramidais e causam inibição das células piramidais após descargas de células piramidais. As células piramidais formam o *estrato piramidal* (**B14**).

Seus ápices são orientados para o *estrato radiado* subsequente (**B15**), suas bases, para o *estrato oriens*. Eles enviam densas árvores dendríticas em ambas as direções. O longo dendrito apical chega, com seus ramos, ao *estrato lacunoso molecular* (**B16**). Na região CA3, também se pode distinguir um estrato lúcido (**B20**), onde correm as fibras musgosas.

As **fibras aferentes** de diferentes regiões correm em camadas diferentes. Muitas das fibras comissurais do hipocampo contralateral se estendem ao *estrato oriens* (**B11**) e ao estrato radiado (**B15**). As fibras da área entorrinal (**B5**) se estendem ao *estrato lacunoso molecular* (**B16**) e formam contatos com os ramos mais externos dos dendritos apicais (**B17**). Colaterais de Schaffer (**B10**) têm contato com segmentos distais dos dendritos apicais das células piramidais CA1, enquanto as fibras musgosas (**B7**) têm contato com os segmentos proximais das células piramidais CA3. Os dendritos das células granulosas do giro dentado são contatados de modo semelhante; fibras entorrinais (**B6**) terminam nos segmentos dendríticos distais, enquanto as fibras comissurais terminam em segmentos proximais dos dendritos. Além das células principais, células piramidais e das células granulosas, as fibras aferentes do hipocampo também formam contatos sinápticos com interneurônios inibitórios GABAérgicos (inibição *feed-forward* dos neurônios principais, p. 35, C). À parte das células em cesto já mencionadas (**B12**), que formam sinapses axossomáticas, células, mais recentemente, foram encontradas células GABAérgicas que formam contatos sinápticos no segmento inicial do axônio (células axoaxonais ou células em candelabro) (**B18**) ou nos dendritos (**B19**) das células principais. Com base no trajeto das fibras e em estudos eletrofisiológicos, o fluxo dos impulsos que se segue emerge no hipocampo: fibras aferentes entorrinais glutamatérgicas ativam células granulosas que, por sua vez, ativam células piramidais CA3 via fibras musgosas. Estas, então, ativam células piramidais CA1 por meio de colaterais de Schaffer (via excitatória trissináptica do hipocampo).

B21 Hilo do giro dentado.

B23 Camada molecular da fáscia dentada.

7.4 Arquicórtex

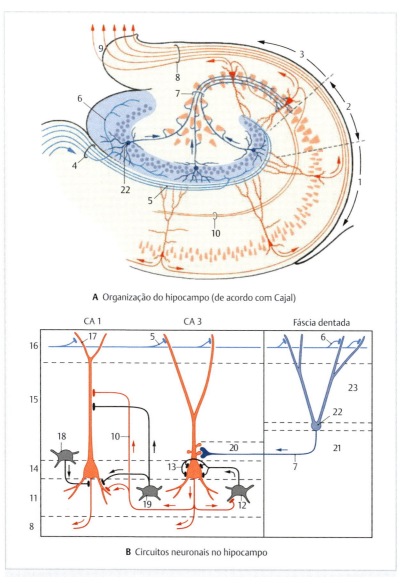

A Organização do hipocampo (de acordo com Cajal)

B Circuitos neuronais no hipocampo

Fig. 7.15 Córtex hipocampal.

7.5 Neoestriado

O neoestriado (ou *estriado*) é o *ponto de integração mais alto do sistema motor extrapiramidal* (p. 314). É um grande complexo cinzento na profundidade do hemisfério cerebral e se divide em duas partes pela cápsula interna (**ABD1**), a saber, o **núcleo caudado** (**ABD2**) e o **putame** (**ABD3**). O núcleo caudado consiste na grande **cabeça do núcleo caudado** (**A4**), o **corpo do núcleo caudado** (**A5**) e a **cauda do núcleo caudado** (**A6**). Ensaios imuno-histoquímicos para substância neurotransmissoras produzem uma estrutura pontilhada na forma de mosaico, cariada pelas terminações de vários tratos de fibras. O pontilhado forma um sistema de campos interconectados (*estriossomos*), que se destacam do restante do tecido por seu conteúdo de um neurotransmissor específico.

Vias Aferentes (B-D)

Fibras corticostriadas (**B8**): Fibras se estendem de todas as áreas do neocórtex para o neoestriado. São os axônios de células piramidais pequenos e de tamanho médio da quinta camada (ver págs. 218, 242). No entanto, não há conexões por fibras que se estendam do estriado ao córtex. A projeção corticostriada revela uma organização tópica (**C**): o lobo frontal se projeta à cabeça do núcleo caudado (vermelho) e é seguido pelo lobo parietal (azul-claro), o lobo occipital (roxo) e o lobo temporal (azul-escuro) (ver Lobos Cerebrais, p. 214). A projeção da área motora pré-central no putame revela uma organização somatotópica (**D**): cabeça (vermelho), membro superior (vermelho claro) e membro inferior (área hachurada). Uma projeção somatotópica da área sensorial pós-central à região dorsolateral do núcleo caudado já foi demonstrada. As fibras de áreas adjacentes ao sulco central são as únicas que cruzam, em parte, ao neoestriado contralateral por meio do corpo caloso (**B9**).

Fibras centrostriadas (**B10**): Esses feixes de fibras se estendem do núcleo talâmico centromediano ao neoestriado; aquelas para o núcleo caudado se originam na parte dorsal, as que vão para o putame, na parte ventral do núcleo. Impulsos do cerebelo e da formação reticular do mesencéfalo chegam ao neoestriado por essas fibras.

Fibras nigroestriadas (**B11**): Fibras que se estendem da substância negra ao neoestriado podem ser seguidas por microscopia com fluorescência. São os axônios de neurônios dopaminérgicos e cruzam a cápsula interna em grupos. Correm sem interrupção pelo globo pálido até o neoestriado (p. 136, B16).

Feixes de fibras serotoninérgicas dos núcleos da rafe.

Vias Eferentes (B)

As fibras eferentes se estendem ao globo pálido. As fibras do núcleo caudado terminam nas partes dorsais dos dois segmentos do pálido (**B12**), enquanto as fibras do putame terminam nas partes ventrais (**B13**). Aí fazem sinapse com o sistema palidofugal, a saber, com as fibras palidossubtalâmicas, a alça lenticular, o fascículo lenticular e as fibras palidotegmentais (p. 192, A16).

Fibras estrionigrais (**B14**): Fibras do núcleo caudado terminam na parte rostral e fibras do putame, na parte caudal da substância negra (p. 136, B12, B14).

Significância Funcional

Tanto a organização tópica dos sistemas de fibras corticostriadas como sua estrutura em forma de mosaico mostram que o neoestriado se divide em muitos setores funcionalmente diferentes. Recebe estímulos do córtex frontal, dos campos corticais ópticos, acústicos e táteis e de suas áreas de associação. Acredita-se que essas áreas tenham um efeito sobre o sistema motor via estrato (integração sensoriomotora, função cognitiva do neoestriado). O neoestriado não tem controle direto sobre processos motores elementares (sua destruição não leva a uma perda apreciável das funções motoras). Em vez disso é visto como sistema de integração superior que influencia o comportamento de um indivíduo.

A7 Corpo amigdaloide.

7.5 Neoestriado

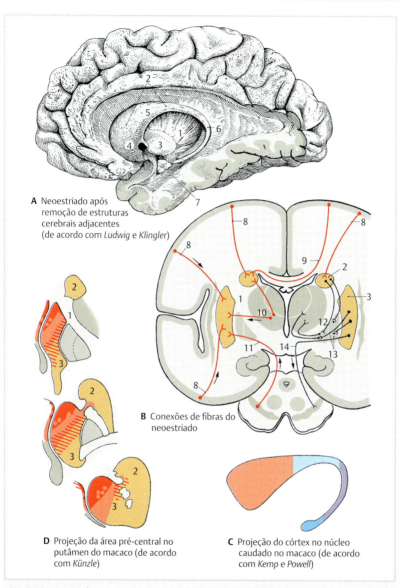

A Neoestriado após remoção de estruturas cerebrais adjacentes (de acordo com Ludwig e Klingler)

B Conexões de fibras do neoestriado

D Projeção da área pré-central no putâmen do macaco (de acordo com Künzle)

C Projeção do córtex no núcleo caudado no macaco (de acordo com Kemp e Powell)

Fig. 7.16 Neoestriado.

7.6 Ínsula

A **ínsula** é a região na face lateral do hemisfério que fica para trás durante o desenvolvimento e que fica coberta pelas regiões adjacentes do hemisfério que têm crescimento mais rápido. As partes do hemisfério sobrepostas à ínsula são chamadas **opérculos**. Recebem o nome de acordo com o lobo cerebral a que pertençam: **opérculo frontal** (**A1**), **opérculo parietal** (**A2**) e **opérculo temporal** (**A3**). No diagrama **A**, os opérculos foram separados para expor a ínsula. Normalmente, eles deixam apenas uma fenda, o **sulco cerebral lateral** (*fissura de Sylvius*, p. 10, **A4**), que se alarga sobre a ínsula e se torna a **fossa lateral** (p. 218, **AB15**). A ínsula tem a forma aproximada de um triângulo e faz fronteiras, em seus três lados, com o **sulco circular da ínsula** (**A4**). O *sulco circular da ínsula* (**A5**) divide a ínsula em uma parte rostral e uma caudal. Em seu polo inferior, o **límen da ínsula** (**A6**), a região insular se funde com a área olfatória, o paleocórtex.

O córtex insular representa uma *região de transição entre o paleocórtex e o neocórtex*. O polo inferior da ínsula é ocupado pela **área pré-piriforme** (**B7**) (azul), que pertence ao paleocórtex. A parte superior da ínsula é coberta pelo **isocórtex** (neocórtex; ver págs. 242, 246) (**B8**) (amarelo) com as familiares seis camadas (p. 242). Entre ambas as partes encontra-se uma região de transição, o **mesocórtex** (proisocórtex, ver págs. 242, 246) (**B9**) (área hachurada). Diferentemente do paleocórtex, tem seis camadas; entretanto, elas não são bem desenvolvidas, em comparação com o neocórtex. A quinta camada (**C10**) é característica para o mesocórtex, destacando-se como tira escura estreita distinta na banda cortical. Contém pequenas células piramidais densamente agrupadas como paliçadas, aspecto encontrado somente no córtex do giro do cíngulo.

Respostas à estimulação (**D**): A estimulação do córtex insular é difícil em razão da posição de difícil acesso da região; tem sido realizada em humanos durante tratamento cirúrgico de alguns tipos específicos de epilepsia. Causou um aumento (+) ou diminuição (–) dos movimentos peristálticos do estômago. Foram induzidos náuseas e vômitos (●) em alguns pontos de estimulação, enquanto sensações na região alta do abdome ou no estômago () ou na região inferior do abdome (○) foram produzidas em outros locais. Em vários pontos de estimulação, induziram-se sensações gustativas (▲). Embora o gráfico de estimulação não mostre uma organização tópica desses efeitos, os resultados realmente indicam *funções viscerossensoriais e visceromotoras* do córtex insular. Experimentos com macacos produziram não apenas salivação, mas também respostas motoras nos músculos da face e das extremidades. Nos humanos, a remoção cirúrgica da região insular não leva a nenhuma perda funcional.

7.6 Ínsula

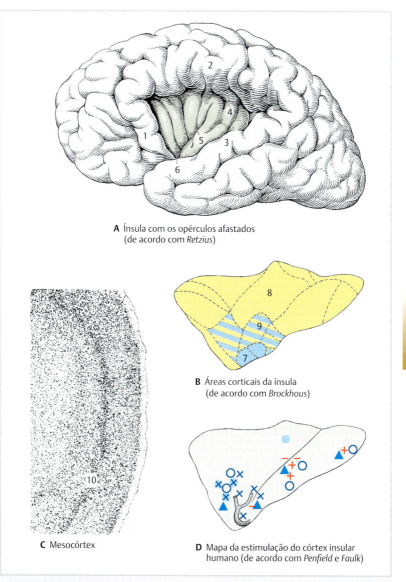

A Ínsula com os opérculos afastados (de acordo com *Retzius*)

B Áreas corticais da ínsula (de acordo com *Brockhaus*)

C Mesocórtex

D Mapa da estimulação do córtex insular humano (de acordo com *Penfield* e *Faulk*)

Fig. 7.17 Ínsula.

7.7 Neocórtex

Camadas Corticais (A-C)

O neocórtex (isocórtex) exibe uma *estratificação em seis camadas* correndo paralelamente à superfície do hemisfério. A estratificação pode ser demonstrada na impregnação pela prata (**A1**), coloração celular de acordo com Nissl (**A2**), coloração para mielina (**A3**) e coloração de pigmentos (**B**). As camadas são distinguidas de acordo com diferentes formas, tamanhos e número de seus neurônios e pelas diferentes densidades das fibras nervosas mielínicas.

A **coloração celular** (**A2**) revela as seguintes características:

- A camada mais externa, a **camada molecular** (camada I) (**A4**), contém poucas células.
- A **camada granular externa** (camada II) (**A5**) é densamente constituída por pequenas células granulosas.
- A **camada piramidal externa** (camada III) (**A6**) contém células piramidais predominantemente de tamanho médio.
- A **camada granular interna** (camada IV) (**A7**) consiste em pequenas células granulosas densamente dispostas.
- A **camada piramidal interna** (*camada ganglionar*) (camada V) (**A8**) contém grandes células piramidais.
- A **camada multiforme** (camada VI) (**A9**) completa a estratificação com uma mistura frouxa de diferentes tipos celulares.

A **impregnação pela prata** (**A1**), que mostra o neurônio com todos os seus processos (p. 18), torna possível identificar as células granulosas da camada II como pequenas células piramidais e células estreladas, e as células granulosas da camada IV predominantemente como células estreladas. A célula piramidal (**C**) é o neurônio típico do neocórtex. Seu axônio (**C10**) asi da base da célula, onde os dendritos basais (**C11**) ramificam nas margens. Um dendrito longo e espesso, o **dendrito apical** (**C12**), sobe à superfície do córtex. Os dendritos têm milhares de espinhos nos quais outros neurônios fazem sinapse.

A **coloração para mielina** (**A3**) das fibras nervosas revela as seguintes camadas, com base nas diferentes densidades das fibras tangenciais:

- *Camada tangencial* (**A13**).
- *Camada disfibrosa* (**A14**).
- *Camada supraestriada* (**A15**).
- *Bandas externa* (**A16**) e *interna* (**A17**) *de Baillarger* de densidade alta de fibras, sendo criada a banda externa por ramos de fibras aferentes, e a banda interna, por colaterais axonais de células piramidais.
- *Camada subestriada* (**A18**) que completa a estratificação.
- Além disso, há os feixes verticais de *fibras radiais* (**A19**).

Coloração de pigmentos (**B**): Os variados neurônios diferem em seu grau de pigmentação. O diferente conteúdo de pigmento causa a característica estratificação do córtex, geralmente com duas bandas não pigmentadas correspondendo às duas bandas de Baillarger.

Colunas Verticais (D)

As unidades funcionais básicas do neocórtex são colunas de células verticais que passam por todas as camadas e têm um diâmetro de 200-300 μm. Estudos eletrofisiológicos têm mostrado que, nas áreas de projeção corticais, cada coluna de células é conectada a um grupo periférico definido de células sensitivas. A estimulação do campo periférico sempre produz uma resposta da coluna inteira.

Tratos de fibras conectam as colunas corticais entre si (**D**): As fibras de uma coluna (**D20**) correm para as colunas do hemisfério ipsilateral ou, por meio do corpo caloso, para colunas simetricamente localizadas em sua maior parte no hemisfério contralateral (fibras de associação, fibras comissurais, ver p. 262). Ramos de fibras individuais terminam em colunas diferentes (**D21**). Estima-se que o neocórtex seja composto por 4 milhões de colunas.

7.7 Neocórtex

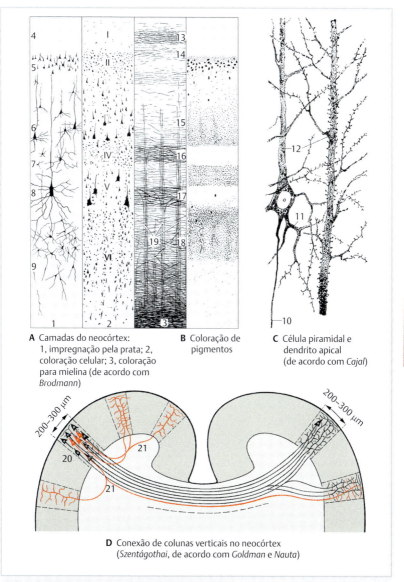

A Camadas do neocórtex:
1, impregnação pela prata; 2, coloração celular; 3, coloração para mielina (de acordo com *Brodmann*)

B Coloração de pigmentos

C Célula piramidal e dendrito apical (de acordo com *Cajal*)

D Conexão de colunas verticais no neocórtex (*Szentágothai*, de acordo com *Goldman* e *Nauta*)

Fig. 7.18 Neocórtex, camadas corticais e colunas verticais.

Tipos de Células do Neocórtex (A)

Teoricamente, distinguimos entre **neurônios de projeção com axônios longos** (*células piramidais* glutamatérgicas excitatórias) e **interneurônios com axônios curtos** (*interneurônios* GABAérgicos inibitórios).

A *célula piramidal* (**A1**) se caracteriza por um dendrito apical (**A2**), que sobe a camada molecular e ramifica ali, e numerosos dendritos basais (**A3**). Seu axônio descendente forma numerosas colaterais recorrentes (**A4**). A camada molecular deficiente em células (camada I) contém *células de Cajal-Retzius* (**A5**) com axônios que correm tangencialmente. Os diferentes tipos de células granulosas ou células estreladas são predominantemente interneurônios encontrados em todas as camadas em densidades variadas. Elas incluem as *células de Martinotti* (**A6**), os axônios verticalmente ascendentes dos quais ramificam em várias camadas corticais e vão até a camada molecular. As *células à double bouquet dendrigique* de Cajal, que têm duas árvores dendríticas orientadas verticalmente (**A7**) (primariamente nas camadas II, III e IV), possuem longos axônios ascendentes ou descendentes. O axônio de alguns tipos de células estreladas arboriza depois de um trajeto curto (**A8**) ou bifurca e termina com redes em forma de cesto (*células em cesto*) (**A9**) em células piramidais adjacentes. As bifurcações de axônios podem correr horizontalmente e terminam em células piramidais distantes (**A10**). Sua função inibitória tem sido confirmada por detecção de GABA nas sinapses das células em cesto.

Conceito Modular (B)

Os resultados de estudos histológicos e eletrofisiológicos tornaram possível desenhar modelos em que os tipos de células descritos se organizam em um grupo funcional. A coluna vertical é concebida como módulo, isto é, como grupo de elementos formando uma unidade funcional.

Os **elementos eferentes** da coluna são *células piramidais* (**B11**). Seus axônios se dirigem a outras colunas corticais, onde terminam suas ramificações terminais em espinhos de outras células piramidais, ou se dirigem a grupos subcorticais de neurônios. As numerosas colaterais de axônios (**A4**) terminam nas células piramidais de colunas próximas.

Há dois tipos de **fibras aferentes**: as fibras de associação de outras colunas (p. 242, D) e as fibras sensitivas específicas de áreas sensoriais periféricas. Em cada camada as **fibras de associação** (**B12**) dão ramos que terminam nos espinhos das células piramidais. Sobem à camada molecular, onde ramificam em fibras com trajeto horizontal. Estas têm contatos sinápticos com dendritos apicais em um raio de 3 mm. A excitação transmitida por eles chega muito além da coluna; entretanto, permanece fraca porque o número de contatos sinápticos é limitado. As **fibras específicas** (**B13**) terminam na camada IV nos interneurônios (**B14**), primariamente nas células com duas árvores dendríticas (**B15**). Os axônios destas últimas sobem verticalmente ao longo dos dendritos apicais das células piramidais e formam sinapses com seus espinhos (**B16**). Essas séries de sinapses resultam em poderosa transmissão. As *células em cesto* (**B17**), que são interneurônios inibitórios, enviam seus axônios às células piramidais de colunas adjacentes e as inibem, restringindo assim a excitação. As próprias células em cesto são ativadas por colaterais recorrentes das células piramidais excitatórias. Os axônios das células de Martinotti (**B18**) sobem à camada molecular, onde formam ramos.

O número de neurônios por coluna é estimado em 2.500, aproximadamente 100 deles são células piramidais. Deve-se considerar, contudo, que uma coluna vertical não seja entidade histológica claramente definida. Possivelmente não representa uma unidade morfológica permanente, mas uma unidade funcional, que se forma e desintegra de acordo com o nível de excitação.

7.7 Neocórtex

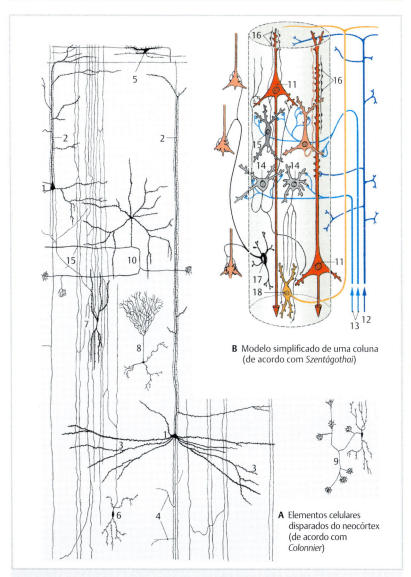

B Modelo simplificado de uma coluna (de acordo com *Szentágothai*)

A Elementos celulares disparados do neocórtex (de acordo com *Colonnier*)

Fig. 7.19 Tipos de células, conceito modular.

Áreas Corticais (A, B)

Todas as regiões do neocórtex se desenvolvem de modo semelhante. Em primeiro lugar, uma camada larga de células, a *placa cortical*, forma-se na superfície do hemisfério, e ela então se divide em seis camadas. Em razão desse desenvolvimento semelhante, o neocórtex também é conhecido como *córtex isogenético* ou, para encurtar, **isocórtex**, ou ainda *córtex homogenético*.

Todavia, o neocórtex do adulto exibe consideráveis variações regionais e distinguimos várias regiões de diferente estrutura, as **áreas corticais**. As camadas individuais podem variar consideravelmente nessas áreas: largas ou estreitas, com células dispostas densamente ou frouxamente. As células podem variar de tamanho ou um tipo específico de célula pode predominar. A definição de áreas individuais de acordo com tais critérios é chamada **arquitetônica**. Dependendo do método de coloração empregado (p. 242, A), usam-se os seguintes termos: *citoarquitetônica*, *mieloarquitetônica* ou *arquitetônica dos pigmentos*. Um mapa das áreas corticais pode ser reconstruído na superfície do hemisfério, sendo semelhante a um mapa geográfico. O mapa citoarquitetônico das áreas corticais estabelecido por Korbinian Brodmann (**A, B**) tem sido confirmado repetidamente e, em geral, é aceito.

Tipos de córtices: Uma característica especial das **áreas de projeção** (terminações de vias sensitivas ascendentes) é o desenvolvimento proeminente de suas camadas granulares. No córtex sensitivo (área 3), bem como no córtex auditivo (áreas 41 e 42, giros transversos temporais), as camadas granulares (camadas II e IV) são largas e ricas em células, enquanto as camadas de células piramidais são menos bem desenvolvidas. Esse tipo de córtex é denominado *coniocórtex*, ou *córtex granular*. O córtex visual (área 17, área estriada) até exibe uma duplicação da camada IV (p. 257, A). Essas áreas corticais sensoriais, que são as terminações derem fibras de projeção aferentes, estão envolvidas em processos associativos, nos quais neurônios de retransmissão com axônios curtos têm papel importante. Por outro lado, as camadas granulares do **córtex motor** (áreas 4 e 6) se reduzem muito em favor das camadas piramidais (*córtex agranular*). As células piramidais são neurônios de projeção com axônios longos; por exemplo, no córtex motor, seus axônios formam o trato corticospinal (via piramidal).

Zonas de fronteira: Onde quer que o isocórtex tenha fronteira com o arquicórtex ou o paleocórtex, sua estrutura se torna mais simples. A formação de transição com a estrutura mais simples é denominada **proisocórtex**. O proisocórtex inclui o *córtex do giro do cíngulo*, o *córtex retrosplenial* (situando em torno da extremidade posterior do corpo caloso) e *partes do córtex insular*. O proisocórtex é filogeneticamente mais antigo do que o neocórtex.

O paleocórtex e o arquicórtex também são cercados por uma zona de fronteira cuja estrutura se aproxima daquela do neocórtex. As zonas de fronteira são conhecidas como **periarquicórtex** e **peripaleocórtex**. O periarquicórtex inclui, por exemplo, a *área entorrinal* que faz fronteira com o hipocampo.

Alocórtex: O alocórtex costuma ser contrastado com o isocórtex. O termo se refere ao paleocórtex e ao arquicórtex. Como ambos são partes completamente diferentes do telencéfalo, tanto genética como estrutural e funcionalmente, esse termo coletivo não se justifica. A única coisa que têm em comum é que são diferentes do isocórtex. Sua estrutura mais simples (p. ex., ausência de estratificação em seis camadas como é a característica para o neocórtex) não justifica rotulá-los como regiões primitivas. Em vez disso, eles são estruturas altamente especializadas filogeneticamente antigas.

7.7 Neocórtex

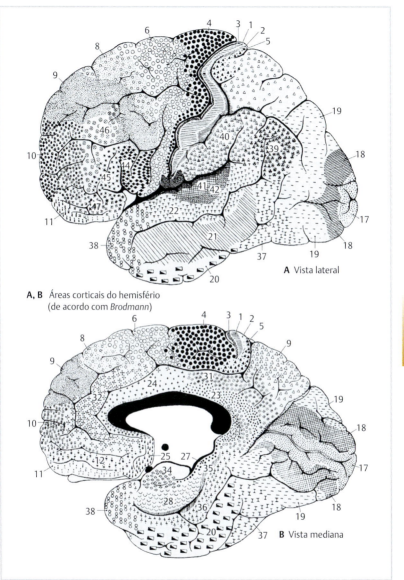

A, B Áreas corticais do hemisfério (de acordo com *Brodmann*)

A Vista lateral

B Vista mediana

Fig. 7.20 Áreas corticais.

Lobo Frontal (A-C)

Distinguimos a área pré-central (o córtex motor próprio) e as áreas pré-motora, pré-frontal e cortical orbitofrontal.

Córtex Agranular

O córtex da **área pré-central** (vermelho), consistindo em *córtex motor primário* (área 4) e *córtex pré-motor* (área 6) (**C**), caracteriza-se pela redução ou *perda de camadas granulares* e um *aumento geral das células piramidais*. Também são típicas a espessura excepcional do córtex e sua transição gradual para substância branca. Essas características são especialmente proeminentes no córtex da *área 4* (**A**), onde certas regiões da camada V contêm **células piramidais gigantes** (**células de Betz**) (**A1**). Estas últimas possuem os axônios mais espessos e mais longos no sistema nervoso, chegando até a medula espinal sacral.

O córtex pré-frontal (área 9, vermelho claro) é mostrado para comparação (**B**). Não apenas é mais estreito e mais bem delimitado contra a substância branca por uma camada VI distinta, mas também possui camadas granulares bem desenvolvidas (II e IV).

O córtex agranular (áreas 4 e 6) é o *principal local de origem do trato piramidal* e é visto como protótipo do **córtex motor**. Todavia, também recebe fibras aferentes: após a estimulação da pele nos lados extensor e flexor das extremidades, podem-se registrar potenciais elétricos na área pré-central. Provavelmente são sistemas aferentes para controle e sintonia fina do sistema motor. Por outro lado, podem-se induzir respostas motoras por potencialização da estimulação em alguns pontos da área pós-central do lobo parietal (área somatossensitiva, azul) (**C**) e da área pré-motora do lobo frontal. Consequentemente, células piramidais com longos axônios são encontradas na camada V dessas áreas (Δ). Os fisiologistas, portanto, falam de uma *área motossensorial*, Sm I (predominantemente motora) e de uma *área sensório-motora* Sm I (predominantemente sensorial). No entanto, esses achados não afetam o fato básico de que a área pré-central representa o córtex motor, enquanto a área pós-central representa o córtex somatossensorial (tatossensorial).

Córtex Granular

Os **córtices pré-frontal** e **orbitofrontal** exibem camadas granulares bem desenvolvidas (**B**).

> **Observação clínica:** A lesão do córtex frontal granular resulta em alterações de personalidade graves. Isso afeta a capacidade intelectual formal menos do que a iniciativa, a ambição, a concentração e o julgamento. Os pacientes mostram uma euforia de autossatisfação tola; só se interessam pelo conhecimento geral cotidiano e não têm a capacidade de planejar com antecedência.
>
> Alterações semelhantes têm sido observadas em pacientes com *lobotomia pré-frontal*. Esta é uma secção cirúrgica completa das conexões por fibras frontais, que era realizada como maneira de tratamento de pacientes delirantes e com transtornos mentais e em pacientes com as condições mais graves de dor (esse tratamento se tornou obsoleto graças aos psicofármacos). A cirurgia levava à calma permanente e à indiferença dos pacientes. Uma alteração característica foi observada na esfera emocional: os pacientes ainda sentiam dor, mas não a percebiam como problemática; a dor, antes intolerável, se tornara irrelevante. Também ocorrem alterações radicais do caráter após *lesão da área orbitofrontal (neocórtex basal)*. Pessoas antes cultas e com alta escolaridade exibem uma desintegração da decência, do tato e da sensação de vergonha, o que pode levar a sérias agressões sociais.

7.7 Neocórtex

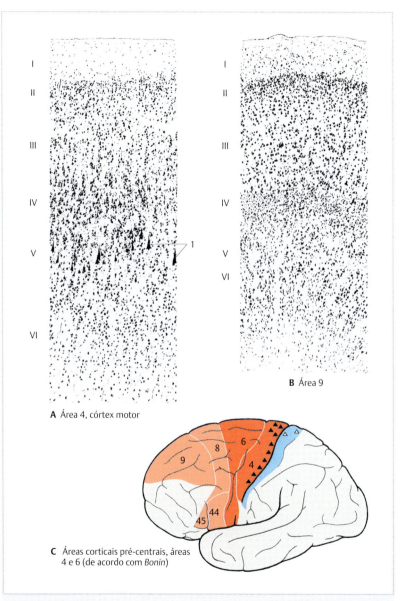

A Área 4, córtex motor
B Área 9
C Áreas corticais pré-centrais, áreas 4 e 6 (de acordo com *Bonin*)

Fig. 7.21 Lobo frontal.

Lobo Frontal (A-C) (cont.)

Organização Somatotópica da Área Pré-Central (A, B)

A estimulação elétrica de regiões corticais individuais da área pré-central (**A, B1**) causa contração muscular em regiões corporais específicas. A área exibe uma organização somatotópica. A região da cabeça se situa acima do sulco lateral, com as partes mais baixas representando a orofaringe (**A2**), a língua (**A3**) e os lábios. As áreas para a mão, o membro superior e o tronco, sendo que a área do membro inferior chega além da borda do pálio, indo até a superfície mediana do hemisfério. Isso cria um *homúnculo motor* invertido. As áreas para partes corporais individuais diferem de tamanho; as partes do corpo onde os músculos têm de realizar movimentos diferenciados são representadas por áreas particularmente grandes. Os dedos e a mão ocupam as maiores áreas, e o tronco, a menor.

Cada metade corporal é representada no hemisfério contralateral, isto é, o hemicorpo esquerdo, no hemisfério direito, e o hemisfério direito, no hemisfério esquerdo. A estimulação unilateral produz respostas *bilaterais* dos músculos mastigatórios, laríngeos e palatais. Os músculos da face e das extremidades produzem respostas *estritamente contralaterais*. A representação das extremidades é organizada de tal modo, que áreas para as partes distais das extremidades se localizam profundamente no sulco central, enquanto aquelas para as partes proximais se situam mais rostralmente no giro pré-central (**B1**).

Áreas Motoras Suplementares (B)

Com exceção da área pré-central (Ms I), há duas áreas motoras adicionais. Sua organização somatotópica foi demonstrada em macacos, mas não em humanos. A *segunda área motossensorial*, Ms II (**B4**) situa-se na superfície medial do hemisfério, acima do giro do cíngulo, adjacente às áreas 4 e 6. A *segunda área sensoriomotora*, Sm II (**B5**), que é predominantemente uma área tatosensorial, e não uma área motora, situa-se acima do sulco lateral e corresponde aproximadamente à área 40. A significância funcional dessas áreas no sistema motor inteiro ainda não foi elucidada.

Campo Ocular Frontal (C)

Os movimentos oculares conjugados podem ser induzidos por estimulação elétrica da área pré-central e, acima de tudo, da área 8. Esse é o campo ocular frontal para movimentos oculares voluntários. Em geral, a estimulação faz com que o olhar se volte para o lado oposto, algumas vezes com movimento simultâneo da cabeça. As fibras da área 8 não terminam diretamente nos núcleos dos nervos para os músculos oculares. Seus impulsos provavelmente são retransmitidos no núcleo intersticial de Cajal.

Área Motora de Broca para a Fala (D)

A lesão da região no giro frontal inferior (áreas 44 e 45) do hemisfério dominante (p. 264) causa **afasia motora**. Os pacientes já não conseguem formar e articular palavras, embora os músculos da fala (lábios, língua, laringe) não estejam paralisados. A compreensão da fala não é afetada.

Certamente é impossível localizar a faculdade da fala em uma área cortical definida ("centro da fala"). A fala é uma das funções cerebrais mais altas e envolve grandes regiões do córtex. No entanto, a área motora da fala ou área de Broca, sem dúvida, é uma estação crucial de retransmissão no complexo alicerce neuronal da fala (*afasia sensitiva*, p. 264).

Imagens Funcionais da Atividade Motora por Ressonância Magnética

Modalidades de imagens modernas (p. 266) podem retratar o envolvimento de várias regiões do cérebro (**E**) nas atividades motoras. A figura mostra imagens de ressonância magnética funcional, nas quais os dados adquiridos foram projetados em um modelo da superfície do cérebro. Pediu-se aos sujeitos testados realizassem certo movimento. A figura mostra os valores médios de 30 sujeitos testados (as áreas claras indicam alto nível de ativação).

7.7 Neocórtex

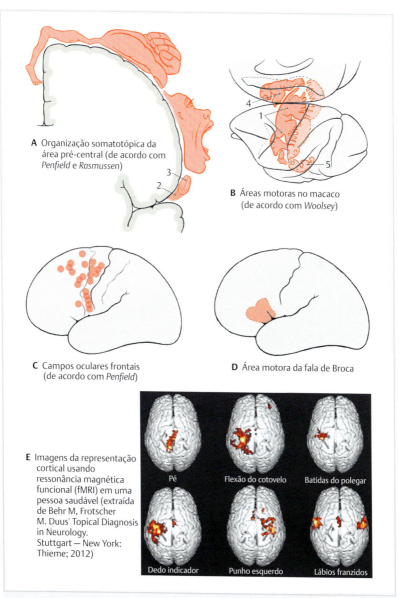

A Organização somatotópica da área pré-central (de acordo com Penfield e Rasmussen)

B Áreas motoras no macaco (de acordo com Woolsey)

C Campos oculares frontais (de acordo com Penfield)

D Área motora da fala de Broca

E Imagens da representação cortical usando ressonância magnética funcional (fMRI) em uma pessoa saudável (extraída de Behr M, Frotscher M. Duus' Topical Diagnosis in Neurology. Stuttgart — New York: Thieme; 2012)

Fig. 7.22 Lobo frontal.

Lobo Parietal (A-C)
Área Pós-Central

A estação terminal das vias sensitivas, o **córtex somatossensorial**, está situada na circunvolução mais anterior do lobo parietal, o *giro pós-central*. Contém as áreas 3, 1 e 2. A área 3 se encontra na superfície frontal do giro e profundamente no sulco central; a área 1 cobre o topo do giro como banda estreita; e a área 2 cobre a superfície posterior (p. 247, **A**).

Contrastando com o córtex motor, o córtex da área 3 (**A**) é extremamente estreito e claramente separado da substância branca. As camadas piramidais (III e V) são mais estreitas e contêm poucas células, enquanto as camadas granulosas (II e IV) são muito mais largas. Por isso, o córtex da área 3 faz parte do *coniocórtex* ou *córtex granular* (p. 246). O córtex da área 40 é mostrado para comparação (**B**); cobre o *giro supramarginal* e pode ser visto como o protótipo do córtex parietal. Tanto a camada granular como a piramidal são bem desenvolvidas e a estriação radial corre por todas as camadas claramente visível.

O córtex somatossensorial recebe suas fibras aferentes do núcleo talâmico posterior ventral em uma organização somatotópica que resulta na representação das partes corporais contralaterais em áreas corticais específicas. As áreas para a orofaringe e a cavidade oral se situam acima do sulco lateral (**C1**), e as áreas para a face, o membro superior, o tronco e o membro inferior são superiores a ele. A área do membro inferior vai além do pálio, chegando à superfície mediana, onde as representações da bexiga, colo e genitália (**C2**) completam a sequência. Isso cria um *homúnculo sensitivo*. As regiões cutâneas de sensibilidades altamente diferenciadas, como a mão e a face, são representadas por áreas corticais particularmente grandes. As áreas para partes distais das extremidades geralmente são maiores do que as de partes proximais.

De acordo com estudos clínicos e eletrofisiológicos, a *sensibilidade superficial da pele* é representada pela área 3, e a *sensibilidade profunda*, pela área 2 (predominantemente impulsos de receptores articulares). Na área 2 são registrados, constantemente, a posição e o movimento das extremidades.

Significância Funcional do Córtex Parietal

A função desta área se tornou conhecida por meio de deficiências mentais após lesão do lobo parietal.

> **Observação clínica:** Podem ocorrer vários tipos de *agnosia*. Embora as impressões sensoriais sejam percebidas, a importância e as características dos objetos não são reconhecidas. Tais transtornos também podem afetar a sensibilidade tátil, óptica ou acústica. Pode haver transtornos do pensamento simbólico quando o lobo parietal (*giro angular*) do hemisfério dominante (p. 264, A) é afetado: a perda da compreensão de letras ou números torna impossível a leitura e a escrita, a contagem e o cálculo.
>
> Além disso, podem-se observar transtornos do *esquema corporal*. Eles podem envolver a incapacidade de distinguir entre esquerda e direita. De igual modo, as próprias extremidades paralisadas ou não podem ser sentidas como extremidades estranhas, por exemplo, o próprio braço pode ser percebido como uma barra de ferro pesada depositada sobre o tórax. O transtorno pode afetar um hemicorpo interior, que é então percebido como uma pessoa diferente, "meu irmão" (*hemidespersonalização*).
>
> Acredita-se que o córtex parietal, que se situa entre os córtices tátil e óptico e é estreitamente ligado a ambos por conexões por fibras, tenha importância especial para ocasionar a *percepção espacial* tridimensional. A lesão do lobo parietal pode resultar na destruição desse sentido.

7.7 Neocórtex

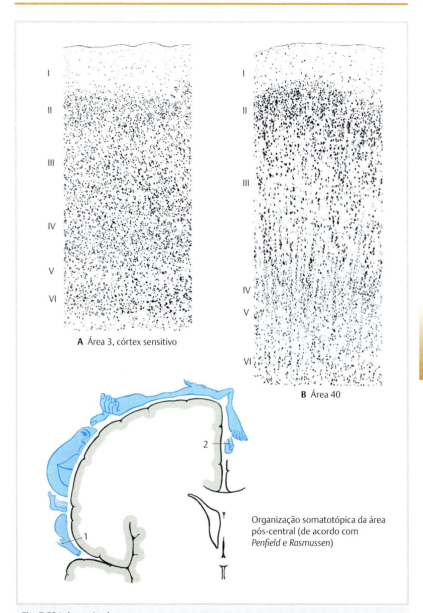

A Área 3, córtex sensitivo

B Área 40

Organização somatotópica da área pós-central (de acordo com *Penfield* e *Rasmussen*)

Fig. 7.23 Lobo parietal.

Lobo Temporal (A-C)
Córtex Auditivo

As principais circunvoluções na superfície lateral do lobo temporal correm, em sua maior parte, longitudinalmente. No entanto, duas circunvoluções na superfície superior, os **giros temporais transversos**, ou *circunvoluções de Heschl* (**C1**) correm transversalmente. Situam-se profundamente no sulco lateral e se tornam visíveis com a remoção do opérculo parietal que fica sobre eles. O córtex da circunvolução transversa anterior é a estação terminal da *radiação acústica* (p. 384) originada no corpo geniculado medial. As áreas corticais das duas circunvoluções transversas correspondem à área 41 (**A**) e à área 42; representam o **córtex auditivo**. Como todas as áreas corticais de recepção, fazem parte do *coniocórtex*, ou *córtex granular* (p. 246). A camada granular (II) e, ainda mais, a camada granular interna (IV) são ricas em células e muito largas. As camadas piramidais (III e V), por outro lado, são estreitas e contêm apenas pequenas células piramidais. O córtex da área 21 (**B**) é mostrado para comparação; cobre o *giro temporal medial* e representa um córtex temporal típico, que tem camadas granulares proeminentes, amplas camadas piramidais e estriação radial distinta.

A estimulação elétrica da área 22, próximo às circunvoluções transversas, induz sensações acústicas, como zumbido, vibração e som de campainha. O córtex auditivo é organizado de acordo com frequências tonais (*organização tonotópica*, p. 385, C). No córtex auditivo humano, admite-se que as frequências mais agudas sejam registradas medialmente, e as frequências mais graves, lateralmente.

Significância Funcional do Córtex Temporal

A estimulação elétrica das partes restantes do lobo temporal (realizada durante tratamento cirúrgico de epilepsia do lobo temporal) induz *alucinações* envolvendo fragmentos de experiências do passado. Os pacientes escutam as vozes de pessoas familiares a eles em sua juventude. Revivem episódios momentâneos de seu próprio passado. São principalmente alucinações acústicas e, menos frequentemente, visuais.

Durante a estimulação do lobo temporal, contudo, também pode ocorrer *interpretação errônea* da situação do momento. Uma nova situação, desse modo, pode parecer uma experiência antiga (*déjà vu*). Os objetos à volta podem-se afastar ou se aproximar. Todo o entorno pode assumir um caráter estranho ou ameaçador.

Tais fenômenos ocorrem somente com estimulação do lobo temporal e não pode ser desencadeados de qualquer outra parte do córtex. Portanto, presume-se que o córtex temporal tenha um papel especial na *disponibilidade do passado consciente ou inconsciente da pessoa* e de coisas experimentadas no passado. Somente se estivermos continuamente conscientes sobre experiências passadas conseguiremos *julgar e interpretar novas situações corretamente*. Sem essa capacidade, não encontraríamos o caminho sequer no entorno conhecido. Portanto, o córtex temporal também tem sido chamado *córtex interpretativo*.

7.7 Neocórtex 255

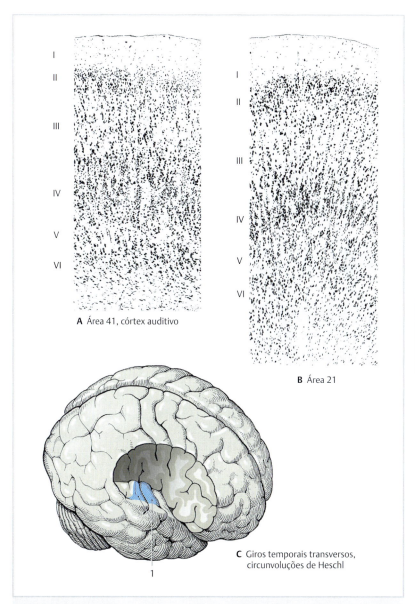

A Área 41, córtex auditivo

B Área 21

C Giros temporais transversos, circunvoluções de Heschl

Fig. 7.24 Lobo temporal.

Lobo Occipital (A-C)

A superfície medial do lobo occipital é cruzada pelo **sulco calcarino**, que tem trajeto hormônio (**BC1**); seu ponto mais profundo corresponde a uma eminência na parede ventricular, o **calcar avis** (calcanhar de pássaro) (**B2**). Cortes frontais pelo lobo occipital claramente mostram uma placa de fibras na substância branca, o *tapetum* (**B3**). Contém fibras comissurais do corpo caloso que atravessam o esplênio e se irradiam em um arco que entra no lobo occipital (*fórceps maior*, ver p. 262, F16).

Córtex Visual (Área Estriada)

A área 17 (**AC4**) é a estação terminal da *radiação óptica* e representa o **córtex visual**. Situa-se na superfície medial do lobo occipital e se estende um tanto até a parte convexa no polo. O córtex reveste o sulco calcarino e segue até seus lábios dorsal e ventral. A área 17 é cercada pela área 18 (**A5**) (lado esquerdo da figura, a seta mostra o limite entre as áreas 17 e 18) e a área 19, representado as *áreas de integração óptica*.

Como todas as áreas corticais de recepção, o córtex da área 17 se caracteriza por redução das camadas piramidais e camadas granulares bem desenvolvidas. O córtex é muito fino e separado da substância branca por uma camada VI rica em células. A camada de grânulos interna (IV) é dividida por uma zona deficiente em células. Nos cortes corados para mielina, essa zona corresponde à *linha de Gennari* (**B6**). Em razão do aspecto estriado, o córtex visual, portanto, também é chamado *córtex estriado*. Na zona deficiente em células (IVb), encontram-se células notavelmente grandes, as células estreladas gigantes ou *células de Meynert*. As duas camadas celulares da camada granular interna (IVa e IVc) contêm células granulosas pequenas. São as camadas com a mais alta densidade celular no córtex cerebral inteiro. A área 18 exibe uma camada granular uniforme, composta por grandes células granulosas. A área 19 forma uma transição para os córtices parietal e temporal.

Organização Funcional do Córtex Visual

Estudos eletrofisiológicos do córtex visual com animais de experimentação têm mostrado que há dois tipos principais de neurônios na área estriada: *células simples* e *células complexas*. Uma **célula simples** recebe impulsos de um grupo de células da retina. Sua resposta é mais forte para linhas estreitas de luz, a linhas escuras contra um fundo claro ou a linhas retas na fronteira claro/escuro. A orientação das linhas é crucial: algumas células reagem somente a linhas horizontais de luz; outras, somente a linhas verticais ou oblíquas.

As **células complexas** também reagem a linha de luz de uma orientação específica. No entanto, enquanto uma célula simples fica estimulada somente por seu campo de recepção, uma célula complexa reage a linhas de luz móveis que se movem ao longo da retina: cada célula complexa é estimulada por um grande número de células simples. Presume-se que os axônios das numerosas células simples terminem em uma célula complexa. As camadas granulares internas consistem quase inteiramente em células simples, enquanto as células complexas se agregam na camada granular externa. Mais da metade de todos os neurônios das áreas 18 e 19 é complexa ou **células hipercomplexas**. Presume-se que tenham um papel especial no *reconhecimento de formas*.

A estimulação elétrica do córtex visual (área 17) causa a sensação de faíscas ou clarões de luz. Considera-se que a estimulação de áreas paraestriado ou periestriado (áreas 18 d 19) produza figuras e formas; também faz com que o olhar gire (**campo ocular occipital**). Os movimentos oculares induzidos pelo lobo occipital são puramente reflexos diferentemente dos movimentos voluntários dirigidos pelo *campo ocular frontal* (p. 250, C).

7.7 Neocórtex

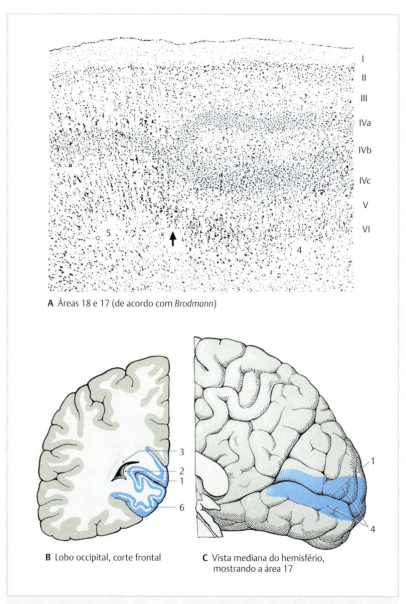

A Áreas 18 e 17 (de acordo com *Brodmann*)

B Lobo occipital, corte frontal

C Vista mediana do hemisfério, mostrando a área 17

Fig. 7.25 Lobo occipital.

Lobo Occipital (A-C) (cont.)
Subdivisão do Córtex Visual em Colunas (A, B)

Além da subdivisão estrutural em camadas de células, o córtex visual mostra uma subdivisão funcional em colunas; elas correm verticalmente às camadas celulares e através da largura inteira do córtex; têm 0,3-0,5 mm de diâmetro. Cada coluna é conectada a um campo da retina definido. Quando as células sensoriais de tal campo são estimuladas, todos os neurônios da respectiva coluna reagem. Cada coluna é conectada a um campo periférico de apenas uma ou das duas retinas. No córtex visual (**A1**), as colunas para a retina direita alternam com as colunas para a retina esquerda (*colunas de dominância ocular*). Por isso os impulsos de cada retina são segregados ao longo da via visual inteira.

As fibras nervosas doas duas metades correspondentes da regina terminam no **corpo geniculado lateral**: as fibras das metades esquerdas da retina de ambos os olhos (metades direitas dos campos visuais) terminam no corpo geniculado esquerdo (**A2**), e as fibras das metades direitas da retina (metades esquerdas dos campos visuais) terminam no corpo geniculado direito. As fibras dos campos correspondentes de ambas as metades da retina terminam em camadas de células diferentes do corpo geniculado: as fibras não cruzadas (**A3**) da retina ipsilateral se estendem à segunda, terceira e quinta camadas, enquanto as fibras cruzadas (**A4**) da retina contralateral correm para a primeira, a quarta e a sexta camadas. Os neurônios que recebem as fibras ópticas de pontos correspondentes das duas retinas situam-se ao longo de uma linha que atravessa todas as camadas celulares (*coluna de projeção*). Seus axônios se projetam via radiação óptica (**A5**) ao córtex visual. Considera-se que cada fibra geniculada ramifique extensamente e termine em vários milhares de células estreladas da camada cortical IV. As fibras que conduzem a estimulação da retina ipsilateral se estendem a outras colunas, que não as fibras para estimulação da retina contralateral.

A **organização do córtex visual em colunas verticais** tem sido visualizada por administração a animais de experimentação e determinação da variada distribuição da substância por autorradiografia. Os neurônios estimulados possuem aumento do metabolismo e rapidamente captam C^{14}-desoxiglicose, enquanto as células em repouso não o fazem.

O córtex visual de um animal de experimentação com ambos os olhos abertos (macaco *rhesus*) mostrou uma distribuição em bandas do marcador radioativo, correspondendo à estratificação familiar de células (**B6**). A distribuição do marcador indicou que as camadas I, II, III e V têm baixo conteúdo de glicose, enquanto a camada VI tem um conteúdo mais alto, e a camada IV, o mais alto. Quando ambos os olhos do animal em teste foram fechados, não houve diferenças significativas entre camadas individuais; em vez disso, verificou-se marcação baixa de distribuição relativamente uniforme em todos os córtex (**B7**). Se um olho fosse aberto enquanto o outro estivesse fechado, esse método produziu uma série de colunas correndo perpendicularmente às camadas de células e mostrando colunas intensamente escuras alternando com outras bem claras (**B8**). As paleocolunas, onde os neurônios não captam o marcador, representaram a retina do olho fechado. As colunas escuras continham C^{14}-desoxiglicose porque receberam aferência da retina do olho aberto. Novamente, a camada IV foi a mais intensamente marcada. As colunas estavam ausentes em uma pequena área (**B9**), representando zonas monoculares da retina, a saber, a margem mais externa da tetina e a mancha cega.

Além das **colunas de dominância ocular**, demonstram-se populações de células dispostas periodicamente, as quais reagem de maneira característica à orientação das linhas do campo visual (colunas de orientação). Demonstrando a enzima citocromo-oxidase em cortes feitos paralelos à superfície cerebral, verificaram-se manchas periodicamente dispostas que representam neurônios que reagem a estímulos coloridos mediados por um olho (colunas de cor).

7.7 Neocórtex

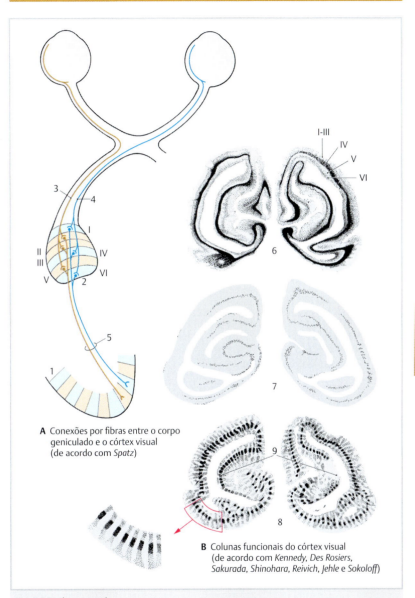

A Conexões por fibras entre o corpo geniculado e o córtex visual (de acordo com *Spatz*)

B Colunas funcionais do córtex visual (de acordo com *Kennedy, Des Rosiers, Sakurada, Shinohara, Reivich, Jehle* e *Sokoloff*)

Fig. 7.26 Lobo occipital.

Tratos de Fibras (A-C)

Uma camada ampla de **substância branca** é encontrada entre o córtex cerebral e os núcleos cinzentos na profundidade. Consiste em feixes de fibras originadas em neurônios do córtex ou em fibras que se estendem ao córtex e terminam nos neurônios corticais. Há três tipos diferentes de sistemas de fibras:

- Fibras de projeção
- Fibras de associação
- Fibras comissurais

As *fibras de projeção* fornecem conexões entre o córtex cerebral e os centros subcorticais, seja como sistemas ascendentes que terminam no córtex ou como sistemas descendentes que se estendem do córtex aos centros com localização mais profunda. As *fibras de associação* fornecem conexões entre diferentes áreas corticais do mesmo hemisfério. As *fibras comissurais* conectam os córtices de ambos os hemisférios; nada mais são do que fibras de associação inter-hemisféricas. No entanto, as fibras comissurais costumam conectar regiões idênticas dos dois hemisférios.

Fibras de Projeção

As vias que descem de diferentes áreas corticais se fundem e formam uma estrutura em forma de leque conhecida como cápsula interna. As fibras ascendentes atravessam a cápsula interna e depois se irradiam como um leque. Desse modo, fibras ascendentes e descendentes formam uma coroa de fibras que se irradia abaixo do córtex, a **coroa radiada** (**A1**).

A **cápsula interna** (**A2**, **B**) aparece nos cortes horizontais como um ângulo que consiste em uma **alça anterior** (**B3**), que faz fronteira com a cabeça do núcleo caudado (**B4**), o globo pálido (**B5**) e o putame (**B6**), e uma **alça posterior** (**B7**), que faz fronteira com o tálamo (**B8**), o globo pálido e o putame (v. Corte Horizontal no Neoestriado, p. 224, A). Entre ambas as alças, encontra-se o **joelho da cápsula interna** (**B9**). Os diferentes tratos de fibras atravessam partes específicas da cápsula interna. O *trato frontopontino* (**B10**) (linhas vermelhas) e a *radiação talâmica anterior* (**B11**) (linhas azuis) atravessam a alça anterior. As *fibras corticonucleares* que suprem os núcleos dos nervos cranianos atravessam o joelho da cápsula interna. As fibras do *trato corticospinal* (pontos vermelhos) atravessam a alça posterior em uma organização somatotópica: extremidade superior, tronco e extremidade inferior. As fibras talamocorticais que levam à área 4 e as fibras corticorrubrais e corticotegmentais da área 6 atravessam a mesma região. A parte caudal da alça posterior é ocupada pelas fibras da *radiação talâmica central* (pontos azuis) (**B12**), que se estendem à área pós-central. As fibras da *radiação talâmica posterior* (**B13**) (pontos azuis-claros) e do *trato temporopontino* (pontos vermelhos claros) (**B14**) atravessam obliquamente a parte caudal.

As mais importantes vias de projeção incluem a radiação acústica e a radiação óptica. As fibras da **radiação acústica** se originam no corpo geniculado medial, passam pelo corpo geniculado lateral e cruzam a cápsula interna na margem inferior do putame. Na substância branca do lobo temporal, sobem quase verticalmente ao giro transverso anterior (circunvolução de Heschl) (v. Córtex Auditivo, págs. 254, 384). A **radiação óptica** se origina no corpo geniculado lateral. As fibras se espalham em leque, formando uma ampla lâmina medular (**A15**), e dirigem-se ao lobo temporal, onde formam o joelho temporal (**C16**) da via visual. Passam, então, em um arco, em torno do corno inferior do ventrículo lateral e atravessam a substância branca do lobo occipital, indo ao sulco calcarino (**C17**).

A18 Corpo caloso.

A19 Pedúnculo cerebral.

7.7 Neocórtex

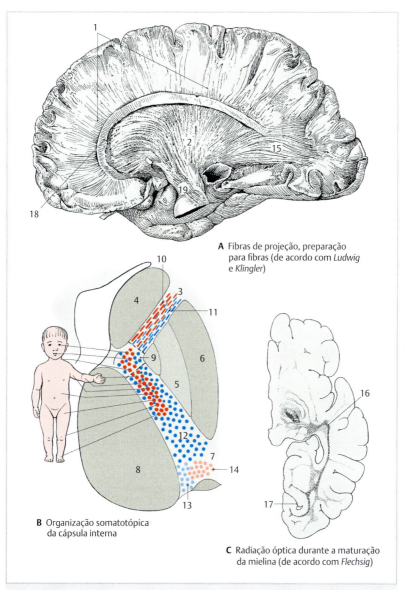

A Fibras de projeção, preparação para fibras (de acordo com *Ludwig* e *Klingler*)

B Organização somatotópica da cápsula interna

C Radiação óptica durante a maturação da mielina (de acordo com *Flechsig*)

Fig. 7.27 Fibras de projeção.

Tratos de Fibras (A-C) (cont.)
Fibras de Associação (A-D)

As conexões entre diferentes áreas corticais têm comprimentos muito diferentes. Com a finalidade de simplificar, distinguimos fibras de associação curtas e longas.

As **fibras de associação curtas**, ou *fibras arqueadas* (**B**), oferecem conexões no lobo cerebral (**B1**) ou de uma circunvolução para a seguinte (**B2**). As fibras mais curtas conectam partes corticais adjacentes. Reentram no córtex depois de um trajeto por curta distância através da substância branca. A camada de fibras arqueadas se situa imediatamente abaixo do córtex.

As **fibras de associação longas** conectam diferentes lobos cerebrais e formam feixes compactos que podem ser reconhecidos a olho nu. O **cíngulo** (**D3**) é um sistema forte de fibras mais curtas e mais longas que se encontram abaixo do giro do cíngulo; segue o trajeto inteiro do giro do cíngulo. As fibras longas se estendem da área paraolfatória e do rostro do corpo caloso à área entorrinal. O *fascículo occipitofrontal superior* (**CD4**) é encontrado dorsolateralmente ao núcleo caudado, abaixo da radiação do corpo caloso. Suas fibras conectam o lobo frontal com o lobo temporal e o lobo occipital. Algumas das fibras vão em direção à ínsula, outras conectam o lobo frontal ao núcleo caudado. O *fascículo longitudinal superior* (**ACD5**), situado dorsolateralmente ao putame, é um forte feixe de associação entre o lobo frontal e o lobo occipital, tendo fibras que ramificam para o lobo parietal e o lobo temporal. O *fascículo occipitofrontal inferior* (**ACD6**) atravessa a parte ventral da cápsula extrema, indo do lobo frontal ao lobo occipital. O *fascículo longitudinal inferior* (**C7**) se estende entre o lobo occipital e o lobo temporal. O *fascículo uncinado* (**AC8**) conecta o córtex temporal com o córtex frontal. Sua parte ventral oferece uma conexão entre a área entorrinal e a área orbital do lobo frontal. Outros feixes de fibras são o *fascículo occipital vertical* (**AC9**) e o *fascículo orbitofrontal* (**C10**).

Fibras Comissurais (E, F)

As *fibras de associação inter-hemisféricas* atravessam o corpo caloso, a comissura anterior (p. 230, C) e a comissura do fórnice (p. 234, C26) para o hemisfério contralateral. A comissura mais importante do neocórtex é o **corpo caloso** (**E**). Sua parte rostral curva é o *joelho do corpo caloso* (**E11**), com o *rostro* apontado (**E12**). É seguido pela parte média, o *tronco do corpo caloso* (**E13**), e pela extremidade espessada, o *esplênio do corpo caloso* (**E14**). As fibras do corpo caloso se espalham pela substância branca de ambos os hemisférios e formam a radiação do corpo caloso. As fibras arqueadas que atravessam o joelho do corpo caloso e, que conectam ambos os lobos frontais são chamadas *fórceps frontal* (**F15**); as que atravessam o esplênio e conectam ambos os lobos occipitais são chamadas *fórceps occipital* (**F16**).

Distinguimos entre fibras inter-hemisféricas homotópicas e heterotópicas. As **fibras homotópicas** conectam as mesmas áreas corticais em ambos os hemisférios, enquanto as **fibras heterotópicas** conectam áreas diferentes. A vasta maioria de fibras do corpo caloso é homotópica. Nem todas as áreas são conectadas na mesma escala com sua equivalente no outro hemisfério. As partes da mão e do pé de ambas as áreas somatossensoriais, por exemplo, não possuem conexões por fibras inter-hemisféricas; tampouco os dois córtices visuais são conectados entre si. No entanto, existem conexões de fibras muito fortes entre ambas as áreas 18, as quais são vistas como áreas de integração óptica.

7.7 Neocórtex

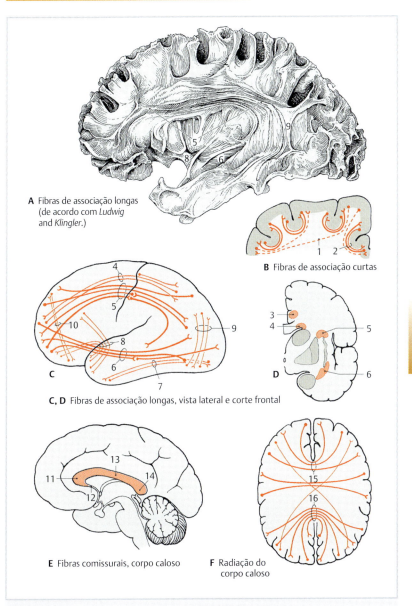

A Fibras de associação longas (de acordo com *Ludwig* and *Klingler*.)
B Fibras de associação curtas
C, D Fibras de associação longas, vista lateral e corte frontal
E Fibras comissurais, corpo caloso
F Radiação do corpo caloso

Fig. 7.28 Fibras de associação e comissurais.

Assimetria Hemisférica (A, B)

A *consciência* depende do córtex cerebral. Somente aqueles estímulos sensoriais que chegam à consciência são transmitidos ao córtex cerebral.

A faculdade da fala é peculiar dos humanos. A fala interior é o pré-requisito para o pensamento, assim como a palavra falada é a base para a comunicação, e a escrita é a informação transmitida ao longo de milhares de anos. Na pessoa individual, a fala depende da integridade de áreas corticais específicas que geralmente se situam apenas em um hemisfério. Esse hemisfério é chamado **hemisfério dominante** e normalmente é o esquerdo nas pessoas destras. Nos canhotos pode ser o hemisfério direito ou o esquerdo, ou a faculdade pode ser representada em ambos os hemisférios. Desse modo, a *dominância manual* não é indicação confiável de dominância do hemisfério contralateral.

Na região posterior do giro temporal superior do hemisfério dominante, encontra-se o **centro da fala de Wernicke** (**A1**). A lesão dessa área resulta em transtorno da compreensão das palavras (*afasia de recepção* ou *afasia sensorial*). É uma área de integração indispensável para a disponibilidade contínua dos padrões de palavras aprendidos e para a interpretação das palavras ouvidas ou faladas. Os pacientes com afasia sensorial emitem uma salada de palavras sem sentido (*esquizofasia*), e a fala de outras pessoas soa para eles como um idioma estrangeiro incompreensível. A lesão do *giro angular* (**A2**), que faz fronteira com o giro supramarginal (**A3**) (ver p. 214, **A21**), resulta na perda das capacidades para escrever (*agrafia*) e de ler (*alexia*). A estimulação de áreas adjacentes (**A5**), especialmente do giro temporal médio, causa transtorno da fala espontânea ou da escrita. A área de Broca para coordenação motora da fala (**A4**) situa-se no giro frontal inferior (p. 250, D).

A lesão do hemisfério direito (não dominante) pode causar transtorno da orientação visual e espacial ou da apreciação de música (*amusia*: tipo de *agnosia auditiva*). Embora a fala seja preservada, a melodia da linguagem e o timbre emocional da fala são afetados.

Diferentes modos de pensamento frequentemente são atribuídos a um dos dois hemisférios: considera-se que o hemisfério dominante esquerdo atue de modo lógico, racional e analítico, e o hemisfério direito, de modo integrativo, sintético e intuitivo. Essas generalizações são amplamente especulativas.

Transecção do corpo caloso (**cérebro partido**). Não há mudanças de personalidade ou de inteligência após a transecção do corpo caloso. Os pacientes são completamente normais na vida cotidiana. Somente testes especiais dos sistemas tátil e visual revelarão alguma deficiência (**B**).

A sensibilidade tátil da mão esquerda é registrada no hemisfério direito, a da mão direita, no hemisfério esquerdo (nas pessoas destras, o hemisfério dominante controla a capacidade de falar). Estímulos visuais que afetem as metades esquerdas da retina são transmitidos ao hemisfério esquerdo, enquanto os estímulos para as metades direitas são transmitidos para o hemisfério direito (p. 258). Um exame mostra que as pessoas destras com o corpo caloso seccionado só podem ler com as metades esquerdas das retinas. Elas não conseguem dar nome aos objetos percebidos com as metades direitas da retina. No entanto, conseguem ilustrar o uso desses objetos por meio de movimentos com aas mãos. O mesmo fenômeno ocorre quando tais pessoas têm seus olhos cobertos e recebem um objeto na mão esquerda: não conseguem descrevê-lo verbalmente, mas indicam seu uso por meio de gestos. Objetos percebidos com a mão direita ou com as metades esquerdas da retina, que estão conectados ao hemisfério "falante", são imediatamente nomeados.

Os movimentos realizados com uma extremidade não podem ser repetidos com a extremidade contralateral porque um hemisfério não foi informado sobre os impulsos enviados pelo outro hemisfério.

7.7 Neocórtex 265

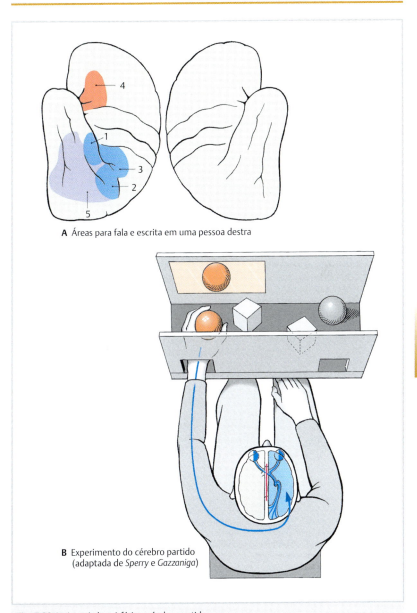

A Áreas para fala e escrita em uma pessoa destra

B Experimento do cérebro partido (adaptada de *Sperry* e *Gazzaniga*)

Fig. 7.29 Assimetria hemisférica, cérebro partido.

7.8 Procedimentos por Imagens

O desenvolvimento dos métodos por imagens para o diagnóstico clínico tem sido extremamente rápido durante os últimos 20 anos. Os métodos atualmente mais importantes para visualizar o sistema nervoso central são:

- *Radiografia com projeção assistida por meio de contraste* para a visualização de vasos sanguíneos e do sistema ventricular.
- Tomografia computadorizada (CT).
- Imagens por ressonância magnética (MRI) (p. 268).

A radiografia convencional é usada, principalmente, para a visualização de estruturas ósseas. A ultrassonografia não é adequada para o sistema nervoso central porque as ondas sonoras não penetram nos ossos cranianos em adultos. No entanto, o exame por ultrassonografia de fato tem papel importante no diagnóstico durante a primeira infância. Além de métodos de imagens puramente anatômicos, também há a possibilidade de visualizar parâmetros funcionais após a injeção de um radioisótopo adequado. Os métodos de medicina nuclear – a *tomografia computadorizada com emissão de fóton único* (SPECT) e a *tomografia por emissão de pósitrons* (PET) (p. 268) – podem ser usados para estudo do fluxo sanguíneo cerebral e da atividade metabólica, bem como para mapear sistemas de receptores específicos. Na próxima seção, são brevemente descritas algumas áreas de aplicação para os procedimentos mais importantes.

Radiografia Contrastada (A)

A radiação emitida por uma fonte de raios X penetra no corpo. As estruturas que os absorvem (principalmente os ossos) aparecem como silhuetas na tela de registro. A tela consiste em um filme sensível à luz ou, em escala cada vez maior, em arranjos de receptores digitais. Para a *visualização de vasos sanguíneos*, injeta-se um meio de contraste nos vasos dos pacientes entre dois registros. Subtraindo-se as imagens obtidas antes e depois da injeção do meio de contraste, as estruturas ósseas (não alteradas) são eliminadas. A imagem com subtração resultante mostra seletivamente os vasos sanguíneos preenchidos por meio de contraste. O meio de contraste geralmente é administrado a um vaso selecionado por introdução de um cateter no sistema vascular de interesse. O resultado é uma imagem seletiva de alta resolução dos segmentos vasculares correspondentes (**A**). No entanto a **angiografia com subtração digital** *intra-arterial* (DSA) submete o paciente a um estresse considerável em razão da introdução do cateter arterial. A *DSA intravenosa*, na qual é injetado meio de contraste em uma veia braquial, produz imagens de contraste mais baixo porque o meio de contraste é diluído pelo volume de sangue; além disso, resulta em coloração inespecífica dos vasos. Por isso ainda não ganhou aceitação na prática.

O mesmo princípio de registro é usado para a **mielografia**, em que o meio de contraste é administrado diretamente no *líquido cerebrospinal* após punção da coluna lombar.

Tomografia Computadorizada (B)

A **tomografia computadorizada** (CT), ou *tomografia axial computadorizada* (CAT), também produz imagens por meio de raios X. No entanto, o princípio das imagens não se baseia na criação de silhuetas, como no método da projeção. Em vez disso são registradas transmissões individuais por meio de uma camada fina de tecido ("fatia", corte) definida pela geometria do raios X. Depois de obter os perfis de absorção em diferentes ângulos de projeção (na Figura **B**, mostrada em áreas vermelhas, verdes e azuis), uma imagem bidimensional do corte penetrado pelos raios X é computada por meio da **projeção retrógrada** filtrada. Somente as fotocélulas digitais de sensibilidade muito alta são usadas como detectores. Elas permitem a detecção até de estruturas de tecidos moles com grande sensibilidade e precisão, além das estruturas ósseas.

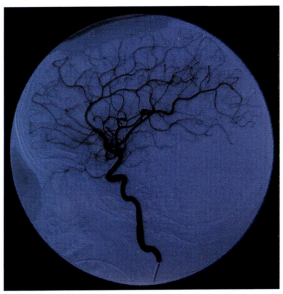

A Angiografia com subtração digital (DSA): Visualização seletiva da artéria carótida interna, vista lateral (Cortesia de M. Orszagh, Departamento de Radiodiagnóstico, Universidade de Freiburg, Alemanha)

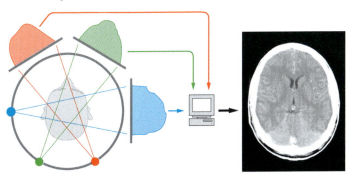

B Princípio da tomografia computadorizada (CT): Depois de registrar os perfis de absorção (áreas vermelhas, verdes e azuis) dos raios-X na forma de leque, a imagem é reconstruída pelo computador e exibida no monitor (Cortesia de J. Lautenberger, Departamento de Radiodiagnóstico, Universidade de Freiburg, Alemanha).

Fig. 7.30 Angiografia com subtração digital, tomografia computadorizada.

Tomografia Computadorizada (B) (cont.)

A área principal de aplicação da CT é o exame de pacientes com *traumatismo craniano*: à parte das imagens da alta precisão de deslocamentos ósseos, a CT também é muito sensível para a visualização de hemorragias. De igual modo, todos os tipos de processos expansivos podem ser examinados por meio da CT em razão da precisão altamente detalhada das imagens anatômicas. No entanto, muitas áreas de aplicação agora estão mudando cada vez mais para as imagens por ressonância magnética devido à sua sensibilidade mais alta.

Imagens por Ressonância Magnética (A-C)

As imagens por ressonância magnética (MRI) se baseiam nas propriedades magnéticas dos núcleos atômicos no corpo (principalmente núcleos de hidrogênio) e usa a técnica de ressonância de alta frequência para medir o momento magnético induzido por um campo magnético externo. As variações impostas ao campo magnético permitem a visualização espacial dos tempos de relaxamento T1 e T2, que são propriedades magnéticas nucleares governadas pela forma química dos átomos de hidrogênio contendo os núcleos nos tecidos. Esses tempos de relaxamento, que refletem principalmente a razão das moléculas de água livres para ligadas, produzem um mecanismo de contraste que delineia não apenas tecidos diferentes, mas também alterações patológicas do tecido. As imagens em **A** e **B** exibem o mesmo corte anatômico e ilustram o contraste de excelência que pode ser obtido pela MRI, o que a torna excelente método para *identificação de processos patológicos*. Para medir o sinal da ressonância magnética, usam-se ondas de rádio na faixa de frequência em torno de 10-100 mHz. Não se verificou na MRI qualquer efeito prejudicial aos pacientes. Além disso, a MRI tem a vantagem sobre a TC, pois a geometria das imagens não é restringida pela geometria do sistema emissor-receptor, e as imagens podem ser reconstruídas em qualquer plano. A resolução espacial da MRI está na faixa de 0,7-1,0 mm para uma espessura de corte de 5 mm. O registro de 16 a 20 cortes paralelos na cabeça leva de meros segundos a alguns minutos, dependendo da sequência de medida usada. Imagens de um único corte podem ser registradas em 60-100 ms. Uma variante ponderada em difusão da MRI, a imagens por tensores de difusão (DTI), possibilita que tratos de fibras sejam seletivamente visualizados em seu trajeto (**C**).

PET e SPECT (D, E)

Ambos estes métodos de imagens de medicina nuclear se baseiam na detecção da radiação de radioisótopos administrados antes da investigação. A **tomografia computadorizada com emissão de fóton único** (SPECT) usa emissores gama. A detecção da radiação é realizada de modo semelhante ao da CT. A geometria da radiação detectada, contudo, não é predeterminada pelo arranjo do transmissor e do receptor; em vez disso, tanto a intensidade como a direção dos raios gama recebidos precisam ser determinadas. Isso produz uma resolução espacial de aproximadamente 1 cm, claramente menos favorável do que quando se usa a tomografia computadorizada. Por isso, não é possível obter imagens anatômicas de alta resolução. No entanto, uma SPECT pode ser usada para determinar o fluxo sanguíneo cerebral.

A **tomografia por emissão de pósitrons** (PET) usa emissores de partículas beta (pósitrons). Os pósitrons, quase instantaneamente, se combinam nas cercanias imediatas, sendo que ambas as partículas são submetidas à mútua aniquilação, dando origem a dois raios gama de 511 keV de energia emitida em direções opostas (**D**). A geometria desses raios gama pode ser muito mais bem definida do que no caso da SPECT, a saber, pelo registro da coincidência dos dois fótons gama recebidos no anel detector. A resolução espacial da PET é de 2-4 mm, o que claramente não é tão bom quanto no caso da CT e da MRI. Por meio da incorporação de radioisótopos adequados a moléculas biologicamente ativas, a PET também nos permite executar *estudos metabólicos*, além de *medidas do fluxo sanguíneo* (**E**) ou *visualizar seletivamente sistemas de receptores* (p. ex., receptores de dopamina).

7.8 Procedimentos por Imagens

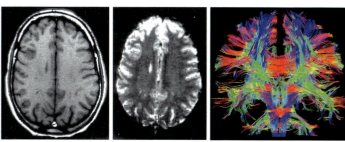

A Relaxamento spin-lattice, **B** Relaxamento spin-spin, **C** Traçado de fibras por DTI
   T1   T2   (www.siemens.com/presse)
   A, B, C Imagens de ressonância magnética (MRI):
              Exame da cabeça no nível acima dos
              ventrículos

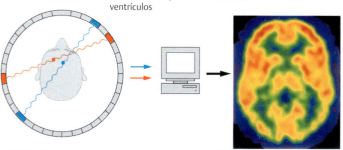

D Princípio da tomografia por emissão de pósitrons (PET): Detecção de raios gama emitidos simultaneamente em direções opostas durante o declínio de um radioisótopo (Cortesia de *F. Jüngling*, Departamento de Radiodiagnóstico, Universidade de Freiburg, Alemanha)

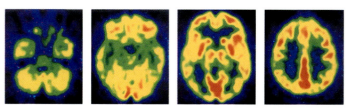

E Imagens de PET de quatro cortes paralelos (intensidade de utilização de glicose no cérebro)

Fig. 7.31 MRI, PET, DTI.

8 Sistemas Cerebrovascular e Ventricular

8.1 Sistema Cerebrovascular *272*
8.2 Espaços do Líquido Cerebrospinal *282*
8.3 Meninges *290*

8.1 Sistema Cerebrovascular

Artérias

O cérebro é irrigado por quatro grandes artérias: as duas *artérias carótidas internas* e as duas *artérias vertebrais* (ver Vol. 2).

A **artéria carótida interna** (**A1**) (p. 274) atravessa a dura-máter medialmente ao processo clinoide anterior do osso esfenoide. Entre o espaço subaracnóideo e a pia-máter, dá a artéria hipofisária superior (p. 200, E9), a artéria oftálmica, a artéria comunicante posterior (**A16**) e a artéria corióidea anterior (**A2**). Divide-se, então, em dois grandes ramos terminais, a artéria cerebral anterior (**A4**) e a artéria cerebral média (**A7**).

A **artéria corióidea anterior** (**A2**) corre ao longo do trato óptico e vai até o plexo corióideo (**A3**) no corno inferior do ventrículo lateral. Dá ramos finos que irrigam o trato óptico, o joelho temporal da radiação óptica, o hipocampo, a cauda do núcleo caudado e o corpo amigdaloide.

A **artéria cerebral anterior** (**A4**) corre na superfície medial do hemisfério, passando pelo corpo caloso. As duas artérias cerebrais anteriores são interconectadas pela artéria comunicante anterior (**A5**). A longa artéria central (artéria recorrente de Heubner) (**A6**) ramifica logo depois da artéria comunicante. Atravessa a substância perfurada anterior e entra no cérebro, irrigando a alça anterior da cápsula interna, a região adjacente da cabeça do núcleo caudado e o putame.

A **artéria cerebral média** (**A7**) corre lateralmente em direção ao sulco lateral; acima da substância perfurada, ela dá 8-10 ramos estriados que entram no cérebro. Na entrada da fossa lateral, divide-se em vários grandes ramos que se espalham pela superfície lateral do hemisfério.

As duas **artérias vertebrais** (**A8**) originam-se das duas artérias subclávias e entram na cavidade craniana pelo forame magno; unem-se, na margem superior do bulbo, formando a **artéria basilar** (**A9**) ímpar. Esta sobe ao longo da superfície ventral da ponte e bifurca na margem superior da ponte nas duas **artérias cerebrais posteriores** (**A10**). A artéria vertebral dá a artéria cerebelar posteroinferior (**A11**), que irriga a superfície inferior do cerebelo e o plexo corióideo do quarto ventrículo. A artéria basilar dá a artéria cerebelar anteroinferior (**A12**), que também irriga a superfície inferior do cerebelo, bem como as partes laterais do bulbo e da ponte. A artéria labiríntica (**A13**) corre como ramo fino juntamente com o nervo facial e o nervo vestibulococlear, atravessando o meato acústico interno e entrando na orelha interna. Pode originar-se da artéria basilar ou da artéria cerebelar anteroinferior. Numerosos pequenos ramos chegam como artérias pontinas (**A14**), entrando diretamente na ponte. A artéria cerebelar superior (**A15**) corre ao longo da margem superior da ponte e se estende profundamente à cisterna *ambiens* em torno dos pedúnculos cerebrais, indo até a superfície dorsal do cerebelo.

Círculo arterial do cérebro (de Willis): As artérias comunicantes posteriores (**A16**) conectam, em ambos os lados, as artérias cerebrais posteriores com as artérias carótidas internas, de modo que o fluxo sanguíneo das artérias vertebrais se comunique com a circulação carotídea. As artérias cerebrais anteriores são interconectadas por meio da artéria comunicante anterior. Desse modo, cria-se um círculo arterial cerebral fechado na base do cérebro. No entanto, as anastomoses são frequentemente tão finas, que não permitem uma troca de sangue significativa. Sob condições de pressão intracraniana normal, cada hemisfério é alimentado pela artéria carótida interna ipsilateral e a artéria cerebral posterior ipsilateral.

> **Observação clínica:** Na área do círculo arterial cerebral, pode formar-se um aneurisma. Este é um abaulamento patológico na parede de um vaso sanguíneo que pode romper-se espontaneamente ou durante um pico de pressão arterial. Isso resulta em uma hemorragia subaracnóidea, que pode ser confirmada por tomografia computadorizada, punção lombar ou imagem angiográfica. Os sinais clínicos fundamentais são cefaleia intensa e súbita (sensação de morte iminente) e consciência obnubilada.

8.1 Sistema Cerebrovascular

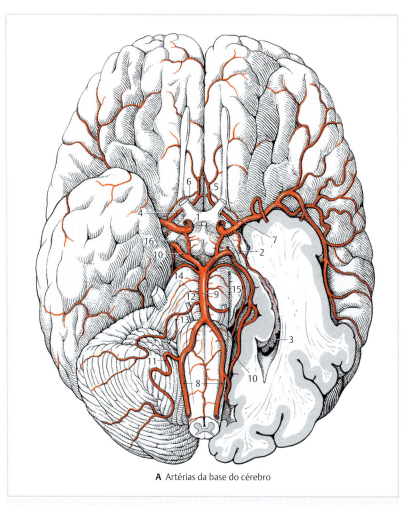

A Artérias da base do cérebro

Fig. 8.1 Artérias na base do cérebro.

Artéria Carótida Interna (A-C)

A **artéria carótida interna** (**C1**) pode ser subdividida em uma *parte cervical* (entre a bifurcação da carótida e a base do crânio); *uma parte petrosa* (no canal carótico do osso petroso); uma *parte cavernosa* (no seio cavernoso, p. 104, A7); e uma *parte cerebral*. Os segmentos cavernoso e cerebral da artéria formam uma curva em forma de S (*sifão carótico*) (**C2**). A *artéria hipofisária inferior* (p. 200, E10) sai da parte cavernosa, seguida por pequenos ramos, indo até a dura-máter e nervos cranianos IV e V. Depois de dar a *artéria hipofisária superior* (p. 200, E9), a *artéria oftálmica*, e a *artéria corióidea anterior* na parte cerebral, a artéria carótida interna se divide em dois grandes ramos terminais, a *artéria cerebral anterior* e a *artéria cerebral média*.

A **artéria cerebral anterior** (**BC3**) se dirige à fissura cerebral longitudinal depois de dar a artéria comunicante anterior. A *parte pós-comunicante* da artéria (*artéria pericalosa*) (**BC4**) corre na parede hemisférica medial em torno do rostro e do joelho do corpo caloso (**B5**) e ao longo da superfície superior do corpo caloso, seguindo em direção ao sulco parietoccipital. Dá ramos para a superfície basal do lobo frontal (*artéria frontobasal medial*) (**B6**). Os outros ramos se espalham pela superfície medial do hemisfério; são os *ramos frontais* (**BC7**), a *artéria calosomarginal* (**BC8**) e a *artéria paracentral* (**B9**), que irriga a área motora para o membro inferior.

A **artéria cerebral média** (**AC10**) se estende lateralmente ao fundo da fossa lateral, onde se divide em vários grupos de ramos. A artéria se divide em três segmentos. A *parte esfenoidal* dá as *artérias centrais* (ramos finos para o estriado, o tálamo e a cápsula interna) e a *parte insular* dá origem às *artérias insulares* curtas (**C11**) para o córtex insular, a *artéria frontobasal lateral*

(**A12**) e as *artérias temporais* (**A13**) para o córtex do lobo temporal. O último segmento, a *parte terminal*, é formada pelos longos ramos para o córtex da região central do lobo parietal (**AC14**). Há consideráveis variações com referência à bifurcação e ao trajeto das artérias individuais.

A **artéria cerebral posterior** (**BC15**) se desenvolve como ramo da artéria carótida interna. Nos adultos, contudo, situa-se relativamente distante em direção caudal. Conecta-se apenas com a artéria carótida interna por meio da fina artéria comunicante posterior. Como a maior parte do seu sangue vem das artérias vertebrais, é vista como parte de sua área de irrigação; esta área de irrigação consiste em partes subtentoriais do cérebro (tronco encefálico e cerebelo) e no lobo occipital localizado supratentorialmente, na parte basal do lobo temporal e nas partes caudais do estriado e tálamo (tentório do cerebelo; **B5**; ver Dura-máter, p. 290). Todas as partes do cérebro frontal situadas em frente a ela recebem seu sangue da artéria carótida interna.

A artéria cerebral posterior ramifica na superfície medial do lobo occipital e na superfície basal do lobo t esclerose múltipla. Dá a artéria corióidea posterior para o plexo corióideo do terceiro ventrículo, bem como ramos finos para o estriado e o tálamo. A artéria oftálmica (**C16**) corre da artéria carótida interna para a órbita.

Angiografia carotídea (fase arterial): Em C, mostra-se um diagrama de um angiograma carotídeo. Para finalidades diagnósticas, injeta-se um meio de contraste na artéria carótida interna. Em alguns segundos, o meio de contraste se espalha pela área de irrigação da artéria. Uma radiografia *feita imediatamente* ilustra a árvore vascular arterial. Ao visualizar imagens arteriográficas, é preciso levar em consideração que todos os vasos sanguíneos são vistos em um único plano (ver radiografia contrastada, p. 266, A).

8.1 Sistema Cerebrovascular

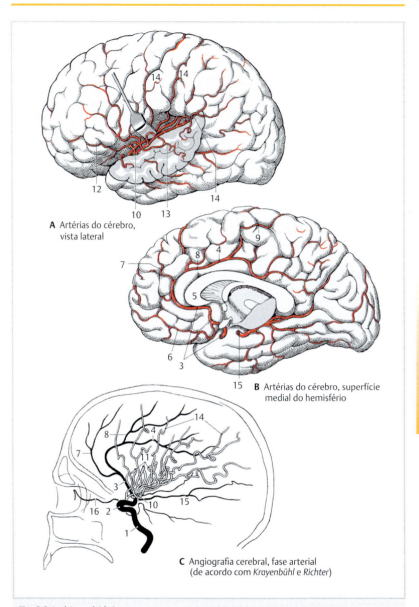

A Artérias do cérebro, vista lateral

B Artérias do cérebro, superfície medial do hemisfério

C Angiografia cerebral, fase arterial (de acordo com *Krayenbühl* e *Richter*)

Fig. 8.2 Artéria carótida interna.

Áreas de Irrigação

Artéria Cerebral Anterior (A, B)

Os ramos curtos da **artéria cerebral anterior** (**AB1**) se estendem ao quiasma óptico, ao septo pelúcido, ao rostro e ao joelho do corpo caloso, enquanto a *artéria recorrente de Heubner* longa (artéria central longa) corre até a parte medial da cabeça do núcleo caudado e à alça anterior da cápsula interna. Os ramos corticais irrigam as partes mediais da base do cérebro frontal e o lobo olfatório, bem como o córtex frontal e parietal na superfície medial do hemisfério e o corpo caloso até o esplênio. A área de irrigação da artéria se estende além da borda do pálio, indo às circunvoluções dorsais da convexidade.

Artéria Cerebral Média (A, B)

Os *ramos estriados* da **artéria cerebral média** (**AB2**) terminam no globo pálido, em partes do tálamo, no joelho e em partes da alça anterior da cápsula interna. Os ramos dados pelas artérias insulares ramificam no córtex insular e no claustro e chegam à cápsula interna. A área irrigada pelos ramos corticais inclui a superfície lateral dos lobos frontal, parietal e temporal e grande parte da região central e o polo temporal. Os ramos não apenas irrigam o córtex, mas também a substância branca até o ventrículo lateral, incluindo a parte central da radiação óptica.

Artéria Cerebral Posterior (A, B)

A **artéria cerebral posterior** (**AB3**) dá finos ramos curtos que irrigam os pedúnculos cerebrais, o pulvinar, os corpos geniculados, a placa quadrigêmea e o esplênio do corpo caloso. A área de irrigação cortical ocupa a parte basal do lobo temporal e o lobo occipital com o córtex visual (área estriada); entretanto, esta última também é alcançada na região do polo occipital pelos ramos mais inferiores da artéria cerebral média.

Irrigação para os Núcleos do Diencéfalo e do Telencéfalo (C, D)

A artéria recorrente de Heubner e os *ramos estriados* (**D4**) da artéria cerebral média (**D5**) irrigam a cabeça do núcleo caudado, o putame e a cápsula interna. O papel da *artéria corióidea anterior* (**C6**) na irrigação de estruturas profundas varia; seus ramos se estendem não apenas ao hipocampo e corpo amigdaloide, massa também a partes do pálido e tálamo. A parte rostral do tálamo recebe um ramo da artéria comunicante posterior (**C7**), o ramo talâmico (**C8**). As partes média e caudal do tálamo são irrigadas pela artéria basilar (**C9**), de onde ramos diretos (**C10**) podem se dirigir ao tálamo. Outros ramos talâmicos finos são dados pela artéria corióidea posterior (**C11**) e a artéria cerebral posterior (**C12**).

Vascularização: Os grandes vasos cerebrais se situam, sem exceção, na superfície do cérebro. Dão pequenas artérias e arteríolas que penetram verticalmente no cérebro e ramificam. A rede capilar é muito densa na substância cinzenta, porém, muito menos densa na substância branca.

> **Observação clínica:** A obstrução súbita de uma artéria por um trombo, bolha de ar ou gotícula de gordura na corrente sanguínea (embolia) ou em decorrência de uma hemorragia intracraniana leva a morte do tecido cerebral na área irrigada pela artéria afetada. Dependendo da localização da agressão, esse tipo de infarto cerebral (acidente vascular encefálico) causa perda neurológica (p. ex., paralisia, comprometimento da fala). As anastomoses entre as áreas vasculares não são adequadas para irrigar a região afetada por áreas próximas em caso de uma obstrução súbita. São especialmente afetadas a *artéria cerebral média* e seus ramos. Além da lesão das células corticais no território da artéria cerebral média, a perda da irrigação das artérias lenticuloestriadas medial e lateral quase verticais (**D4**) também afeta a cápsula interna, onde muitas fibras de projeção percorrem um espaço pequeno.

8.1 Sistema Cerebrovascular

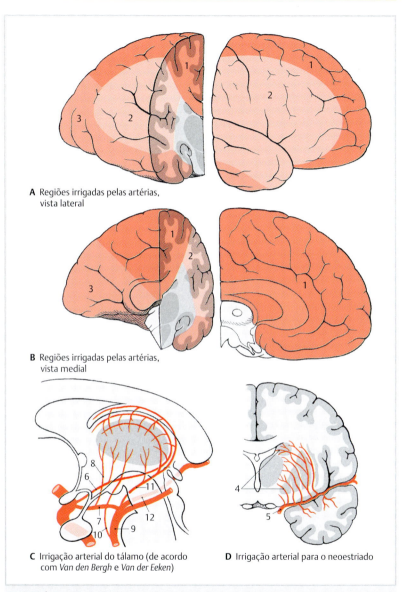

A Regiões irrigadas pelas artérias, vista lateral

B Regiões irrigadas pelas artérias, vista medial

C Irrigação arterial do tálamo (de acordo com *Van den Bergh* e *Van der Eeken*)

D Irrigação arterial para o neoestriado

Fig. 8.3 Áreas de irrigação sanguínea.

Veias (A-D)

As principais veias se localizam na superfície do cérebro no espaço subaracnóideo; algumas veias profundas correm abaixo do epêndima. As veias cerebrais não possuem válvulas. Exibem consideráveis variações com respeito ao trajeto e drenagem. É frequente haver vários pequenos vasos, em vez de uma grande veia única. As veias cerebrais se dividem em dois grupos: as **veias cerebrais superficiais**, que drenam o sangue para os seios da dura-máter (ver Vol. 2), e as **veias cerebrais profundas**, que drenam o sangue para a *grande veia cerebral* (grande veia de Galeno).

Veias Cerebrais Superficiais

Distinguimos entre o grupo de veias cerebrais superiores e o grupo de veias cerebrais inferiores.

As **veias cerebrais superiores** (**AC1**), totalizando cerca de 10-15 veias, coletam o sangue dos lobos frontal e parietal e o carregam para o *seio sagital superior* (**BCD2**). Correm no interior do espaço subaracnóideo e desembocam nas *lacunas laterais* (**BC3**), que são cavidade em forma de bolsa no seio sagital superior. Por uma curta distância atravessam o espaço subdural. Aí, as veias com paredes finas podem facilmente se romper durante traumatismo craniano e sangrar para o espaço subdural (*hematoma subdural*). É estranho que as veias drenem para o seio sagital superior em um ângulo oblíquo contra o fluxo sanguíneo dominante no seio.

As **veias cerebrais inferiores** recebem o sangue do lobo temporal e das regiões basais do lobo occipital; drenam para o *seio transverso* e para o *seio petroso superior*. A maior e mais consistente dessas veias é a *veia cerebral média superficial* (**AC4**), localizada no sulco lateral; geralmente consiste em vários troncos venosos. Drena o sangue da maior parte da face lateral do hemisfério para o seio cavernoso (p. 104, A7).

As veias cerebrais superior e inferior são interconectadas somente por algumas anastomoses.

A mais importante é a *veia anastomótica* (veia de Troland) (**AC5**); desemboca no seio sagital superior e se conecta à veia cerebral média superficial. A *veia central* (**C6**), localizada no sulco central, também pode formar anastomoses com a veia cerebral média. A *veia anastomótica inferior* (veia de Labbé, veia de Browning) (**AC7**) conecta a veia cerebral média superficial com o seio transverso.

Angiografia carotídeo (fase venosa): Um diagrama da fase venosa de uma angiografia carotídea é mostrado em **C** (para a fase arterial, ver p. 274). Uma radiografia feita apenas alguns segundos depois da injeção do meio de contraste mostra sua drenagem via árvore vascular venosa. As veias superficiais e profundas são vistas em um único plano.

> **Observação clínica:** Hemorragias nos espaços subdural e subaracnóideo (p. 276) são quase invariavelmente atribuíveis a trauma. Os hematomas subdurais (**D8**) geralmente decorrem de sangramento venoso. Isso envolve laceração das veias de ligação (**D9**) que conectam as veias cerebrais superficiais do espaço subaracnóideo (**D10**) com os seios da dura-máter. Observe que os sintomas são precedidos por um intervalo *assintomático* e ocorrem somente depois de um aumento da pressão intracraniana.

Veias cerebrais profundas (p. 280):

BC11	Grande veia cerebral (grande veia de Galeno)
C12	Veia cerebral interna
C13	Veia talamoestriada (veia terminal)
C14	Veia do septo pelúcido
C15	Forame interventricular (*forame de Monro*)
C16	Veia basal (veia de Rosenthal)
BC17	Seio reto
BCD18	Seio sagital inferior
BC19	Confluência de seios (p. 104, A19)
D20	Dura-máter
D21	Foice do cérebro

(Para os grandes canais venosos, os *seios da dura-máter*, ver Vol. 2.)

8.1 Sistema Cerebrovascular

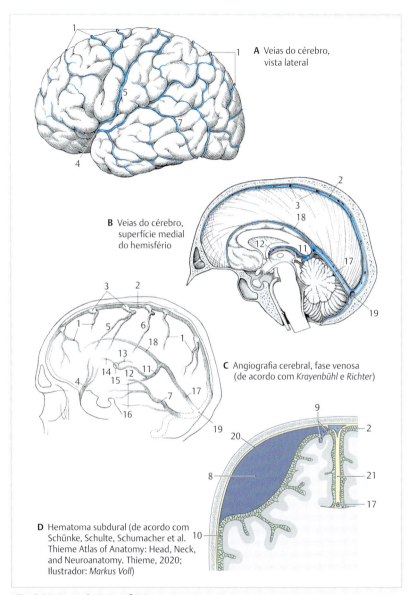

A Veias do cérebro, vista lateral

B Veias do cérebro, superfície medial do hemisfério

C Angiografia cerebral, fase venosa (de acordo com *Krayenbühl* e *Richter*)

D Hematoma subdural (de acordo com Schünke, Schulte, Schumacher et al. Thieme Atlas of Anatomy: Head, Neck, and Neuroanatomy. Thieme, 2020; Ilustrador: *Markus Voll*)

Fig. 8.4 Veias cerebrais superficiais.

Veias Cerebrais Profundas (A, B)

As **veias cerebrais profundas** coletam o sangue do diencéfalo, das estruturas profundas dos hemisférios e da substância branca profunda. Além disso, há finas *veias transcerebrais* que correm ao longo das fibras da coroa radiada da substância branca externa e do córtex. As veias cranianas profundas esvaziam seu sangue na grande *veia cerebral* (grande veia de Galeno). O sistema de drenagem das veias profundas, portanto, também é conhecido como sistema da grande veia cerebral.

A **grande veia cerebral** (**AB1**) é um tronco vascular curto formado pela confluência de quatro veias, a saber, as duas *veias cerebrais internas* e as duas *veias basais*. Faz uma curva em torno do esplênio do corpo caloso e drena para o seio reto. As veias da superfície do cerebelo e do lobo occipital (**B2**) podem drenar para ela.

A **veia basal** (veia de Rosenthal) (**AB3**) se origina na substância perfurada anterior (**A4**) pela junção da *veia cerebral anterior* com a *veia cerebral média profunda*.

A **veia cerebral anterior** (**A5**) recebe seu sangue dos dois terços anteriores do corpo caloso e das circunvoluções adjacentes. Estende-se em torno do joelho do corpo caloso até a base do lobo frontal. A **veia cerebral média profunda** (**A6**) se origina na área insular e recebe veias das partes basais do putame e do globo pálido.

A veia basal cruza o trato óptico e sobe na cisterna ambiens em torno do pedúnculo cerebral (**A7**) até abaixo do esplênio, onde desemboca na grande veia cerebral. Ao longo de seu curso, recebe numerosas afluentes venosas, a saber, veias do quiasma óptico e do hipotálamo, a *veia interpeduncular* (**A8**), a *veia corióidea inferior* (**A9**), vinda do plexo corióideo (**A10**) do corno inferior,

e veias do segmento interno do globo pálido e das partes basais do tálamo.

A **veia cerebral interna** (**AB11**) origina-se no forame interventricular (*forame de Monro*) pela junção da *veia do septo pelúcido*, *veia talamoestriada* e *veia corióidea superior*.

A **veia talamoestriada** (*veia terminal*) (**B12**) corre no sulco terminal entre o tálamo (**B13**) e o núcleo caudado (**B14**) em direção rostral até o forame interventricular. Recebe afluentes venosas do núcleo caudado, da substância branca adjacente e do canto lateral do ventrículo lateral. A **veia do septo pelúcido** (**B15**) recebe ramos venosos do septo pelúcido (**B16**) e da substância branca frontal profunda. A **veia corióidea** (**B17**) corre com o plexo corióideo até o corno inferior. Além dos vasos do plexo, recebe as veias do hipocampo e da substância branca temporal profunda.

A veia cerebral interna se estende do forame interventricular pela superfície medial do tálamo na margem do teto do diencéfalo até a região da glândula pineal, onde se une à veia cerebral interna contralateral e às veias basais para formar a grande veia cerebral. Ao longo de seu trajeto, recebe afluentes do fórnice (**B18**), das partes dorsais do tálamo, da glândula pineal (epífise) (**B19**) e, variavelmente, da substância branca profunda do lobo occipital.

Em resumo, as partes dorsais do tálamo, pálido e estriado drenam para a veia cerebral interna, enquanto as partes ventrais drenam para a veia basal.

> **Observação clínica:** A obstrução de uma veia cerebral causa congestão e hemorragia na região afetada. No caso de tocotraumatismo, a ruptura da veia talamoestriada em recém-nascidos pode levar à hemorragia para o interior dos ventrículos.

A20 Veia cerebral média superficial.

8.1 Sistema Cerebrovascular

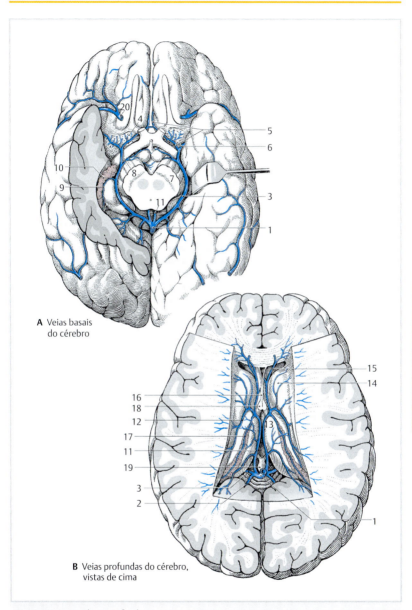

A Veias basais do cérebro

B Veias profundas do cérebro, vistas de cima

Fig. 8.5 Veias cerebrais profundas.

8.2 Espaços do Líquido Cerebrospinal

Visão Geral

O sistema nervoso central (CNS) é completamente cercado pelo *líquido pinal* (*CSF*), que também preenche as cavidades internas do cérebro, os ventrículos. Portanto, distinguimos entre *espaços internos* e *externos do líquido pinal*. Eles se comunicam na região do quarto ventrículo.

Espaços Internos do Líquido Cerebrospinal (A-C)

O sistema ventricular consiste em quatro ventrículos, a saber, os dois *ventrículos laterais* (**A1**) do telencéfalo, o *terceiro ventrículo* (**A-C2**) do diencéfalo, e o *quarto ventrículo* (**A-C3**) do rombencéfalo (ponte e bulbo). Os dois ventrículos laterais se conectam com o terceiro ventrículo pelo **forame interventricular** (*forame de Monro*) (**AC4**), localizado a cada lado, em frente ao tálamo. O terceiro ventrículo, por sua vez, comunica-se com o quarto ventrículo por meio de um canal estreito, o **aqueduto cerebral** (*aqueduto de Sylvius*) (**A-C5**).

Devido à rotação dos hemisférios (p. 208), o **ventrículo lateral** tem uma configuração semicircular com um esporão caudalmente direcionado. Distinguimos as seguintes partes:

- O *corno anterior*, **corno frontal** (**BC6**), no lobo frontal é limitado lateralmente pela cabeça do núcleo caudado, medialmente pelo septo pelúcido e dorsalmente pelo corpo caloso. O corno frontal se divide nas seguintes partes:
- A **parte central** (**BC7**) estreita acima do tálamo.
- O *corno inferior*, **corno temporal** (**BC8**), no lobo temporal.
- O *corno posterior*, **corno occipital** (**BC9**), no lobo occipital.

A parede lateral do **terceiro ventrículo** é formada pelo tálamo com a aderência intertalâmica (**C10**) (p. 10, C18) e o hipotálamo. O *recesso óptico* (**C11**) e o *recesso infundibular* (**C12**) se projetam rostralmente, e o *recesso suprapineal* (**C13**) e o *recesso pineal* (**C14**) se projetam caudalmente.

O **quarto ventrículo** cria um espaço em forma de tenda acima da fossa romboide entre o cerebelo e o bulbo; em ambos os lados, envia um longo *recesso lateral* (**BC15**). Ao final de cada recesso lateral, tem-se a *abertura lateral do quarto ventrículo* (*forame de Luschka, forame de Key e Retzius*). Na fixação do véu medular inferior, encontra-se a *abertura mediana* (*forame de Magendie*) (p. 284, D14).

Espaços Externos do Líquido Cerebrospinal (A)

O espaço externo do líquido pinal situa-se entre as duas camadas das leptomeninges. É delimitado internamente pela pia-máter e, externamente, pela aracnoide-máter (espaço subaracnóideo ou cavidade subaracnóidea; p. 290, A13). O espaço é estreito na convexidade dos hemisférios e se alarga somente em várias áreas na base do cérebro, formando *cisternas*. Enquanto a pia-máter adere estreitamente à superfície do SNC, a aracnoide abrange sulcos e fossas; nas regiões de indentações profundas, esse arranjo cria espaços maiores cheios de CSF, as **cisternas subaracnóideas**. O maior espaço é a *cisterna cerebelobulbar* (**A16**) entre o cerebelo e o bulbo. No canto formado pelo assoalho diencefálico, pedúnculos cerebrais e a ponte, encontram-se a *cisterna interpeduncular* (**A17**), e a *cisterna quiasmática* (**A18**) se encontra em frente a ela e perto do quiasma óptico. A superfície cerebelar, a placa quadrigêmea e a glândula pineal delimitam a *cisterna ambiens* (**A19**).

Circulação do Líquido Cerebrospinal (A)

O líquido pinal é produzido pelo *plexo corióideo* (p. 284). Flui dos ventrículos laterais para o terceiro ventrículo e daí, passando pelo aqueduto, vai ao quarto ventrículo. Aí atravessa as aberturas mediana e lateral e chega ao espaço externo do líquido pinal. A drenagem do CSF para a circulação venosa ocorre, em parte, nas *granulações aracnóideas* (p. 290, A15), que fazem protrusão nos seios venosos ou lacunas laterais e, em parte, nas *saídas dos nervos espinais*, onde o líquido entra nos plexos venosos densos e nas bainhas nervosas (drenagem para a circulação linfática).

8.2 Espaços do Líquido Cerebrospinal

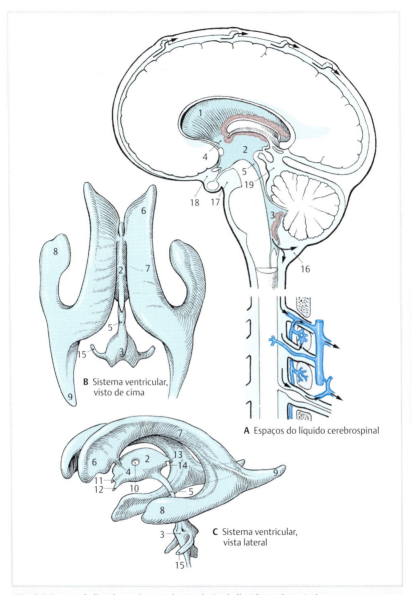

Fig. 8.6 Espaços do líquido cerebrospinal e circulação do líquido cerebrospinal.

Plexo Corióideo

Ventrículos Laterais (A, C)

O **plexo corióideo** consiste em circunvoluções de vasos sanguíneos que fazem protrusão nos ventrículos vindos de partes específicas da parede. A área da parede aderente à superfície medial do hemisfério (*lâmina corióidea*) (**A1**) fica mais espessa durante o desenvolvimento embrionário e é empurrada para a luz ventricular pelas alças vasculares da pia-máter (**A2**). No começo do desenvolvimento, todas as circunvoluções vasculares são cobertas por fina camada de parede hemisférica. Esta finalmente se transforma em uma camada de células epiteliais, o **plexo epitelial**. Desse modo, o plexo corióideo adulto consiste em dois componentes, a saber, o tecido conjuntivo vascularizado da pia-máter e o plexo epitelial (parede hemisférica transformada). Uma vez que o plexo corióideo tenha invaginado para a cavidade ventricular, permanece conectado à pia-máter externa somente por meio de um canal estreito, a **fissura corióidea** (**A3**). Quando o plexo corióideo é removido, as partes mais finas da parede hemisférica se afastam nessa localização. A linha de fixação é chamada **tênia** (banda). Uma de tais linhas é presa ao fórnice (p. 232, A6) e à fímbria do hipocampo (p. 232, ACD5); é conhecida como *tênia do fórnice* (C4). A outra linha corre ao longo da lâmina afixa (p. 170, D15, E16) e é conhecida como *tênia corióidea* (linha corióidea) (**C5**).

Devido à rotação dos hemisférios (p. 208), o plexo corióideo forma um semicírculo ao longo da parede medial do ventrículo, chegando ao forame interventricular (*forame de Monro*) via parte central (**C6**) até o corno inferior (**C7**). O corno anterior (**C8**) e o corno posterior (**C9**) não contêm um plexo.

Tela Corióidea (A-C)

Quando os hemisférios ultrapassam o diencéfalo em crescimento, as leptomeninges de ambas as partes do cérebro passam a se situar no topo uma da outra para formar uma *duplicação* (**A10**), a **tela corióidea** (**B**), uma placa de tecido conjuntivo que ocupa o espaço entre os hemisférios telencefálicos e o diencéfalo. Em suas margens laterais, a pia-máter forma a circunvolução vascular para o plexo corióideo dos ventrículos laterais. Na parte média, a tela cobre o teto do terceiro ventrículo (**tela corióidea do terceiro ventrículo**) (**BC11**). Nessa região, duas fileiras de vasos sanguíneos enrolados fazem protrusão na luz do terceiro ventrículo e formam o **plexo corióideo do terceiro ventrículo**. Ao remover o teto ventricular, a *tênia do tálamo* (**C12**) permanece como linha de fixação que corre ao longo da estria medular e pelo tálamo.

Quarto Ventrículo (D, E)

Acima do quarto ventrículo, a **tela corióidea do quarto ventrículo** também é formada como *duplicação da pia-máter* por aposição da superfície inferior do cerebelo à superfície do rombencéfalo (**E**). O teto do rombencéfalo se torna reduzido a uma fina camada epitelial e é empurrado para o ventrículo pelas alças vasculares originadas na tela. A tela corióidea do quarto ventrículo consiste na pia-máter apenas, pois a aracnoide-máter não adere à superfície do cerebelo, mas abrange a cisterna cerebelobulbar. No *óbex* (**D13**), a fixação da tela acima de uma prega medular estreita, encontra-se a *abertura mediana* (*forame de Magendie*) (**D14**). Em ambos os lados, abrem-se as *aberturas laterais* (*forames de Luschka*), através das quais a extremidade lateral do plexo corióideo faz protrusão (*cesto de flores de Bochdalek*) (**D15**).

8.2 Espaços do Líquido Cerebrospinal

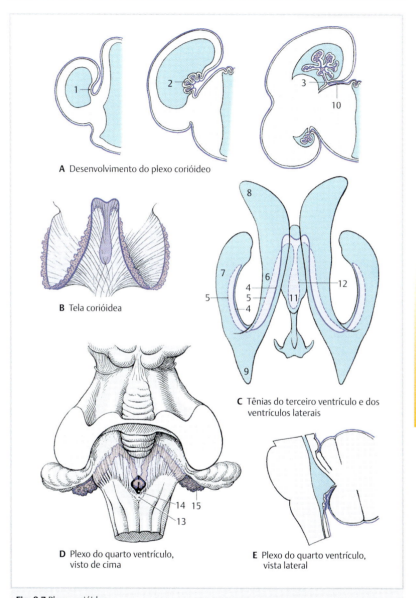

A Desenvolvimento do plexo corióideo

B Tela corióidea

C Tênias do terceiro ventrículo e dos ventrículos laterais

D Plexo do quarto ventrículo, visto de cima

E Plexo do quarto ventrículo, vista lateral

Fig. 8.7 Plexo corióideo.

Plexo Corióideo (cont.) (A, B)

A ramificação em forma de árvore do plexo corióideo (**A**) cria uma superfície muito grande. Cada ramo contém um ou mais vasos, como artérias, capilares e cavernas venosas com paredes finas. Os vasos são cercados por uma tela frouxa de fibras de colágeno (**B1**), que, por sua vez, é coberta pelo plexo epitelial (**B**). O plexo epitelial consiste em camada única de células cuboides portadoras de bordadura em escova fina em sua superfície apical. Seu citoplasma contém vacúolos e grânulos grosseiros, bem como inclusões de lípides e glicogênio.

O plexo corióideo é o *local de produção do líquido pinal*. O líquido é transferido do sistema vascular do plexo corióideo, passando pelo epitélio, e chega aos ventrículos. Ainda precisa ficar estabelecido se isso ocorre por meio de secreção pelo plexo epitelial ou por diálise (um tipo de filtração).

Como a pia-aracnoide a dura-máter, o plexo corióideo é ricamente inervado (as meninges são inervadas pelo nervo trigêmeo, nervo vago e fibras autônomas). O plexo corióideo e as meninges, portanto, são sensíveis à dor, enquanto o tecido cerebral, em si, é insensível em sua maior parte.

Epêndima (C, D)

As paredes do sistema ventricular são revestidas por camada única de células, o **epêndima** (**C**). Cada célula ependimária tem um processo basal, a fibra ependimária, que se estende ao cérebro. A superfície celular voltada para a luz ventricular frequentemente porta vários cílios, ficando os *corpos basais*, ou *cinetossomos* (**C2**), enfileirados abaixo da superfície celular.

Na imagem por microscopia eletrônica, a superfície ventricular das células ependimárias exibe numerosas protrusões contendo vesículas (**D3**). Os cílios (**D4**) contêm *microtúbulos* na característica disposição 9 + 2: dois microtúbulos isolados no centro (**D5**) e nove duplas de microtúbulos (**D6**) dispostos em torno deles. O corpo basal de cada cílio é cercado por zona densa (**D7**), na qual se irradiam numerosas radículas curtas (**D8**). Um *pé basal* (**D9**) se localiza a um lado do corpo basal; pode ter um papel no direcionamento do batimento dos cílios. As células ependimárias são interconectadas ao longo de suas superfícies laterais por *zônulas de aderência* (junções aderentes) (**D10**) e por *junções gap* (**D11**). Processos neuronais (**D12**) correm entre as células ependimárias. A camada abaixo do epêndima consiste em fibras gliais que correm radial ou horizontalmente (**C13**) e contém apenas poucas células. Abaixo dela encontra-se a *camada de células subependimárias* (**C14**). Contém células indiferenciadas além de astrócitos. De acordo com estudos recentes, não apenas células gliais, mas também neurônios são gerados aí durante toda a vida. Investigações intensivas estão em andamento para testar se células-tronco neuronais da zona subependimária podem ser usadas para reposição neuronal em vários tipos de degeneração neuronal.

A estrutura da parede ventricular varia amplamente em diferentes regiões. A cobertura ependimária ou a camada subependimária de fibras gliais pode estar completamente ausente em certas áreas. A camada de células gliais subependimárias é mais proeminente acima da cabeça do núcleo caudado e na base do corno anterior, mas está ausente acima do hipocampo.

> **Observação clínica:** Transtornos da circulação do líquido pinal com desequilíbrio entre produção e reabsorção podem levar à *hidrocefalia*. Se a formação de líquido pinal aumentar ou a reabsorção diminuir, o volume do sistema ventricular se elevará, e o aumento da pressão do líquido pinal poderá causar deslocamento e lesão da substância branca em torno dos ventrículos, com a correspondente perda neurológica.

8.2 Espaços do Líquido Cerebrospinal

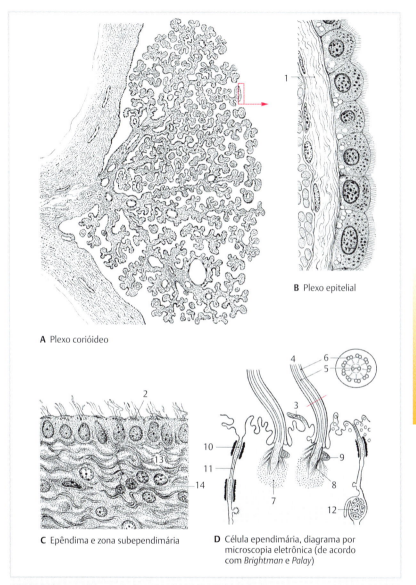

A Plexo corióideo

B Plexo epitelial

C Epêndima e zona subependimária

D Célula ependimária, diagrama por microscopia eletrônica (de acordo com *Brightman* e *Palay*)

Fig. 8.8 Plexo corióideo, epêndima.

Órgãos Periventriculares (A-D)

Nos vertebrados inferiores, o epêndima tem funções secretoras e provavelmente também funções de receptor. Isso resulta no desenvolvimento de estruturas especiais que podem ser demonstradas também nos mamíferos. Tais órgãos periventriculares incluem:

- O órgão vascular da lâmina terminal.
- O órgão subfornical.
- A área postrema.
- A paráfise.
- O órgão subcomissural.

Os órgãos regrediram nos humanos, e alguns deles (paráfise e órgão subcomissural) aparecem apenas temporariamente durante o desenvolvimento embrionário. Suas funções são desconhecidas. Admite-se que tenham um papel na regulação da pressão e da composição do CSF e que, de algum modo, tenham relação com o sistema neuroendócrino do hipotálamo. O que impressiona é sua *localização em passagens estreitas do sistema ventricular*, sua alta *vascularização* e a presença de *espaços cheios de líquido*.

Órgão Vascular da Lâmina Terminal (A, D)

Este órgão (**A, D1**) é encontrado na lâmina terminal, abrangendo a extremidade rostral do terceiro ventrículo entre a comissura anterior e o quiasma óptico. Distinguimos entre uma *zona externa* altamente vascularizada abaixo da pia-máter e uma *zona interna*, consistindo principalmente em glia. Os vasos formam um denso plexo com dilatações de forma aproximadamente sinusal. Na zona interna, correm fibras nervosas do núcleo supraóptico, as quais contêm material Gomori-positivo (corpos de Herring, p. 204, B5). Também recebe fibras peptidérgicas do hipotálamo.

Órgão Subfornical (B, D)

O **órgão subfornical** (**B, D2**) se apresenta como pequeno nódulo do tamanho de uma cabeça de alfinete entre os dois forames interventriculares no teto do terceiro ventrículo na extremidade rostral da tela corióidea. Além de células gliais e neurônios isolados, contém grandes células parenquimatosas redondas, cujo caráter neuronal é questionável.

A microscopia eletrônica tem demonstrado *canalículos ependimários* penetrando a partir da superfície e se interconectando com fendas intercelulares largas. Alças vasculares penetram da tela corióidea e entram no órgão subfornical. Fibras nervosas peptidérgicas (somatostatina, luliberina) terminam nos capilares e na área dos canalículos ependimários.

Área Postrema (C, D)

A área postrema (**C, D3**) consiste em duas estruturas estreitas simétricas no assoalho da fossa romboide; situa-se na entrada em forma de funil do canal central. O tecido frouxo dessa região contém numerosas e pequenas cavidades. Consiste em glia e células parenquimatosas, que são vistas, em geral, como células neuronais. O tecido contém numerosos capilares espiralados que parecem altamente fenestrados na imagem por microscopia eletrônica. A área postrema, portanto, é uma das poucas regiões do cérebro onde a *barreira hematoencefálica* é permeável (p. 44, C-E). A área postrema está envolvida em reflexos de vômito.

Paráfise e Órgão Subcomissural (D)

Ambas as estruturas aparecem nos humanos apenas temporariamente durante o desenvolvimento embrionário (*estruturas transitórias*). A **paráfise** é uma pequena evaginação em forma de saco no teto do terceiro ventrículo, caudalmente aos forames interventriculares. O **órgão subcomissural** (**D4**) consiste em um complexo de células ependimárias cilíndricas abaixo da comissura epitalâmica. Essas células produzem uma secreção que não se dissolve no CSF, mas se condensa para formar um filamento longo e fino, a fibra de Reissner. Em animais nos quais o canal central não é obliterado, a fibra de Reissner se estende à medula espinal baixa.

D5 Plexo corióideo.

D6 Forame interventricular (*forame de Monro*).

8.2 Espaços do Líquido Cerebrospinal

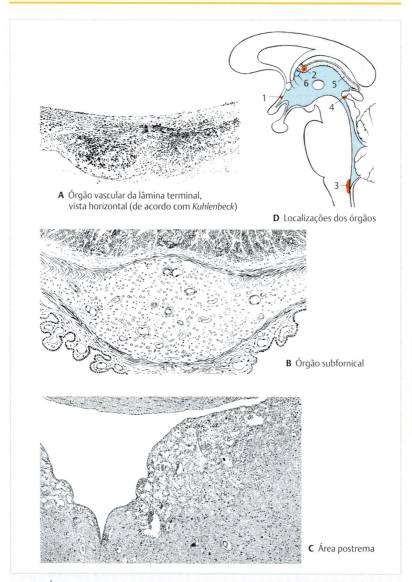

A Órgão vascular da lâmina terminal, vista horizontal (de acordo com *Kuhlenbeck*)

D Localizações dos órgãos

B Órgão subfornical

C Área postrema

Fig. 8.9 Órgãos periventriculares.

8.3 Meninges

O cérebro é cercado por coberturas mesodérmicas, as **meninges**. A camada externa é a resistente *paquimeninge*, ou *dura-máter* (**A1**). A camada interna é a suave *leptomeninge*, que consiste em dois folhetos, a *aracnoide-máter* (**A2**) e a *pia-máter* (**A3**).

Dura-Máter (B)

A dura-máter reveste a superfície interna do crânio e também forma o periósteo. Septos robustos se estendem dela e vão à profundidade da cavidade craniana. Uma dobra em forma de foice na dura, a **foice do cérebro** (**B4**) suspende-se verticalmente entre os dois hemisférios cerebrais. É fixada rostralmente à *crista galli* e se estende pela crista frontal até a protuberância occipital interna, onde se transforma no **tentório do cerebelo** (**B5**), abrangendo ambos os lados. A foice divide a parte superior da cavidade craniana de tal modo que, que cada hemisfério é sustentado em seu próprio espaço. O tentório do cerebelo se estende como uma tenda pelo cerebelo, situando-se na fossa posterior do crânio. Fixa-se ao longo do sulco transverso do osso occipital e à margem superior do osso petroso, deixando rostralmente uma ampla abertura para a passagem do tronco encefálico (**B6**). Na superfície inferior do tentório e ao longo da crista occipital, a foice do cerebelo se projeta à fossa posterior do crânio.

Os grandes canais venosos, os *seios da dura-máter*, incluem-se entre as duas camadas da dura-máter (ver Vol. 2). O diagrama mostra cortes transversais do *seio sagital superior* (**B8**) e do *seio transverso* (**B9**).

Certas estruturas ficam encapsuladas pelas bolsas durais e, desse modo, ficam separadas do estante da cavidade interna. O *diafragma da sela* (**B10**) abrange a sela turca e contém uma abertura para a passagem do pedúnculo da hipófise, o *hiato diafragmático* (**B11**). O gânglio do trigêmeo (gânglio semilunar, gânglio de Gasser), na superfície anterior do osso petroso, é envolvido por uma bolsa dural, o *cavo trigeminal* (espaço de Meckel).

Aracnoide-Máter (A)

A *aracnoide-máter* (**A2**) se junta à superfície interna da dura-máter e se separa dela somente por uma fenda capilar, o **espaço subdural** (**A12**). Fecha o **espaço subaracnóideo** (**A13**), que contém o líquido pinal e se conecta com a pia-máter por trabéculas (**A14**) e septos que formam uma tela densa e criam um sistema de câmaras comunicantes.

Vegetações pedunculadas em forma de cogumelo na aracnoide fazem protrusão nos grandes seios, as **granulações aracnóideas** (*grânulos meníngeos ou corpos paquiônicos*) (**A15**). Consistem em uma tela da aracnoide e são cobertos por mesotélio. A dura-máter, que os encerra, fica reduzida a uma membrana. Essas vilosidades aracnóideas são mais abundantes nas vizinhanças do seio sagital superior (**A16**) e nas lacunas laterais (**A17**) e menos frequentes nas saídas dos nervos espinais. O CSF é absorvido pelo sangue venoso na área das granulações. Em pessoas idosas, as granulações também podem penetrar no osso (formação de fovéolas granulares) (**A18**) e invagina, para as veias diploicas.

Pia-Máter (A)

A pia-máter (**A3**) é a cobertura meníngea que *contém os vasos sanguíneos*. Faz fronteira diretamente com o cérebro e forma o lado mesodérmico da barreira pia-glia. Daí, os vasos entram no cérebro e são cercados pela pia-máter por certa distância (*funil da pia*).

> **Observação clínica:** Em um **hematoma epidural** (**C19**), o sangue se acumula entre a dura-máter e o periósteo. Em muitos casos ocorre sangramento da artéria meníngea média (**C**).

A20 Couro cabeludo.
A21 Crânio.
A22 Díploe.
C23 Calvária.
C24 Ruptura da artéria meníngea média.
C25 Fratura.

8.3 Meninges

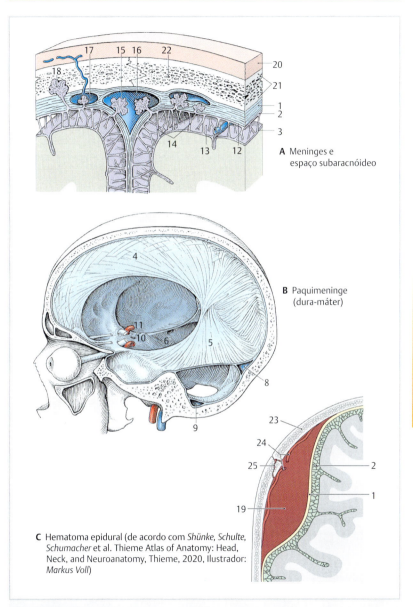

A Meninges e espaço subaracnóideo

B Paquimeninge (dura-máter)

C Hematoma epidural (de acordo com Shünke, Schulte, Schumacher et al. Thieme Atlas of Anatomy: Head, Neck, and Neuroanatomy, Thieme, 2020, Ilustrador: Markus Voll)

Fig. 8.10 Meninges.

9 Divisão Autônoma do Sistema Nervoso

9.1 Visão Geral e Tronco Simpático *294*
9.2 Tronco Simpático *298*
9.3 Periferia Autônoma *302*

9.1 Visão Geral e Tronco Simpático

Visão Geral

A **divisão autônoma** ou **vegetativa do sistema nervoso** supre os órgãos internos e suas coberturas. Quase todos os tecidos do corpo são permeados por um plexo de fibras nervosas muito delicadas. Distinguimos entre fibras **aferentes** (*viscerossensitivas*) e **eferentes** (*visceromotoras* e *secretoras*). Os neurônios com fibras sensitivas se situam nos *gânglios espinais*. Os neurônios que dão origem a fibras eferentes formam agrupamentos celulares dispersos por todo o corpo; esses agrupamentos são cercados por uma bainha de tecido conjuntivo e são conhecidos como *gânglios autônomos*.

A principal função da divisão autônoma do sistema nervoso é *estabilizar o ambiente interno* do organismo e *regular a função dos órgãos* de acordo com as mudanças de demandas do que está em torno. Essa regulação é alcançada por interação de duas partes antagonistas da divisão autônoma do sistema nervoso, a **parte simpática do sistema nervoso** (**A1**) (amarelo) e a **parte parassimpática do sistema nervoso** (**A2**) (verde). A parte simpática do sistema nervoso é estimulada pelo aumento da atividade física, resultando em pressão arterial elevada, frequência cardíaca e frequência respiratória aceleradas, pupilas dilatadas, pelos eriçados e aumento da perspiração. Ao mesmo tempo, a atividade peristáltica do trato gastrointestinal é suprimida, e a secreção pelas glândulas intestinais se reduz. Quando o sistema parassimpático predomina, aumenta a atividade peristáltica e a secreção intestinal, estimula a defecação e a diurese e reduz a frequência cardíaca e a frequência respiratória, enquanto as pupilas têm constrição. A parte simpática do sistema nervoso é responsável por *aumento de desempenho* sob estresse e em estados de emergência, enquanto a parte parassimpática do sistema nervoso promove metabolismo, *regeneração* e acúmulo de reservas corporais.

A divisão autônoma do sistema nervoso em uma parte simpática e uma parassimpática se refere a fibras *visceromotoras* e *secretoras*. Tal distinção não é possível no caso das fibras viscerossensitivas.

Divisão Autônoma Central

Distinguimos entre uma divisão autônoma periférica e uma central. Os grupos celulares centrais das partes simpática e parassimpática do sistema nervoso se encontram em diferentes regiões. Os neurônios parassimpáticos formam núcleos no tronco encefálico (ver p. 106):

- Núcleo de Edinger-Westphal (**A3**)
- Núcleos salivatórios (**A4**)
- Núcleo dorsal do nervo vago (**A5**)

A medula espinal sacral também contém neurônios parassimpáticos (**A6**). Os neurônios simpáticos ocupam o corno lateral nos segmentos torácico e lombar alto da medula espinal (**A7**) (p. 299, A1). A localização dos núcleos parassimpáticos, portanto, é *craniossacral*, enquanto a dos núcleos simpáticos é *toracolombar*.

O órgão de integração mais alta da divisão autônoma do sistema nervoso é o **hipotálamo**. Também regula as glândulas endócrinas por sua conexão com a hipófise e coordena a divisão autônoma do sistema nervoso e o sistema endócrino. Grupos celulares na *formação reticular* do tronco encefálico também participam da regulação central das funções orgânicas (frequência cardíaca, frequência respiratória, pressão arterial, p. 146).

A8   Tronco simpático.
A9   Gânglio cervical superior.
A10 Gânglio estrelado (gânglio cervicotorácico).
A11 Gânglio celíaco.
A12 Gânglio mesentérico superior.
A13 Gânglio mesentérico inferior.
A14 Plexo hipogástrico.
A15 Nervo esplâncnico maior.

9.1 Visão Geral e Tronco Simpático

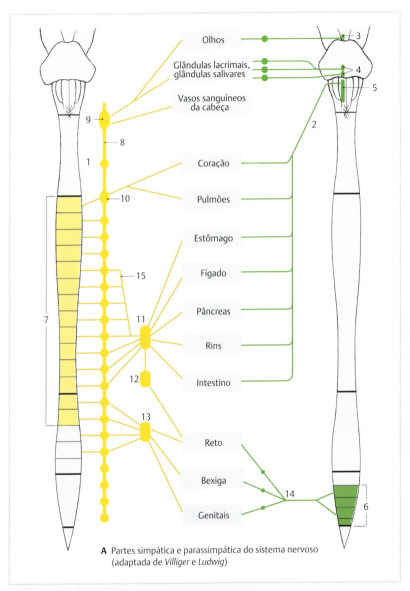

A Partes simpática e parassimpática do sistema nervoso (adaptada de *Villiger* e *Ludwig*)

Fig. 9.1 Partes simpática e parassimpática do sistema nervoso.

Divisão Autônoma Periférica (A)
Parte Parassimpática do Sistema Nervoso

As fibras dos neurônios parassimpáticos centrais correm em vários nervos cranianos para os gânglios parassimpáticos da região da cabeça (págs. 128, 130), onde fazem sinapse; as fibras pós-ganglionares se estendem aos órgãos efetores.

O **nervo vago** (**A1**), que é o principal nervo da parte parassimpática do sistema nervoso, desce juntamente com os grandes vasos cerebrais (tronco neurovascular do pescoço); depois de atravessar a abertura torácica superior, divide-se em plexos nas regiões das vísceras torácicas e abdominais (p. 116).

As células situadas no núcleo intermediolateral e no núcleo intermediomedial da medula espinal sacral enviam seus axônios, pela terceira e quarta raízes sacrais (**A2**), ao nervo pudendo; daí, as fibras passam como *nervos pélvicos* ao *plexo hipogástrico inferior* e aos órgãos pélvicos (bexiga [**A3**], reto e genitais). Formam-se sinapses com os neurônios pós-ganglionares ou em pequenos gânglios dos vários plexos orgânicos. Como é o caso com a parte simpática do sistema nervoso, a inervação periférica é fornecida por dois neurônios: o primeiro neurônio (neurônio pré-ganglionar) na medula espinal e o segundo neurônio (neurônio pós-ganglionar) nos gânglios (p. 299, B, C).

Parte Simpática do Sistema Nervoso

Os neurônios simpáticos nos cornos laterais torácico e lombar enviam seus axônios por meio de *ramos comunicantes* (**A4**), ao **tronco simpático** (**A5**) (p. 298, D). Este último consiste em uma cadeia de gânglios simpáticos que se situam a cada lado da coluna vertebral, em frente aos processos transversos de cada vértebra, e se estendem da base do crânio ao cóccix. São interconectados por *ramos interganglionares* (**A6**). Há três gânglios no **segmento cervical**, a saber, o *gânglio cervical superior*, a variável *gânglio cervical médio* (**A7**) e o *gânglio estrelado* (*gânglio cervicotorácico*) (**A8**). O **segmento torácico** contém 10-11 gânglios, o **segmento lombar**, geralmente quatro, e o **segmento sacral**, também quatro gânglios. A cadeia se completa com o pequeno *gânglio ímpar* (**A9**) que se localiza no meio, em frente ao cóccix. Os gânglios sacrais recebem suas fibras pré-ganglionares por meio de ramos interganglionares dos níveis T12-L2 da medula espinal.

Dos gânglios dos troncos simpáticos torácico e lombar, os nervos se estendem ao gânglio que se situa nos densos plexos nervosos em ambos os lados da aorta abdominal. O grupo superior de gânglios são os *gânglios celíacos* (**A10**), aos quais o *nervo esplâncnico maior* (**A11**) se estende do quinto ao nono gânglios do tronco simpático. Abaixo deles encontra-se *gânglio mesentérico superior* (**A12**) e o *gânglio mesentérico inferior* (**A13**). O *plexo hipogástrico superior* (**A14**) e o *plexo hipogástrico inferior* (**A15**) se expandem na bacia.

Sistemas Adrenérgico e Colinérgico

A transmissão de impulsos é mediada, na parte simpática do sistema nervoso, pela norepinefrina e, na parte parassimpática do sistema nervoso, pela acetilcolina. A *parte simpática do sistema nervoso*, portanto, também é conhecida como **sistema adrenérgico**, e a *parte parassimpática do sistema nervoso*, como **sistema colinérgico**. Todas as fibras pré-ganglionares da parte simpática do sistema nervoso são colinérgicas, e somente as fibras pós-ganglionares são noradrenérgicas (p. 299, C). As fibras simpáticas pós-ganglionares que inervam as glândulas sudoríferas da pele também são colinérgicas.

O antagonismo entre as partes simpática e parassimpática do sistema nervoso fica claramente aparente para alguns órgãos (coração, pulmões). Outros órgãos são regulados pelo aumento ou diminuição do tono apenas de um sistema. Desse modo, as glândulas suprarrenais e o útero são supridos primariamente por fibras simpáticas (a glândula suprarrenal, como paragânglio, é suprida por fibras pré-ganglionares, ver Vol. 2). A função da bexiga é regulada por fibras parassimpáticas; o papel das fibras simpáticas nesse controle é controverso.

9.1 Visão Geral e Tronco Simpático

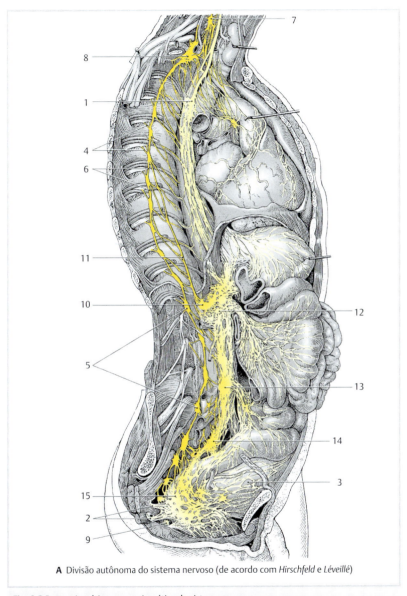

A Divisão autônoma do sistema nervoso (de acordo com *Hirschfeld* e *Léveillé*)

Fig. 9.2 Partes simpática e parassimpática do sistema nervoso.

Circuito Neuronal (A-C)

Os neurônios simpáticos no **núcleo intermediomedial** e no **núcleo intermediolateral** (corno lateral) (**A1**) da medula espinal torácica enviam seus axônios por meio da raiz anterior (**A2**) ao nervo espinal. Correm pelo **ramo comunicante branco** (**A3**), chegando ao **gânglio do tronco simpático** (**A4**) como fibras pré-ganglionares. Aí, algumas delas terminam em neurônios, de onde fibras pós-ganglionares retornam ao nervo espinal via **ramo comunicante cinzento** (**A5**). As fibras pré-ganglionares que entram no gânglio são mielínicas, de modo que os ramos de conexão aparecem brancos (ramo comunicante branco). As fibras pós-ganglionares que saem do gânglio são amielínicas, de modo que o ramo que faz a conexão aparece cinzento (ramo comunicante cinzento).

Outras fibras pós-ganglionares (**A6**) se estendem do tronco simpático via nervos autônomos para os órgãos. Algumas fibras pré-ganglionares (**A7**) atravessam o gânglio sem fazer sinapse e terminam nos **gânglios pré-vertebrais** (**A8**), que se situam em ambos os lados da aorta. Numerosos **gânglios terminais** (**A9**) pequenos e muito pequenos encontram-se nas regiões dos órgãos internos. Fazem parte dos neuroplexos. Recebe fibras do segmento torácico superior por meio daqueles que se encontram nas bainhas (*gânglios extramurais*), bem como dentro dos órgãos (*gânglios intramurais*). Conquanto as fibras pré-ganglionares e as pós-ganglionares da parte parassimpática do sistema nervoso sejam ambas colinérgicas (**B**), as fibras pré-ganglionares colinérgicas da parte simpática do sistema nervoso fazem sinapse nos gânglios com neurônios noradrenérgicos (**C**).

De acordo com sua localização, distinguimos três tipos de gânglio, nos quais as fibras pré-ganglionares fazem sinapse com neurônios pós-ganglionares:

- Gânglios do tronco simpático.
- Gânglios pré-vertebrais.
- Gânglio terminais

Os gânglios do tronco simpático e os gânglios pré-vertebrais são gânglios simpáticos, enquanto os gânglios terminais são, principalmente, mas não exclusivamente, gânglios parassimpáticos.

9.2 Tronco Simpático

Segmentos Cervical e Torácico Superior (D)

Os gânglios cervicais são três; o superior, **gânglio cervical superior** (**D10**), situa-se abaixo da base do crânio, próximo ao gânglio nodoso (gânglio inferior do nervo vago). Recebe fibras do segmento torácico superior por meio de ramos interganglionares. Suas fibras pós-ganglionares formam plexos em torno da artéria carótida interna e da artéria carótida externa. Os ramos se estendem do *plexo carótico interno* às meninges, aos olhos e às glândulas da região da cabeça. O músculo tarsal superior da pálpebra superior e os músculos oftálmicos na parede posterior da órbita são inervados por fibras simpáticas.

> **Observação clínica:** A lesão do gânglio cervical superior, com perda da inervação simpática pós-ganglionar, portanto, leva à queda da pálpebra superior (*ptose*) e a um deslocamento para trás do bulbo do olho (*enoftalmia*). O estreitamento das pupilas (*miose*) decorre da relativa predominância da inervação parassimpática dos músculos do esfíncter da pupila (síndrome de Horner).

O *gânglio cervical médio* (**D11**) pode estar ausente, e o *gânglio cervical inferior* está, na maioria dos casos, em fusão com o primeiro gânglio torácico, formando o **gânglio estrelado** (**D12**). Suas fibras pós-ganglionares formam plexos em torno da artéria subclávia e formam a *alça subclávia* (**D13**). Nervos dos gânglios cervicais (**D14**) e nervos dos gânglios torácicos superiores (**D15**) estendem-se ao coração e aos hilos pulmonares, onde participam, juntamente com as fibras parassimpáticas do nervo vago, da formação do *plexo cardíaco* (**D16**) e do *plexo pulmonar* (**D17**). Os ramos do quinto ao nono gânglios do tronco simpático se unem para formar o *nervo esplâncnico maior* (**D18**), que se estende aos gânglios celíacos.

9.2 Tronco Simpático

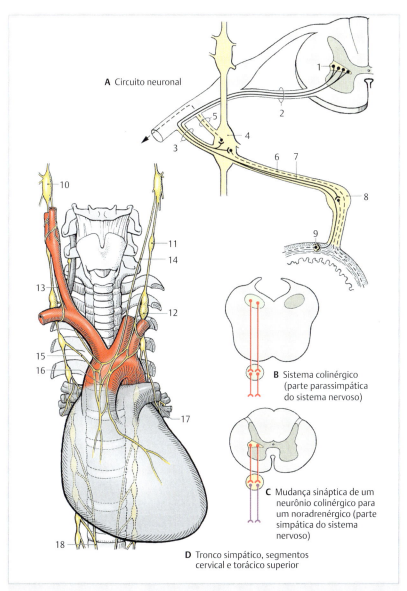

Fig. 9.3 Circuito neuronal, tronco simpático: segmentos cervicais e torácicos superiores.

Segmentos Torácico Inferior e Abdominal (A)

Ramos originados nos gânglios simpáticos torácicos e lombares superiores se estendem aos gânglios pré-vertebrais do *plexo aórtico abdominal*. Há vários grupos de gânglios. Na saída do tronco celíaco, encontram-se os **gânglios celíacos** (**A1**), onde o *nervo esplâncnico maior* (**A2**) (T5-T9) e o *nervo esplâncnico menor* (**A3**) (T9-T11) terminam. Suas fibras pós-ganglionares se estendem com os ramos da aorta ao estômago, duodeno, fígado, pâncreas, baço e glândula suprarrenal (plexos gástricos, plexo hepático, plexo esplênico, plexo pancreático, plexo suprarrenal). As fibras pré-ganglionares vão à medula da suprarrenal (ver Vol. 2).

As fibras pós-ganglionares do **gânglio mesentérico superior** (**A4**), juntamente com os ramos do gânglio celíaco, inervam o intestino delgado, o colo ascendente e o colo transverso. As fibras do **gânglio mesentérico inferior** (**A5**) inervam o colo descendente, o colo sigmoide e o reto. As fibras pré-ganglionares (nervos esplâncnicos lombares) de ambos os gânglios se originam nos níveis T11-12. Alguns ramos se estendem ao plexo renal, que também contém fibras dos gânglios celíacos e do plexo hipogástrico superior.

Fibras parassimpáticas também participam da formação dos plexos viscerais. A estimulação de fibras parassimpáticas no trato digestório leva a aumento do peristaltismo e da secreção, bem como ao relaxamento dos músculos de esfíncteres, enquanto a estimulação das fibras simpáticas causa redução do peristaltimos e da secreção, bem como a contração dos músculos dos esfíncteres.

Os órgãos pélvicos são inervados pelo *plexo hipogástrico superior* (**A6**) e o *plexo hipogástrico inferior*. Ambos os plexos recebem fibras simpáticas pré-ganglionares da medula espinal torácica inferior e lombar superior e fibras parassimpáticas da medula espinal sacral.

A **bexiga** é inervada predominantemente pelas fibras parassimpáticas do *plexo visceral* que inervam os músculos para contração vesical (*músculo detrusor*). As fibras simpáticas terminam nos músculos lisos do orifício da uretra e em ambos os orifícios ureterais. A regulação do tono da bexiga e da micção tem lugar por meio de reflexos espinais que, por sua vez, são controlados pelo hipotálamo e por áreas corticais.

Os **genitais** são inervados pelo *plexo prostático* no homem e pelo *plexo uterovaginal* na mulher. A estimulação de fibras parassimpáticas dilata os vasos dos corpos cavernosos e, desse modo, desencadeia a ereção no homem (*nervos erigentes*). A estimulação das fibras simpáticas leva à vasoconstrição e à ejaculação. Os músculos uterinos são inervados por fibras simpáticas e parassimpáticas. Sua significância funcional não é bem clara porque até um útero desnervado é inteiramente funcional durante a gravidez e o parto.

Inervação da Pele (B)

As fibras simpáticas que retornam dos gânglios do tronco simpático para os nervos espinais (p. 299, A5) correm nos nervos periféricos para a pele, onde inervam vasos, glândulas sudoríferas e músculos eretores dos pelos (funções vasomotora, sudomotora e pilomotora) nos dermátomos correspondentes (p. 66). A perda segmentar dessas funções tem significância diagnóstica em lesões da medula espinal.

> **Observação clínica:** Vários órgãos internos são representados em regiões externas específicas da pele, as **zonas de Head** (**B**). A base anatômica para isso é a conectividade convergente na medula espinal: fibras aferentes dos intestinos e da pele se projetam nos mesmos neurônios da medula espinal. A doença de um órgão pode dar origem a uma hipersensibilidade na zona de Head relacionada específica (dor referida): diafragma (**B7**) (C4), coração (**B8**), (T3/4), esôfago (**B9**) (T4/5), estômago (**B10**) (T8), fígado e vesícula (**B11**) (T8-11), intestino delgado (**B12**) (T10), intestino grosso (**B13**) (T11), bexiga (**B14**) (T11-L1), rins e testículos (**B15**) (T10-L1). As zonas de Head têm importância prática no diagnóstico.

9.2 Tronco Simpático

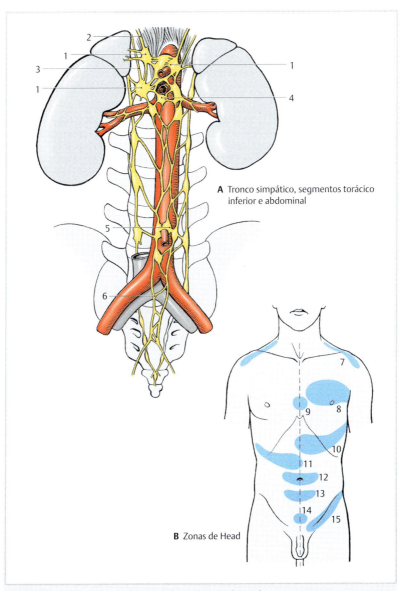

A Tronco simpático, segmentos torácico inferior e abdominal

B Zonas de Head

Fig. 9.4 Segmentos torácico inferior e abdominal, zonas de Head.

9.3 Periferia da Divisão Autônoma do Sistema Nervoso

Fibras Eferentes

As fibras pré-ganglionares são mielínicas, enquanto as pós-ganglionares são amielínicas. As fibras amielínicas são cercadas pelo citoplasma das células de Schwann, e uma única célula de Schwann envolve vários axônios (p. 38, A8).

Fibras Aferentes

As fibras viscerossensitivas são mielínicas. São vistas como de natureza não simpática e não parassimpática. Em geral acompanham os nervos simpáticos e entram na medula espinal pelas raízes posteriores. As fibras do coração correm pelas raízes torácicas superiores, as do estômago, fígado e vesícula correm pelas raízes torácicas médias e as do colo e apêndice correm pelas raízes torácicas inferiores. Os respectivos dermátomos dessas raízes correspondem aproximadamente às variadas zonas de Head.

Plexo Intramural (A-E)

Os nervos autônomos entram nos órgãos internos com os vasos e formam uma fina rede de fibras noradrenérgicas (**A**) ou colinérgicas (**B**) (**plexo entérico**). As fibras terminam em células musculares lisas e em glândulas. Os músculos vasculares influenciam a função de muitos órgãos (regulação do fluxo sanguíneo por contração ou dilatação dos vasos). Não se sabe se os órgãos parenquimatosos, como o fígado ou os rins, contêm fibras secretoras.

O trato digestório é inervado por dois plexos diferentes, a saber, o *plexo submucoso* (*plexo de Meissner*) e o *plexo mientérico* (*plexo de Auerbach*). O **plexo submucoso** (**C1, D**) forma uma rede tridimensional na submucosa inteira. É uma tela irregular de feixes contendo fibras nervosas de tamanho médio até aquelas muito finas, e essa tela se torna cada vez mais fina e mais estreita ao se aproximar da mucosa. Agregados de neurônios formam pequenos gânglios intramurais na intersecção de fibras.

Os **gânglios intramurais** (**E**) contêm primariamente neurônios multipolares, raramente unipolares, com substância de Nissl granular. Os neurônios são cercados por células de bainha achatadas e seus numerosos dendritos longos são finos e costumam ser indistinguíveis dos axônios. Estes últimos são extremamente finos, não mielinizados ou pouco mielinizados e costumam originar-se de um dendrito, e não do pericário. Entre os neurônios encontra-se uma densa rede de fibras em que é difícil diferenciar entre dendritos, axônios terminando e fibras atravessando o gânglio. Neurônios simpáticos e parassimpáticos têm a mesma forma; só podem ser distinguidos histoquimicamente.

O **plexo mientérico** (**C2**) está inserido em um espaço estreito entre os músculos transversos e longitudinais do intestino. Consiste em uma rede relativamente regular de feixes de fibras grosseiras e finas. Exceto pelos gânglios intramurais nas intersecções, há numerosos neurônios que costumam estar dispostos em fileiras ao longo dos feixes de fibras.

O enorme número de neurônios dispersos por todo o tecido quase chega a um órgão nervoso independente. Isso explica a autonomia local do trato gastrointestinal, que permanece funcional mesmo depois de denervação.

Como derivados da crista neural (p. 62, C2), os *paragânglios* e a *medula da suprarrenal* são vistos como parte da divisão autônoma do sistema nervoso (ver Vol. 2).

9.3 Periferia da Divisão Autônoma do Sistema Nervoso

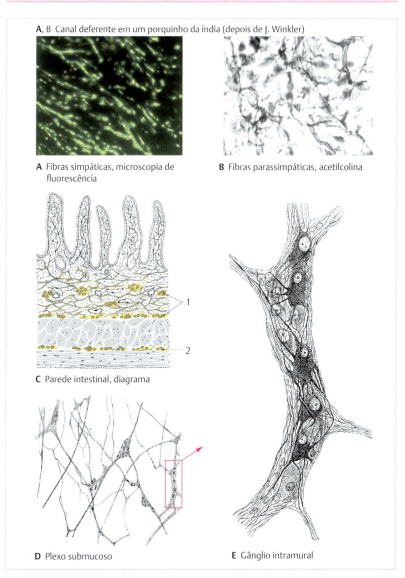

A, B Canal deferente em um porquinho da índia (depois de J. Winkler)

A Fibras simpáticas, microscopia de fluorescência

B Fibras parassimpáticas, acetilcolina

C Parede intestinal, diagrama

D Plexo submucoso

E Gânglio intramural

Fig. 9.5 Plexo intramural.

Estrutura dos Neurônios Autônomos (A, B, D)

A divisão autônoma do sistema nervoso consiste em numerosos elementos individuais, os neurônios autônomos (**A**) (*doutrina dos neurônios*). A *teoria da continuidade neuronal*, que há muito havia sido postulada para as ramificações terminais da divisão autônoma do sistema nervoso, não foi comprovada por estudos de microscopia eletrônica. De acordo com a teoria da continuidade, acreditava-se que as ramificações terminais de um plexo intramural formassem uma rede contínua (*retículo terminal*), na qual os processos de diferentes neurônios se fundiriam entre si e com as células musculares e células glandulares inervadas. Acreditava-se que a rede representasse um sincício onde fibras nervosas compartilham um citoplasma comum. A imagem por microscopia eletrônica não mostra tal continuidade.

No entanto, os neurônios pós-ganglionares realmente têm características específicas. Os feixes de fibras nervosas exibem numerosas *sinapses axoaxonais* (**D1**), não apenas entre as próprias fibras simpáticas e parassimpáticas, mas também entre as fibras simpáticas e parassimpáticas. Na área de ramificação terminal, estão ausentes estruturas específicas correspondentes às placas motoras (p. 317, B e C) dos músculos estriados. As únicas características notáveis são *tumefações varicosas* (varicosidades) (**A-D2**) ao longo dos ramos terminais dos axônios.

As tumefações axonais podem levar a indentações nas células musculares lisas ou podem até invaginar as células. Em geral, contudo, situam-se entre as células musculares sem contato direto com a membrana (como seria em uma sinapse, ver p. 27, D). As tumefações contêm vesículas claras e granulares (**C3**) semelhantes às dos botões terminais pré-sinápticos (p. 27, C). As vesículas granulares demonstram conter norepinefrina, o neurotransmissor da parte simpática do sistema nervoso. As *células da bainha de Schwann* (**B4**) em torno dos ramos terminais está ausente na área da tumefação, e o segmento de parede adjacente da célula muscular lisa (**BC5**) não possui membrana basal (**B6**). Esse é o local de transmissão de sinais da fibra nervosa autônoma para a célula muscular lisa.

Transmissão de Sinal (C)

As vesículas contidas nas tumefações axonais liberam seu conteúdo no espaço intercelular (**C7**). As moléculas de neurotransmissor se difundem ao espaço intercelular, assim transmitindo o sinal para um grande número de células musculares lisas. A transmissão de sinal também se propaga por meio de contatos na membrana entre as células musculares. As células musculares lisas são interconectadas por *junções gap* (**B8**), que funcionam como sinapses elétricas (ver p. 26). Não há membrana basal nas junções *gap*.

As fibras nervosas autônomas eferentes inervam os músculos lisos e as células glandulares (fibras secretoras). A inervação de células glandulares (células azuis em **C**) é essencialmente a mesma que para as células musculares. Os neurotransmissores liberados das vesículas nas tumefações axonais (pontos verdes em **C**) ativam os receptores acoplados à proteína G (**C9**) na superfície da célula inervada. A proteína G media a abertura dos canais iônicos (**C10**), desencadeando uma cascata intracelular de sinais. Isso resulta na contração de células musculares lisas ou na síntese e liberação de secreção glandular pelas células glandulares.

9.3 Periferia da Divisão Autônoma do Sistema Nervoso

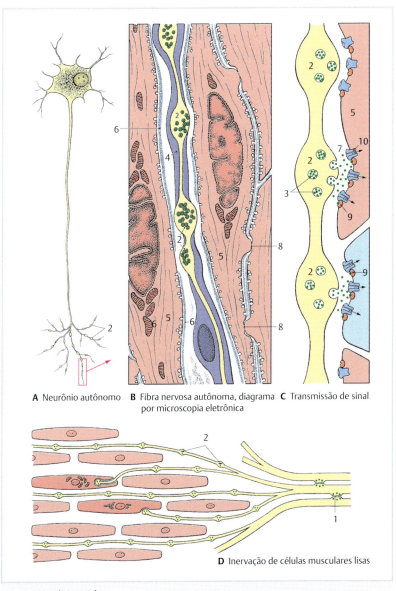

A Neurônio autônomo **B** Fibra nervosa autônoma, diagrama por microscopia eletrônica **C** Transmissão de sinal

D Inervação de células musculares lisas

Fig. 9.6 Neurônios autônomos.

10 Sistemas Funcionais

10.1 Sistemas Motores *308*
10.2 Sistemas Sensoriais *320*
10.3 Sistema Límbico *334*

10.1 Sistemas Motores

Trato Corticospinal (A, B)

O **trato corticospinal** (trato piramidal) e as *fibras corticonucleares* (p. 58, A: p. 140, A) são vistas como **vias de movimentos voluntários**. É por meio delas que o córtex controla os centros motores subcorticais. O córtex pode ter um efeito de redução e inibição, mas também produz um estímulo tônico contínuo que promove movimento rápido e súbito. Os movimentos mecânicos e estereotipados controlados pelos centros motores subcorticais precisam ser modificados pela influência de impulsos piramidais a fim de produzir movimento específicos com sintonia fina.

As fibras do trato corticospinal se originam nas áreas pré-centrais 4 (**A1**) e 6 (**A2**), nas regiões do lobo parietal (áreas 3, 1 e 2) e na segunda área sensitivomotora (área 40) (ver Córtex Agranular, p. 248). Aproximadamente dois terços se originam da área pré-central, e um terço, do lobo parietal. Somente cerca de 60% das fibras são mielinizadas; os outros 40% são amielínicos. As fibras espessas das células piramidais de Betz (p. 248, A) na área 4 são responsáveis por apenas 2-3% das fibras mielínicas. Todas as outras fibras se originam de células piramidais menores.

As fibras do trato piramidal atravessam a cápsula interna (p. 260, A2, B). Na transição para o mesencéfalo, aproximam-se da base do cérebro e, juntamente com os tratos corticopontinos, formam os pedúnculos cerebrais. As fibras do trato corticospinal ocupam a parte central, e as fibras do córtex parietal ocupam a posição mais lateral (**B3**). São seguidas pelos tratos corticospinais para a extremidade inferior (L, S), tronco (T) e extremidade superior (C); finalmente, encontram-se as fibras corticonucleares para a região facial (**B4**). Ao atravessar a ponte os tratos de fibras rodam para que as fibras corticonucleares agora se posicionem dorsalmente, seguidas pelos feixes que terminam nas regiões cervical, torácica, lombar e sacral respectivamente. No bulbo, as fibras corticonucleares terminam nos núcleos dos nervos cranianos (p. 140, A). A maioria das fibras (70-90%) cruza para o lado oposto na decussação das pirâmides (**AB5**) (p. 59, A1) e forma o **trato corticospinal lateral** (**AB6**). As fibras para a extremidade superior cruzam dorsalmente às fibras para a extremidade inferior. No trato corticospinal lateral, as fibras para a extremidade superior se situam medialmente, enquanto as fibras longas para a extremidade inferior se situam lateralmente (p. 58, A). As fibras não cruzadas continuam no **trato corticospinal anterior** (**AB7**) e cruzam para o lado oposto somente no nível de sua terminação acima da comissura branca (p. 50, A14). O trato anterior mostra graus variáveis de desenvolvimento; pode ser assimétrico ou até estar completamente ausente. Alcança somente a medula espinal cervical ou torácica.

A maioria das fibras do trato corticospinal termina em interneurônios na zona intermediária entre os cornos anterior e posterior. Somente pequena parte chega aos neurônios motores do corno anterior, predominantemente aquelas que inervam os segmentos distais das extremidades, que ficam sob o controle especial do trato corticospinal. Impulsos do trato corticospinal ativam neurônios que inervam os *músculos flexores*, mas inibem neurônios que inervam os *músculos extensores*.

Fibras originadas no lobo parietal terminam nos núcleos da coluna dorsal (*núcleo grácil* e *núcleo cuneiforme*) e na *substância gelatinosa* do corno posterior. Regulam a chegada de impulsos sensoriais. Assim sendo, o trato corticospinal não é uma via motora uniforme, mas contém sistemas descendentes de diferentes funções.

> **Observação clínica:** A lesão do trato piramidal se caracteriza, primariamente, por paralisia espástica. A lesão superior à decussação das pirâmides leva a paralisia contralateral, e a lesão inferior à decussação das pirâmides leva a paralisia ipsilateral à lesão (ver Síndromes Medulares, p. 68). Ocorre paralisia flácida quando as células motoras do corno anterior são afetadas.

10.1 Sistemas Motores

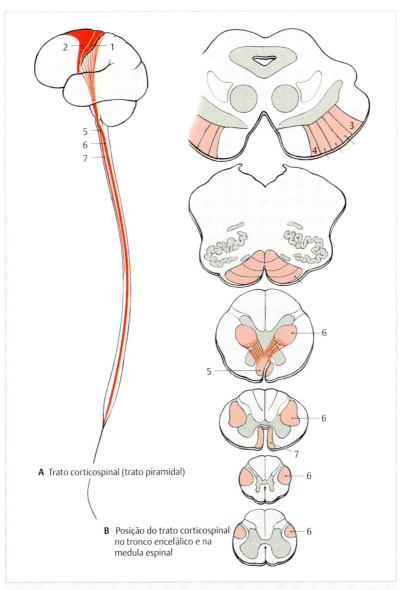

A Trato corticospinal (trato piramidal)

B Posição do trato corticospinal no tronco encefálico e na medula espinal

Fig. 10.1 Trato corticospinal (trato piramidal).

Sistema Motor Extrapiramidal (A)

Além da área pré-central e do trato corticospinal (piramidal), numerosas outras áreas corticais e vias controlam a atividade motora. São coletivamente conhecidas como **sistema motor extrapiramidal**. É filogeneticamente mais antigo que o trato corticospinal e, diferentemente dele, consiste em cadeias de neurônios multissinápticos.

Originalmente, o termo se referia a um grupo de núcleos caracterizados por seu alto conteúdo em ferro: *neoestriado* (**A1**) e núcleo caudado (**A2**), *pálido* (**A3**), *núcleo subtalâmico* (**A4**), *núcleo rubro* (**A5**) e *substância negra* (**A6**) (**sistema motor extrapiramidal no senso mais estreito**). Esse grupo de núcleos se conecta a outros centros que são importantes para a atividade motora; entretanto, esses centros de integração, e não núcleos motores: *cerebelo* (**A7**), *núcleos talâmicos* (**A8**), *formação reticular, núcleos vestibulares* (**A9**) e algumas áreas corticais. São coletivamente conhecidos como **sistema extrapiramidal no senso mais amplo**.

Função

Quando uma extremidade é movimentada voluntariamente, grupos musculares das outras extremidades e do tronco são simultaneamente ativados para que o equilíbrio e a postura sejam mantidos sob as condições estáticas modificadas e o movimento seja completado de modo sem dificuldades. As atividades musculares acompanhantes, muitas vezes nada mais do que aumento da tensão ou relaxamento de certos grupos musculares, são executadas involuntariamente e não são experimentadas conscientemente. Sem elas, contudo, o movimento coordenado seria impossível. Tais **movimentos inconscientes** incluem movimentos associados (sincinesia) (como os movimentos dos membros superiores quando se caminha), bem como muitos movimentos que têm sido praticados há muito tempo e, desse modo, ocorrem automaticamente. Estão todos sob o controle do sistema extrapiramidal; isso pode ser comparado a um servomecanismo que dá suporte a todos os movimentos voluntários de um modo autônomo e sem chegar ao nível da consciência.

Vias

As **vias aferentes** chegam ao sistema por meio do cerebelo. Os tratos cerebelares terminam no núcleo rubro (*trato cerebelorrubral*) (**A10**) e no núcleo centromediano do tálamo (**A11**), do qual as fibras se estendem ao estriado. *Fibras corticais* correm ao estriado (**A12**), ao núcleo rubro (**A13**) e à substância negra (**A14**). *Fibras vestibulares* terminam no núcleo intersticial de Cajal (**A15**).

A **via eferente** do sistema é o *trato tegmental central* (**A16**) (p. 144, A). Outras vias descendentes são:

- Trato reticulospinal (**A17**).
- Trato rubrorreticulospinal.
- Trato vestibulospinal (**A18**).
- Trato intersticiospinal (**A19**).

Os centros extrapiramidais são interconectados por numerosos **circuitos neuronais** para garantir o mútuo controle e ajuste. Há conexões em duas direções entre o pálido e o núcleo subtalâmico e entre o estriado e a substância negra (**A20**). Um grande circuito neuronal corre do cerebelo, passa pelo núcleo centromediano do tálamo e vai ao estriado; daí, via pálido, núcleo rubro e oliva (**A21**), volta ao cerebelo. Outros circuitos funcionais são formados por fibras corticais para o estriado, havendo um circuito recorrente que atravessa o pálido, o núcleo ventroanterior e o núcleo ventrolateral do tálamo e volta ao córtex.

Os campos visuais frontal e occipital (p. 250, C; p. 256), juntamente com as regiões dos lobos parietal e temporal, de onde podem ser desencadeados movimentos massivos complexos por uma corrente elétrica forte, são conhecidos como *campos corticais extrapiramidais*. No entanto, a inclusão de campos corticais no sistema extrapiramidal é controversa, embora tenham sido demonstradas numerosas conexões corticostriatais (**A12**).

10.1 Sistemas Motores

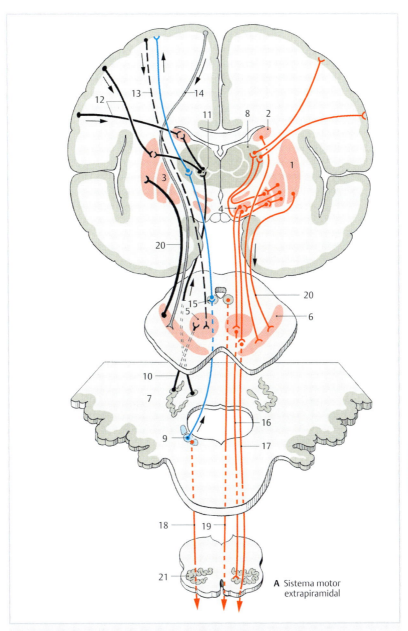

A Sistema motor extrapiramidal

Fig. 10.2 Sistema motor extrapiramidal.

Conexões Funcionais no Sistema Motor Extrapiramidal (A-D)

Para compreender os quadros clínicos típicos envolvendo déficits motores, como na doença de Parkinson, precisamos não apenas estar familiarizados com as conexões entre as partes individuais do sistema motor extrapiramidal, mas também precisamos compreender sua significância funcional no sentido de excitação ou inibição dos núcleos que vêm a seguir. A Figura **A** resume algumas das conexões excitatórias (verde) e inibitórias (vermelho) conhecidas. A Figura **B** mostra essas conexões como diagramas esquemáticos. A Figura **C** descreve as alterações ocorridas na doença de Parkinson. A Figura **D** mostra o resultado da estimulação inibitória do núcleo subtalâmico nos pacientes com Parkinson. Torna-se claro que a ativação do córtex via neurônios excitatórios do tálamo tem significância especial. Também vemos que o termo "sistema motor extrapiramidal", que realmente exclui o córtex com suas projeções (o trato piramidal), é um termo errôneo e não descreve realmente o que ocorre. No entanto, esse termo ainda é amplamente usado no contexto clínico.

Conexões Recíprocas entre o Córtex, o Estriado, o Globo Pálido e o Tálamo

Via de projeção direta: Conexões dispostas topograficamente se estendem a partir de várias regiões do *neocórtex* (**1**) ao *estriado* (**2**). Os axônios desses neurônios corticais liberam o neurotransmissor excitatório *glutamato*. A grande maioria dos neurônios estriatais é coberta com *espinhas dendríticas* que formam contatos sinápticos com as fibras corticais excitatórias. Esses "**neurônios espinhosos**" do estriado são GABAérgicos e se projetam à *parte interna do globo pálido* (**5**). Os neurônios do segmento interno do globo pálido também são GABAérgicos e se estendem ao *tálamo* (**7**), que os projeta de volta ao córtex (**1**) via fibras glutamatérgicas excitatórias.

Via de projeção indireta: Depois da ativa via fibras glutamatérgicas excitatórias do neocórtex (**1**), os neurônios espinhosos GABAérgics do estriado (**2**) projetam-se à *parte externa do globo pálido* (**3**). Essa estrutura também contém neurônios GABAérgicos e se projeta ao *núcleo subtalâmico* (**4**). Os neurônios glutamatérgicos do núcleo subtalâmico ativam os neurônios inibitórios da parte interna do globo pálido, os quais, como na via de projeção direta, têm efeito inibitório sobre o tálamo. Também como na via de projeção direta, há uma conexão recíproca com o córtex (**1**) via fibras talâmicas excitatórias glutamatérgicas.

Os neurônios dopaminérgicos da *substância negra* (**6**) têm diferentes efeitos sobre as duas vias de projeção. A via de projeção indireta é inibida, enquanto a via direta é estimulada. O equilíbrio fino entre as duas vias de projeção é a base para a função normal do sistema.

> **Observação clínica:** Alterações funcionais na doença de Parkinson. Achados anatomopatológicos na doença de Parkinson incluem a perda de neurônios nigroestriatais dopaminérgicos. Em termos funcionais, a falta do neurotransmissor dopamina no estriado se manifesta como aumento da ativação dos neurônios estriatais GABAérgicos. Isso leva a aumento da inibição dos neurônios inibitórios GABAérgicos na parte externa do globo pálido pela via de projeção indireta. A resultante é a desinibição dos neurônios excitatórios glutamatérgicos do núcleo subtalâmico. Consequentemente, as noradrenalinas GABAérgicos na parte interna do globo pálido são altamente ativados, levando à inibição dos neurônios talâmicos, com redução do *feedback* ao córtex (**C**). Além da terapia de reposição da dopamina com L-dopa, um método comprovado para tratar a doença de Parkinson é influenciar o circuito funcional lesado por estimulação inibitória do núcleo subtalâmico. Isso normaliza o aumento da ativação do segmento interno do globo pálido (**D**).

10.1 Sistemas Motores

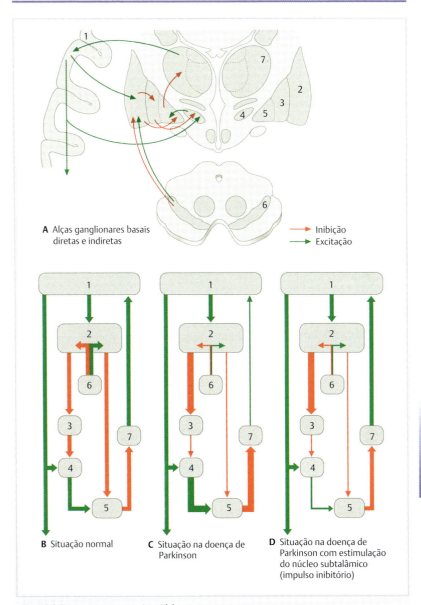

A Alças ganglionares basais diretas e indiretas

→ Inibição
→ Excitação

B Situação normal
C Situação na doença de Parkinson
D Situação na doença de Parkinson com estimulação do núcleo subtalâmico (impulso inibitório)

Fig. 10.3 Sistema motor extrapiramidal.

Placa Motora (A-C)

Os axônios dos neurônios motores (**A1**) arborizam nos músculos, de modo que cada fibra muscular (**AB2**) seja alcançada por um ramo axonal (**A3**). O número de fibras musculares inervadas por um axônio varia consideravelmente. Enquanto um único axônio pode inervar 2 a 3 fibras musculares nos músculos dos olhos e dedos, pode inervar 50-60 fibras musculares em outros músculos. A célula do corno anterior e seu axônio (motoneurônio α), juntamente com o grupo de fibras musculares que inerva, é chamada **unidade motora**. Quando o neurônio é estimulado, as fibras musculares se contraem em uníssono. Os ramos terminais do axônio perdem suas bainhas de mielina antes de terminarem e formam ramificações emaranhadas. Na região terminal, a superfície das fibras musculares forma uma eminência achatada (daí o termo também usado de *placa terminal*) (**A4**).

A área de arborização axonal (**A5**) contém alguns núcleos de células. Os núcleos que se situam no topo das ramificações axonais pertencem às células de Schwann que envolvem as terminações axonais (*teloglia*) (**B6**). Os núcleos que se localizam abaixo das ramificações (**B7**) são núcleos de fibras musculares na região da placa terminal. Na junção entre o axoplasma e o sarcoplasma, as terminações axonais são cercadas por uma camada em paliçada (**B8**), que consiste em desdobramentos do sarcolema, como se vê por microscopia eletrônica.

Os axônios terminal com tumefações em forma de botão (**B9**) que se aprofundam na superfície da placa terminal. Esses sulcos são revestidos pela membrana do sarcoplasma (sarcolema) e pela membrana basal. O sarcolema intensamente dobrado dos sulcos (**fendas subneurais**) (**C10**) amplia grandemente a superfície da fibra muscular.

A placa motora é uma sinapse especializada. Sua membrana pré-sináptica é o axolema (**C11**), e sua membrana pós-sináptica é o sarcolema dobrado (**C12**). A substância que transmite impulsos nervosos à fibra muscular é a **acetilcolina**. Fica contida em vesículas sinápticas claras (**BC13**). Com a estimulação do axônio, o neurotransmissor é liberado na fenda sináptica, resultando em despolarização mediada pelo receptor (receptores nicotínicos de acetilcolina) da membrana da fibra muscular.

Órgão Tendinoso (D-F)

O **órgão tendinoso de Golgi** situa-se na junção entre o tendão e o músculo. Consiste em um grupo de fibras colágenas (**D14**), cercado por fina bainha de tecido conjuntivo e inervado por uma fibra nervosa mielínica (**D15**). A fibra nervosa perde sua bainha de mielina depois de atravessar a cápsula de tecido conjuntivo e se divide em alguns ramos que se enrolam em torno das fibras colágenas. Acredita-se que as fibras colágenas dispostas de maneira frouxa (**E**) para se reforçar com a tensão (**F**) e, desse modo, exercer pressão sobre as terminações nervosas. O impulso resultante é transmitido pela fibra nervosa via raiz posterior da medula espinal. Ali tem efeito inibitório sobre os neurônios motores, assim impedindo o músculo de se estirar ou contrair excessivamente.

> **Observação clínica:** A miastenia *gravis* envolve transmissão neuromuscular com defeito, tornando o músculo estriado anormalmente suscetível à fadiga. Os músculos extraoculares são afetados precocemente, o que leva a uma ptose. Essa condição é causada por um transtorno autoimune que leva à formação de anticorpos contra os receptores nicotínicos de acetilcolina. Esses anticorpos bloqueiam os receptores de acetilcolina, de modo que não fica disponível um número suficiente deles para transmitir a excitação.

B16 Membrana basal da terminação axonal.

B17 Membrana basal da fibra muscular.

C18 Fenda sináptica com membrana basal comum da terminação axonal e fibra muscular.

10.1 Sistemas Motores

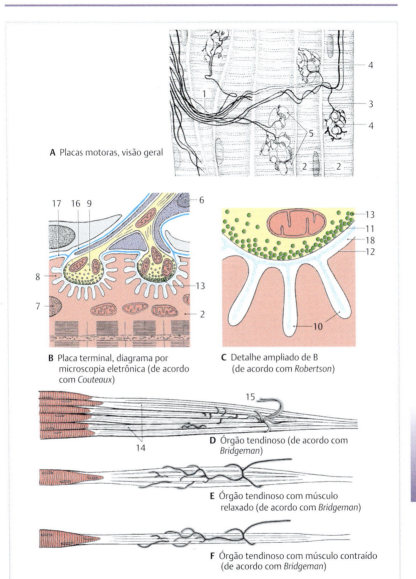

A Placas motoras, visão geral

B Placa terminal, diagrama por microscopia eletrônica (de acordo com *Couteaux*)

C Detalhe ampliado de B (de acordo com *Robertson*)

D Órgão tendinoso (de acordo com *Bridgeman*)

E Órgão tendinoso com músculo relaxado (de acordo com *Bridgeman*)

F Órgão tendinoso com músculo contraído (de acordo com *Bridgeman*)

Fig. 10.4 Placa motora, órgão tendinoso.

Fuso Muscular (A-F)

Um fuso muscular, ou fuso neuromuscular, consiste em 5-10 finas fibras de músculo estriado (**fibras musculares intrafusais**) (**A1**) cercadas por uma cápsula de tecido conjuntivo cheia de líquido (**A2**). As fibras dos fusos com até 10 mm de comprimento se dispõem em paralelo com as outras fibras do músculo (*fibras musculares extrafusais*) e se fixam aos tendões do músculo ou aos polos de tecido conjuntivo da cápsula. Como as fibras intrafusais se localizam na mesma orientação longitudinal que as fibras extrafusais, estirar e encurtar o músculo as afeta do mesmo modo. O número de fusos em músculos individuais é bem variável. Os músculos que participam de movimentos delicados e precisos (músculos dos dedos) possuem um grande número de fusos, enquanto os músculos para movimentos simples (músculos do tronco) contêm muito menos fusos.

A parte equatorial central (**A3**) de uma fibra intrafusal contém vários núcleos celulares, mas não contém miofibrilas; essa parte do fuso não é contrátil. Somente os dois segmentos (**A4**) que contêm miofibrilas estriadas são contráteis. Uma fibra nervosa sensitiva espessa (**A5**) termina na parte central; seus ramos terminais se enrolam em torno das fibras musculares como espirais e formam as **terminações anuloespirais** (**AC6**; **B**). Uma fibra sensitiva delicada (**A7**) se fixa de maneira umbeliforme (**terminação em coroa de flores**) (**A8**, **D**) em um lado ou em ambos os lados da terminação anuloespiral.

Ambos os segmentos polares contráteis são inervados por finas fibras fusimotoras (**fibras γ**) (**A9**). Suas pequenas placas motoras têm apenas fendas subneurais pouco desenvolvidas; como as fibras musculares extrafusais, são *epilemais*. As terminações anuloespirais sensitivas se localizam abaixo da membrana basal da fibra muscular (**C10**) e, assim sendo, são *hipolemais*. As fibras γ se originam de pequenos neurônios motores do corno anterior (motoneurônios γ);

impulsos desses neurônios causam contração dos segmentos polares da fibra intrafusal. Isso resulta em estiramento do segmento equatorial e não apenas estimula a terminação anuloespiral, mas também altera a sensibilidade do fuso.

O fuso muscular é um **receptor de estiramento**, estimulado quando o músculo é estirado, mas se torna inativo quando o músculo se contrai. Com o estiramento do músculo, aumenta a frequência dos impulsos com a mudança do comprimento do músculo. Desse modo, os fusos transmitem informações sobre o comprimento prevalente do músculo. Os impulsos são transmitidos não apenas por meio dos tratos espinocerebelares ao cerebelo, mas também via colaterais reflexas diretamente às células do corno anterior (motoneurônios α). A estimulação desses últimos neurônios durante estiramento súbito resulta em contração muscular imediata (*reflexo de estiramento*, p. 50, F).

O fuso muscular contém dois tipos diferentes de fibras intrafusais: as **fibras em cadeia nuclear** (**EF11**) e as **fibras em saco nuclear** (**EF12**). Ambos os tipos de fibras são inervados por terminações anuloespirais. As terminações em coroa de flores são encontradas predominantemente nas fibras em cadeia nuclear. As fibras em saco nuclear mais espessas reagem ao estiramento ativo do músculo, enquanto o estado contínuo de estiramento muscular é registrado pelas fibras em cadeia nuclear mais finas. Desse modo, os fusos musculares transmitem ao cerebelo não apenas informações sobre o comprimento do músculo, mas também sobre a velocidade de estiramento muscular.

Além dos órgãos tendinosos e dos fusos musculares, há órgãos terminais sensitivos nas cápsulas articulares e nos ligamentos (**receptores de tensão**) que constantemente enviam informações sobre movimento e postura do tronco e extremidades ao cerebelo (tratos espinocerebelares anterior e posterior). O termo **propriocepção** é usado para referência ao todo dessas informações sensitivas.

10.1 Sistemas Motores

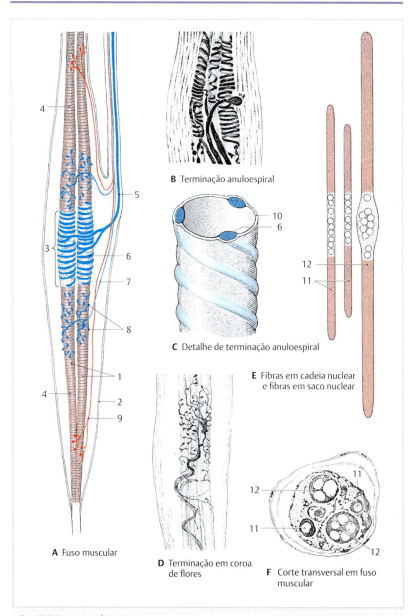

A Fuso muscular
B Terminação anuloespiral
C Detalhe de terminação anuloespiral
D Terminação em coroa de flores
E Fibras em cadeia nuclear e fibras em saco nuclear
F Corte transversal em fuso muscular

Fig. 10.5 Fuso muscular.

Via Motora Final Comum (A)

A via terminal comum de todos os centros envolvidos na atividade motora é a grande **célula do corno anterior** (**A1**) e seu axônio (**motoneurônio α**), que inerva os músculos esqueléticos voluntários. A maioria dos tratos que correm para o corno anterior não termina diretamente nas células do corno anterior, mas termina nos interneurônios. Estes últimos influenciam os neurônios motores diretamente ou atuam inibindo ou ativando os reflexos entre os receptores musculares e neurônios motores. O corno anterior, portanto, não é simplesmente uma estação de retransmissão, conforme descrito anteriormente (p. 50), mas um complexo aparelho de integração que regula a atividade motora.

As **regiões centrais** que influenciam a atividade motora por vias descendentes ao interconectadas de muitas maneiras. As vias aferentes mais importantes originam-se do cerebelo, que recebe os impulsos de receptores musculares via **tratos espinocerebelares** (**A2**) e os estímulos do córtex via **tratos corticopontinos** (**A3**). Os impulsos cerebelares são transmitidos via parte parvocelular do *núcleo dentado* (**A4**) e do *núcleo ventrolateral do tálamo* (**A5**) até o *córtex pré-central* (área 4) (**A6**). O *trato corticospinal* (*piramidal*) (**A7**) desce da área 4 até o corno anterior e dá colaterais na *ponte* (**A8**) que retornam ao cerebelo. Impulsos cerebelares adicionais são transmitidos via *núcleo emboliforme* (**A9**) e *núcleo centromediano do tálamo* (**A10**) ao *estriado* (**A11**) e via parte magnocelular do *núcleo dentado* (**A12**) ao *núcleo rubro* (**A13**). Daí, as fibras correm no *trato tegmental central* (**A14**) via *oliva* (**A15**) de volta ao cerebelo e no *trato rubrorreticulospinal* (**A16**), chegando ao corno anterior. Fibras do *núcleo globos* (**A17**) correm ao *núcleo intersticial de Cajal* (**A18**) e daí, no *fascículo intersticiospinal* (**A19**), ao corno anterior. Finalmente, **fibras cerebelofugais** são retransmitidas aos *núcleos vestibulares* (**A20**) e, na *formação reticular* (**A21**), ao *trato vestibulospinal* (**A22**) e ao *trato reticulospinal* (**A23**) respectivamente.

As vias descendentes podem ser divididas em dois grupos, de acordo com seu efeito sobre os músculos: um grupo estimula os *músculos flexores*, e outro grupo estimula os *músculos extensores*. O **trato corticospinal** e o **trato rubrorreticulospinal** ativam principalmente os neurônios dos músculos flexores e inibem os neurônios dos músculos extensores. Isso corresponde à importância funcional do trato corticospinal para movimentos delicados e precisos, especialmente os dos músculos da mão e dos dedos, onde os músculos flexores têm papel importante. Diferentemente, as fibras do **trato vestibulospinal** e as fibras da **formação reticular pontina** inibem os flexores e ativam os extensores. Elas pertencem a um sistema motor filogeneticamente antigo que é direcionado contra o efeito da gravidade e, desse modo, tem especial importância para a postura corporal e o equilíbrio.

As **fibras periféricas** que correm pela raiz posterior ao corno anterior se originam nos receptores musculares. As fibras aferentes das terminações anuloespirais (**A24**) terminam com suas colaterais diretamente nos motoneurônios α, enquanto as fibras dos órgãos tendinosos (**A25**) terminam nos interneurônios. Muitas vias descendentes influenciam os neurônios α via aparelho de reflexos espinais. Elas terminam em grandes neurônios α e em pequenos neurônios γ (**A26**). Como os neurônios α têm um limiar mais baixo de estimulação, são estimulados primeiro, o que resulta na ativação de fusos musculares. Estes enviam seus impulsos aos neurônios α. Desse modo, os neurônios γ e os fusos musculares têm uma *função iniciadora* para movimentos voluntários.

A27 Oliva acessória.
A28 Músculos esqueléticos.
A29 Fuso muscular.

10.1 Sistemas Motores **319**

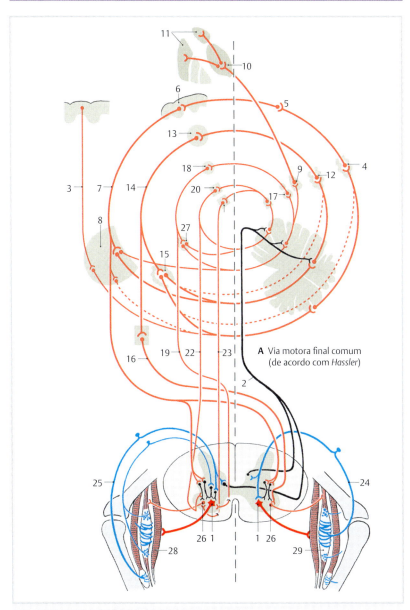

Fig. 10.6 Via motora final comum.

10.2 Sistemas Sensoriais

Órgãos Sensitivos Cutâneos (A-F)

A pele é dotada de grande número de órgãos finais que diferem em suas estruturas e sensibilidades a estímulos específicos. Como a atribuição de diferentes qualidades sensoriais a órgãos finais específicos é questão de controvérsia, as terminações nervosas são classificadas de acordo com os aspectos morfológicos:

- Terminações nervosas livres.
- Terminações nervosas encapsuladas.
- Tipos transicionais entre os dois tipos anteriores.

Terminações Nervosas Livres (A-C, F)

As terminações nervosas livres são encontradas em quase todos os tecidos do corpo. Na pele, chegam às camadas mais inferiores da epiderme (estrato germinativo). Ao final de seus ramos terminais, os axônios enviam evaginações nodulares ou em forma de dedos através dos espaços na bainha das células de Schwann. Essas evaginações são cobertas apenas pela membrana basal e representam os segmentos de receptores das terminações nervosas livres aos quais são atribuídas as *sensações de dor e frio*.

Fibras nervosas delicadas circundam os **folículos pilosos**, e seus segmentos terminais sobem ou descem paralelamente à haste do pelo (**A**). As terminações dos receptores perdem sua bainha de mielina e se encerram entre duas células de Schwann (**B1**) (*arranjo em sanduíche*), o que deixa uma fenda ao longo do segmento terminal inteiro (**B2**). Por essa fenda, a terminação axonal chega à superfície, onde é coberta somente pela membrana basal. As terminações nervosas (**C3**) se dispõem radialmente em torno do folículo piloso (**C4**) de tal modo que as fendas sensoriais se voltam para o folículo. Cada movimento do pelo causa estimulação mecânica das terminações nervosas (setas vermelhas em C), o que é percebido como *estímulo tátil*.

Também se associam aos folículos pilosos as **células táteis de Merkel** (**F5**). Elas são grandes células epiteliais claras que se localizam entre as células basais (**F6**) da bainha da raiz externa e enviam processos digitiformes (**F7**) às suas cercanias. A deformação dessas células por movimento dos pelos resulta em estimulação da fibra nervosa associada (**F8**). A fibra nervosa perde sua bainha de mielina ao penetrar na membrana basal (**F9**) e envia ramos a várias células táteis. O segmento terminal se alarga e forma um *menisco tátil* (**F10**), formando contatos de membrana semelhantes a sinapses (**F11**) com a célula de Merkel.

Terminações Nervosas Encapsuladas (D, E)

Os **corpúsculos táteis de Meissner** (**D, E**) são encontrados nas papilas da derme. Localizam-se mais densamente nas superfícies palmar e plantar das mãos e pés. Suas densidades nas extremidades distais ou nas polpas digitais (especialmente na polpa digital do dedo indicador) são muito mais altas do que no restante da superfície. Esse padrão de distribuição é uma indicação da importância desses corpúsculos para a delicada *sensibilidade tátil*.

Os corpúsculos táteis (**E**) são estruturas ovoides que consistem em pilhas de células achatadas (provavelmente células de Schwann), cercadas por uma fina cápsula. Um ou mais axônios (**E12**) entram no corpúsculo, vindos de baixo, perdem sua bainha de mielina e correm em espirais contorcidas entre as células empilhadas. As tumefações em forma de bastão (**E13**) dos axônios representam as terminações dos receptores. Feixes de fibras colágenas (**E14**) se irradiam para a cápsula do corpúsculo t´til . São contínuas com as tonofibrilas nas células epidérmicas e transmitem qualquer deformação mecânica da superfície da pele às terminações dos receptores.

10.2 Sistemas Sensoriais

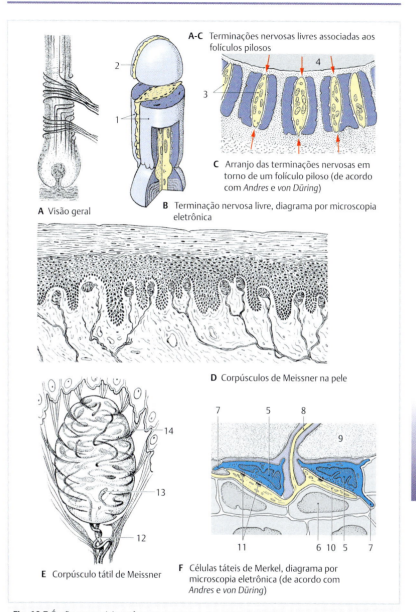

A-C Terminações nervosas livres associadas aos folículos pilosos
A Visão geral
B Terminação nervosa livre, diagrama por microscopia eletrônica
C Arranjo das terminações nervosas em torno de um folículo piloso (de acordo com *Andres* e *von Düring*)
D Corpúsculos de Meissner na pele
E Corpúsculo tátil de Meissner
F Células táteis de Merkel, diagrama por microscopia eletrônica (de acordo com *Andres* e *von Düring*)

Fig. 10.7 Órgãos sensoriais cutâneos.

Terminações Nervosas Encapsuladas (cont.)

Os **corpúsculos de Pacini,** ou *corpúsculos lamelares* (**A-C**), são relativamente grandes, tendo corpos com até 4 mm de comprimento localizados abaixo da pele no tecido subcutâneo. Também são encontrados no periósteo, nas proximidades das articulações e na superfície dos tendões e fáscias. Consistem em um grande número de lamelas concêntricas, dispostas em três camadas:

- A cápsula.
- O centro externo lamelar.
- O centro interno.

A **cápsula** (**A1**) é formada por algumas lamelas densamente acumuladas, reforçadas por fibras de tecido conjuntivo. O **centro externo lamelar** (**AC2**) consiste em lamelas protoplásmicas anulares fechadas (**B3**), separadas entre si por espaços não comunicantes cheios de líquido. A cápsula e o centro externo lamelar são considerados produtos de diferenciação do perineuro. As camadas condensadas do **centro interno** livre de líquido (**A-C4**) são formadas por células de Schwann. O centro interno consiste em duas pilhas simétricas de lamelas semianulares (**B5**), separadas por uma fenda radial. As lamelas protoplásmicas são dispostas alternadamente, de tal modo que duas lamelas justapostas se originam de duas células diferentes. A fibra nervosa (**AC6**) entra no corpúsculo lamelar no polo inferior e corre no centro do centro interno até o final do centro. Com a entrada no centro interno, o axônio perde sua bainha de mielina (**A7**) e termina com algumas tumefações em forma de bastão. O segmento não mielinizado do axônio (**A-C8**) no centro interno representa a porção receptor. Perineuro (**A9**) (ver p. 41, CD9).

Os corpúsculos de Pacini não são apenas receptores de pressão, mas, acima de tudo, *receptores de vibração*. Registros elétricos de corpúsculos isolados têm demonstrado que são estimulados por deformação e por descompressão, mas não por pressão contínua. Nos experimentos, esses receptores de vibração altamente sensíveis registraram, por exemplo, a vibração do piso causada por alguém passando.

Formas Transicionais (D, E)

Há numerosas formas transicionais diferentes entre as terminações nervosas livres e encapsuladas. Em todas elas, as fibras nervosas ramificam em complexos terminais nos quais ramos axonais delicados formam glomérulos ou ramificações em forma de árvores e terminam com tumefações em forma de bastão. Essas formações ficam no interior de uma cápsula de tecido conjuntivo mais ou menos proeminente. Elas incluem os *corpúsculos bulboides* ovoides (*bulbos terminais de Krause*) nas papilas da derme, os *corpúsculos de Golgi-Mazzoni* redondos e os *corpúsculos de Ruffini* (**D**) no tecido subcutâneo. Tais estruturas são encontradas não apenas na pele, mas também na mucosa, em cápsulas articulares, nas coberturas de órgãos internos e na adventícia das grandes artérias. As formas mais diversas são encontras nos genitais, especialmente na glande (**E**) e no clitóris.

A atribuição das diferentes qualidades sensoriais a órgãos terminais específicos é matéria de controvérsia. Reconhece-se, contudo, que os órgãos terminais corpusculares são importantes mecanorreceptores e que as terminações nervosas livres são receptoras de dor. Ainda não se elucidou como a sensação de calor e frio é ocasionada. No entanto, as diferentes estruturas dos receptores sugerem que haja seletividade com respeito ao tipo de estímulo processado.

10.2 Sistemas Sensoriais 323

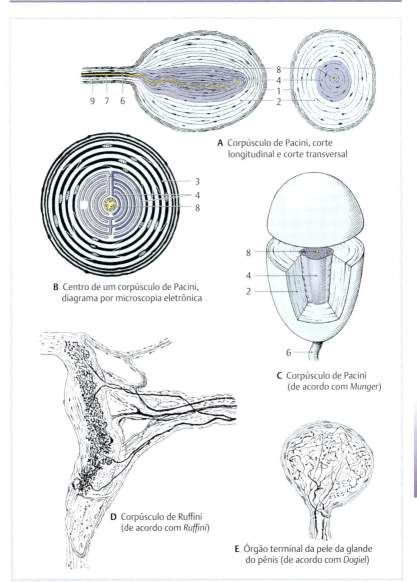

Fig. 10.8 Órgãos sensoriais cutâneos.

Via para a Sensibilidade Epicrítica (A-C)

As fibras nervosas que transmitem impulsos para as **sensibilidades tátil, vibratória** e **articular** se originam em neurônios dos gânglios espinais (**A1**), enquanto as fibras para a face e os seios paranasais se originam de neurônios do gânglio do trigêmeo (gânglio de Gasser, gânglio semilunar) (**A2**) (primeiro neurônio). Os estímulos táteis são transmitidos por dois tipos de fibras; as *fibras nervosas espessas bem mielinizadas* terminam nos órgãos terminais corpusculares, enquanto as *fibras nervosas finas* terminam em folículos pilosos. Os axônios centrípetos dos neurônios entram na medula espinal via raiz posterior, correndo as fibras mielinizadas espessas pela parte medial da raiz (p. 63, F8). Elas se fundem com os funículos posteriores (**AB3**), de tal modo que as fibras com entrada recente fazem os limites laterais; como resultado, as fibras sacrais e lombares se situam medialmente, e as fibras torácicas e cervicais, lateralmente. Os feixes sacrais, lombares e torácicos formam o *fascículo grácil* (trato de Goll) (**B4**), enquanto as fibras cervicais formam o *fascículo cuneiforme* (trato de Burdach) (**B5**).

As fibras primárias (*funículo grácil* e *funículo cuneiforme*) terminam em um arranjo correspondente nos neurônios dos núcleos da coluna dorsal (**A6**) (segundo neurônio), do *núcleo grácil* (**B7**) e do *núcleo cuneiforme* (**B8**), que, portanto, exibem o mesmo arranjo somatotópico que os funículos posteriores. Cada neurônio nos núcleos da coluna dorsal recebe seus impulsos de um tipo específico de receptor. A área de inervação cutânea de um neurônio é pequena nos segmentos distais das extremidades (mão, dedo), porém, maior nos segmentos proximais. Como demonstrado por estudos eletrofisiológicos, os neurônios que recebem impulsos de receptores específicos mostram também um arranjo somatotópico; próximo da superfície dos núcleos encontram-se os neurônios para os receptores dos folículos pilosos, na parte média estão aqueles para órgãos do tato e, ainda mais profundamente, aqueles para os receptores de vibração.

Fibras corticofugais da região central (giro pré-central e giro pós-central) correm pelo trato corticospinal (piramidal) até os núcleos da coluna dorsal; as fibras da área da extremidade inferior da região central terminam no núcleo grácil, enquanto as fibras da área da extremidade superior terminam no núcleo cuneiforme. As fibras corticofugais têm um efeito inibitório pós-sináptico ou pré-sináptico sobre os neurônios dos núcleos da coluna dorsal e, portanto, atenuam os impulsos aferentes que chegam. Desse modo, o córtex consegue regular, nesses núcleos de retransmissão, a chegada de impulsos que vêm da periferia.

As fibras secundárias que sobem dos núcleos da coluna dorsal (segundo neurônio) formam o *lemnisco medial* (**B9**). Na *decussação dos lemniscos mediais* (**B10**), as fibras cruzam para os lados opostos, sendo que as fibras do núcleo grácil se posicionam ventralmente, e aquelas do núcleo cuneiforme se localizam dorsalmente. Mais à frente, as fibras gráceis assumem uma posição lateral (**B11**), e as fibras cuneiformes assumem a posição medial (**B12**). As fibras secundárias dos núcleos trigeminais (**B13**), o *lemnisco trigeminal*, unem-se ao *lemnisco medial* no nível da ponte e passam a se localizar dorsomedialmente a ele no mesencéfalo (**B14**).

O lemnisco medial se estende à parte lateral do *núcleo ventroposterior do tálamo* (**AC15**); as fibras do núcleo grácil terminam lateralmente, enquanto as do núcleo cuneiforme terminam medialmente. As fibras trigeminais (**C16**) terminam na parte medial do núcleo ventroposterior. Isso resulta em uma organização somatotópica do núcleo. O arranjo das fibras é preservado nas projeções das fibras talamocorticais (*terceiro neurônio*) para o córtex do giro pós-central (**A17**) e forma a base para a organização somatotópica da área pós-central (p. 252).

Assim sendo, a via da sensibilidade epicrítica consistem em três neurônios retransmitidos em série, demonstrando-se uma organização somatotópica em cada estação de retransmissão e na estação terminal.

10.2 Sistemas Sensoriais 325

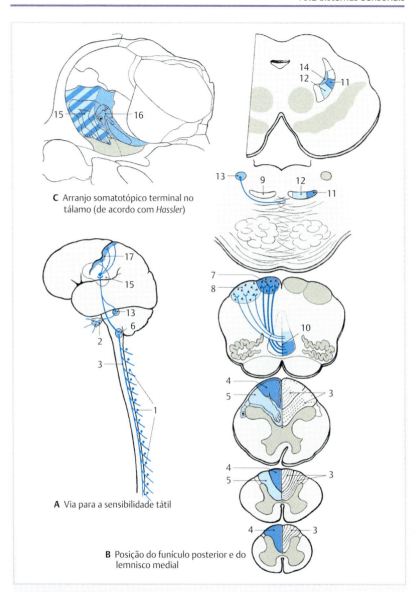

C Arranjo somatotópico terminal no tálamo (de acordo com *Hassler*)

A Via para a sensibilidade tátil

B Posição do funículo posterior e do lemnisco medial

Fig. 10.9 Sensibilidade epicrítica.

Via para a Sensibilidade Protopática (A-C)

As fibras nervosas finas pouco mielinizadas ou amielínicas para as **sensibilidades de dor e temperatura** se originam em pequenos neurônios dos gânglios espinais (**A1**) (primeiro neurônio). Seus axônios centrípetos entram na medula espinal pela parte lateral da raiz posterior (p. 63, F7). Bifurcam no *trato de Lissauer* e terminam na região da borda dorsal da substância gelatinosa e no corno posterior (p. 57, A2). As fibras secundárias cruzam para o lado oposto e sobem no funículo anterolateral como **trato espinotalâmico lateral** (**B2**) (segundo neurônio). O trato não forma um feixe de fibras distinto, mas consiste em fibras dispostas de modo frouxo, as quais se misturam a fibras de outros sistemas. As fibras que entram em vários níveis de raízes se unem ventromedialmente. Desse modo, as fibras sacrais se localizam na superfície, e as fibras cervicais, que se unem por último, situam-se na parte interna do funículo anterolateral (p. 57, A1; p. 180, B8).

A chegada de impulsos é controlada por fibras descendentes que se originam na região central, no lobo anterior do cerebelo e na formação reticular. Essas fibras terminam na substância gelatinosa, uma estação de retransmissão em que os impulsos periféricos são modulados pelas influências excitatórias ou inibitórias dos centros superiores. Numerosas sinapses axoaxonais, que são típicas da inibição pré-sináptica, têm disso demonstradas na substância gelatinosa.

No bulbo, o trato espinotalâmico lateral (*lemnisco espinal*) se localiza em sua margem lateral acima da oliva e dá numerosas colaterais à formação reticular. Aí, também, termina uma parte considerável das fibras (*trato espinorreticular*). A formação reticular faz parte do sistema ativador ascendente (p. 146), cuja estimulação coloca o organismo em um estado de alerta. Por isso, os impulsos transmitidos pela **via de dor** não apenas causam uma sensação consciente, mas também aumentam a atenção por meio da formação reticular. Ao contrário, a via para a sensibilidade epicrítica corre pelo tronco encefálico sem dar colaterais.

As fibras espinotalâmicas se unem ao *lemnisco medial* no mesencéfalo e assumem uma posição dorsolateral. Uma grande parte delas termina nas células do *núcleo ventroposterior do tálamo* (**AC3**) (terceiro neurônio) em organização somatotópica, predominantemente em uma região parvocelular ventral. Fibras terciárias se estendem daí à região pós-central (**A4**). Outras fibras espinotalâmicas terminam em outros núcleos talâmicos, por exemplo, nos núcleos intralaminares.

O **trato espinotalâmico anterior** (**B5**) transmite **sensação de tato grosseiro** e de **pressão**. Suas fibras cruzam do corno posterior (segundo neurônio) para o funículo anterior contralateral (p. 57, A3). A posição do trato no bulbo é questão controversa. Acredita-se que si situem medialmente ao lemnisco medial (**B6**) ou lateralmente à oliva (**B7**). Na ponte e no mesencéfalo, as fibras se unem ao lemnisco medial (**B8**) e terminam nas células do *núcleo ventroposterior do tálamo* (terceiro neurônio).

As fibras pra dor e temperatura para a *face e seios da face* se originam dos neurônios do gânglio trigeminal (**A9**), cujos axônios centrípetos terminam no *núcleo espinal do nervo trigêmeo* (**AB10**) (p. 125, BC4). No trato espinal do nervo trigêmeo, considera-se que as fibras que transmitem dor se coloquem lateralmente, e as que transmitem temperatura, mais medialmente. As fibras trigeminais secundárias (**B11**) (*lemnisco trigeminal*) se unem ao lemnisco medial.

10.2 Sistemas Sensoriais 327

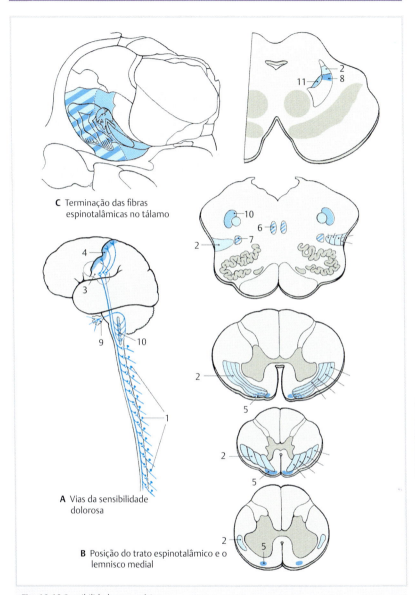

C Terminação das fibras espinotalâmicas no tálamo

A Vias da sensibilidade dolorosa

B Posição do trato espinotalâmico e o lemnisco medial

Fig. 10.10 Sensibilidade protopática.

Órgão Gustativo (A-E)
Papilas Gustativas

O paladar (**sistema gustatório**) é usado para o teste inicial e a avaliação do alimento.

As diferentes sensações gustatórias são registradas pelas papilas gustativas que, juntamente com o epitélio olfatório, constituem os *quimiorreceptores*. As **papilas gustativas** (**B-D1; E**) são encontradas em grande número nas paredes laterais das *papilas circunvaladas* (**AB2**) e em número moderado nas *papilas fungiformes* e nas *papilas foliáceas*. Além disso, há papilas gustativas isoladas no palato mole, na parede faríngea posterior e na epiglote.

Uma papila gustativa consiste em aproximadamente 50 células epiteliais modificadas em forma de fuso. Cada papila gustativa em forma de barril tem pequena abertura na superfície epitelial, o *poro gustativo* (**C3**). Processos celulares apicais que são visíveis à microscopia óptica se estendem ao poro gustativo. Além das células gustativas, as papilas gustativas contêm células de sustentação e células-tronco (células basais; ver adiante). As células gustativas são células sensitivas secundárias. Têm um tempo de vida entre 5 e 20 dias e se regeneram continuamente a partir das células-tronco. A substância gustativa leva à ativação das células gustativas e a uma liberação de transmissores o polo da célula basal. Os transmissores liberados pelas células gustativas incluem serotonina, norepinefrina, GABA, acetilcolina, neuropeptídeos e ATP.

Os transmissores liberados são detectados pelas terminações nervosas. A base da papila gustativa é inervada por finas fibras nervosas mielinizadas (**D4**). Ao entrarem na papila gustativa, as fibras nervosas intragemais (geralmente 2-3) perdem a bainha de células de Schwann e formam uma rede na papila gustativa que cerca firmemente as células epiteliais nas papilas gustativas. Micrografias eletrônicas mostram o longo colo (**E5**) das células sensitivas que se estendem ao polo gustativo e que terminam com uma densa borda de microvilosidades (**E6**). Esse é a parte da célula do real receptor em que proteínas do receptor para a sensibilidade gustatória ancoram. As microvilosidades aumentam consideravelmente a superfície das células, entrando em contato com as substâncias que vão ser experimentadas. As células de sustentação também possuem microvilosidades que se estendem ao poro gustativo. A papila gustativa contém três diferentes tipos de células que representam estágios diferentes de desenvolvimento das células sensitivas: a *células de suporte* escuras (**E7**), que contêm numerosos grânulos secretores, e as *células gustativas* claras (**E8**) sem grânulos. Um terceiro tipo de célula (**E9**) é mais curto e não se estende ao poro com suas microvilosidades. Em termos de função, distinguem-se diferentes tipos de células. O assoalho do poro gustativo, bem como as fendas entre os processos apicais, contém uma substância contendo mucina que é secretada pelos epitélios das células gustativas.

As papilas gustativas, em particular as circunvaladas, têm glândulas salivares serosas (glândulas de von Ebner, **B10**). As proteínas do receptor para a sensibilidade gustatória são proteínas da membrana que causam excitação das células do receptor por meio de diferentes mecanismos. Alguns receptores gustativos são canais iônicos (salgado, ácido), cuja permeabilidade específica muda pela ligação da substância aromatizada específica (receptores ionotrópicos). Outros receptores gustativos (doce, amargo, saboroso) são proteínas da membrana associadas a proteínas G e, depois de ligação das substâncias gustativas, emitem cascatas de sinais intracelulares (receptores metabotrópicos) (papila gustativa singular, **C1**; papilas gustativas gêmeas, **C11**).

Células disseminadas isoladas, denominadas células em escova, distribuem-se por toda a mucosa do trato gastrointestinal, o trato respiratório e o trato urogenital e realizam funções quimiorreceptivas ali (células sentinelas). As células em escova, como as células sensitivas das papilas gustativas, têm longas microvilosidades especializadas com receptores de membrana ali enriquecidos. Os mecanismos de transdução de sinais das células em escova assemelham-se aos das células gustativas.

10.2 Sistemas Sensoriais 329

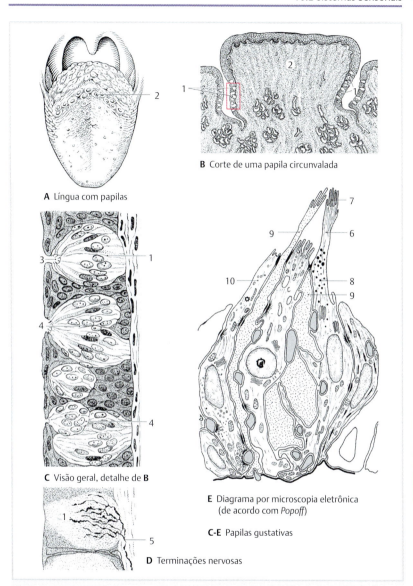

A Língua com papilas

B Corte de uma papila circunvalada

C Visão geral, detalhe de B

D Terminações nervosas

E Diagrama por microscopia eletrônica (de acordo com *Popoff*)

C-E Papilas gustativas

Fig. 10.11 Papilas gustativas.

Órgão Gustativo (A-C)

Papilas Gustativas (cont.) (A)

A noção antes amplamente aceita de que as cinco qualidades gustatórias de doce, azedo, salgado, amargo e saboroso (ou umâmi, do Japonês para saboroso e rico em proteínas, especialmente o glutamato) podem ser percebidas apenas seletivamente em certos locais da língua (doce na ponta da língua, azedo na borda da língua) mostra-se incorreta. Estudos mais recentes mostram que praticamente qualquer papila gustativa pode perceber as cinco qualidades de paladar, o que significa que cada papila gustativa individual tem diferentes tipos de receptores gustativos. As diferentes qualidades de paladar são percebidas em uma papila gustativa por células sensoriais individuais especializadas em detectar certa qualidade gustativa (**A**). É possível que células gustativas individuais (**A1**) reajam a múltiplas qualidades de sabores. É preciso conduzir mais pesquisas com referência ao número de detalhes. A identificação de identidade gustativa é amplamente determinada pelo processamento cortical dos padrões de sinais de diferentes receptores gustativos, o que é guiado centralmente por meio de fibras gustativas aferentes (**A2**).

Fibras Gustativas (B, C)

As fibras gustativas são atribuídas a três nervos cranianos, a saber, o **nervo facial** (*nervo intermédio*) (**B3**), o **nervo glossofaríngeo** (**B4**) e o **nervo vago** (**B5**). As fibras se originam dos neurônios pseudounipolares nos gânglios dos nervos cranianos, a saber o *gânglio geniculado* (**B6**), o *gânglio petroso* (gânglio inferior do nervo glossofaríngeo) (**B7**) e o *gânglio nodoso* (gânglio inferior do nervo vago) (**B8**). Fibras gustativas do nervo facial correm na corda do tímpano (p. 131, AB9) até o nervo lingual (**B9**) e inervam os receptores das papilas fungiformes nos dois terços anteriores da língua. As fibras gustativas do nervo glossofaríngeo correm nos ramos linguais do nervo glossofaríngeo até o terço posterior da língua e inervam os receptores das papilas circunvaladas. Nos ramos tonsilares do nervo glossofaríngeo, as fibras gustativas correm para o palato mole. As fibras gustativas do nervo vago chegam à epiglote e à epifaringe por meio de ramos faríngeos do nervo vago.

Os axônios centrípetos dos neurônios entram no bulbo e formam o trato solitário. As *fibras gustativas primárias* terminam no **complexo nuclear solitário** (**BC10**) aproximadamente no nível da entrada do nervo. O complexo nuclear solitário se alarga nessa região e contém uma coluna de células também denominada *núcleo gustatório*.

As *fibras gustativas secundárias* se originam do complexo nuclear solitário. Não se conhece seu trajeto exato no tronco encefálico. Admite-se que a maioria das fibras atravesse para o lado oposto como fibras arqueadas e se uma ao **lemnisco medial** (**C11**). Acredita-se que ocupem a parte localizada mais medialmente no lemnisco. As fibras gustativas secundárias terminam na parte medial do **núcleo ventroposterior do tálamo** (**C12**; ver Núcleos Talâmicos Inespecíficos, p. 181). Daí, *fibras gustativas terciárias* se projetam a uma área cortical na face ventral do opérculo parietal (**C13**), abaixo da região pós--central. As terminações no tálamo e córtex cerebral foram confirmadas por experimentos em macacos. Nos humanos, uma perda da percepção do paladar na metade contralateral da língua é observada quando essas regiões são destruídas por doença.

Algumas das fibras gustativas secundárias correm para o hipotálamo. Considera-se que ramifiquem a partir do lemnisco medial no mesencéfalo e corram pelo pedúnculo mamilar até o corpo mamilar. Outras fibras são retransmitidas no núcleo tegmental ventral e se pensa que cheguem ao hipotálamo através do fascículo longitudinal posterior (feixe de Schütz) (fascículo longitudinal posterior, p. 144, B).

Colaterais se estendem dos neurônios do complexo nuclear solitário aos núcleos salivatórios parassimpáticos. Desse modo, a sensação do paladar pode causar *secreção de saliva* reflexa. Colaterais que vão ao núcleo posterior do nervo vago formam a conexão ela qual estímulos gustativos produzem *secreção* reflexa *de suco gástrico*.

A14 Poro gustativo.

A15 Epitélio escamoso da língua.

10.2 Sistemas Sensoriais

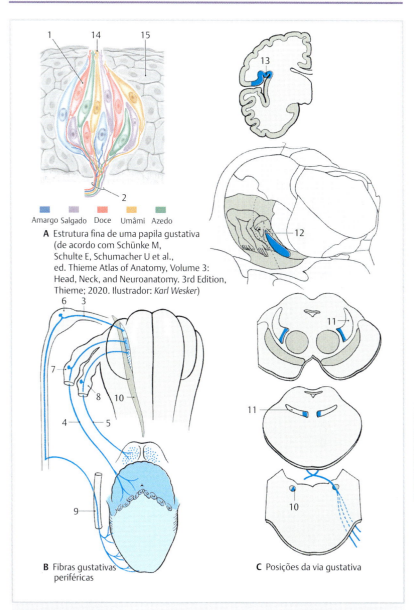

A Estrutura fina de uma papila gustativa (de acordo com Schünke M, Schulte E, Schumacher U et al., ed. Thieme Atlas of Anatomy, Volume 3: Head, Neck, and Neuroanatomy. 3rd Edition, Thieme; 2020. Ilustrador: *Karl Wesker*)

B Fibras gustativas periféricas

C Posições da via gustativa

Fig. 10.12 Via gustativa.

Órgão Olfatório (A-D)

Nos humanos, o **epitélio olfatório** ocupa uma pequena região em ambas as cavidades nasais (**região olfatória**) (**A1**) na margem superior da concha nasal superior do septo nasal. O epitélio sensorial com múltiplas camadas é composto por **células de sustentação** (**C2**) e **células receptoras** (**C3**), caracterizadas por núcleos celulares pálidos situados profundamente. A região olfatória também contém pequenas glândulas mucosas, as *glândulas olfatórias* (*glândulas de Bowman*). Sua secreção cobre a mucosa olfatória como película fina.

A parte apical da célula sensorial se afila até tornar-se uma haste fina que se estende pouco além da superfície do epitélio. Essa *vesícula olfatória* (**C4**) em forma de botão é ocupada por alguns *cílios olfatórios*. Na extremidade basal, o corpo celular ovoide forma um fino processo que, juntamente com vários outros processos, é envolvido pelas células de Schwann. Os processos em feixes (*filamentos olfatórios*) representam os **nervos olfatórios** (**AC5**) e se estendem pelas aberturas da placa cribriforme até o **bulbo olfatório** (**A6**) (p. 230, A). No bulbo olfatório, os processos terminam nos *glomérulos olfatórios*, onde formam contatos sinápticos com os dendritos das *células mitrais*. As células sensoriais epiteliais são neurônios bipolares; o dendrito curto representa a parte receptora, e o axônio longo corre como fibra centrípeta até o bulbo olfatório.

Micrografias eletrônicas das células olfatórias (no gato) mostram que a haste apical da célula (**D7**) termina com um botão (**D8**), do qual se estendem numerosos *cílios olfatórios* (**D9**) longos. As partes terminais dos cílios sensoriais se localizam na camada mucosa (**D10**), que veda a superfície inteira do epitélio olfatório contra a entrada de ar. A haste e o botão contêm microtúbulos, numerosas mitocôndrias (**D11**) e alguns lisossomos (**D12**). O botão se estende acima da superfície das células de sustentação, que exibem densa borda de microvilosidades (**D13**).

O modo como as células sensoriais recebem os diferentes odores atualmente é matéria de intensa pesquisa. As substâncias odoríferas precisam ser hidrossolúveis a fim de se dissolverem na camada mucosa superficial e chegarem aos cílios sensoriais, onde se ligam a receptores de membrana específicos. Em concentrações suficientemente altas, induzem despolarização da membrana, que é conduzida como potencial de ação no axônio da célula. Como no caso do paladar, supõe-se que haja algumas qualidades básicas de odor e que uma célula sensorial registre apenas uma qualidade básica em particular por meio de receptores específicos. Como as substâncias pertencentes a um grupo de odores têm aproximadamente o mesmo tamanho molecular, parece possível que a membrana de um cílio olfatório reaja apenas com um tamanho molecular particular. Na verdade, estudos recentes sugerem que cada célula sensorial expresse apenas um tipo de receptor. No camundongo, as células sensoriais de um tipo de receptor se projetam apenas a dois dos 1.800 glomérulos no bulbo olfatório (via olfatória central, p. 230, AB).

Além dos nervos olfatórios, dois outros pares de nervos correm da cavidade nasal para o cérebro, a saber, o nervo terminal e o nervo vomeronasal. O **nervo terminal** (**B14**) consiste em um feixe de fibras nervosas delicadas que sai do septo nasal, atravessa a placa cribriforme e chega à lâmina terminal, por fim entrando no cérebro abaixo da comissura anterior. O feixe contém numerosos neurônios e é visto como nervo autônomo. O **nervo vomeronasal** (**B15**), que vem do *órgão vomeronasal* (*órgão de Jacobson*) e vai ao bulbo olfatório, é bem desenvolvido nos vertebrados inferiores, mas pode ser demonstrado nos humanos somente durante o desenvolvimento embrionário. Nos répteis, o órgão vomeronasal é um epitélio sensorial em uma bolsa da mucosa do septo nasal; acredita-se que tenha um papel importante em farejar a presa.

10.2 Sistemas Sensoriais

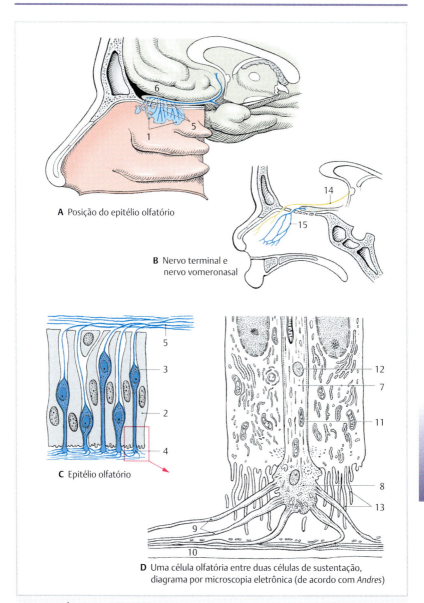

A Posição do epitélio olfatório

B Nervo terminal e nervo vomeronasal

C Epitélio olfatório

D Uma célula olfatória entre duas células de sustentação, diagrama por microscopia eletrônica (de acordo com *Andres*)

Fig. 10.13 Órgão olfatório.

10.3 Sistema Límbico

Visão Geral

As partes filogeneticamente antigas do telencéfalo, juntamente com suas zonas limítrofes e suas conexões com centros subcorticais, são conhecidas coletivamente como sistema límbico. Não é um sistema circunscrito e topograficamente organizado de vias, mas uma coleção de núcleos e áreas corticais que, em suas funções, relacionam-se estreitamente. O sistema também tem sido chamado *cérebro visceral* ou *emocional*, uma terminologia que destaca sua significância funcional. Como o conceito de sistema límbico se baseia em conexões funcionais, suas estruturas anatômicas básicas são apenas vagamente definidas.

Subdivisão (A)

As regiões corticais pertencentes ao sistema límbico formam um complexo em forma de C na face medial do hemisfério, consistindo no *giro para-hipocampal* (**A1**), no *giro do cíngulo* (**A2**) e na *área subcalosa* (área paraolfatória) (**A3**). O giro do cíngulo, que também é chamado *giro límbico*, deu nome ao sistema. Podem-se distinguir um arco interno e um externo na face medial do hemisfério. O **arco externo** (giro para-hipocampal, giro do cíngulo e área paraolfatória) é formado pelas zonas limítrofes do arquicórtex (*periarquicórtex*) e pelo indúsio cinzento do corpo caloso (*arquicórtex rudimentar*). O **arco interno** consiste nas regiões arquicortical e paleocortical, a saber, a *formação hipocampal* (**A4**), o *fórnice* (**A-C5**), a *área septal* (**A6**), a *banda diagonal de Broca* e o *giro paraterminal* (**A7**). Um componente importante também é o *corpo amigdaloide*. Alguns núcleos subcorticais com conexões de fibras próximas do córtex límbico são incluídos no sistema, citando-se o *corpo mamilar*, os *núcleos anteriores do tálamo*, *núcleo habenular* e, adicionalmente, no mesencéfalo, o *núcleo tegmental posterior*, o *núcleo tegmental anterior* e o *núcleo interpeduncular*.

Vias (B, C)

O sistema límbico se conecta aos centros olfatórios por meio de vários feixes de fibras. As fibras da estria olfatória lateral terminam nas partes corticais do corpo amigdaloide (p. 230, B).

O sistema límbico influencia o hipotálamo por três vias:

- O **fórnice**, as fibras pré-comissurais que terminam na área pré-óptica (**B8**) e nos núcleos do túber cinéreo (**B9**).
- A **estria terminal** (**B10**), que vai do corpo amigdaloide (**B11**) aos núcleos tuberais.
- As **fibras amigdalofugais ventrais** (**B12**).

A conexão com os núcleos tegmentais do mesencéfalo se estabelece por meio do feixe descendente do núcleo habenular (*trato habenulotegmental* e *trato habenulopeduncular*) e por meio das vias do corpo mamilar (*pedúnculo mamilar* e *fascículo mamilotegmental*). O fascículo mamilotegmental eferente (**C13**) e o pedúnculo aferente do corpo mamilar (**C14**) formam um circuito neuronal.

No sistema límbico, passa uma via múltipla, o **circuito neuronal de Papez**. As fibras eferentes do hipocampo chegam ao corpo mamilar (**C15**) por meio do fórnice (**C5**). Ali, os impulsos são retransmitidos ao feixe de Vicq d'Azyr (**C16**), que se estende aos núcleos anteriores do tálamo (**C17**). Estes últimos se projetam ao córtex do giro do cíngulo (**C18**), de onde os feixes de fibras do cíngulo (**C19**) retornam ao hipocampo.

Existem conexões do neocórtex ao sistema límbico especialmente via área entorrinal no giro para-hipocampal (**A1**), que se projetam ao hipocampo (via perfurante, ver Córtex Hipocampal, p. 236, A4).

10.3 Sistema Límbico 335

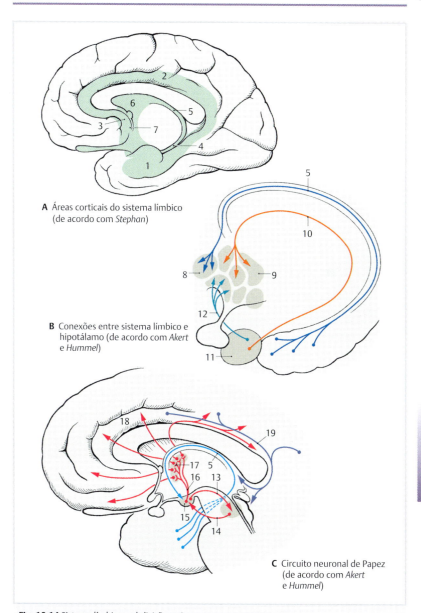

A Áreas corticais do sistema límbico (de acordo com *Stephan*)

B Conexões entre sistema límbico e hipotálamo (de acordo com *Akert* e *Hummel*)

C Circuito neuronal de Papez (de acordo com *Akert* e *Hummel*)

Fig. 10.14 Sistema límbico: subdivisão e vias.

Giro do Cíngulo

O giro do cíngulo se conecta ao córtex olfatório, ao hipotálamo, ao córtex frontal, à parte caudal do córtex orbital e à parte rostral do córtex insular. A estimulação elétrica de sua região rostral, em humanos, leva a alterações da pressão arterial, do pulso e da frequência respiratória.

Observaram-se alterações da temperatura, ereção dos pelos, dilatação das pupilas, aumento da salivação e alteração da motilidade gástrica na estimulação ou experimentos de lesão em macacos.

O córtex do giro do cíngulo influencia o hipotálamo e a divisão autônoma do sistema nervoso. O sistema límbico obviamente tem papel importante na regulação dos processos vitais básicos, como o *consumo alimentar, digestão* e *reprodução* (ver também hipotálamo, p. 198, e corpo amigdaloide, p. 228). Há as funções vitais primárias que servem à autopreservação, bem como à preservação da espécie e são *sempre acompanhadas* por *sensações prazerosas* ou *de relutância*. Por isso, estados emocionais têm sido atribuídos ao sistema límbico.

Área Septal (A-C)

Há fortes conexões com o hipocampo, a estrutura central do sistema límbico. Neurônios colinérgicos e GABAérgicos do núcleo septal medial se projetam ao hipocampo e ao giro dentado; colaterais das células piramidais CA3 (p. 234) se projetam de volta ao núcleo septal lateral.

Como com a estimulação do corpo amigdaloide, a estimulação elétrica da área septal (**BC1**) desencadeia reações orais (lambedura, mastigação, regurgitação), reações excretoras (defecação, micção) e reações sexuais (ereção). A área septal, especialmente a *banda diagonal de Broca*, também é a localização preferida para experimentos de autoestimulação no rato (**A, B**). Ratos portadores de um eletrodo implantado que facilita a estimulação dessa área se estimulam continuamente, apertando um botão. O impulso para a estimulação é tão forte que os animais preferem a estimulação à alimentação, mesmo depois de períodos de fome ou sede. Conquanto no rato as áreas centrais da região septal se estendam dorsalmente até o corpo caloso (**B1**), elas se situam mais ventralmente em humanos, abaixo do *septo pelúcido*, nas vizinhanças da *comissura anterior*. Consequentemente, são consideradas parte do prosencéfalo basal. Portanto, os humanos experimentam uma reação de euforia e uma sensação geral de bem-estar com a estimulação da região da comissura anterior (**C2**).

O **núcleo acumbens** (p. 216, A), no estriado ventral, é parte importante de um sistema de recompensa, sendo suprido por chamadas de nervos dopaminérgicos da área tegmental ventral (ATV) do mesencéfalo.

Síndrome de Klüver-Bucy (**D**). Esta síndrome foi observada após remoção bilateral do lobo temporal (**D3**) no macaco. A lobectomia afetou o neocórtex, o hipocampo e o corpo amigdaloide, resultando em uma síndrome comportamental polissintomática. Os animais se tornaram mansos e confiantes; perderam seu comportamento natural e timidez até diante de objetos ou animais perigosos (como as cobras). Além disso, perderam completamente as inibições sexuais (*hipersexualidade*). Objetos familiares já não eram reconhecidos visualmente (*agnosia visual*); em vez disso, eram colocados na boca (*tendência oral*) e examinavam repetidamente desse modo com tivessem total desconhecimento a cada vez que eram encontrados. O transtorno da memória indica um papel especial do hipocampo em processos de aprendizagem e memória. Informações provenientes do neocórtex, como impressões visuais, são transmitidas ao hipocampo via área entorrinal e examinadas por seu valor como novidade.

Não há dúvida de que o sistema límbico inclui funções muito divergentes e complexas. É provável que aumentos de conhecimento logo nos levarão a abandonar o conceito resumido e vago de *um* sistema límbico.

10.3 Sistema Límbico 337

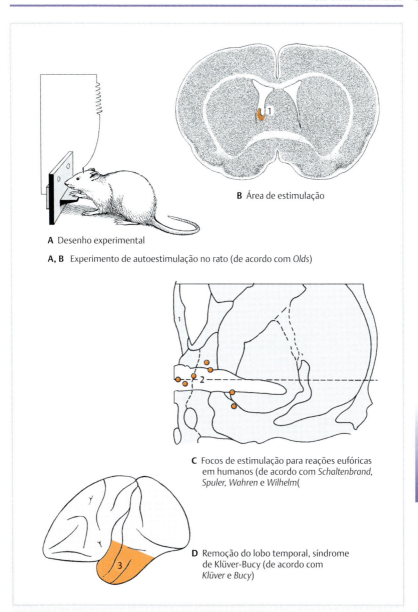

B Área de estimulação

A Desenho experimental

A, B Experimento de autoestimulação no rato (de acordo com *Olds*)

C Focos de estimulação para reações eufóricas em humanos (de acordo com *Schaltenbrand, Spuler, Wahren* e *Wilhel*m(

D Remoção do lobo temporal, síndrome de Klüver-Bucy (de acordo com *Klüver* e *Bucy*)

Fig. 10.15 Experimentos de estimulação.

11 O Olho

11.1 Estrutura *340*
11.2 Via Visual e Reflexos Oculares *356*

11.1 Estrutura
Pálpebras, Aparelho Lacrimal e Cavidade Orbital

Pálpebras (A-C)

O *bulbo do olho* está incluído na *órbita* e é coberto pelas pálpebras. A **pálpebra superior** (**A1**) e a **pálpebra inferior** (**A2**) demarcam a **fissura palpebral**. Esta última termina no *ângulo medial do olho* (**A3**), tendo um recesso que envolve a *carúncula lacrimal* (**A4**).

Em indivíduos com uma *prega epicântica* (alta frequência de ocorrência em etnias específicas, particularmente do Oriente e Sudeste da Ásia), a pálpebra superior continua medialmente em direção à lateral do nariz como prega vertical da pele. A prega também pode ser observada como formação transitória em lactentes e é conhecida como *epicanto*.

As pálpebras são reforçadas por placas firmes de tecido conjuntivo, consistindo em fibras de colágeno, o *tarso superior* (**B5**) e o *tarso inferior* (**B6**); as placas tarsais, ou cartilagens palpebrais, fixam-se à margem da órbita pelo *ligamento palpebral lateral* (**B7**) e o *ligamento palpebral medial* (**B36**, seccionado aqui). As placas tarsais contêm *glândulas tarsais* alongadas, também chamadas glândulas meibomianas (**C8**), que se espalham pela altura inteira das pálpebras. Sua secreção impede as lágrimas de escorrerem da borda das pálpebras. Abrem-se na *margem posterior* da pálpebra. Várias fileiras de *cílios* (**C9**) emergem da *margem anterior* (**AC9**). A parede interna das pálpebras é revestida pela **conjuntiva** (**C11**), que se estende à face anterior do bulbo do olho no *fórnice conjuntival* (**C12**). O *músculo tarsal superior* liso (**C13**) e o *músculo tarsal inferior* (**C14**) (inervados pela parte simpática do sistema nervoso), que controlam o tamanho da fissura palpebras, fixam-se ao tarso. As pálpebras são fechadas pelo *músculo orbicular do olho* (**C15**) (nervo facial, p. 122). A pálpebra superior é levantada pelo *músculo levantador da pálpebra superior* (**BC16**) (nervo oculomotor), que se origina na margem superior do canal óptico (p. 344, AB1). Sua membrana tendínea superficial (**C17**) penetra no tecido conjuntivo subcutâneo da pálpebra superior, enquanto a membrana tendínea profunda (**C18**) se fixa à margem superior do tarso.

Aparelho Lacrimal (B)

A **glândula lacrimal** (**B19**) se localiza acima do ângulo lateral do olho; é dividida pelo tendão do músculo levantador da pressão arterial superior em uma *parte orbital* (**B20**) e uma *parte palpebral* (**B21**). Seus ductos excretores, no fórnice conjuntival, secretam o líquido lacrimal (lágrimas), que mantém a face anterior do bulbo do olho continuamente úmido e se coleta no *lago lacrimal* do ângulo medial do olho. Aí, na superfície interna de cada pálpebra, fica uma pequena abertura, o *ponto lacrimal* (**B22**), que leva ao *canalículo lacrimal* (**B23**). Os canalículos sobem e descem, respectivamente, e depois viram, em ângulo reto, para se unirem e se abrirem no **saco lacrimal** (*saco de lágrimas*) (**B24**), de onde o **ducto nasolacrimal** (*ducto de lágrimas*) (**B25**) leva ao meato inferior do nariz. Piscar não apenas resulta em umedecimento uniforme da superfície do bulbo do olho, mas também tem um efeito de sucção sobre o fluxo de lágrimas por expansão e constrição do ducto nasolacrimal.

Órbita (C)

A cavidade orbital (órbita) é revestida pelo *periósteo* (*periórbita*) (**C26**) e é preenchida por tecido gorduroso, o *corpo gorduroso orbital* (**C27**), em que o bulbo do olho (**C28**), o nervo óptico (**C29**) e os músculos oculares (**C30**) estão inseridos. Na margem anterior da órbita, o tecido gorduroso é demarcado pelo septo orbital (**BC31**). O tecido gorduroso é separado do bulbo do olho por uma cápsula de tecido conjuntivo, a *bainha bulbar* (**C32**), que encerra a *esclera* (**C33**).

C34 Corioide.

C35 Parede óssea da órbita.

11.1 Estrutura

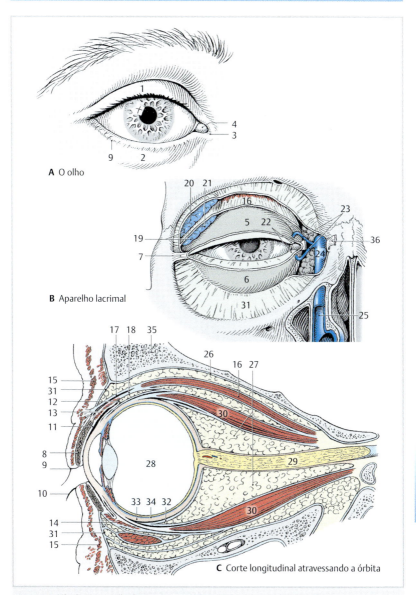

A O olho

B Aparelho lacrimal

C Corte longitudinal atravessando a órbita

Fig. 11.1 Pálpebras, aparelho lacrimal e cavidade orbital.

Músculos do Bulbo do Olho (A-E)

O bulbo do olho é fixado por membranas à cápsula do corpo adiposo orbital e pode mover-se em todas as direções. Os movimentos são obtidos por seis *músculos extraoculares*, a saber, quatro músculos retos e dois músculos oblíquos. Os tendões de origem dos músculos retos formam um anel em forma de funil em torno do canal óptico, o *tendão anular comum* (**AB1**). O **músculo reto superior** (**A-C2**) (nervo oculomotor) corre acima do bulbo do olho em uma direção externa discretamente oblíqua. O **músculo reto inferior** (**A-C3**) (nervo oculomotor) corre abaixo do bulbo do olho na mesma direção. Na face nasal do bubo do olho, encontra-se o **músculo reto medial** (**AC4**) (nervo oculomotor) e, na face temporal, localiza-se o **músculo reto lateral** (**A-C5**) (nervo abducente). A uma distância de 0,5-1 cm da margem da córnea, os tendões planos dos músculos retos se fixam à esclera do bulbo do olho. O **músculo oblíquo superior** (**AC6**) (nervo troclear) se origina medialmente na asa menor do osso esfenoide e se estende quase até a margem da órbita. Aí seu tendão atravessa a **tróclea** (**A7**), uma alça larga que consiste em cartilagem fibrosa e que é revestida com uma bainha sinovial. O tendão, então, vira, em ângulo agudo, na direção posterolateral e se fixa sob o músculo reto superior no lado temporal da parte superior do bulbo do olho. O **músculo oblíquo inferior** (**BC8**) (nervo oculomotor) se origina medialmente na margem infraorbital e corre até o lado temporal do bulbo do olho. *Levantador do músculo da pálpebra superior* (**B9**).

Movimentos do bulbo do olho:

- Rotação em torno do **eixo vertical** em direção ao nariz (*adução*) e da têmpora (*abdução*).
- Rotação em torno do **eixo horizontal** para cima (*elevação*) e para baixo (*depressão*).
- Rotação em torno do **eixo sagital**, com rolamento da metade superior do bulbo do olho em direção ao nariz (rotação interna ou *intorção*) e em direção à têmpora (rotação externa ou *extorção*).

O *músculo reto medial* (**C4**) causa **adução**; o *músculo reto lateral* (**C5**), **abdução**.

O *músculo reto superior* (**C2**) eleva o bulbo do olho e também causa discreta adução e **intorção**; o *músculo reto inferior* (**C3**) baixa o bulbo do olho e também causa discreta adução e **extorção**.

O *músculo oblíquo superior* (**C6**) roda o polo superior do bulbo do olho para dentro, discretamente deprimindo e abduzindo o bulbo do olho; o *músculo oblíquo inferior* (**C8**) roda o polo superior do bulbo do olho para fora e eleva discretamente e abduz o bulbo do olho.

Essa descrição funcional se aplica apenas quando se olha diretamente em frente (olhar medial) e quando ambos os bulbos do olho tiverem eixos de visão paralelos. Durante movimentos oculares e reações simultâneas de convergência (p. 362, C) e divergência, as funções dos músculos individuais mudam (p. ex., os dois músculos retos mediais são sinérgicos durante a convergência e antagonistas durante o olhar lateral). A *mudança de função* é determinada pelo desvio do eixo visual a partir do eixo anatômico da órbita. Quando os dois eixos se sobrepõem durante a abdução do bulbo do olho 23°, o *músculo reto superior* (**D10**, olhando diretamente à frente) e o *músculo reto inferior* perdem suas funções acessórias; o primeiro se transforma em verdadeiro levantador do bulbo do olho (**D11**), e o segundo, em verdadeiro depressor do bulbo do olho. Durante a adução máxima do bulbo do olho até 50°, o *músculo oblíquo superior* (**E12**, olhando diretamente à frente) (**E13**) e o *músculo oblíquo inferior*, em um verdadeiro **levantador do bulbo do olho**. Todos os músculos extraoculares estão envolvidos com tensão e relaxamento durante cada movimento ocular, e a posição do bulbo do olho determina a função de cada músculo.

Precisão e velocidade da função dos músculos dependem de características estruturais. Além das fibras intrafusais dos fusos musculares, numerosas fibras extrafusais são fornecidas com as terminações nervosas anuloespirais sensitivas. As unidades motoras são extremamente pequenas; cerca de seis fibras musculares oculares são inervadas por uma fibra nervosa. Para comparação, uma fibra nervosa inerva 100-300 fibras musculares no músculo dos dedos; em outros músculos, muitas vezes mais do que 1.500 fibras.

> **Observação clínica:** A paralisia de músculos oculares individuais causa diplopia (visão dupla), em que os objetos em redor são percebidos em dobro. A posição relativa das duas imagens – lado a lado ou desviadas obliquamente acima ou obliquamente abaixo uma da outra – indica qual músculo está paralisado.

11.1 Estrutura

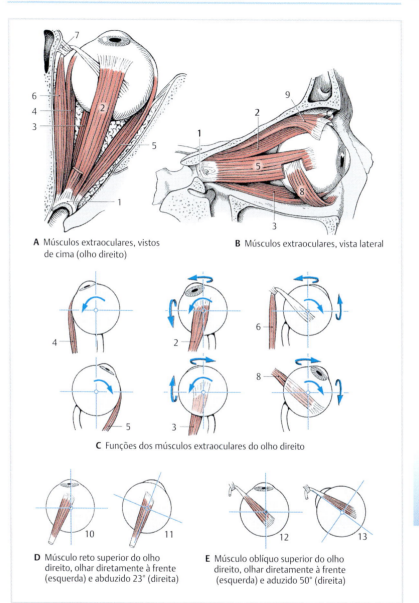

A Músculos extraoculares, vistos de cima (olho direito)

B Músculos extraoculares, vista lateral

C Funções dos músculos extraoculares do olho direito

D Músculo reto superior do olho direito, olhar diretamente à frente (esquerda) e abduzido 23° (direita)

E Músculo oblíquo superior do olho direito, olhar diretamente à frente (esquerda) e aduzido 50° (direita)

Fig. 11.2 Músculos do olho.

O Bulbo do Olho

Desenvolvimento (A)

A parte sensível à luz do olho é um derivado do diencéfalo. Ao final do primeiro mês de desenvolvimento embrionário, as duas *vesículas ópticas* (**A1**) são formadas como evaginações do prosencéfalo (**A2**). As vesículas ópticas, então, induzem espessamentos no ectoderma da cabeça, os *placoides do cristalino* (**A3**), que, mais tarde, invaginam como *vesículas do cristalino* (**A4**). As células epiteliais da parede da vesícula posterior se alongam e transformam nas *fibras do cristalino* (**A5**), que, mais tarde, formam a parte principal do cristalino. As células da parede da vesícula anterior persistem como epitélio do cristalino. As paredes anterior e posterior da vesícula óptica se aproximam e formam o *cálice óptico* (**A6**). A luz da vesícula, originalmente parte do sistema ventricular, o *ventrículo óptico* (**A7**), torna-se uma cavidade estreita. O cálice óptico consiste em uma camada interna, a *camada neural* (**A8**), e uma camada externa, a *camada pigmentada* (**A9**); ambas são camadas da retina. A *artéria hialoide* (**A10**) estende-se primeiramente ao cristalino, porém, mais tarde, regride.

Estrutura (B)

A face anterior do **bulbo do olho** consiste na **córnea** transparente (**B11**). Atrás dela encontra-se o **cristalino do olho** (**B12**), coberto pela **íris** (**B13**), com sua abertura central, a *pupila*. O **nervo óptico** (**B14**) sai na parede posterior do bulbo do olho, discretamente medial ao eixo óptico. Há três cavidades no olho:

- A **câmara anterior** (**B15**), que é limitada pela córnea, íris e cristalino.
- A **câmara posterior**, que forma um anel em torno do cristalino (**B16**).
- O interior do olho, que contém o **corpo vítreo** (**B17**).

O corpo vítreo é um gel transparente que consiste, principalmente, em água. As duas câmaras do olho contêm um líquido claro, o humor aquoso.

A parede do bulbo do olho consiste em três camadas:

- A túnica fibrosa do bulbo do olho, ou *esclera*.
- A túnica vascular do bulbo do olho, ou *úvea*.
- A túnica interna (sensorial) do bulbo do olho, ou *retina*.

A **esclera** (**B18**) é uma cápsula de tecido conjuntivo resistente ao estiramento que consiste principalmente em fibras de colágeno e algumas fibras elásticas; em conjunto com a pressão intraocular, mantém a forma do bulbo do olho.

A **úvea** vascular forma a íris e o **corpo ciliar** (**B19**) na parte anterior do bulbo do olho, e a **corioide** (**B20**) na parte posterior.

A parte posterior da **retina** (*parte óptica*) (**B21**) contém as células receptoras sensíveis à luz, bem como o epitélio pigmentado, enquanto a parte anterior (*parte cega*) (**B22**) contém apenas epitélio pigmentado. O limite entre as duas partes da retina é conhecido como **ora serrata** (**B23**).

O bulbo do olho tem um polo anterior (**B24**) e um polo posterior (**B25**); o *equador do bulbo do olho* (**B26**) corre entre eles. Alguns vasos sanguíneos e músculos seguem os *meridianos do bulbo do olho* (**B27**), que vão de um polo ao outro.

O bulbo do olho pode ser dividido em uma parte anterior e uma parte posterior, que cumprem funções diferentes. A parte anterior contém o *aparelho formador de imagens*, o sistema de refração do cristalino. A parte posterior contém a *superfície fotorreceptora*, a retina. Por isso, o olho pode ser comparado a uma câmera que possui um sistema de lentes com uma abertura frontal – a íris do olho – e um filme sensível à luz na parte posterior – a retina.

> **Observação clínica:** Na *hipermetropia*, o eixo do bulbo do olho se encurta e o ponto focal se encontra atrás da retina. Na *miopia*, o eixo do bulbo do olho é relativamente longo demais, e o ponto focal se situa à frente da retina. A acuidade visual pode ser restaurada com lentes de correção apropriadas.

B28 Cavidade subaracnóidea (p. 355, D17).

11.1 Estrutura

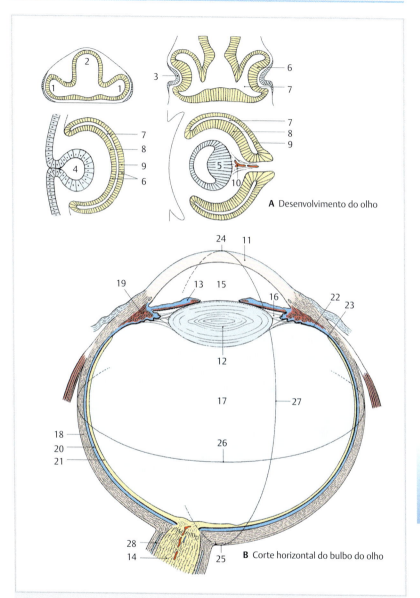

A Desenvolvimento do olho
B Corte horizontal do bulbo do olho

Fig. 11.3 Desenvolvimento e estrutura do bulbo do olho.

Parte Anterior do Olho

Córnea (A, B)

A **córnea** (**A1**, **B**) se posiciona como um vidro de relógio no bulbo do olho. Em razão de sua acentuada curvatura, tem o efeito de foco do cristalino (em 43 dioptrias, oferece a maior parte do poder de refração do olho). Sua superfície anterior é formada por um epitélio escamoso não queratinizado com múltiplas camadas (**B2**) que repousa sobre uma membrana basal espessa chamada *lâmina limitante anterior* (membrana de Bowman) (**B3**). Abaixo dela localiza-se o *estroma da córnea* (substância própria) (**B4**); suas fibras de colágeno retas formam lamelas que se situam paralelamente à superfície da córnea. Na superfície posterior, localiza-se mais uma membrana basal, a *lâmina limitante posterior* (membrana de Descemet) (**B5**) e um endotélio com camada única (**B6**). A córnea contém fibras nervosas não mielinizadas, mas não contém vasos sanguíneos. Sua transparência se deve a um conteúdo líquido específico e ao estado de edema de seus componentes. Qualquer alteração do turgor causa turvação da córnea.

Câmara Anterior do Olho (A)

A câmara anterior do olho (**A7**) contém o humor aquoso, gerado pelo epitélio ciliar. A parede do *ângulo iridocórneo* (**A8**) consiste em cordões de tecido conjuntivo frouxo (*retículo trabecular*, ou *ligamento pectíneo*) (**A9**); o humor aquoso filtra-se através dos espaços entre as fibras e vai ao *seio venoso da esclera*, ou canal de Schlemm (**A10**) e passa à corrente sanguínea.

Íris (A, C)

A **íris** (**A11**) forma uma abertura à frente do cristalino. Fixa-se ao corpo ciliar na *raiz da íris* (**A12**) e estende-se à *margem pupilar* (**A13**). A íris consiste em duas camadas, a saber, o *estroma* mesodérmico (**AC14**) e a face posterior ectodérmica da íris, conhecida como *parte irídica da retina* (**AC15**). O estroma é composto por cordões de tecido conjuntivo e é pigmentado. Um alto conteúdo de pigmento resulta em olhos castanhos, enquanto um baixo conteúdo de pigmento dá aos olhos um aspecto verde ou azul. Numerosos vasos sanguíneos se ramificam radialmente do *círculo arterial maior da íris* (**AC16**). A parte ectodérmica da íris, um derivado do cálice óptico

(p. 346, A6), dá origem a dois músculos lisos, a saber, o *músculo esfíncter da pupila* (**AC17**), e o fino *músculo dilatador da pupila* (**AC18**). O músculo esfíncter da pupila é inervado pela parte parassimpática do nervo oculomotor, e o músculo dilatador da pupila, pelo nervo simpático do pescoço. Desse modo, a contração (miose) da pupila ocorre primariamente em resposta à atividade nervosa parassimpática, e a dilatação (midríase), primariamente, em resposta à atividade nervosa simpática.

Corpo Ciliar (A, D)

O cristalino fica suspenso no **corpo ciliar** circular (**A19**, **D**). Os músculos do corpo ciliar controlam a curvatura do cristalino (p. 362, B) e, assim sendo, a acuidade visual para a visão para perto e para longe. Consiste em uma superfície radialmente dobrada, o *disco ciliar* (**D20**), de onde aproximadamente 80 *processos ciliares* (**D21**) fazem protrusão (*coroa ciliar*). A parte anterior do disco é ocupada pelo músculo ciliar; suas fibras musculares, as *fibras meridionais* (**A22**), abrangem entre a *ora serrata* e o retículo trabecular, bem como a membrana Descemet. Daí, fibras musculares radiais se estendem em direção ao interior e se curvam para assumir um trajeto circular (*fibras circulares*) (**A24**). Fibras delicadas, as *fibras zonulares* (**AD25**), estendem-se do corpo ciliar ao cristalino e formam a *zona ciliar* (**D26**). Muitas fibras se originam na área da *ora serrata* e se estendem à superfície anterior do cristalino. Elas cruzam as fibras mais curtas que se originam nos processos ciliares e terminam na superfície posterior do cristalino.

Cristalino do Olho (A, D, E)

O **cristalino** (**AD27**), lente biconvexa, é composto por células epiteliais alongadas, as fibras do cristalino, que mostram um arranjo lamelar (poder de refração de aproximadamente 20 dioptrias). As extremidades das fibras se empurram nas superfícies anterior e posterior do cristalino; no recém-nascido, formam uma estrela de três pontas (**E**) em sua borda. As fibras do cristalino são continuamente formadas durante toda a vida.

> **Observação clínica:** No reflexo do piscamento, a pálpebra se fecha e aumenta a secreção lacrimal em resposta a uma irritação local. A inervação sensorial aferente se faz via nervo trigêmeo; as fibras motoras eferentes vêm do nervo facial.

11.1 Estrutura

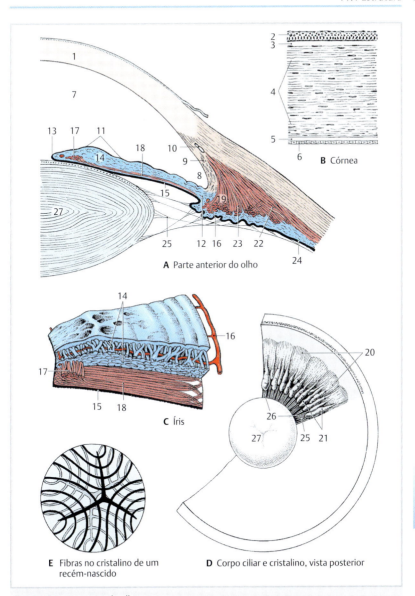

A Parte anterior do olho
B Córnea
C Íris
D Corpo ciliar e cristalino, vista posterior
E Fibras no cristalino de um recém-nascido

Fig. 11.4 Parte anterior do olho.

Irrigação (A)

O olho tem dois diferentes sistemas vasculares: as **artérias ciliares** e a **artéria central da retina**. Todos esses vasos se originam na *artéria oftálmica* (ver Artérias, p. 274, C16). As artérias ciliares posteriores são os ramos que irrigam a túnica vascular do bulbo do olho, ou úvea, que forma a íris (**A1**), o corpo ciliar (**A2**) e a corioide própria da parede posterior do bulbo do olho (**A3**). Esse sistema vascular não somente irriga, mas também é essencial para manter a pressão intraocular e a tensão do bulbo do olho.

Artérias ciliares posteriores longas (**A4**). Essas artérias penetram na esclera perto da saída do nervo óptico. Uma delas corre na parede temporal, a outra, na parede nasal do bulbo do olho até o corpo ciliar e à íris. Na raiz da íris, formam o *círculo arterial maior da íris* (**A5**), de onde os vasos se irradiam para o *círculo arterial menor da íris* (**A6**) próximo à pupila.

Artérias ciliares posteriores curtas (**A7**). Elas formam o plexo vascular da corioide, que se estende da parede posterior do bulbo do olho à *ora serrata* (**A8**). A camada interna da corioide consiste em capilares especialmente largos, a *camada coriocapilar*, e faz fronteira com o epitélio pigmentado da retina. Conquanto a lâmina coriocapilar esteja firmemente fixada ao epitélio pigmentado, a face externa da corioide é separada da esclera pelo *espaço pericoroidal* e, desse modo, pode ser deslocada.

Artérias ciliares anteriores (**A9**). Elas correm dos músculos retos à esclera, onde ramificam no tecido episcleral e na conjuntiva. Nesta, formam as *alças marginais* (**A10**) em torno da margem da córnea.

As veias se unem para formar as quatro *veias ciliares posteriores* ou **veias vorticosas** (**A11**), que penetram obliquamente na esclera na parede posterior do bulbo do olho.

Artéria central da retina (**A12**). Essa artéria entra no nervo óptico aproximadamente 1 cm posteriormente ao bulbo do olho e se estende em meio ao nervo até a papila do nervo óptico (ver adiante). Divide-se, então, em ramos que correm ao longo da superfície interna da retina na camada de fibras nervosas. Os vasos da retina são *artérias terminais*. Seus capilares chegam até a camada nuclear interna (p. 352, A12). As vênulas se unem e formam a *veia central da retina* (**A13**), que tem um trajeto semelhante ao da artéria central.

As células visuais são nutridas de ambos os lados da retina: do lado externo, pelo sistema capilar das artérias ciliares posteriores curta e, do lado de dentro, pelas artérias centrais.

Fundo do Olho (B)

O polo posterior do bulbo do olho, o **fundo**, pode ser examinado através da pupila com um oftalmoscópio. Tem coloração avermelhada. Na metade nasal, encontra-se a **papila do nervo óptico** (*mancha cega*) (**B14**), onde todas as fibras nervosas da retina se combinam para deixar o olho como nervo óptico. A papila é um disco esbranquiçado com uma depressão rasa central, a *escavação do disco óptico* (**AB15**) (ver p. 354, F). Na papila, a artéria central se divide em vários ramos e as veias se unem pra formar a veia central. As artérias têm coloração relativamente clara e são finas, enquanto as veias são mais escuras e um pouco mais grossas. Os vasos correm radialmente na direção nasal, enquanto fazem um arco na direção temporal. Numerosos vasos correm para a **mácula** (*mancha amarela*) (**B16**), a *área de mais alta acuidade visual*. Sua superfície discretamente amarelada e transversalmente oval contém pequena depressão no centro, a **fóvea central** (**AB17**) (ver p. 354, E).

A18 Parte óptica da retina.
A19 Parte ciliar da retina.
A20 Parte irídica da retina.

11.1 Estrutura

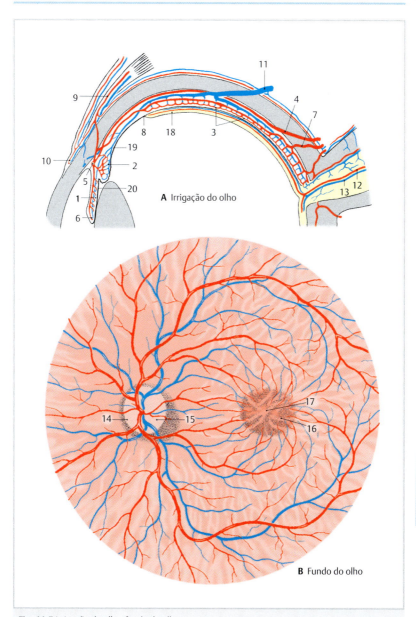

Fig. 11.5 Irrigação do olho, fundo do olho.

Retina (A-E)

A **retina** é a camada mais interna do olho (**A1**). A camada seguinte é a úvea, a camada vascular (média) (**A2**), seguida pela camada fibrosa (a mais externa) (**A3**). A **retina** se divide em três partes:

- **A parte óptica da retina** (**AB4**) cobre o fundo do olho e contém as células sensoriais sensíveis à luz (fotorreceptores).
- **A parte ciliar da retina** (**AB5**) é separada da parte óptica pela *ora serrata* (**AB6**). Encosta-se ao corpo ciliar (**A7**).
- **A parte irídica da retina** (**A8**) cobre a superfície posterior da íris (**A9**). Nem a parte ciliar nem a parte irídica contêm células sensoriais; consistem apenas em um epitélio pigmentado com dupla camada. São conhecidas, portanto, como a parte cega (**AB10**) da retina.

A **retina** consiste em duas camadas, a saber, a *camada pigmentada* (**CD11**) externa e a *camada neural* (**C12**) interna (ver p. 344 A8, A9). Elas aderem firmemente uma à outra somente nas regiões da papila (**A13**) e da *ora serrata* (**AB6**). A *camada pigmentada* da retina consiste em um epitélio pigmentado simples cúbico (**CE14**), que, em direção à camada média da retina, assenta-se em uma membrana basal espessada, a membrana de Bruch (**CDE15**). O polo apical das células de pigmento tem complexos juncionais com junções estreitas (**E16**) (**barreira hematorretiniana**). O epitélio pigmentado fagocita extremidades descamadas dos segmentos externos (**CDE17**) e é importante para a regeneração do pigmento visual. A membrana de Bruch possui redes de fibras elásticas que atuam antagonisticamente ao músculo ciliar.

Camada Neural

Colocado de maneira simples, a camada neural contém três camadas de células conectadas em um sistema de retransmissão.

Adjacentemente à camada dos fotorreceptores (*epitélio neural*, **C18**) é a camada das células bipolares (*camada ganglionar da regina*, **C19**). Por fim, tem-se a *camada ganglionar do nervo óptico* (**C20**). Desse modo, as células sensoriais da retina não estão voltadas para a luz que chega com suas partes receptoras; em vez disso, afastam-se da luz e são cobertas por neurônios e fibras nervosas. Essa ordem invertida é conhecida como *inversão* da retina. A superfície interna da retina é separada do corpo vítreo (**ACD22**) por uma membrana basal, a *membrana limitante interna* (**CD21**). A *membrana limitante externa* (**CE23**) corresponde às junções aderentes (zônula aderente) entre os fotorreceptores e as partes apicais das *células de Müller* (**C, E24**).

O **epitélio neural** (**C18**) contém os **bastonetes** (**CE25**) e cones (**CE26**) da retina. Os bastonetes servem à percepção de claro-escuro quando há pouca iluminação (visão noturna), enquanto os cones são responsáveis pela percepção de cores em alta resolução (visão à luz do dia). Os núcleos celulares dos fotorreceptores (**C25, C26**) formam a *camada nuclear externa* (**CD27**). Os fotorreceptores têm uma morfologia bipolar. O processo periférico se divide em um segmento interno (**CDE28**) e um externo (**CDE17**). Os segmentos externo e interno são conectados por meio de uma estrutura semelhante a um cílio (**E29**). O processo central dos fotorreceptores forma a terminação pré-sináptica, que desenvolve contatos sinápticos com células bipolares e horizontais na camada plexiforme externa (**CDE30**). Os fotorreceptores representam o primeiro neurônio da via visual. Na **camada ganglionar da retina** (**C19**), encontram-se as **células bipolares** (**C31**), cujos dendritos fazem contato com as terminações sinápticas dos fotorreceptores. Seus axônios estabelecem contatos sinápticos com os dendritos das células ganglionares (**C33**) e com células amácrinas (**C34**) na camada plexiforme interna (**CD32**). Os corpos celulares das células bipolares se localizam na camada nuclear interna (**D35**). Nessa camada, também se localizam os corpos celulares das células horizontais (**C36**) e amácrinas (**C34**) e os corpos celulares das *células gliais de sustentação de Müller* (**CE24**). As células bipolares formam o segundo neurônio da via visual. **Na camada ganglionar do nervo óptico** (**C20**), encontram-se as células ganglionares da regina (**C33**) com corpos celulares multipolares facilmente visíveis (terceiro neurônio da via visual), cujos dendritos formam sinapses na camada plexiforme interna (**CD32**) como terminações pré-sinápticas das células bipolares. Seus axônios se estendem primeiramente como fibras amielínicas na **camada de fibras nervosas** (**C37**) até à **papila do nervo óptico** (**A13**, mancha cega). Os axônios mielinizados fora do olho formam o nervo óptico (**A38**).

As **células horizontais** (**C36**) e as **células amácrinas** (**C34**) são interneurônios de conexão lateral que têm um papel importante no estabelecimento de campos de recepção e na transmissão de informação sensorial específica.

D39 Camada de fibras nervosas, **A40** Córnea, **A41** Conjuntiva, **A42** Esclera, **A43** Câmara anterior, **A44** Cristalino, **A45** Fóvea central, **A46** Eixo óptico, **A47** Câmara posterior, **A48** Fibras zonulares, **E49** Capilares, **D** Corte semifino de uma retina de camundongo.

11.1 Estrutura

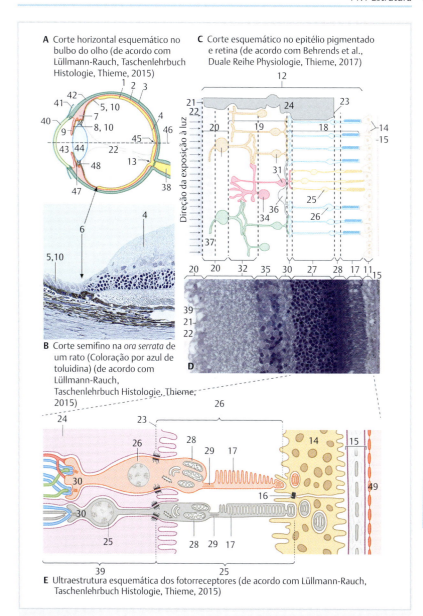

A Corte horizontal esquemático no bulbo do olho (de acordo com Lüllmann-Rauch, Taschenlehrbuch Histologie, Thieme, 2015)

B Corte semifino na *ora serrata* de um rato (Coloração por azul de toluidina) (de acordo com Lüllmann-Rauch, Taschenlehrbuch Histologie, Thieme, 2015)

C Corte esquemático no epitélio pigmentado e retina (de acordo com Behrends et al., Duale Reihe Physiologie, Thieme, 2017)

E Ultraestrutura esquemática dos fotorreceptores (de acordo com Lüllmann-Rauch, Taschenlehrbuch Histologie, Thieme, 2015)

Fig. 11.6 Retina.

Estruturas Funcionais da Retina, Circuito Neuronal

A retina humana contém cerca de 120 milhões de bastonetes (**A1**) e 6 milhões de cones (**A2**). Os bastonetes são responsáveis pela **visão noturna e com pouca luminosidade** (**visão escotópica**) sensível, enquanto os cones são responsáveis pela visão de alta resolução durante **luz do dia** e para **visão colorida** (**visão fotópica**). Os humanos possuem três tipos diferentes de cones, otimizados para a percepção de cores na faixa luminosa de **vermelho**, **verde** ou **azul**. Quando expostos à luz, os fotorreceptores hiperpolarizam e liberam **menos** neurotransmissor (**glutamato**) na terminação pré-sináptica. O glutamato é detectado pelas **células bipolares** pós-sinápticas (**A3**) e pelas **células horizontais** (**A4**) por vários receptores de glutamato. Faz-se uma distinção entre as **células bipolares ON-center**, que **despolarizam** quando os fotorreceptores conectados no circuito são expostos à luz, e **células bipolares OFF-center**, que **hiperpolarizam** quando os fotorreceptores em contato com elas são expostos à luz (**A**, **B**). As respostas diferentes das células bipolares ON centro e OFF do centro ao glutamato liberado podem ser atribuídas ao seu equipamento com diferentes receptores de glutamato pós-sinápticos. As células bipolares **OFF-center** possuem receptores de glutamato ionotrópicos, nos quais a ligação do glutamato causa influxo de cátions e, por sua vez, leva à despolarização. As células bipolares **ON-center** possuem receptores de glutamato metabotrópicos, em que a ligação do glutamato – mediada por cascatas de sinais intracelulares – causa inibição. As sinapses com células bipolares ON-center, desse modo, são sinapses de inversão de sinal (sinal **menos** em **A**). As sinapses dos fotorreceptores com as células bipolares OFF-center são sinapses conservadoras de sinais (sinal **mais** em **A**). Por isso, a hiperpolarização dos fotorreceptores leva a uma hiperpolarização concordante das células bipolares OFF-center. Os fotorreceptores dos cones formam sinapses tanto com as **células bipolares ON-center** (**A5**) como nas **células bipolares OFF-center** (**A6**). Os bastonetes são contatados de modo pós-sináptico somente por **células bipolares ON-center DOS BASTONETES** (**A3**) que formam sinapses de inversão de sinal (sinal **menos** em **A**). Tanto as células bipolares ON-center como as OFF-center da via de cones estabelecem contatos sinápticos diretos com as células ganglionares (**A7**) na camada plexiforme interna. As sinapses das células bipolares ON-center e OFF-center se localizam em diferentes camadas da camada plexiforme interna, as **subcamadas OFF-center e ON-center** (**AC8**). As células bipolares ON-center, desse modo, formam contatos sinápticos com **células ganglionares ON-center** na **subcamada ON-center** da camada plexiforme interna. As células ganglionares ON-center despolarizam quando fotorreceptores ligados ao ativados por luz. Inversamente, as **células bipolares OFF-center**, na **subcamada OFF-center** da camada plexiforme interna, estabelecem contato sináptico com as **células ganglionares OFF-center**. As células ganglionares OFF-center hiperpolarizam quando os fotorreceptores são ativados por luz. Na via de bastonetes, as células bipolares dos bastonetes não entram em contato com as células ganglionares diretamente, mas chegam a elas somente por meio da conexão de interneurônios amácrinos (**A9**).

A retina tem um sistema complexo de retransmissão. Impulsos luminosos passam por processamento na retina. Estudos eletrofisiológicos têm mostrado que grupos de células sensitivas se combinam para formar **campos de recepção** (RFs) e reagem como unidades funcionais. Os RFs das células ganglionares se organizam de maneira concêntrica e antagonística. Nas células ganglionares **ON-center**, expor o centro do RF à luz leva à despolarização e a um aumento da taxa de descargas no nervo óptico (**B10**). Expor a margem do RF à luz leva à hiperpolarização das células ganglionares ON-center e a uma diminuição da taxa de descargas no nervo óptico (**B11**). Diferentemente, nas células ganglionares OFF-center, expor o centro do RF à luz desencadeia hiperpolarização e reduz a taxa de respostas no nervo óptico (**B12**). Expor a periferia do RF das células ganglionares OFF-center inversamente leva à despolarização e a aumento na taxa de descargas no nervo óptico (**B13**). A organização antagonista dos RFs é mediada por interneurônios de conexão lateral, em particular por células horizontais (**A4**). Tanto as células ganglionares ON-center como as OFF-center possuem um campo de recepção pequeno ou grande, dependendo da extensão de sua árvore de dendritos. As células ganglionares com campo de recepção pequeno (**células ganglionares parvocelulares**) são especialmente adaptadas à resolução precisa da forma e da cor. As células ganglionares com um campo de recepção grande (**células ganglionares magnocelulares**) são especializadas na percepção de movimentos no campo visual. Essa informação é transmitida em separado e processada em diferentes partes do córtex (p. 362). **M**, Célula ganglionar (GC) **ON-center** magnocelular, **M**, GC OFF-center magnocelular, **P**, GC **ON-center** parvocelular, **P**, GC **OFF-center** parvocelular, **A14** Camada plexiforme externa, **C15** Camada de células ganglionares.

11.1 Estrutura

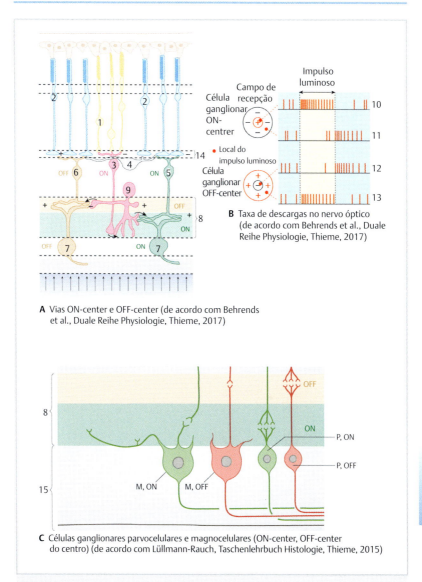

A Vias ON-center e OFF-center (de acordo com Behrends et al., Duale Reihe Physiologie, Thieme, 2017)

B Taxa de descargas no nervo óptico (de acordo com Behrends et al., Duale Reihe Physiologie, Thieme, 2017)

C Células ganglionares parvocelulares e magnocelulares (ON-center, OFF-center do centro) (de acordo com Lüllmann-Rauch, Taschenlehrbuch Histologie, Thieme, 2015)

Fig. 11.7 Retina, nervo óptico.

Fotorreceptores, Morfologia e Função (A-D)

Os fotorreceptores têm uma planta característica. O **segmento externo** dos bastonetes é um processo cilíndrico da membrana plasmática (**A1, B**) contendo várias centenas de bolsas da membrana intracelular achatadas e empilhadas, assemelhando-se a uma bolsa de moedas (**discos, AB2**). O segmento externo (**C**) de cones tem uma forma mais cônica e, em algumas partes, as invaginações se conectam à membrana plasmática. Um conector excêntrico e fino liga o segmento externo ao **segmento interno** (**A3**) e contém a estrutura 9 x 2 + 0 típica dos cílios primários sensoriais. O segmento interno (**A-C4**) contém o complexo de Golgi, o retículo endoplasmático rugoso e as mitocôndrias. Produz, continuamente, componentes do segmento externo e o renova em aproximadamente 10 dias. Depois do segmento interno, o corpo celular fica mais estreito até um processo interno semelhante a um axônio (**A5**). O núcleo celular (**A6**) se localiza na transição do segmento interno para o axônio ou dentro do axônio. A terminação pré-sináptica (**A7**) se localiza na extremidade interna. A terminação desenvolve sinapses invaginadas, em que a membrana pré-sináptica circunda o complexo pós-sináptico (**A8**).

O segmento externo (**A1, B, C**) é a parte **sensível à luz** dos fotorreceptores, nos quais a luz é convertida em um sinal elétrico (**fototransdução**). É importante para esse processo o pigmento visual, armazenado na membrana dos discos. O pigmento visual pertence à famílias opsina de proteína, que tem sete domínios transmembrana, o retinal 11-cis funciona como grupo prostético. O pigmento visual é acoplado à proteína heterotrimérica de ligação ao GTP transducina. A **rodopsina** é o pigmento visual para as células dos bastonetes, que se tornam ativas à medida que a luz diminui. Os cones contêm **opsinas dos cones**, relacionadas com a rodopsina (com eficiência de absorção máxima em comprimentos de onda de 565 nm na **faixa do vermelho**, 535 nm na **faixa do verde** e 420 nm na **faixa do azul**). A percepção de cor é determinada pela combinação das informações de diferentes canais de cones.

Fototransdução: No escuro, os canais controlados pelo GMPc da membrana plasmática dos segmentos externos ficam abertos. Por meio desses canais, cátions (Na^+, Ca^{2+}) podem entrar e despolarizar o fotorreceptor. Com a exposição à luz, o pigmento visual (rodopsina) é ativado e o retinal 11-cis é transformado em **retinal all-trans** pela luz. A rodopsina ativada por luz ativa a proteína G heterotrimérica transducina, substituindo o GDP da forma inativa ligada à subunidade α por GTP. A subunidade α ativada dessa maneira ativa a fosfodiesterase 6 (PDE6), que subsequentemente hidrolisa GMPc a GMP. Isso significa que os canais controlados por GMPc na membrana plasmática já não podem ser mantidos abertos e então se fecham. O influxo do cátion desligado leva a hiperpolarização. O GMPc é regenerado por meio de uma guanilato ciclase.

A distribuição de bastonetes e cones na retina varia por região. Os bastonetes dominam na maioria das áreas, com exceção da **mácula lútea** (mácula) (**D9**). Na imagem oftalmoscópica (**D**), a mácula aparece como campo escuro localizado temporalmente à cabeça do nervo óptico, o ponto de saída do nervo óptico (**D10**). No centro da mácula, há uma depressão em forma de funil, a fóvea central (**DE11**), que se encontra no eixo óptico do olho (ver p. 351, A48). No centro da fóvea, estão presentes quase que exclusivamente cones. As camadas internas da retina com as células bipolares e ganglionares ali são transferidas lateralmente, de modo que a luz atinja diretamente os cones. Os cones da foveóla também se conectam na proporção 1:1:1 com as células ganglionares, tendo um campo de recepção especialmente pequeno por meio de células bipolares especiais. Essa é a área de mais alta acuidade visual. Nas outras regiões da retina ocorre uma convergência de muitos fotorreceptores sobre poucas células bipolares e ganglionares, resultando em redução da resolução espacial. Tal convergência é mais pronunciada na periferia da retina. Os axônios das células ganglionares se estendem à *papila do nervo óptico* em feixes (**F10**). Um feixe de fibras circunscrito, o *feixe papilomacular*, estende-se da mácula à papila. Uma vez atravessada a *lâmina crivosa* (**F12**), os axônios são envolvidos por bainhas de mielina formadas a partir de oligodendrócitos. A esclera (**F13**) se transforma na bainha dural (**F14**). Entre a *bainha da aracnoide* (**F15**) e a *bainha da pia-máter* (**F16**), encontra-se o espaço cheio de LCS (**F17**).

> **Observação clínica**: Patologias visuais na faixa vermelha-verde envolvem alterações genéticas nos cones sensíveis ao vermelho ou sensíveis ao verde. Como elas são alterações do cromossomo X, aqueles do gênero masculino são predominantemente afetados.

11.1 Estrutura 355

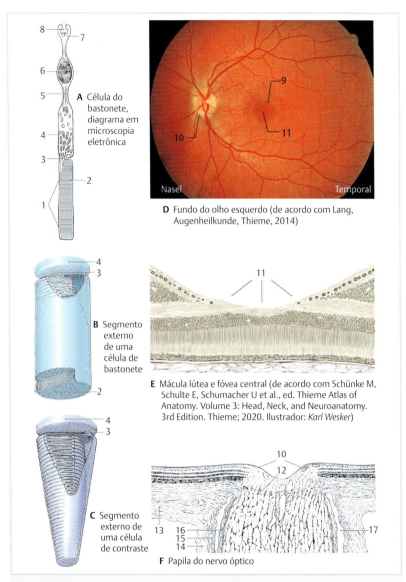

Fig. 11.8 Fotorreceptores.

A Célula do bastonete, diagrama em microscopia eletrônica

B Segmento externo de uma célula de bastonete

C Segmento externo de uma célula de contraste

D Fundo do olho esquerdo (de acordo com Lang, Augenheilkunde, Thieme, 2014)

E Mácula lútea e fóvea central (de acordo com Schünke M, Schulte E, Schumacher U et al., ed. Thieme Atlas of Anatomy. Volume 3: Head, Neck, and Neuroanatomy. 3rd Edition. Thieme; 2020. Ilustrador: *Karl Wesker*)

F Papila do nervo óptico

11.2 Via Visual e Reflexos Oculares

Via Visual

Posto de maneira simples, a via visual consiste em quatro neurônios conectados em série:

- Primeiro neurônio, os **fotorreceptores**.
- Segundo neurônio, os **neurônios bipolares** da retina, que transmitem os impulsos dos bastonetes e cones às grandes células ganglionares da retina.
- Terceiro neurônio, as **células ganglionares da retina**, cujos axônios se combinam para formar o nervo óptico e que se estendem ao *núcleo geniculado lateral* do tálamo.
- Quarto neurônio, as **células geniculadas**, cujos axônios se projetam como radiação óptica ao córtex visual primário (*área estriada*).

O **nervo óptico** (**A1**) entra na cavidade craniana através do canal óptico. Na base do diencéfalo, juntamente com o nervo óptico contralateral, forma o **quiasma óptico** (**A2**). O feixe de fibras que se inicia no quiasma é conhecido como **trato óptico** (**A3**). Os dois tratos correm em torno dos pedúnculos cerebrais e vão aos dois corpos geniculados laterais (**A4**). Antes de chegarem a eles, cada trato se divide em uma *raiz lateral* (**A5**) e uma *raiz medial* (**A6**). Conquanto a maioria das fibras corra por meio da raiz lateral ao corpo geniculado lateral, as fibras mediais continuam abaixo do corpo geniculado medial (**A7**) para os colículos superiores. Elas contêm vias visuais reflexas (p. 362, A16). Acredita-se que as fibras do nervo óptico deem colaterais ao pulvinar do tálamo (**A8**) antes de terminarem no corpo geniculado lateral. A radiação óptica (*radiação de Gratiolet*) (**B9**) começa no corpo **geniculado lateral** e se estende como placa ampla de fibras ao sulco calcarino na face medial do lobo occipital e, enquanto assim fazem, forma o *joelho temporal* que faz um arco em direção externa (**B10**) (p. 260, C16). Numerosas fibras se curvam rostralmente (*joelho occipital*) (**B11**) no lobo occipital para chegarem a áreas anteriores do córtex visual.

As fibras do nervo óptico originadas nas metades nasais (**B12**) da retina cruzam no quiasma óptico. As fibras das metades temporais da retina (**B13**) não cruzam, mas continuam no lado ipsilateral. Por isso, o trato direito contém as fibras da metade temporal do olho direito e da metade nasal do olho esquerdo. O trato esquerdo contém fibras da metade temporal do olho esquerdo e da metade nasal do olho direito. Em um corte transversal do trato, as fibras cruzadas se situam principalmente em posição ventrolateral, e as fibras não cruzadas em posição dorsomedial; entre as posições mais extremas, as fibras são mistas.

As fibras cruzadas e não cruzadas do trato óptico se estendem a diferentes camadas de células do corpo geniculado lateral (p. 258, B). O número de células geniculadas, aproximadamente um milhão, corresponde ao número de fibras do nervo óptico. No entanto, as fibras do nervo óptico geralmente terminam em cinco a seis células localizadas em diferentes camadas celulares. Provavelmente controlam a aferência de impulsos, como sugerido pela presença de sinapses axoaxonais características da inibição pré-sináptica.

Os axônios das células geniculadas formam a radiação óptica. Suas fibras se dispõem de acordo com as diferentes regiões da retina (p. 360). As fibras para a metade inferior da retina, especialmente aquelas para a periferia da retina, fazem um arco mais rostralmente no joelho temporal. As fibras para a metade superior da retina e para a região central da mácula fazem um arco apenas discretamente no lobo temporal.

Na **área estriada** (**B14**) do hemisfério direito terminam as fibras para as metades direitas das retinas; assim sendo, recebe aferência sensorial das metades esquerdas dos campos visuais. Na área estriada do hemisfério esquerdo, terminam as fibras das metades esquerdas das retinas com aferência das metades direitas dos campos visuais. A mão direita e o campo visual direito, portanto, são ambos representados no hemisfério esquerdo, que domina em pessoas destras (p. 264).

B15 Campos visuais.

11.2 Via Visual e Reflexos Oculares 357

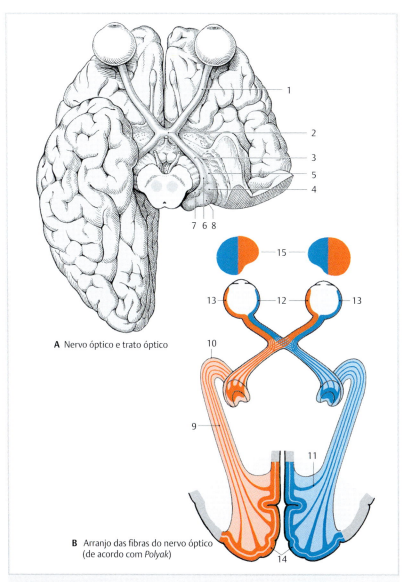

A Nervo óptico e trato óptico

B Arranjo das fibras do nervo óptico (de acordo com *Polyak*)

Fig. 11.9 Trato óptico.

Organização Topográfica da Via Visual

As fibras de regiões individuais da retina ocupam posições específicas nas diferentes partes do sistema óptico. Para ilustrar isso de modo simples, a retina é subdividida em quatro quadrantes que todos compartilham o centro, a saber, a mácula com a fóvea central (área da mais alta acuidade visual). As fibras da fóvea mostram uma conexão ponto a ponto regular entre a fóvea, o corpo geniculado lateral e a área estriada.

As metades dos campos visuais de cada olho (*hemicampos visuais*) (**A1**) se projetam às respectivas metades contralaterais da respectiva **retina** (*hemirretinas*) (**AB2**). Imediatamente depois da saída do nervo óptico do bulbo do olho (**A3**), as fibras maculares se localizam na parte lateral do nervo. As fibras da metade nasal da mácula se localizam no centro, cercadas por fibras da metade temporal da mácula. Continuando ao longo do nervo óptico, o feixe macular passa a ocupar o centro (**A4**). Em **B**, as fibras das metades nasal e temporal da retina dos olhos esquerdo e direito e seu trajeto seguinte passando pelas estações da via visual são destacados em cores. As fibras azuis e verdes representam as partes que transportam as informações sensoriais da metade esquerda do campo visual. As fibras marcadas em amarelo e vermelho transportam informações sensoriais da metade direita do campo visual.

As fibras das hemirretinas nasais (linhas contínuas) cruzam para o lado oposto no **quiasma óptico** (**AB5**). O **trato óptico** (**AB6**), desse modo, contém as fibras das metades correspondentes de ambas as retinas: o trato esquerdo contém as fibras das hemirretinas esquerdas, o trato direito contém as fibras das hemirretinas direitas. As fibras dos dois quadrantes superiores da retina se situam ventromedialmente; as dos dois quadrantes inferiores se situam dorsolateralmente, enquanto as fibras da mácula assumem uma posição central. Antes de se irradiarem para o corpo geniculado lateral (**A7**), as fibras se rearranjam de modo que as fibras maculares formem uma cunha central, as fibras dos quadrantes superiores da retina passem a se situar medialmente, e as fibras dos quadrantes inferiores da retina se situem lateralmente.

As fibras no **corpo geniculado lateral** (CGL) (**AB8**) terminam no mesmo arranjo. O corpo geniculado lateral é uma estrutura em camadas que consiste em seis subcamadas (**A**, **B**). A cunha central das fibras maculares terminais compõe quase metade do corpo geniculado (p. 190, A9). As fibras da periferia da retina terminam nas regiões mais anteriores e ventrais do corpo geniculado lateral. As terminações das fibras ipsilaterais e contralaterais nas camadas geniculadas são mostradas esquematicamente em cinza claro e cinza escuro (**A9**). **B** apresenta em cores o modo em que as metades nasais e temporais da retina dos dois olhos entram em contato com as diferentes subcamadas do corpo geniculado lateral. Os sinais provenientes dos olhos esquerdo e direito são transmitidos em separado. As informações dos sistemas magnocelular e parvocelular são processadas no corpo geniculado lateral em diferentes subcamadas. As informações das células ganglionares magnocelulares (**sistema M**) são processadas nas camadas 1 e 2, enquanto as informações das células ganglionares parvocelulares (**sistema P**) são processadas nas camadas 3 a 6.

As células geniculadas da cunha central se projetam à região posterior da **área estriada** (**A10**). O córtex visual primário, em geral, tem um arranjo retinotópico. A área de mais alta acuidade (mácula) é representada pela parte maior do córtex visual primário na parte occipital do sulco calcarino. Rostralmente a ele encontram-se as áreas muito menores para as partes restantes da retina. Os quadrantes superiores de cada retina são representados no lábio superior do sulco calcarino, e os quadrantes inferiores, no lábio inferior.

Observação clínica: Correspondendo ao arranjo das fibras, a lesão da via visual em segmentos específicos resulta em vários padrões de perda de visão. Deve-se levar em conta que as metades inferiores de cada retina registram a aferência das metades superiores dos campos visuais, enquanto as metades superiores de cada retina registram a aferência das metades inferiores dos campos visuais. O mesmo é verdade para as metades esquerda e direita de cada retina. A lesão do trato óptico, do trato geniculado lateral ou do córtex visual no lado esquerdo afeta as metades esquerdas de cada retina e as metades direitas de cada campo visual. O resultado é a hemianopsia homônima no lado direito. Em caso de hemianopsia heterônima bitemporal, a lesão das fibras nasais que cruzam em ambas as retinas (como no caso de tumores da hipófise próximos do quiasma óptico) resulta em perda bilateral das metades temporais dos campos visuais. A lesão de ambos os córtices visuais causa agnosia visual.

A11 Ponto cego (papila do nervo ótico).

11.2 Via Visual e Reflexos Oculares

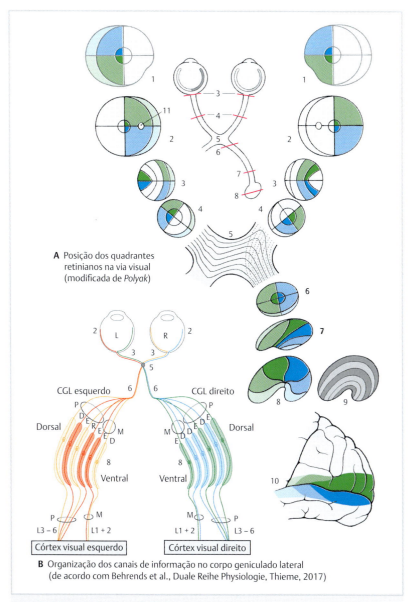

A Posição dos quadrantes retinianos na via visual (modificada de *Polyak*)

B Organização dos canais de informação no corpo geniculado lateral (de acordo com Behrends et al., Duale Reihe Physiologie, Thieme, 2017)

Fig. 11.10 Organização topográfica da via visual.

A radiação óptica (**A2**) (p. 356, B9) se estende do corpo geniculado lateral (**A1**) ao córtex visual primário (**A3**), que tem um arranjo em torno do sulco calcarino do lobo occipital; veja também a área estriada (p. 356, **B14**; p. 358, **A10**). Entre as subcamadas individuais do corpo geniculado lateral e o córtex visual primário, encontram-se conexões específicas que correm paralelamente, nas quais as informações do olho esquerdo (**L**) e do olho direito (**R**) e dos sistemas parvocelular (**P**) e magnocelular (**M**) são transportadas via canais separados. Esses canais de informação paralelos entram em contato com pontos de contato específicos no córtex visual e também são processados por vias diferentes. No córtex visual primário, a camada granular interna (**camada 4**), na qual as fibras do corpo geniculado lateral terminam, é particularmente pronunciada e se subdivide em várias subcamadas (**camadas 4A, 4B, 4Cα e 4Cβ**) (**A, D**). Informações dos olhos esquerdo (**L**) e direito (**R**) são separadamente transportadas às **colunas de dominância ocular** (**D8**). Essas colunas verticais recebem informações somente do olho esquerdo (coluna em vermelho escuro, **A3**) ou do olho direito (coluna em vermelho claro, **A3**). As informações dos sistemas parvocelular e magnocelular também chegam a diferentes estruturas-alvo. O sistema magnocelular, responsável por detectar movimento, conecta-se à camada **4Cα**, e o sistema parvocelular de alta resolução se conecta à **camada 4Cβ** e à **camada 4A**. Devido ao aspecto estriado da **linha de Gennari** (p. 222), o córtex visual primário (**V1**) também é denominado **córtex estriado** (p. 256) (**V1, B**). O córtex visual secundário **extraestriado** (**B**) é contrastado com o córtex estriado.

Semelhantemente às células ganglionares da retina (**C5**), os neurônios do corpo geniculado lateral (**C4**) têm um campo de recepção concêntrico, organizado de maneira antagonística. No córtex visual primário (**C6**), os campos de recepção concêntricos são unidos por conexões sinápticas para formar campos de recepção em forma de listras. Esses campos, de igual modo, são organizados antagonisticamente com um centro excitatório e um ambiente inibitório (ou vice-versa). No córtex visual primário, as colunas de orientação (**D7**) ocorrem dessa maneira, reagindo de modo particularmente forte a um estímulo em forma de listra que corra em certa orientação e extensão (barra vermelha em **D**). Várias colunas de orientação com diferentes arranjos dos campos de recepção em forma de listra são organizadas em grupos. A direção preferida das diferentes colunas de orientação projetadas na superfície assume um padrão em forma de cataverto (**D**). Uma coluna de dominância ocular (**D8**) consiste em um feixe de tais colunas de orientação. Hipercolunas (**D9**) são duas colunas de dominância ocular adjacentes dos olhos ipsilateral e contralateral, representando os pontos correspondentes de ambos os olhos. Bolhas (**D10**) são áreas não sensíveis à direção que se situam entre as colunas de orientação; tipicamente, têm conteúdo especialmente alto de citocromo-oxidase. As bolhas são importantes para o processamento da percepção de cores. Com o aumento das conexões, os campos de recepção se tornam cada vez mais complexos. Os aspectos específicos das informações são extraídos das impressões sensoriais como resultado.

A continuação do processamento das informações visuais ocorre nas áreas visuais secundárias occipital (**V2-4**) e extraoccipital (**OT, IT, LP,** ver Figura B) (**áreas visuais extraestriadas**). Distinguem-se duas vias principais de processamento. Em uma via ventral infratemporal, estendendo-se do córtex occipitotemporal (**OT**) ao córtex infratemporal (**IT**), as informações sobre reconhecimento dos objetos visuais (forma e cor) são extraídas (reconhecimento do objeto visual, **via "o quê"**) (**B11**). A aferência para essa via é amplamente obtida do sistema parvocelular da retina. Por meio de uma via dorsal, as informações da via magnocelular são processadas no córtex lateroparietal (**LP**), que é importante para o conteúdo referente à localização e movimento das informações visuais (visão espacial, **via "onde"**) (**B12**). Esse aspecto das informações visuais é importante a fim de realizar específica e precisamente movimentos direcionados visualmente controlados. Tem conexões com o córtex pré-motor (**LF**), responsável pelo desenho de programas de movimento visualmente controlados (reconhecimento espacial visualmente controlado).

B13 Atividade motora visualmente controlada.

> **Observação clínica:** Lesão do córtex de associação visual temporal, que tem relação com o reconhecimento de objetos visuais (**via "o quê"**), causa agnosia visual, a incapacidade de reconhecer objetos visualmente apresentados. **Prosopagnosia**, a incapacidade de reconhecer faces, é um exemplo notável desse tipo de transtorno.

11.2 Via Visual e Reflexos Oculares

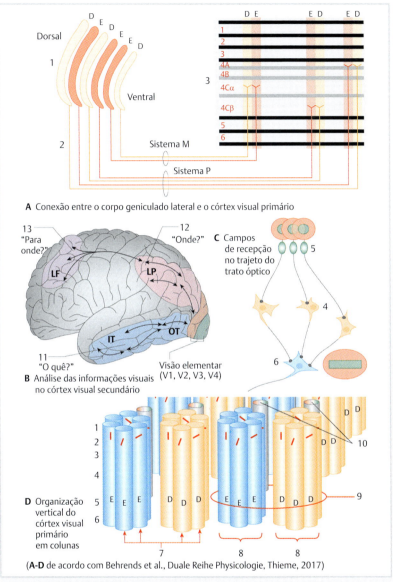

Fig. 11.11 Processamento de informações visuais no córtex de associação visual.

Reflexos Oculares (A-C)

Durante o processo visual, o olho precisa continuamente compensar alterações da luz para a escuridão e de perto para longe. Tanto a abertura como o sistema do cristalino precisam adaptar-se continuamente às condições prevalentes. Conquanto a **adaptação para luz-escuridão** seja obtida por dilatação ou contração a pupila, a **adaptação perto-longe** exige alteração da curvatura do cristalino (*acomodação*), uma alteração nas linhas de visão e uma alteração na largura pupilar. Durante *acomodação negativa* (ajuste para longas distâncias), a superfície do cristalino fica apenas levemente curvada, as linhas de visão correm paralelamente, e as pupilas ficam dilatadas. Durante a *acomodação positiva* (ajuste para curtas distâncias), a superfície do cristalino fica distintamente curvada, as linhas de visão cruzam em uma distância que corresponde à do objeto fixado (*convergência*), e as pupilas têm constrição.

Reflexo Fotomotor (A)

Quando a luz cai na retina, a pupila sofre constrição. A *alça aferente* desse arco reflexo é formada por fibras nervosas ópticas (**A1**) que se estendem ao núcleo pré-tectal (**A2**). Este último se conecta à parte rostral do núcleo de Edinger-Westphal (núcleo acessório do oculomotor) (**A3**), cujas fibras (**A4**) se estendem como *alça eferente* do arco reflexo até o gânglio ciliar (**A5**) (p. 128). As fibras pós-ganglionares (**A6**) inervam o músculo do esfíncter da pupila (**A7**). Ambos os núcleos pré-tectais se conectam via comissura epitalâmica (**A8**). Além disso, as fibras nervosas ópticas de cada lado terminam nos dois núcleos pré-tectais. Isso explica a bilateralidade do reflexo fotomotor; quando a luz cai em um olho, a pupila do outro também tem constrição (*reação pupilar consensual*). Centro cilioespinal (**A9**); fibras simpáticas (**A10**) para o dilatador da pupila (**A11**).

Acomodação (B)

O aparelho de acomodação consiste no cristalino, seu mecanismo de suspensão (zona ciliar), o corpo ciliar e a corioide. Essas partes formam um tenso sistema elástico que engloba o bulbo do olho inteiro e mantém a forma achatada e discretamente curvada do cristalino (**B12**) (**acomodação negativa**). Durante a **acomodação positiva**, o músculo ciliar circular (**B13**) se contrai. As fibras musculares meridionais puxam para frente as origens das fibras zonulares longas, e as fibras circulares movimentam os processos ciliares para se aproximarem da margem do cristalino. Isso relaxa tanto as fibras zonulares (**B14**) como a cápsula do cristalino, assim fazendo que o cristalino se arredonde (**B15**).

Os tratos de fibras do **reflexo de acomodação** são menos bem conhecidos. Como a fixação de um objeto é pré-requisito para a acomodação, o nervo óptico é a *alça aferente*. O arco reflexo corre, provavelmente, via córtex visual (área estriada) até os núcleos pré-tectais, possivelmente transvaginal via colículos superiores (**A16**). A *alça eferente* começa na parte caudal do núcleo acessório do oculomotor (Edinger-Westphal). Suas fibras fazem sinapse no gânglio ciliar com fibras pós-ganglionares que inervam o músculo ciliar.

Convergência (A, C)

Quando um objeto se aproxima, vindo de um ponto distante, é fixado por ambos os olhos, os músculos retos mediais (**C17**) aduzem cada vez mais ambos os bulbos do olho, e as linhas de visão, que inicialmente correm paralelas (setas interrompidas) começam a se cruzar. O objeto fixado permanece na intersecção das linhas de visão enquanto é projetado em cada mácula.

O **reflexo de fixação visual** provavelmente corre pela via visual até o córtex occipital e pelas fibras corticofugais (**A18**) até os colículos superiores, até a região pré-tectal e aos núcleos dos músculos oculares (**A19**). O córtex occipital, portanto, é visto como um centro reflexo (*campos oculares occipitais*).

11.2 Via Visual e Reflexos Oculares

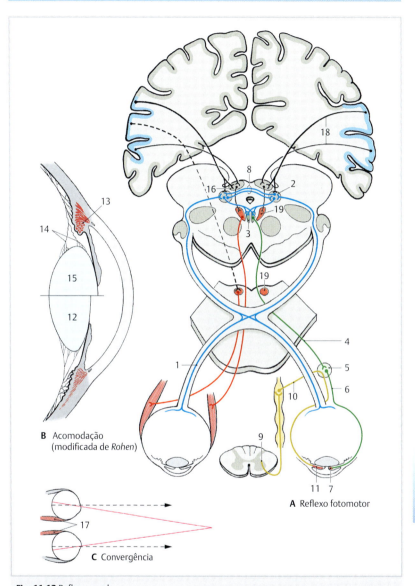

Fig. 11.12 Reflexos oculares.

12 A Orelha

12.1 Estrutura   *366*
12.2 Via Auditiva e Vias Vestibulares   *382*

12.1 Estrutura

Visão Geral (A, D)

A orelha contém dois órgãos sensoriais com diferentes funções; morfologicamente, formam complexo único, a orelha interna, ou *órgão vestibulococlear*. Uma parte dele, a *cóclea*, é o **órgão da audição**, ou *órgão espiral* (órgão de Corti). A outra parte consiste em *sáculo, utrículo* e *ductos semicirculares*; registra alterações da posição do corpo, especialmente da cabeça, e representa o **órgão do equilíbrio**, ou *aparelho vestibular*. A orelha se divide em três partes: a *orelha externa*, a *orelha média* (p. 368 f) e a *orelha interna* (p. 372 ff).

A **orelha externa** inclui a orelha propriamente dita (**A, D1**) e o meato acústico externo (**D2**).

A **orelha média** consiste na *cavidade timpânica* (**D3**), as *células da mastoide* (células aéreas) (p. 368, A6) e a *tuba auditiva* (tuba de Eustáquio) (**D4**). A cavidade timpânica com os ossículos auditivos é um espaço estreito cheio de ar. Localiza-se atrás do tímpano e se prolonga como *recesso epitimpânico* (**D5**) acima do meato acústico externo. A cavidade timpânica se funde anteriormente na tuba auditiva (*abertura timpânica*) (**D6**). A tuba se prolonga obliquamente em direção caudal e à frente e se abre diante da parede faríngea posterior, entrando na cavidade faríngea (*abertura faríngea*) (**D7**). A tuba auditiva é revestida por um epitélio ciliado e consiste em uma parte óssea e uma cartilaginosa que se unem no *istmo da tuba* (**D8**). A *cartilagem tubária* (**D24**) deixa aberta uma fenda revestida por tecido conjuntivo (*lâmina membranosa*). O tendão do *músculo tensor do tímpano* (**D9**) se fixa à base do manúbrio do martelo (p. 369, A25). A cavidade timpânica se comunica com a cavidade faríngea por meio da tuba auditiva, assim permitindo a troca de ar e o equilíbrio da pressão na orelha média. A abertura da tuba auditiva, contudo, fica normalmente fechada e se abre apenas quando os músculos faríngeos se contraem (deglutição). A **orelha interna** consiste no labirinto ósseo (**D10**), que contém o labirinto membranoso e o meato acústico interno.

Orelha Externa (A-C)

A **orelha**, ou *pina* (**A, D1**), com exceção do lóbulo, contém um arcabouço de cartilagem elástica. As formas das projeções e depressões auriculares são diferentes em cada pessoa e geneticamente determinadas. As formas das seguintes partes são herdadas: hélice (**A11**), anti-hélice (**A12**), escafa (**A13**), concha (**A14**), trago (**A15**), antitrago (**A16**) e fossa triangular (**A17**). No passado, as características da orelha foram de especial importância para estabelecer paternidade.

A entrada do **canal auditivo externo**, ou *meato acústico externo* (**D2**), é formada por um sulco, que é como a continuação da cartilagem auricular (**D25**) e se completa com tecido conjuntivo para formar uma passagem uniforme. A passagem é revestida por epiderme e grandes *glândulas de cerúmen* se localizam abaixo da epiderme.

O canal auditivo externo termina com o **tímpano** ou *membrana timpânica* (**B, D18**), que se coloca obliquamente no meato. Quando visualizado de fora, pode-se reconhecer a *estria malear* (**B19**); é causada pela fixação do manúbrio do martelo, chegando ao *umbigo da membrana timpânica* (**B20**), o ponto mais interno do tímpano em forma de funil. Acima da extremidade superior da estria malear (*proeminência malear*), encontra-se uma parte frouxa e fina do tímpano, a *parte flácida* avermelhada (**B21**), que se separa da *parte tensa* firme, cinzenta e brilhante (**B22**), por duas pregas maleares. O tímpano é coberto externamente por pele e, internamente, por mucosa. Entre essas partes, encontra-se a lâmina própria da parte tensa; contém fibras radiais e não radiais (**C**). As últimas são circulares, parabólicas e transversais. O *anel fibrocartilaginoso* (**C23**) forma o tecido que ancora o tímpano.

Veja na p. 126 a inervação sensitiva da orelha externa.

12.1 Estrutura

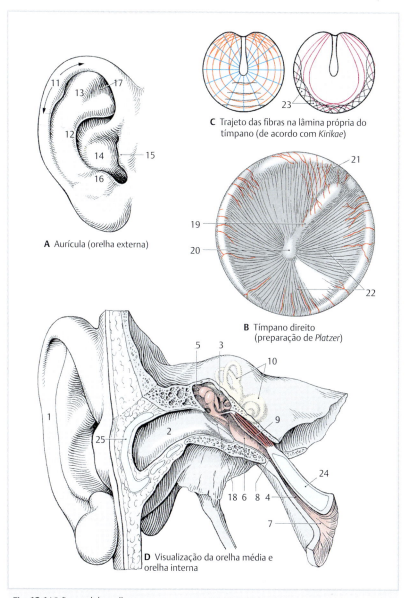

A Aurícula (orelha externa)

C Trajeto das fibras na lâmina própria do tímpano (de acordo com *Kirikae*)

B Tímpano direito (preparação de *Platzer*)

D Visualização da orelha média e orelha interna

Fig. 12.1 Visão geral da orelha externa.

A Orelha

Orelha Média (A-D)
Cavidade Timpânica (A, B, D)

A **cavidade timpânica** é um espaço vertical estreito, colocando-se o tímpano (**AD1**) obliquamente em sua parede lateral. Sua parede medial tem duas aberturas que levam à orelha interna, a saber, a *janela oval*, ou **janela vestibular** (**D2**), e a *janela redonda*, ou **janela coclear** (**D3**). O teto da cavidade timpânica, a parede tegmental, é relativamente fino e faz limite com a superfície da pirâmide petrosa. O assoalho da cavidade timpânica é formado por uma camada fina de osso; abaixo dela, corre a veia jugular.

A cavidade timpânica continua na direção anterior como tuba auditiva (**A4**) (p. 366, D4). Sua parte superior abre-se posteriormente para o **antro da mastoide** (**A5**), um espaço redondo no qual se abrem numerosas pequenas cavidades, as **células aéreas da mastoide** (**A6**). Essas cavidades contendo ar são revestidas com mucosa e formam um sistema de câmaras que penetra no osso mastoide inteiro; podem até chegar ao osso petroso.

Ossículos Auditivos (A, C, D)

Os três **ossículos auditivos**, ou *ossos da orelha*, formam, em conjunto com o tímpano, o aparelho de condução do som. São chamados *martelo* (**CD7**), a *bigorna* (**CD8**) e o *estribo* (**CD9**). O *manúbrio do martelo* (**ACD10**) é firmemente fixado ao tímpano e se conecta, por meio de seu colo (**C11**), à cabeça do martelo (**C12**). O martelo tem uma superfície articular em forma de sela em contato com o *corpo da bigorna* (**C13**). Seu *processo lenticular* (**AC14**), que é fixado ao ramo longo da bigorna e se projeta em ângulo reto, carrega a superfície articular para a *cabeça do estribo* (**C15**). A plataforma do estribo fecha a janela vestibular; é fixado na margem pelo ligamento anular do estribo (**D16**). Vários ligamentos (**A17**) conectados à parede da cavidade timpânica mantêm os ossículos no lugar.

Os ossículos auditivos transmitem à orelha interna a vibração do tímpano causada pelas ondas sonoras. Com essa finalidade, o martelo e a bigorna atuam como uma alavanca angular, e o estribo realiza um movimento inclinado. A plataforma do estribo transmite a vibração ao líquido da orelha interna. O movimento do líquido pela cóclea está simplificado no diagrama (**D**); na realidade, assume um trajeto espiral no interior da cóclea (p. 373, A; p. 375, C). A tensão no sistema é controlada por dois músculos com efeitos antagonistas, a saber, o *músculo tensor do tímpano* (**A18**) (p. 367, D9) e o *músculo estapédio* (**A19**) (p. 371, C22).

A mucosa que reveste a cavidade timpânica e a cobertura dos ossículos auditivos forma várias pregas, como as pregas maleares anteriores (**A21**), que envolvem a corda do tímpano (**A22**). As pregas formam várias bolsas de mucosa. O *recesso superior da membrana timpânica*, a bolsa de Prussak (**D23**), situa-se entre a parte flácida do tímpano e o colo do martelo; tem papel importante nas otites.

A24 Nervo facial.

A25 Tendão do músculo tensor do tímpano.

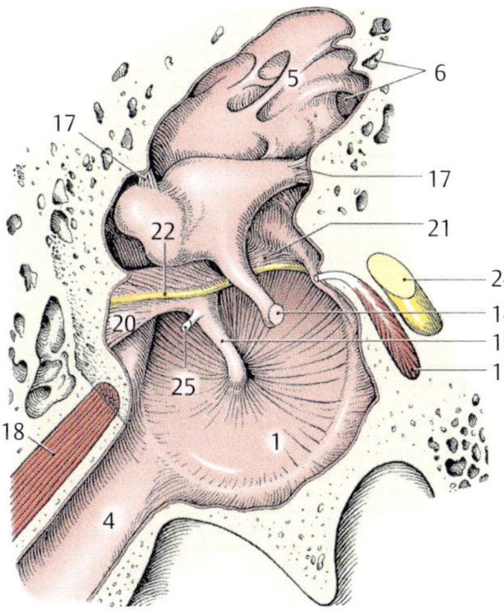

12.1 Estrutura 369

A Cavidade timpânica, visualização da face interna do tímpano (preparação de *Platzer*)

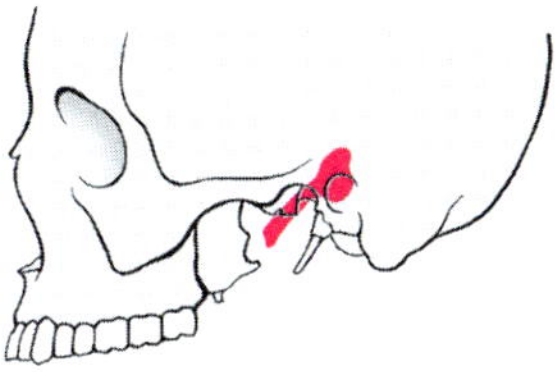

B Posição da cavidade timpânica e da tuba auditiva no crânio

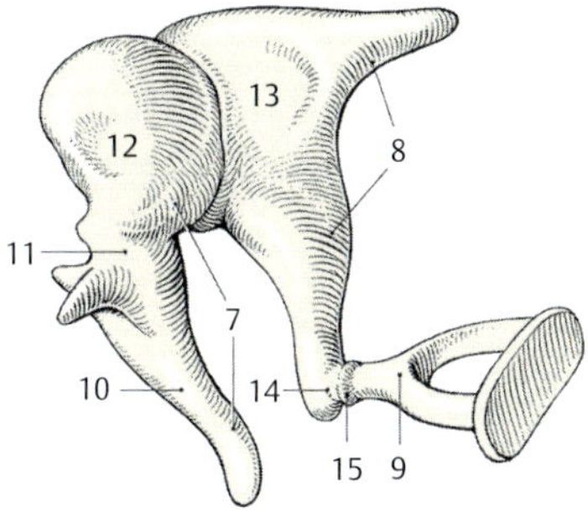

C Ossículos auditivos

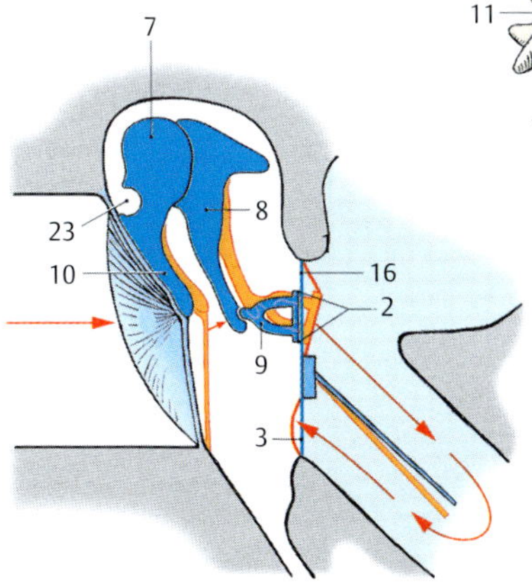

D Função dos ossículos auditivos

Fig. 12.2 A orelha média.

Parede Medial da Cavidade Timpânica (A-C)

A parede medial, ou **parede labiríntica**, separa a cavidade timpânica da orelha interna. A proeminência em sua região média, o **promontório da cavidade timpânica** (**A1**), é causada pela circunvolução basal da cóclea. Em um sulco bifurcado, o *sulco do promontório* (**A2**), encontra-se o *plexo timpânico* (**C3**); é formado pelo *nervo timpânico* (**C4**) do nervo glossofaríngeo e pelas fibras simpáticas do plexo carótico da artéria carótida interna. O promontório é delimitado anteriormente pelas *células timpânicas* (**A5**). Na parede medial, a *janela oval*, a **janela vestibular** (**A6**), e a *janela redonda*, a **janela coclear** (**A7**), abrem-se na orelha interna. O *estribo* (**C8**) repousa na janela vestibular e a fecha com a sua plataforma. A janela coclear é fechada pela *membrana timpânica secundária*. Na abertura para a parede posterior para o *antro da mastoide* (**A9**), correm dois canais em arco, o *canal facial* (**A10**) e o *canal semicircular lateral* (**A11**); ambos os canais causam protrusões na parede da cavidade timpânica, a saber, a *proeminência do canal semicircular lateral*. Uma protrusão óssea, a *eminência piramidal* (**A12**), contém uma abertura em seu topo, através da qual entra o tendão do *músculo estapédio* (**C13**). Na direção anterior, a cavidade timpânica leva ao *semicanal da tuba auditiva* (**A14**). Acima dela, encontra-se o *semicanal do músculo tensor do tímpano* (**A15**). Os dois semicanais são separados incompletamente por um septo ósseo e, em conjunto, formam o *canal musculotubário*. A parede medial, no nível da abertura da tuba timpânica (parede da carótida) separa a cavidade timpânica do *canal carótico* (**A16**); o assoalho ósseo (parede jugular) o separa da *fossa jugular* (**A17**). Também são mostradas a veia jugular (**B18**) e a *artéria carótida interna* (**B19**).

> **Observação clínica:** O teto e o assoalho ósseos da cavidade timpânica podem ser muito finos. No caso de otite média purulenta, a infecção pode penetrar através do teto e progredir para as meninges e cérebro (meningite, abscesso cerebral no lobo temporal) ou pelo assoalho e progridem para a veia jugular interna (trombose jugular).

Músculos da Cavidade Timpânica (C)

O **músculo tensor do tímpano** (**C20**) se origina na parede cartilaginosa da tuba timpânica e da parede óssea do canal. Seu tendão estreito se curva para longe do *processo cocleariforme* (**C21**) e se insere no manúbrio do martelo. O músculo é inervado pelo *nervo tensor do tímpano* do nervo mandibular. O **músculo estapédio** (**C22**) se origina em pequeno canal ósseo que geralmente se comunica com o canal do facial. Seu pequeno tendão passa pela abertura da eminência piramidal e se insere na cabeça do estribo. O músculo é inervado pelo *nervo estapédio* do nervo facial (**C23**).

Os dois músculos controlam a **tensão do aparelho de condução do som**. O músculo tensor do tímpano puxa o tímpano para dentro e empurra a plataforma do estribo para a janela vestibular, assim aumentando a sensibilidade da transmissão. O músculo estapédio nivela a plataforma do estribo da janela vestibular e, desse modo, abafa a transmissão. Assim sendo, os dois músculos são antagonistas.

> **Observação clínica:** A paralisia do nervo facial causa perda de função no músculo estapédio e abafamento deficiente dos sons; os pacientes sofrem de hiperacusia, um aumento da sensibilidade aos sons.

12.1 Estrutura 371

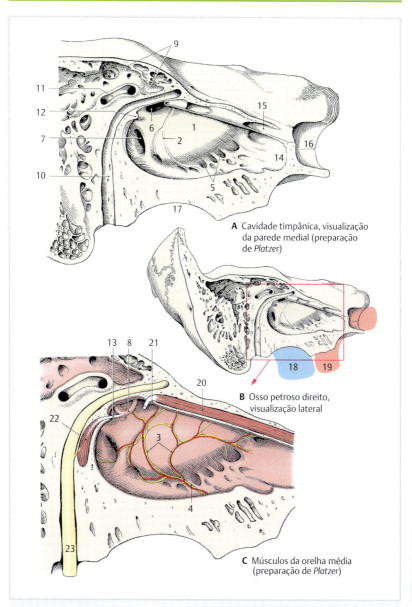

Fig. 12.3 A orelha média.

A Cavidade timpânica, visualização da parede medial (preparação de *Platzer*)

B Osso petroso direito, visualização lateral

C Músculos da orelha média (preparação de *Platzer*)

Orelha Interna (A-C)

O **labirinto membranoso** é um sistema de vesículas e canais cercado, em todos os lados, por uma cápsula dura óssea. As cavidades no osso têm as mesmas formas que as estruturas membranosas, e seu molde (**C**) oferece uma representação aproximada do labirinto membranoso. Portanto, distinguimos entre um labirinto ósseo e um labirinto membranoso. O **labirinto ósseo** contém um líquido claro aquoso, a **perilinfa** (verde-clara-azul), em que o labirinto membranoso fica suspenso. O espaço perilinfático se comunica com o espaço subaracnóideo via *ducto perilinfático* (**A1**) na borda posterior do osso petroso. O labirinto membranoso contém a **endolinfa** (esverdeada-azul escura), um líquido viscoso.

A *janela vestibular* (**AC2**) é fechada pelo estribo e leva à parte média do labirinto ósseo, o *vestíbular da orelha* (**AC3**). O vestibular se comunica anteriormente com a *cóclea* (**C4**) óssea e, na parede posterior, com os *canais semicirculares* ósseos (**C5**).

O **vestíbulo** contém duas partes membranosas, o **sáculo** (**AB6**) e o **utrículo** (**AB7**). Ambas as estruturas contêm epitélio sensorial em uma parte circunscrita da parede (azul), a *mácula do sáculo* (**AB8**) e a *mácula do utrículo* (**AB9**). São interconectadas pelo *ducto utriculossacular* (**AB10**). Este último forma o *ducto endolinfático* (**A11**) mais delgado, que corre para a superfície posterior do osso petroso e termina abaixo da dura-máter como vesícula achatada, o *saco endolinfático* (**A12**). O *ducto de união* (**AB13**) forma uma conexão entre o sáculo e o ducto coclear membranoso.

A **cóclea óssea** (**C4**) tem aproximadamente duas voltas e meia. O *canal espiral da cóclea* (**C14**) contém o *ducto coclear* membranoso (**AB15**), que inicia com um fundo cego, o *ceco vestibular* (**B18**). Os espaços perilinfáticos ficam acima e abaixo do ducto coclear, ou *rampa média*; a *rampa vestibular* (**AB19**) se situa acima da primeira e abre para o vestíbulo, e a *rampa timpânica* (**AB20**) se localiza abaixo dela e é fechada pela *janela coclear* (**A-C21**).

Os três *canais semicirculares* (**C5**) ósseos que saem do vestíbulo contêm os **ductos semicirculares** membranosos (**A22**), que se conectam com o utrículo. São cercados pela perilinfa e fixados às paredes do espaço perilinfático por fibras de tecido conjuntivo. Os três ductos semicirculares se dispõem perpendicularmente entre si. A convexidade do *ducto semicircular anterior* (**B23**) é orientada para a superfície da pirâmide petrosa, o *ducto semicircular posterior* (**B24**) corre paralelamente à superfície posterior do osso petroso, e o *ducto semicircular lateral* (**B25**) corre horizontalmente.

Cada ducto semicircular tem uma dilatação em sua transição para o utrículo, a *ampola membranosa* (**B26**), que corresponde a uma ampola óssea no canal ósseo. Os ductos semicirculares anterior e posterior se juntam para formar o *pilar membranoso comum* (**AB27**). Cada ampola contém epitélio sensitivo, a *crista ampular*.

Os trajetos tomados pelos ductos semicirculares não correspondem aos eixos do corpo. Os ductos semicirculares anterior e posterior divergem dos planos mediano e frontal em 45°; o ducto semicircular lateral é inclinado na direção posterocaudal 30° em direção ao plano horizontal.

C28 Tímpano.

12.1 Estrutura 373

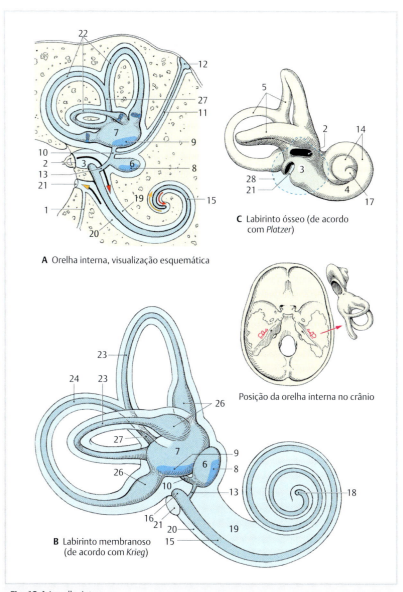

A Orelha interna, visualização esquemática

C Labirinto ósseo (de acordo com *Platzer*)

Posição da orelha interna no crânio

B Labirinto membranoso (de acordo com *Krieg*)

Fig. 12.4 A orelha interna.

Orelha Interna (cont.)
Cóclea (A-C)

A **cóclea** faz uma espiral em torno de um eixo ósseo cônico, o *pilar central da cóclea*, ou **modíolo** (**AC1**), que contém os neurônios do *gânglio espiral* (**AB2**) (p. 381, D9), as fibras nervosas originadas dele (**AB3**) e a *raiz coclear* (**A4**) (p. 381, D11) no centro. Uma placa dupla de osso, a *lâmina espiral óssea* (**A4**) (**A-C5**), faz protrusão do modíolo até o ducto coclear (**A6, B**). Forma uma espiral como a cóclea, mas não chega ao final da circunvolução mais alta e termina em um processo livre em forma de gancho, o *hâmulo da lâmina espiral* (**C7**). A lâmina espiral óssea é, em sua maior parte, oca e contém fibras nervosas que chegam ao órgão de espiral. Opostamente a ela, na parede lateral, na metade inferior da circunvolução basal, encontra-se a *lâmina espiral secundária*.

O canal espiral da cóclea contém o **ducto coclear** membranoso (*rampa média*) (**A-C8**), que é cheio de endolinfa. Acima do ducto, encontra-se a **rampa vestibular** (**A-C9**) e, abaixo dela, a **rampa timpânica** (**A-C10**); ambos esses espaços contêm perilinfa. A parede inferior do ducto coclear é formada pela **membrana basilar** (**B11**), que carrega o receptor sensitivo para a audição, o **órgão de espiral** (**B12**). A largura da membrana varia nas circunvoluções individuais. As fibras finas da membra se irradiam como um leque antes de alcançarem a parede lateral do canal coclear, formando o *ligamento espiral da cóclea* (**B13**), que tem a aparência de uma foice em corte transversal. Sua parte acima da membrana basilar forma a parede lateral do ducto coclear; é conhecida como *estria vascular* (**B14**) por ser rica em capilares produtores de endolinfa. A parede superior do ducto coclear é membrana fina de epitélio com dupla camada, a **membrana vestibular (de Reissner)** ou *parede vestibular do ducto coclear* (**B15**).

A rampa vestibular se comunica com o espaço perilinfático do vestibular e se transforma na rampa timpânica no **helicotrema** (**AC16**). A rampa timpânica vai em direção à janela coclear (p. 369, D), que é fechada pela *membrana timpânica secundária*. A conexão entre os dois ductos se torna possível pela separação da lâmina espiral do modíolo e formação do hâmulo. Desse modo cria-se o helicotrema medialmente. Somente a rampa vestibular e o ducto coclear sobrem até a extremidade mais alta da cóclea, a cúpula (**A17**). Diferentemente do restante da cóclea, a cúpula, desse modo, contém apenas dois espaços membranosos.

Análise de frequências na cóclea: As oscilações das ondas sonoras são transmitidas à perilinfa pela janela vestibular por meio do tímpano e dos ossículos auditivos. Os movimentos resultantes do líquido sobem na rampa vestibular e descem na rampa timpânica para a janela coclear, onde as ondas de movimento são absorvidas (**C**). Os movimentos líquidos levam a oscilações da membrana basilar (ondas em percurso). O ponto de máximo deslocamento da membrana basilar (e, portanto, de estimulação das células receptoras no órgão espiral) depende da frequência da onda em percurso ou do som que causou a estimulação. Frequências tonais agudas causam deslocamento máximo da membrana basilar nas circunvoluções basais (onde a membrana basilar é estreita), frequências médias, no meio da cóclea, e frequências baixas, nas circunvoluções mais altas (onde a membrana basilar é larga). Assim sendo, diferentes frequências são registradas em diferentes partes da cóclea, a saber, frequências de 20.000 Hz, nas circunvoluções basais, e frequências de 20 Hz, nas circunvoluções mais altas. Essa disposição dos locais oferece a base da organização tonotópica do sistema acústico (p. 385, C).

12.1 Estrutura

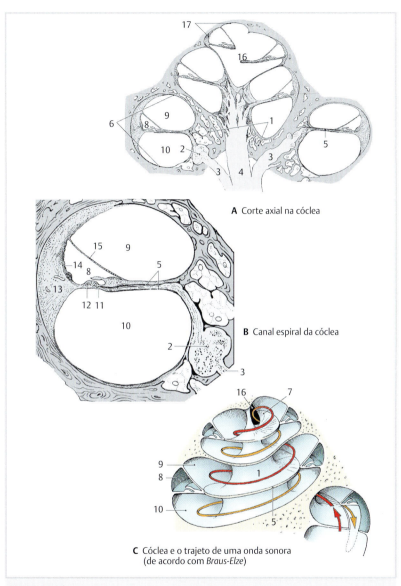

A Corte axial na cóclea

B Canal espiral da cóclea

C Cóclea e o trajeto de uma onda sonora (de acordo com *Braus-Elze*)

Fig. 12.5 Cóclea.

Órgão Espiral (de Corti) (A-C)

A **membrana basilar** (**AB1**) é coberta, em sua superfície inferior, por células de tecido conjuntivo que revestem a rampa timpânica (**AB2**); em sua superfície superior encontra-se o **órgão espiral** (**A3, B**). Lateralmente ao órgão espiral, o epitélio continua como *estria vascular* (**A4**), que contém numerosos capilares intraepiteliais. Medialmente ao órgão espiral, na margem da lâmina espiral óssea, situa-se uma camada de tecido espessado derivado do periósteo interno, o *limbo da lâmina espiral* (**A5**); é coberto por células epiteliais. O limbo se afila e transforma em dois lábios, o *lábio timpânico do limbo* (**A6**) e o *lábio vestibular do limbo* (**A7**), que fecha o *sulco espiral interno* (**A8**).

O órgão espiral se estende em uma espiral desde a circunvolução basal até a cúpula da cóclea. As figuras (**A, B**) mostram cortes transversais do órgão; consiste em células sensitivas e em várias células de sustentação. O centro é ocupado pelo *túnel interno* (**B9**), que contém um líquido semelhante à perilinfa, a cortilinfa. Sua parede medial é formada pelas **células do pilar interno** (**B10**), e sua parede lateral, pelas **células do pilar externo** (**B11**), dispostas obliquamente. As células do pilar têm base ampla (**B12**) contendo o núcleo celular, uma parte média estreita e uma cabeça. Contêm longos feixes de tonofilamentos de sustentação. A célula do pilar interno forma a placa da cabeça (**B13**), enquanto a células do pilar externo forma uma parte redonda da cabeça (**B14**), que se aproxima da placa da cabeça vindo de baixo, bem como um processo plano, o *processo falângico* (**B15**). Lateralmente, segue-se o grupo de **células de sustentação de Deiters** (células falângicas externas) (**B16**); elas são portadoras das células sensitivas (**B17, C**) em uma protrusão da parte inferior. Seus feixes de tonofilamentos se ramificam abaixo das células sensitivas, formando um *cesto de sustentação* (**B18**). Partindo de cada célula falângica externa, sobe um processo estreito entre as células sensitivas e termina com um processo falângico plano (**C19**).

Os processos falângicos em conjunto formam uma membrana superficial perfurada, a *membrana reticular*, e as extremidades apicais das células sensitivas são firmemente presas às aberturas da membrana. Entre as células do pilar externo e as células falângicas externas, encontra-se o *túnel interno*, ou *espaço de Corti* (**B20**), e lateralmente às células falângicas externas, encontra-se o pequeno *túnel externo*, ou *espaço de Nuel* (**B21**). Isso é seguido por um grupo de células de sustentação alongadas e simples que se fundem no epitélio da estria vascular, formando a parede medial do *sulco espiral externo* (**A22**). As células falângicas internas fazem fronteira com as células do pilar interno.

As células sensitivas (**C**) incluem as **células ciliadas internas** (**C23**), que formam apenas uma fileira, e as **células ciliadas externas** (**C24**); estas últimas formam três fileiras na circunvolução basal da cóclea, quatro fileiras na circunvolução média e cinco fileiras na circunvolução superior. Todas as células ciliadas têm, abaixo de sua superfície apical, uma teia terminal densa de microfilamentos (**C25**), através da qual os cílios sensoriais (**C26**) ficam firmemente seguros. Os cílios sensoriais são microvilosidades rígidas especializadas (estereovilosidades), dispostas em semicírculo, geralmente em três fileiras de comprimentos diferentes. Fibras nervosas com contatos semelhantes a sinapses (**C27**) terminam na base das células ciliadas.

Massa gelatinosa não oscilante, a **membrana tectorial** (**AB28**) situa-se no topo das células ciliadas; cobre o limbo espiral e se estende além de seu lábio vestibular. Não se tem clareza se as estereovilosidades das células sensoriais são fixadas à membrana tectorial o não e se sua deflexão tangencial durante a oscilação da membrana basilar é ocasionada ou não por um desvio contra a membrana tectorial. Também é possível que as estereovilosidades não toquem absolutamente a membrana tectorial e simplesmente sejam movimentadas pelo fluxo da endolinfa.

12.1 Estrutura 377

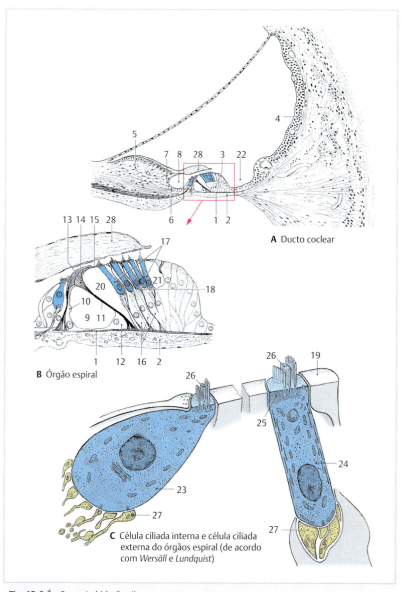

A Ducto coclear

B Órgão espiral

C Célula ciliada interna e célula ciliada externa do órgãos espiral (de acordo com *Wersäll* e *Lundquist*)

Fig. 12.6 Órgão espiral (de Corti).

A Orelha

Aparelho Vestibular (A-D)

O sáculo, o utrículo e os três *ductos semicirculares* provenientes do utrículo formam o órgão do equilíbrio, o **aparelho vestibular**. Contém vários campos sensoriais, a saber, duas máculas acústicas, a **mácula do sáculo** e a **mácula do utrículo**, e as três **cristas ampulares**. Todas registram aceleração e alterações posicionais e, portanto, servem à orientação espacial. As máculas reagem à aceleração linear em diferentes direções, as cristas reagem à aceleração rotacional. As máculas ocupam posições específicas no espaço (p. 373, B8, B9); a mácula do utrículo se situa de modo aproximadamente horizontal no assoalho do utrículo, e a mácula do sáculo se situa verticalmente na parede anterior do sáculo. Desse modo, ambas ficam dispostas em ângulos retos entre si. (V. posições dos ductos semicirculares à p. 373).

Máculas acústicas (**A**): O epitélio de revestimento do espaço endolinfático aumenta em altura nas áreas ovais das máculas e se diferencia em células de sustentação e células sensoriais. As *células de sustentação* (**A1**) carregam e circundam as *células sensoriais* (**A2**). Cada célula sensorial tem a forma de um frasco ou ampola e é portadora de 70-80 estereovilosidades em sua superfície apical (**A3**). O epitélio sensorial tem sobre si uma membrana gelatinosa, a *membrana estatocônica* (*otolítica*) (**A4**), portadora de partículas cristalinas de carbonato de cálcio, os cristais auditivos, ou *estatocones* (*otolitos*) (**A5**). As estereovilosidades das células sensoriais não se projetam diretamente na membrana estatocônica, mas são cercadas por um espaço estreito contendo endolinfa.

Função das máculas: O estímulo próprio das estereovilosidades é uma força de deformação que afeta a mácula; com o aumento da *aceleração*, há um desvio tangencial entre o epitélio sensorial e a membrana estatolítica. A deflexão resultante das estereovilosidades leva à estimulação da célula sensorial e à indução de um impulso nervoso.

Crista ampular (**B**, **C**): A crista (**BC6**) é formada por uma protrusão na ampola e orientada transversalmente para o trajeto do ducto semicircular (**C**). Sua superfície é coberta por *células de sustentação* (**B7**) e *células sensoriais* (**B8**). Cada célula sensorial é portadora de aproximadamente 50 estereovilosidades (**B9**), que são consideravelmente mais longas do que aquelas das células maculares. A crista ampular ocupa cerca de um terço da altura da ampola. É encimada por um topo gelatinoso, a *cúpula ampular* (**B-D10**), que chega ao teto da ampola. A cúpula é atravessada por canais longos, nos quais feixes de cílios das células sensoriais fazem protrusão. As bases das células sensoriais são inervadas por terminações nervosas (**A-C11**).

Função dos canais semicirculares (**D**): Os canais semicirculares reagem à *aceleração rotacional*, que coloca a endolinfa em movimento. A deflexão resultante da cúpula ampular curva as estereovilosidades das células sensoriais e atua como estímulo desencadeante. Por exemplo, se a cabeça gira para a direita (setas vermelhas), a endolinfa do ducto semicircular lateral inicialmente permanece no lugar devido à inércia; isso resulta em um movimento relativo na direção oposta (inércia hidrodinâmica, setas pretas), de modo que as cúpulas sejam defletidas em direção à esquerda (**D12**). A endolinfa, então, segue lentamente a rotação da cabeça. No entanto, uma vez cessada a rotação (setas com linhas interrompidas, com sinal de parada), continua o fluxo por certa distância na mesma direção, de modo que as cúpulas sejam defletidas para a direita (**D13**). A função dos ductos semicirculares serve primariamente aos movimentos oculares reflexos. Os movimentos oculares rápidos causados por rotação da cabeça (*nistagmo rotatório*) dependem da deflexão da cúpula. O componente lento do nistagmo sempre segue a direção da deflexão da cúpula.

12.1 Estrutura

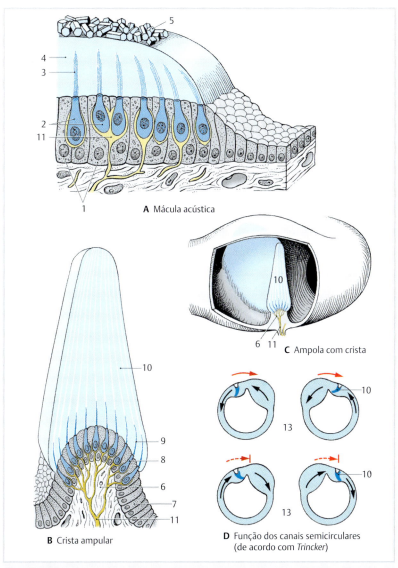

A Mácula acústica
B Crista ampular
C Ampola com crista
D Função dos canais semicirculares (de acordo com *Trincker*)

Fig. 12.7 Aparelho vestibular.

Células Sensoriais Vestibulares (A-C)

As células ciliares das máculas acústicas e as cristas ampulares compartilham o mesmo princípio estrutural. São mecanorreceptores que reagem à deflexão tangencial de seus cílios sensoriais. Há dois tipos de células ciliares vestibulares: *células tipo I* tem a forma de um frasco, enquanto as *células tipo II* têm a forma de um cilindro.

As **células ciliadas tipo I** (**A1**) têm um corpo celular redondo e um colo estreito; abaixo de sua superfície apical, encontra-se uma teia terminal densa (**A2**). A superfície celular apical é diferenciada em aproximadamente 60 *estereovilosidades* (**A3**) de comprimentos graduados e *cinocílio* único, móvel e muito longo (**A4**) com um corpo basal em sua origem. Cada célula ciliada do tipo I é cercada, em suas superfícies lateral e basal, por um **cálice nervoso** (**A5**), formado por uma fibra nervosa espessa. A parte superior do cálice contém vesículas e fica muito próxima da célula ciliada; essa região, portanto, é vista como a parte sináptica da célula ciliada. O cálice nervoso, por sua vez, faz contato com terminações nervosas intensamente granuladas (**A6**), possivelmente representando as terminações de fibras nervosas eferentes.

As **células ciliadas tipo II** (**A7**) são equipadas com um conjunto idêntico de cílios sensoriais. Na base da célula, encontram-se terminações de fibras nervosas mais (**A8**) ou menos intensamente granuladas.

Todas as células ciliadas de um campo sensorial mostram uma orientação uniforme de seus cinocílios (**B**). Estudos eletrofisiológicos mostram que a curvatura das estereovilosidades em direção ao cinocílio resulta em estimulação (seta verde), enquanto a curvatura na direção oposta leva à inibição (seta vermelha) (**C**). Movimentos em direções intermediárias causam estimulação ou inibição abaixo do limiar de sensação.

Desse modo, o aparelho vestibular é capaz de registrar cada movimento precisamente. Os *ductos semicirculares* (**labirinto cinético**) controlam primariamente os movimentos oculares, enquanto as *máculas acústicas* (**labirinto tônico**) afetam diretamente o tono muscular, em particular, a tensão dos músculos extensores e dos músculos do pescoço (p. 387, C).

Gânglio Espiral e Gânglio Vestibular (D)

O **gânglio espiral** (**D9**) consiste em uma cadeia de grupamentos de células nervosas situadas no modíolo, na margem da lâmina espiral óssea. Em conjunto, esses grupamentos formam uma espiral. Eles contêm neurônios bipolares, cujos processos periféricos (dendritos) vão até as células ciliadas do órgão espiral. Seus processos centrais (axônios) se correm como *trato espiral foraminoso* (**D10**) até o eixo do modíolo, onde se unem para formar a *raiz coclear* (raiz do nervo coclear) (**D11**).

O **gânglio vestibular** (**D12**) se localiza no assoalho do meato acústico interno. Consiste em uma parte superior e uma inferior. Os neurônios bipolares da *parte anterior* (**D13**) enviam seus processos periféricos às cristas ampulares do ducto semicircular anterior (**D14**) (nervo ampular anterior) e ao ducto semicircular lateral (**D15**) (nervo ampular lateral), para a mácula do utrículo (**D16**) (nervo utricular) e à parte da mácula do sáculo (**D17**). Os neurônios da *parte inferior* (**D18**) inervam a crista ampular do ducto semicircular posterior (**D19**) (nervo ampular posterior) e parte da mácula do sáculo (nervo sacular). Os processos centrais formam a *raiz vestibular* (raiz do nervo vestibular (**D20**), que, juntamente com a raiz coclear, prosseguem em uma bainha nervosa comum pelo *meato acústico interno*, chegando à fossa média do crânio.

12.1 Estrutura 381

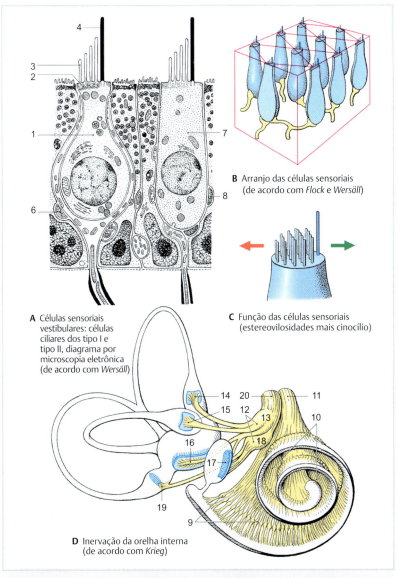

Fig. 12.8 Células sensoriais vestibulares, gânglio espiral e gânglio vestibular.

12.2 Via Auditiva e Vias Vestibulares

Via Auditiva

Núcleos Cocleares (A, B)

As fibras da **raiz coclear** (**A1**) entram no bulbo no nível do **núcleo coclear anterior** (**AB2**) e bifurcam. Os ramos ascendentes vão até o **núcleo coclear posterior** (**AB3**), e os ramos descendentes, até o núcleo coclear anterior. A projeção da cóclea no complexo nuclear é altamente organizada; as fibras das circunvoluções cocleares basais terminam nas partes dorsomediais dos núcleos, enquanto as fibras das circunvoluções mais altas terminam nas partes ventrolaterais. Essa distribuição regular das fibras aferentes é a base para a subdivisão dos núcleos cocleares de acordo com as frequências tonais (ver p. 374, análise de frequências na cóclea).

Tal *organização tonotópica* do complexo coclear pode ser demonstrada por registros elétricos em um animal de experimentação (gato). (**B**) Registros de neurônios individuais e de sonicação simultânea com diferentes sons podem detectar a frequência em que uma célula individual responda melhor. O corte frontal na região oral dos núcleos cocleares mostra como o eletrodo, que faz a varredura de cima a baixo, registra no núcleo posterior (**B3**) os pontos registrados em uma sequência precisam de agudas a graves. Aí ficam os neurônios para frequências tonais específicas em uma sequência regular. Quando o eletrodo entra no núcleo anterior (**B2**), essa sequência subitamente, e as frequências oscilam apenas em uma faixa específica.

As fibras secundárias da via auditiva se originam em neurônios dos núcleos cocleares. Feixes de fibras do núcleo coclear anterior cruzam para o lado oposto como placa ampla de fibras misturada a células nervosas, o **corpo trapezoide** (**A4**) (p. 111, AB15) e depois sobem como **lemnisco lateral** (**A5**) (p. 133, D22) até o colículo inferior (**A6**). Fibras originadas no núcleo coclear posterior cruzam obliquamente como *estrias acústicas posteriores* (**A7**). Uma grande parte das fibras do lemnisco vão dos núcleos cocleares diretamente ao colículo inferior. Um número considerável de fibras, contudo, é retransmitido a fibras terciárias nos núcleos intermediários da via auditiva, a saber, no **núcleo posterior do corpo trapezoide** (**oliva superior**) (**A8**), no **núcleo anterior do corpo trapezoide** (**A9**) e nos **núcleos do lemnisco lateral**. Foi demonstrada uma organização tonotópica no núcleo do corpo trapezoide posterior. O núcleo acessório se situa medialmente a ele, o **núcleo medial da oliva superior** (**A10**) recebe fibras dos núcleos cocleares de ambos os lados e fica interposto em um sistema de fibras que serve à *audição direcional*. As conexões de fibras do núcleo posterior do corpo trapezoide ao núcleo abducente (**A11**) (*movimentos oculares reflexos decorrentes da sensação sonora*) ainda são controversas. Acredita-se que as fibras prossigam além do núcleo abducente, chegando ao núcleo coclear e terminando como fibras eferentes nas células ciliadas do órgão espiral. Provavelmente controlam a chegada de estímulos. Os núcleos laterais do lemnisco são aglomerados dispersos de células nervosas interpostas no trajeto do lemnisco lateral. A partir do *núcleo posterior do lemnisco lateral* (**A12**), fibras cruzam para o lemnisco contralateral (comissura de Probst) (**A13**).

Colículo Inferior (A)

A parte predominante do lemnisco lateral termina no núcleo principal do colículo inferior em um padrão tópico. Estudos eletrofisiológicos têm demonstrado uma organização tonotópica desse núcleo. É uma estação de retransmissão para reflexos acústicos, de onde fibras acústico-ópticas seguem para os colículos superiores, e fibras tetocerebelares, para o cerebelo. Os colículos inferiores são interconectados pela *comissura dos colículos inferiores* (**A14**).

12.2 Via Auditiva e Vias Vestibulares

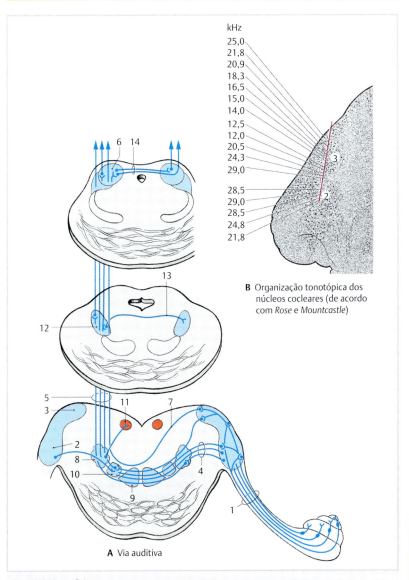

B Organização tonotópica dos núcleos cocleares (de acordo com *Rose* e *Mountcastle*)

A Via auditiva

Fig. 12.9 Via auditiva.

Corpo Geniculado Medial (A, B)

A seção seguinte da via auditiva é o **pedúnculo dos colículos inferiores** (**A1**), que se colocam como trato de fibras fortes do colículo inferior ao **corpo geniculado medial** (**AB2**), de onde se origina a *radiação acústica*. Acredita-se que o corpo geniculado medial também contenha fibras somatossensitivas da medula espinal, bem como fibras cerebelares. Obviamente, não é unicamente uma estação de retransmissão do sistema acústico, mas também está envolvido em outros sistemas. Alguns feixes de fibras do pedúnculo dos colículos inferiores são derivados dos núcleos trapezoides e chegam ao corpo geniculado medial sem fazer sinapse no colículo inferior. Considera-se que os dois corpos geniculados mediais sejam interconectados por fibras cruzadas que passam pela *comissura supraóptica inferior* (comissura de Gudden) (**A3**). Não se tem certeza se tais conexões existem em humanos. No entanto, a presença de fibras descendentes do córtex auditivo que terminam no corpo geniculado é fato confirmado.

Radiação Acústica (A, B)

As fibras da **radiação acústica** (**AB4**) vão do corpo geniculado medial, transversalmente, passando pela parte posterior inferior da cápsula interna e sobem verticalmente no lobo temporal, chegando ao córtex auditivo. As fibras mostram uma organização tópica, sendo que seções individuais do corpo geniculado medial se projetam a regiões específicas do córtex auditivo. Na radiação acústica, as fibras passam por uma rotação espiral, de modo a que as partes rostrais do corpo geniculado se projetem a áreas corticais caudais, e as partes caudais do corpo geniculado se projetem a áreas corticais rostrais (**B**). Essa rotação tem sido demonstrada experimentalmente em macacos e durante a maturação da bainha de mielina em humanos.

Córtex Auditivo (A-C)

Registros elétricos do córtex de vários animais de experimentação (gato, macaco), sob exposição simultânea a sons de diferentes frequências, manifestam a *organização tonotópica* do córtex auditivo (**AB5, C**), onde a cóclea desenrolada é representada desde a circunvolução basal até a cúpula. Foram demonstradas três regiões da audição: a **área auditiva primária** (**AI**) (**C6**), a **área auditiva secundária** (**AII**) (**C7**) e a área do **giro ectossilviano posterior** (**Ep**) (**C8**). Na área auditiva primária, os neurônios que respondem melhor a altas frequências (pontos azuis grandes) se localizam rostralmente; os neurônios que respondem melhor a baixas frequências (pontos azuis pequenos) se localizam caudalmente. Na área auditiva secundária, a sensibilidade a frequências é disposta na ordem invertida. A área auditiva AI é a *terminação primária da radiação acústica*, enquanto as áreas auditivas AII e Ep são vistas como *áreas auditivas secundárias*. As relações podem ser comparadas às do córtex visual, onde a área 17 é a terminação da radiação óptica, enquanto as áreas 18 e 19 são áreas de integração secundárias. A área auditiva AI corresponde, nos humanos, à área 41, que cobre as circunvoluções de Heschl (giros temporais transversos) e é a terminação da radiação acústica (p. 254, C1). As áreas 42 e 22 são áreas auditivas secundárias e incluem o centro da fala de Wernicke para a compreensão das linguagens (p. 264, A1). Por isso, o córtex auditivo precisa ser visto como uma região muito maior do que as circunvoluções de Heschl.

A via auditiva tem vários sistemas comissurais ao longo de seu trajeto, que oferecem trocas de fibras em vários níveis. Alguns feixes de fibras também sobem até o córtex auditivo ipsilateral. Este, portanto, recebe impulsos de ambos os órgãos espirais, e isso é especialmente importante para a audição direcional.

12.2 Via Auditiva e Vias Vestibulares

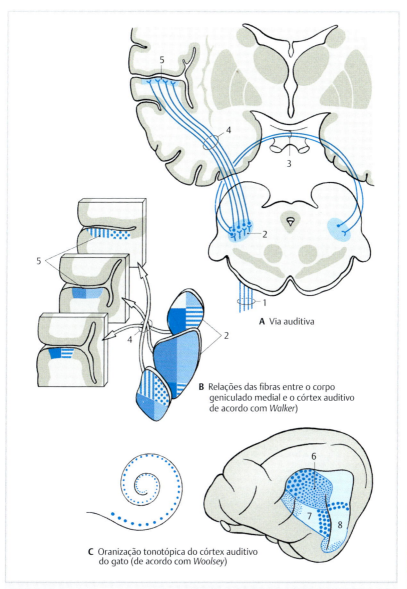

A Via auditiva

B Relações das fibras entre o corpo geniculado medial e o córtex auditivo de acordo com *Walker*)

C Oranização tonotópica do córtex auditivo do gato (de acordo com *Woolsey*)

Fig. 12.10 Via auditiva.

Vias Vestibulares (A-C)

Núcleos Vestibulares (A, B)

As fibras da **raiz vestibular** (**A1**) entram no bulbo no nível do **núcleo vestibular lateral** (núcleo de Deiters) (**AB2**) e bifurcam em ramos ascendente e descendente que terminam no **núcleo vestibular superior** (núcleo de Bechterew) (**AB3**), no **núcleo vestibular medial** (núcleo de Schwalbe) (**AB4**) e no **núcleo vestibular inferior** (**AB5**) (p. 120, B). As fibras nervosas para diferentes partes do labirinto chegam a regiões específicas do complexo nuclear. Os feixes de fibras para a *mácula do sáculo* (**B6**) terminam na parte lateral do núcleo inferior, enquanto as fibras para a *mácula do utrículo* (**B7**) terminam na parte medial do núcleo inferior e na parte lateral do núcleo medial. As fibras para as *cristas ampulares* (**B8**) terminam primariamente no núcleo superior e na parte superior do núcleo medial.

Certos grupos de neurônios respondem à aceleração linear, e outros, à aceleração rotacional. Alguns neurônios respondem à rotação ipsilateral, outros, à rotação contralateral. Os complexos vestibulares de ambos os lados são interconectados por fibras comissurais, por meio das quais alguns grupos de células nervosas são estimulados pelo labirinto do lado contralateral. Além das fibras labirínticas, fibras cerebelares do verme e dos núcleos fastigiais (p. 164, B), bem como fibras espinais transmissoras de impulsos dos receptores articulares, terminam no complexo nuclear. Fibras eferentes para controle central vêm dos núcleos vestibulares de volta aos epitélios sensoriais.

Vias Vestibulares Secundárias (A, C)

São conexões para a medula espinal, para a formação reticular, para o cerebelo e para os núcleos oculomotores. O **trato vestibulospinal** (**A9**) se origina nos neurônios do núcleo vestibular lateral (de Deiters) e chega à medula espinal sacral. Suas fibras terminam nos interneurônios espinais e ativam os motoneurônios α e γ dos músculos extensores.

As numerosas fibras que vão à formação reticular se originam em todos os núcleos vestibulares.

Dirigem-se ao cerebelo fibras diretas do gânglio vestibular, bem como feixes de fibras dos núcleos vestibulares medial e inferior. Elas terminam no nódulo e no flóculo (**A10**), bem como em partes da úvula (vestibulocerebelo) (p. 152, A6 e Trato vestibulocerebelar, p. 164, B). As fibras que sobem aos núcleos oculomotores (**AC11**) se originam primariamente dos núcleos vestibulares medial e superior; formam parte do fascículo longitudinal medial (**A12**). Também há uma conexão vestibulocortical através do tálamo (núcleo intermediário ventral, p. 184, B13). Estudos eletrofisiológicos resultaram em uma projeção de impulsos a uma pequena região na área pós-central anterior, perto da região facial do homúnculo sensitivo (p. 253, C).

Interação dos músculos oculares, dos músculos cervicais e do órgão do equilíbrio (**C**): A conexão entre o complexo vestibular e os núcleos oculomotores põem em contato grupos circunscritos de neurônios. Grupos de células nervosas que recebem impulsos de um ducto semicircular específico provavelmente se conectam com grupos de células nervosas que inervam um músculo ocular específico. Isso explicaria a interação excepcionalmente precisa do aparelho vestibular, músculos oculares e músculos cervicais, assim permitindo fixação de um objeto até mesmo durante movimentos da cabeça. Para garantir tal impressão visual constante, cada movimento da cabeça é compensado por rotação dos bulbos dos olhos. A interação em sintonia fina dos músculos cervicais com os músculos oculares é controlada pelo aparelho vestibular via motoneurônios γ (**C13**).

> **Observação clínica:** A estreita interação entre o sistema vestibular e o sistema visual explica a *vertigem visual*. Além da lesão do órgão vestibular (*vertigem vestibular periférica*), a possibilidade de representações centrais no cerebelo sempre deve ser tida em mente. O cerebelo processa informações sobre posição no espaço tridimensional, particularmente via tratos vestibulocerebelares. Consequentemente, transtornos da circulação ou tumores cerebelares podem causar vertigem.

12.2 Via Auditiva e Vias Vestibulares

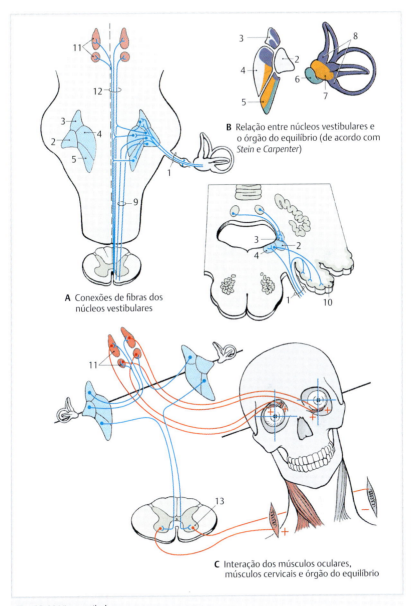

B Relação entre núcleos vestibulares e o órgão do equilíbrio (de acordo com *Stein* e *Carpenter*)

A Conexões de fibras dos núcleos vestibulares

C Interação dos músculos oculares, músculos cervicais e órgão do equilíbrio

Fig. 12.11 Vias vestibulares.

Bibliografia

Geral

Aumüller, G., G. Aust, A. Conrad, J. Engele, J. Kirsch: Duale Reihe Anatomie, 4. Aufl. Thieme, Stuttgart 2017

Ariëns Kappers, C. U., G. C. Huber, E. C. Crosby: The Comparative Anatomy of the Nervous System of Vertebrats, Including Man. Hafner, New York 1936, Reprint 1960

Baehr, M., M. Frotscher: Topical Diagnosis in Neurology, 6th ed. Thieme, Stuttgart 2019

Behrends, J., J. Bischofberger, R. Deutzmann, H. E. S. Frings: Duale Reihe Physiologie, 3. Aufl. Thieme, Stuttgart 2016

Brodal, A.: Neurological Anatomy. Oxford University Press, Oxford 1981

Cajal, S.R.: Histologie du système nerveux de l'homme et des vertébrés. Maloine, Paris 1909-1911

Creutzfeld, O. D.: Cortex Cerebri. Springer, Berlin, Heidelberg, New York, Tokyo 1983

Dudel, J., R. Menzel, R. F. Schmidt: Neurowissenschaft. Vom Molekül zur Kognition. Springer, Berlin, Heidelberg, New York 1996

Eccles, J. C.: Das Gehirn des Menschen. Piper, München 1973

Ferner, H.: Anatomie des Nervensystems und der Sinnesorgane des Menschen, 5. Aufl. Reinhardt, München 1973

Forssmann, W. G., Ch. Heym: Grundriß der Neuroanatomie. Springer, Berlin 1974

Greger, R., U. Windhorst: Comprehensive Human Physiology. From Cellular Mechanisms to Integration. Vol. I und II. Springer, Berlin, Heidelberg, New York 1996

Hassler, R.: Funktionelle Neuroanatomie und Psychiatrie. In: Psychiatrie der Gegenwart, hrsg. von H. W. Gruhle, R. Jung, W. Mayer-Gross, M. Müller. Springer, Berlin 1967

Kandel, E. R., J. H. Schwartz, T. M. Jessell, S. A. Siegelbaum, A. J. Hudspeth: Principles of Neural Science. 5th Edition. Appleton & Lange 2013

Ludwig, E., J. Klingler: Atlas cerebri humani. Karger, Basel 1956

Masuhr, K. F., F. Masuhr, M. Neumann: Duale Reihe Neurologie. 7. Aufl. Thieme, Stuttgart 2013

Mattle H, Taub E, Mumenthaler M: Neurology. 4th Edition. Thieme, Stuttgart, New York 2003

Nieuwenhuys, R., J. Voogd, Chr. van Huizen: Das Zentralnervensystem des Menschen. 4. Aufl. Springer, Berlin 2007

Paxinos, G., J. K. Mai: The human nervous system. 3. Aufl. Academic Press 2012

Rohen, J. W., C. Yokochi, E. Lütjen-Drecoll: Anatomie. 8. Aufl. Schattauer, Stuttgart 2015

Rohen, J. W.: Funktionelle Anatomie des Nervensystems. Schattauer, Stuttgart 1975

Schmidt, R. F., G. Thews (Hrsg.): Physiologie des Menschen, 30. Aufl. Springer, Berlin 2007

Schuenke, M., E. Schulte, U. Schumacher, C. Stefan: Head, Neck, and Neuroanatomy (THIEME Atlas of Anatomy). 3rd ed. Thieme, Stuttgart 2020

ten Donkelaar, H. J: Clinical Neuroanatomy: brain circuits and its disorders. 1. Aufl. Springer 2011

Thompson, R. F.: Das Gehirn. Von der Nervenzelle zur Verhaltenssteuerung. 2. Auflage. Spektrum, Heidelberg, Berlin, Oxford 1994

Zigmond, M. J., F. E. Bloom, S. C. Landis, J. L. Roberts, L. R. Squire: Fundamental Neuroscience. Academic Press, San Diego, London, Boston 1999

Introdução (Neuroanatomia, Desenvolvimento Básico)

Bear, M., M. Paradiso, B. W. Connors: Neuroscience: exploring the brain. Walters, Kluwer 2015

Bullock, Th. H.: Introduction to Nervous System. San Francisco 1977

Bullock, Th. H., G. A. Horridge: Structure and Function in the Nervous System of Invertebrates. University Chicago Press, Chicago 1955

Drescher, U., A. Faissner, R. Klein, F. G. Rathjen, C. Stürmer (eds.): Molecular bases of axonal growth and pathfinding. Cell Tissue Res. Special Issue 290 (1997) 187–470

Edelman, G. M., W. E. Gall, W. M. Cowan (eds.): Molecular Bases of Neural Development. John Wiley & Sons, New York, Chichester, Brisbane 1985

Goodman, C. S., C. J. Shatz: Developmental mechanisms that generate precise patterns of neuronal connectivity. Cell 72/Neuron 10 (Suppl.) (1993) 77–98

Hamburger, V.: The Heritage of Experimental Embryology. Hans Spemann and the Organizer. Oxford University Press, New York 1988

Herrick, J. C.: Brains of Rats and Men. University Chicago Press, Chicago 1926

Herrick, J. C.: The Evolution of Human Nature. University Texas Press, Austin 1956

Kahle, W.: Die Entwicklung der menschlichen Großhirnhemisphäre. Springer, Berlin, Heidelberg 1969

Kandel, E. R., J. H. Schwartz, T. M. Jessell, S.A. Siegelbaum, A. J. Hudspeth: Principles of Neural Science. 5th ed. McGraw Hill 2013

Kölliker, A.: Entwicklungsgeschichte des Menschen und der höheren Tiere. 2. Ausgabe. W. Engelmann, Leipzig 1879

Le Gros Clark, W. E.: Fossil Evidence for Human Evolution. University Chicago Press, Chicago 1955

Le Gros Clark, W. E.: The Antecedents of Man. Edinburgh University Press. Edinburgh 1959

Popper, K. R., J. C. Eccles: Das Ich und sein Gehirn. Piper, München 1985

Shepherd, G. M.: The synaptic organization of the brain. 5th ed. Oxford University Press 2004

Sherrington, Sir Charles: Körper und Geist-Der Mensch über seine Natur. Schünemann, Bremen 1964

Spatz, H.: Gedanken über die Zukunft des Menschenhirns. In: Der Übermensch, hrsg. von E. Benz. Rhein-Verl., Zürich 1961

Sperry, R.W.: Chemoaffinity in the orderly growth of nerve fiber patterns and connections. Proc. Natl. Acad. Sci. USA 50(1963) 703–710

Starck, D.: Die Neencephalisation. In: Menschliche Abstammungslehre, hrsg. von G. Heberer, Fischer, Stuttgart 1965

Tessier-Lavigne, M., C. S. Goodman: The molecular biology of axon guidance. Science 274 (1996) 1123–1133

Tobias, P.V.: The Brain in Hominid Evolution. Columbia University Press, New York 1971

Elementos Básicos do Sistema Nervoso

Alberts, B., A. Johnson, J. Lewis, D. Morgan, M. Raff, K. Roberts, P. Walter: Molecular biology of the cell. Garland 6th ed. 2014

Babel, J., A. Bischoff, H. Spoendlin: Ultrastructure of the Peripheral Nervous System and Sense Organs. Thieme, Stuttgart 1970

Bear, M., M. Paradiso, B. W. Connors: Neuroscience: exploring the brain. Wolters, Kluwer 2015

Björklund, A., T. Hökfeld: Classical Neurotransmitters in the CNS. Handbook of Chemical Neuroanatomy. Elsevier, Amsterdam 1984

Bloom, F. E.: The functional significance of neurotransmitter diversity. Am. J. Physiol. 246 (1984) C184–C194

Cajal, S. R.: Histologie du système nerveux de l'homme et des vertébrés. Maloine, Paris 1909–1911

Chung, W. S., N. J. Allen, C. Eroglu: Astrocytes control synapse formation, function, and elimination. Cold Spring Harb. Perspect. Biol. 7(9), a020370 (2015)

Clarke L. E., B. A. Barres: Emerging roles of astrocytes in neural circuit development. Nature Rev. Neurosci. 14, (2013) 311–321

Cowan, W. M., T. C. Südhof, C. F. Stevens: Synapses. Johns Hopkins University Press 2001

Eccles, J. C.: The physiology of synapses. Springer, Berlin, Göttingen, Heidelberg, New York 1964

Emson, P. C.: Chemical Neuroanatomy. Raven, New York 1984

Frotscher, M., U. Misgeld (eds.): Central Cholinergic Synaptic Transmission. Birkhäuser, Basel, Boston, Berlin 1989

Fuxe, K., M. Goldstein, B. Hökfeld, T. Hökfeld: Central Adrenalin Neurons. Pergamon, Oxford 1980

Gray, E. G.: Axo-somatic and axo-dendritic synapses of the cerebral cortex: an electron microscope study. J. Anat. 93 (1959)420–433

Heimer, L., L. Záborszky (eds.): Neuroanatomical Tract-Tracing Methods 2. Recent Progress. Plenum Press, New York, London 1989

Heuser, J. E., T. S. Reese: Structure of the synapse. In: Handbook of Physiology, Section 1: The Nervous System. Vol. I: Cellular Biology of Neurons, Part 1 (E. R. Kandel, Ed.), American Physiological Society, Bethesda, Md., 61–294, 1977

Hild, W.: Das Neuron. In: Handbuch der mikroskopischen Anatomie, hrsg. von W. Bargmann, Erg. zu Bd. IV/I. Springer, Berlin 1959

Jonas, P., H. Monyer (eds.): Ionotropic Glutamate Receptors in the CNS. Handbook of Experimental Pharmacology. Vol. 141. Springer, Berlin, Heidelberg, New York 1999

Kettenmann, H., B.R. Ransom (eds.): Neuroglia. 3rd ed. Oxford University Press, Oxford 2012

Kettenmann H., F. Kirchhoff, A. Verkhratsky: Microglia: new roles for the synaptic stripper. Neuron 77 (2013), 10–18

Landon, D. N.: The Peripheral Nerve. Chapmann & Hall, London 1976

Lehmann, H. J.: Die Nervenfaser. In: Handbuch der mikroskopischen Anatomie, hrsg. von W. Bergmann, Erg. zu Bd. IV/I. Springer, Berlin 1959

Li Q., B.A. Barres: Microglia and macrophages in brain homeostasis and disease. Nature Rev. Immunol. 18 (2018), 225–242

Loewi, O.: Über humorale Übertragbarkeit der Herznervenwirkung. Pflügers Arch. Gesamte Physiol. 189 (1921) 239–242

Neher, E.: Ion channels for communication between and within cells. Neuron 8 (1992) 606–612

Pappas, G. D., D. P. Purpura: Structure and Function of Synpases. Raven, New York 1972

Pawlina, W.: Histology, a text and atlas. Wolters Kluwer 2016

Penfield, W.: Cytology and Cellular Pathology of the Nervous System. Hoeber, New York 1932

Peters, A., S. L. Palay, H. F. Webster: The Fine Structure of the Nervous System. Oxford University. Press, New York 1991

Pfenninger, K. H.: Synaptic morphology and cytochemistry. Prog. Histochem. Cytochem. 5 (1973) 1–86

Ransom, B., H. Kettenmann (eds.): Neuroglia. Oxford University Press, Oxford 1995

Rapoport, St. J.: Blood-Brain Barrier in Physiology and Medicine. Raven, New York 1976

Sakmann, B.: Elementary steps in synaptic transmission revealed by currents through single ion channels. Neuron 8 (1992)613–629

Sakmann, B., E. Neher: Single-channel recording. Plenum, New York 1983

Südhof, T. C.: Synaptic neurexin complexes: a molecular code for the logic of neural circuits. Cell 171 (2017), 745–769

Südhof, T. C.: The molecular machinery of neurotransmitter release (Nobel lecture). Angew. Chem. Int. Ed. Engl. 53 (2014),12696–12717

Südhof, T. C.: The presynaptic active zone. Neuron 75 (2012), 11–25

Szentágothai, J.: Neuron Concept Today. Adakémiai Kiadó, Budapest 1977

Uchizono, K.: Excitation and inhibition. Elsevier, Amsterdam 1975

Unwin, N.: Neurotransmitter action: opening of ligand-gated ion channels. Cell 72/Neuron 10 (Suppl.) (1993) 31–41

Usdin, E., W. E. Burney, J. M. Davis: Neuroreceptors. Chichester, New York 1979

Watson, W. E.: Cell Biology of Brain. Chapman & Hall, London 1976

Windle, W. F.: Biology of Neuroglia. Thomas, Springfield 1958

Weiss, D. G.: Axoplasmic Transport. Springer, Berlin 1982

Medula Espinal e Nervos Espinais

Bok, S. T.: Das Rückenmark. In: Handbuch der mikroskopischen Anatomie, Bd. IV, hrsg. von W. v. Möllendorf. Springer, Berlin 1928

Brown, A. G.: Organization of the Spinal Cord. Springer, Berlin 1981

Dyck, P. J., P. K. Thomas, E. H. Lambert: Peripheral Neuropathy, Vol. I. Biology of the Peripheral System. Saunders, Philadelphia 1975

Foerster, O.: Spezielle Anatomie und Physiologie der peripheren Nerven. In: Handbuch der Neurologie, Bd. II/I, hrsg. von O. Bumke, O. Foerster. Springer, Berlin 1928

Foerster, O.: Symptomatologie der Erkrankungen des Rückenmarks und seiner Wurzeln. In: Handbuch der Neurologie, Bd. V, hrsg. von O. Bumke, O. Foerster. Springer, Berlin 1936

Hubbard, J. I.: The Peripheral Nervous System. Plenum, New York 1974

Kadyi, H.: Über die Blutgefäße des menschlichen Rückenmarkes. Gubrynowicz & Schmidt, Lemberg 1886

Keegan, J. J., F. D. Garrett: The segmental distribution of the cutaneous nerves in the limbs of man. Anat. Rec. 102 (1948)409–437

von Lanz, T., W. Wachsmuth: Praktische Anatomie, Bd. I/2.–4. Springer, Berlin 1955–1972

Mumenthaler, M., M. Stöhr, H. Müller-Vahl: Läsionen peripherer Nerven und radikuläre Syndrome. 9. Aufl. Thieme, Stuttgart 2007

Noback, Ch. N., J. K. Harting: Spinal cord. In: Primatologia, Bd. II/1, hrsg. von H. Hofer, A. H. Schultz, D. Starck. Karger, Basel 1971

Villiger, E.: Die periphere Innervation. Schwabe, Basel 1964

Willis, W. D., R. E. Coggeshall: Sensory mechanisms of the spinal cord. 3rd ed. Plenum, New York 2013

Tronco Encefálico e Nervos Cranianos

Brodal, A.: The Cranial Nerves. Blackwell, Oxford 1954

Brodal, A.: The Reticular Formation of the Brain Stem. Oliver & Boyd, Edinburgh 1957

Clemente, C. D., H. W. Magoun: Der bulbäre Hirnstamm. In: Einführung in die stereotaktischen Operationen mit einem Atlas des menschlichen Gehirns, hrsg. von G. Schaltenbränd, P. Bailey. Thieme, Stuttgart 1959

Crosby, E. C., E. W. Lauer: Anatomie des Mittelhirns. In: Einführung in die stereotaktischen Operationen mit einem Atlas des menschlichen Gehirns, hrsg. von G. Schaltenbrand, P. Bailey. Thieme, Stuttgart 1959

Duvernoy, H. M.: Human Brain Stem Vessels. Springer, Berlin 1978

Feremutsch, K.: Mesencephalon. In: Primatologia, Bd. II/2, hrsg. von H. Hofer, A. H. Schultz, D. Starck. Karger, Basel 1965

Gerhard, L., J. Olszewski: Medulla oblongata and Pons. In: Primatologia, Bd. II/2, hrsg. von H. Hofer, A. H. Schultz, D. Starck. Karger, Basel 1969

Mingazzini, G.: Medulla oblongata und Brücke. In: Handbuch der mikroskopischen Anatomie, Bd. IV. Springer, Berlin 1928

Olszewski, J., D. Baxter: Cytoarchitecture of the Human Brain Stem. Karger, Basel 1954

Pollak, E.: Anatomie des Rückenmarks, der Medulla oblongata und der Brücke. In: Handbuch der Neurologie, Bd. I, hrsg. von O. Bumke, O. Foerster. Springer, Berlin 1935

Riley, H. A.: An Atlas of the Basal Ganglia, Brain Stem and Spinal Cord. Williams & Wilkins, Baltimore 1943

Spatz, H.: Anatomie des Mittelhirns. In: Handbuch der Neurologie, Bd.I, hrsg. von O. Bumke, O. Foerster, Springer, Berlin 1935

Cerebelo

Angevine, jr. J. B., E. L. Mancall, P. I. Yakovlev: The Human Cerebellum. Little, Brown, Boston 1961

Chain-Palay, V.: Cerebellar Dentate Nucleus. Springer, Berlin 1977

Dichgans, J., J. Bloedel, W. Precht: Cerebellar Functions. Springer, Berlin 1984

Dow, R. S., G. Moruzzi: The Physiology and Pathology of the Cerebellum. University Minnesota Press, Minneapolis 1958

Eccles, J. C., M. Ito, J. Szentágothai: The Cerebellum as a Neuronal Machine. Springer, Berlin 1967

Ito, M.: The Cerebellum and Neural Control. Raven Press, New York 1984

Jakob, A.: Das Kleinhirn. In: Handbuch der mikroskopischen Anatomie, Bd. IV, hrsg. von W. v. Moellendorff. Springer, Berlin 1928

Jansen, J., A. Brodal: Das Kleinhirn. In: Handbuch der mikroskopischen Anatomie, Bd. IV, hrsg. von W. Bargmann, Erg. zu Bd. IV/I. Springer, Berlin 1958

Larsell, O., J. Jansen: The Comparative Anatomy and Histology of the Cerebellum. University of Minnesota Press. Minneapolis 1972

Llinás, R.: Neurobiology of Cerebellar Evolution and Development. American Medical Association, Chicago 1969

Palay, S. L.: Cerebellar Cortex. Springer, Berlin 1974

Diencéfalo

Akert, K.: Die Physiologie und Pathophysiologie des Hypothalamus. In: Einführung in die stereotaktischen Operationen mit einem Atlas des menschlichen Gehirns, hrsg. von G. Schaltenbrand, P. Bailey. Thieme, Stuttgart 1959

Ariëns Kappers, J., J. P. Schadé: Structure and Function of the Epiphysis Cerebri. Elsevier, Amsterdam 1965

Bargmann, W., J. P. Schadé: Lectures on the Diencephalon. Elsevier, Amsterdam 1964

De Wulf, A.: Anatomy of the Normal Human Thalamus. Elsevier, Amsterdam 1971

Diepen, R.: Der Hypothalamus. In: Handbuch der mikroskopischen Anatomie, Bd. IV/7, hrsg. von W. Bargmann. Springer, Berlin 1962

Emmers, R., R. R. Tasker: The Human Somesthetic Thalamus. Raven, New York 1975

Frigyesi, T. L., E. Rinvik, M. D. Yahr: Thalamus. Raven, New York 1972

Hassler, R.: Anatomie des Thalamus. In: Einführung in die stereotaktischen Operationen mit einem Atlas des menschlichen Gehirns, hrsg. von G. Schaltenbrand, P. Bailey. Thieme, Stuttgart 1959

Macchi, G., A. Rustioni, R. Speafico: Somatosensory Integration in the Thalamus. Elsevier, Amsterdam 1983

Nir, I., R. J. Reiter, R. J. Wurtman: The Pineal Gland. Springer, Wien 1977

Pallas, J. E.: La journée du thalamus, Marseille 1969

Richter, E.: Die Entwicklung des Globus pallidus und des Corpus subthalamicum. Springer, Berlin 1965

Wahren, W.: Anatomie des Hypothalamus. In: Einführung in die stereotaktischen Operationen mit einem Atlas des menschlichen Gehirns, hrsg. von G. Schaltenbrand, P. Bailey. Thieme, Stuttgart 1959

Walker, A. E.: Normale und pathologische Physiologie des Thalamus. In: Einführung in die stereotaktischen Operationen mit einem Atlas des menschlichen Gehirns, hrsg. von G. Schaltenbrand, P. Bailey. Thieme, Stuttgart 1959

Wurtman, R. J., J. A. Axelrod, D. E. Kelly: The Pineal. Academic Press, New York 1968

Telencéfalo

Andersen, P., R. Morris, D. Amaral, T. Bliss, J. O'Keefe: The Hippocampus Book, Oxford University Press, Oxford 2007

v. Bonin, G.: Die Basalganglien. In: Einführung in die stereotaktischen Operationen mit einem Atlas des menschlichen Gehirns, hrsg. von G. Schaltenbrand, P. Bailey. Thieme, Stuttgart 1959

Braak, H.: Architectonics of the Human Telencephalic Cortex. Springer, Berlin 1980

Brazier, M. A. B., H. Petsche: Architectonics of the Cerebral Cortex. Raven Press, New York 1978

Brodmann, K.: Vergleichende Lokalisationslehre der Großhirnrinde. Barth, Leipzig 1925

Bucy, P. C.: The Precentral Motor Cortex. University of Illinois Press, Urbana 1949

Chan-Palay, V., C. Köhler (eds.): The Hippocampus– New Vistas. Neurology and Neurobiology. Vol. 52. Alan R. Liss, Inc., New York 1989

Ciba Foundation Symposium 58: Functions of the Septo-Hippocampal System. Elsevier, Amsterdam 1977

Creuzfeldt, O. D.: Cortex Cerebri. Springer, Berlin 1983

Critchley, M.: The Parietal Lobes. Arnold, London 1953

Denny-Brown, D.: The Basal Ganglia. Oxford University Press, London 1962

Descarries, L., T. R. Reader, H. H. Jasper: Monoamin Innervation of the Cerebral Cortex. Alan R. Riss, New York 1984

Divac, I. R., G. E. Öberg: The Neostriatum. Pergamon, Oxford 1979

Duvernoy, H.M., F. Cattin, P.-Y. Risold: The Human Hippocampus. 4. Aufl. Springer, Berlin, Heidelberg 2013

Eccles, J. C.: Brain and Conscious Experience. Springer, Berlin 1966

v. Economo, C., G. N. Koskinas: Die Cytoarchitektonik der Hirnrinde des erwachsenen Menschen. Springer, Berlin 1925

Eleftheriou, B. E.: The Neurobiology of the Amygdala. Plenum, New York 1972

Freund, T. F., G. Buzsáki (eds.): Interneurons of the Hippocampus. Hippocampus 6 (1996) 347–473

Frotscher, M., P. Kugler, U. Misgeld, K. Zilles: Neurotransmission in the Hippocampus. Advances in Anatomy, Embryology and Cell Biology, Vol. 111, Springer, Berlin, Heidelberg 1988

Fuster, J. M.: The Prefrontal Cortex. Raven, New York 1980

Gainotti, G., C. Caltagirone: Emotions and the Dual Brain. Springer, Berlin 1989

Goldman, P. S., W. J. Nauta: Columnar distribution of cortico-cortical fibers in the frontal association, limbic and motor cortex of the developing rhesus monkey. Brain Res. 122, 393–413 (1977)

Goodwin, A. W., J. Darian-Smith: Handfunction and the Neocortex. Springer, Berlin 1985

Hubel, D. H., T. N. Wiesel: Anatomical demonstration of columns in the monkey striate cortex. Nature (Lond.) 221(1969) 747–750

Isaacson, R. L., K. H. Pribram: The Hippocampus. Plenum, New York 1975

Jones, E. G., A. Peters: Cerebral Cortex. Vol. 1–6. Plenum, New York 1984–1987

Kahle, W.: Die Entwicklung der menschlichen Großhirnhemisphäre. Springer, Berlin 1969

Kennedy, C., M. H. Des Rosiers, O. Sakurada, M. Shinohara, M. Reivich, J. W. Jehle, L. Sokoloff: Metabolic mapping of the primary visual system of the monkey by means of the autoradiographic C14deoxyglucose technique. Proc. nat. Acad. Sci. (Wash.) 73 (1976), 4230–4234

Kinsbourne, M., W. L. Smith: Hemispheric Disconnection and Cerebral Function. Thomas, Springfield 1974

Penfield, W., H. Jasper: Epilepsy and the Functional Anatomy of the Human Brain. Little, Brown, Boston 1954

Penfield, W., T. Rasmussen: The Cerebral Cortex of Man. Macmillan, New York 1950

Penfield, W., L. Roberts: Speech and Brain Mechanisms. Princeton University Press. Princeton 1959

Ploog, D.: Die Sprache der Affen. In: Neue Anthropologie, hrsg. von H. G. Gadamer, P. Vogler. Thieme, Stuttgart 1972

Rose, M.: Cytoarchitektonik und Myeloarchitektonik der Großhirnrinde. In: Handbuch der Neurologie, Bd. I, hrsg. von O. Bumke, O. Foerster. Springer, Berlin 1935

Sanides, F.: Die Architektonik des menschlichen Stirnhirns. Springer, Berlin 1962

Schneider, J. S., T. J. Lidsky: Basal Ganglia and Behavior. Huber, Bern 1987

Schwerdtfeger, W. K.: Structure and Fiber Connections of the Hippocampus. Springer, Berlin 1984

Seifert, W.: Neurobiology of the Hippocampus. Academic Press, London 1983

Springer, S. P., G. Deutsch: Linkes Gehirn, rechtes Gehirn, funktionelle Asymmetrien. Spektrum d. Wissenschaft, Heidelberg 1987

Squire, L. R.: Memory and Brain. Oxford University Press, New York 1987

Stephan, H.: Allocortex. In: Handbuch der mikroskopischen Anatomie, Bd. IV/9, hrsg. von W. Bargmann. Springer, Berlin 1975

Valverde, F.: Studies on the Piriform Lobe. Harvard University Press. Cambridge/Mass. 1965

Sistema do Líquido Cerebrospinal

Hofer, H.: Circumventrikuläre Organe des Zwischenhirns. In: Primatologia, Bd. II/2, hrsg. von H. Hofer, A. H. Schultz, D. Starck. Karger, Basel 1965

Lajtha, A., D. H. Ford: Brain Barrier System. Elsevier, Amsterdam 1968

Leonhardt, H.: Ependym und Circumventrikuläre Organe. Handbuch d. mikroskopischen Anatomie, Bd IV/III. Springer, Berlin 1980

Schaltenbrand, G.: Plexus und Meningen. In: Handbuch der mikroskopischen Anatomie, Bd IV/2, hrsg. von W. Bargmann. Springer, Berlin 1955

Sterba, G.: Zirkumventrikuläre Organe und Liquor. VEB Fischer, Jena 1969

Sistema Cerebrovascular

Dommisee, G. F.: The Arteries and Veins of the Human Spinal Cord from Birth. Churchill-Livingstone, Edinburgh 1975

Hiller, F.: Die Zirkulationsstörungen des Rückenmarks und Gehirns. In: Handbuch der Neurologie, Bd. III/11, hrsg. von O. Bumke, H. Foerster. Springer, Berlin 1936

Kaplan, H. A., D. H. Ford: The Brain Vascular System. Elsevier, Amsterdam 1966

Krayenbühl, H., M. G. Yasargil: Die zerebrale Angiographie, 2. Aufl. Thieme, Stuttgart 1965; 3. Aufl. 1979

Luyendijk; W.: Cerebral Circulation. Elsevier, Amsterdam 1968

Szilka, G., G. Bouvier, T. Hovi, V. Petrov: Angiography of the Human Brain Cortex. Springer, Berlin 1977

Divisão Autônoma do Sistema Nervoso

Burnstock, G., M. Costa: Adrenergic Neurons, Chapman & Hall, London 1975

Furness J. B.: Integrated neural and endocrine control of gastrointestinal function. Adv. Exp. Med. Biol. 891, 159–173 (2016)

Furness J. B., M. J. Stebbing: The first brain: species comparisons and evolutionary implications for the enteric and central nervous systems. Neurogastroenterol. Motil. 30, 2 (2018)

Newman, P. P.: Visceral Afferent Functions of the Nervous System. Arnold, London 1974

Thews, G., G. Vaupel.: Vegetative Physiologie. Springer, Berlin 1990

Sistemas Funcionais

Adey, W. R., T. Tokizane: Structure and Function of the Limbic System. Elsevier, Amsterdam 1967

Andres, K. H., M. v. Dühring: Morphology of cutaneous receptors. In: Handbook of Sensory Physiology, Bd. II, hrsg. von H. Autrum, R. Jung, W. R. Loewenstein, D. M. MacKay, H. L. Teuber. Springer, Berlin 1973

Barker, D.: The morphology of muscle receptors. In: Handbook of Sensory Physiology. Bd. III/2, hrsg. von H. Autrum, R. Jung, W. R. Loewenstein, D. M. MacKay, H. L. Teuber. Springer, Berlin 1974

Campbell, H. J.: The Pleasure Areas. Eyre Methuen, London 1973

Couteaux, R.: Motor endplate structure. In: The Structure and Function of Muscle, hrsg. von G. H. Bourne. Academic Press, New York 1973

Douek, E.: The Sense of Smell and Its Abnormalities. Churchill-Livingstone, London 1974

Gardner, H.: Dem Denken auf der Spur, der Weg der Kognitionswissenschaft. Klett-Cotta, Stuttgart 1989

Halata, Z.: The Mechanoreceptors of the Mammalien Skin, Advances in Anatomy, Embryology and Cell Biology, Bd. 50/5. Springer, Berlin 1975

Heppner, F.: Limbisches System und Epilepsie. Huber, Bern 1973

Isaacson, R. L.: The Limbic System. Plenum Press, New York 1974

Janzen, R., W. D. Keidel, G. Herz, C. Steichele: Schmerz. Thieme, Stuttgart 1972

Jung, R., R. Hassler: The extrapyramidal motor system. In: Handbook of Physiology, Section 1, Bd. 2, hrsg. von J. Field, H. W. Magoun, V. E. Hall. American Physiological Society Washington 1960

Lassek, A. M.: The Pyramidal Tract. Thomas, Springfield/Ill. 1954

Monnier, M.: Functions of the Nervous System, Bd.3: Sensory Functions and Perception. Elsevier, Amsterdam 1975

Munger, B. L.: Patterns of organization of peripheral sensory receptors. In: Handbook of Sensory Physiology, Bd. I/1, hrsg. von H. Autrum, R. Jung, W.

R. Loewenstein, D. M. MacKay, H. L. Teuber. Springer, Berlin 1971

Munger, S. D., T. Leinders-Zufall, F. Zufall: Subsystem organization of the mammalian sense of smell. Annu. Rev. Physiol. 71(2009), 115–140

de Reuk, A. V., S. J. Knight: Touch, Heat and Pain. Ciba Foundation Symposium. Churchill, London 1966

Sezntágothai, J., J. Hámori, M. Palkovits: Regulatory Functions of the CNS: Motion and Organization Principles. Pergamon, Oxford 1981

Varela, Francico J.: Kognitionswissenschaft-Kognitionstechnik. Suhrkamp. Frankfurt 1990

Wiesendanger, M.: The pyramidal tract. In: Ergebnisse der Physiologie, Bd. 61. Springer, Berlin 1969

Zacks, S. J.: The Motor Endplate. Saunders, Philadelphia 1964

Zotterman, Y.: Olfaction and Taste. Pergamon, Oxford 1963

Zotterman, Y.: Sensory Mechanisms. Elsevier, Amsterdam 1966

Zotterman, Y.: Sensory Functions of the Skin. Pergamon, Oxford 1977

Zufall, F., S.D. Munger: Receptor guanylyl cyclases in mammalian olfactory function. Mol. Cell Biochem. 334 (2010), 191–197

O Olho

Carpenter, R. H. S.: Movements of the Eyes. Pion, London 1977

Fine, B. S., M. Yanoff: Ocular histology. Harper & Row, New York 1972

Hollyfield, J. G.: The Structure of the Eye. Elsevier, Amsterdam 1982

Hubel, D. H., T. N. Wiesel: Die Verarbeitung visueller Informationen. Spektrum der Wissenschaft, November 1979

Livingston, M., D. Hubel: Segregation of form, color, movement, and depth: Anatomy, physiology and perception. Science 240(1988) 740–749

Masland, R. H.: Die funktionelle Architektur der Netzhaut. Spektrum der Wissenschaft, 66–75, February 1989

Marr, D.: Vision. Freeman, San Francisco 1982

Polyak, St.: The Vertebrate Visual System. University Chicago Press, Chicago 1957

Rodieck, R. W.: Vertebrate Retina. Freeman, San Francisco 1973

Rohen, J. W.: Sehorgan. In: Primatologia, Bd. II/1, hrsg. von H Hofer, A. H. Schultz, D. Starck. Karger, Basel 1962

Rohen, J. W.: Das Auge und seine Hilfsorgane. In: Handbuch der mikroskopischen Anatomie. Erg. zu Bd. III/2, hrsg. von W. Bargmann. Springer, Berlin 1964

Straatsma, B. R., M. O. Hall, R. A. Allen, F. Crescitelli: The Retina Morphology, Function and Clinical Characteristics. University California Press, Berkeley 1969

Wässle, H., B. B. Boycott: Functional architecture of the mammalian retina. Physiol. Rev.71 (1991) 447–480

Walsh, F. W., W. F. Hoyt: Clinical Neuroophthalmology. Williams & Wilkins, Baltimore 1969

Warwick, R.: Wolffs Anatomy of the Eye and Orbit. Lewis, London 1976

Zeki, S.: A Vision of the Brain. Blackwell, London 1993

A Orelha

Ades, H. W., H. Engström: Anatomy of the inner ear. In: Handbook of Sensory Physiology, Bd. V/1, hrsg. von H. Autrum, R. Jung, W. R. Loewenstein, D. M. MacKay, H. L. Teuber. Springer, Berlin 1974

Beck, C.: Anatomie des Ohres. In: Hals-Nasen- Ohren-Heilkunde, Bd. III/1, hrsg. von J. Berendes, R. Link, F. Zöllner. Thieme, Stuttgart 1965

Beck, C.: Histologie des Ohres. In: Hals-Nasen-Ohren-Heilkunde, Bd. III/1, hrsg. von J. Berendes, R. Link, F. Zöllner. Thieme, Stuttgart 1965; 2. Aufl. 1977

Brodal, A., O. Pompeiano, F. Walberg: The Vestibular Nuclei and Their Connexions. Oliver & Boyd, Edinburgh 1962

Gualtierotti, T.: The Vestibular System. Springer, Berlin 1981

Keidel, W. D.: Anatomie und Elektrophysiologie der zentralen akustischen Bahnen. In: Hals-Nasen-Ohren-Heilkunde, Bd. III/3, hrsg. von J. Berendes, R. Link, F. Zöllner. Thieme, Stuttgart 1966; 2. Aufl. 1977

Kolmer, W.: Gehörorgan. In: Handbuch der mikroskopischen Anatomie, Bd. III/1, hrsg. von W. v. Moellendorff. Springer, Berlin 1927

Precht, W.: Neuronal Operations in the Vestibular Systems. Springer, Berlin 1978

Rasmussen, G. L., W. F. Windle: Neural Mechanisms of the Auditory and Vestibular Systems. Thomas, Springfield/Ill. 1960

deReuck, A. V. S., J. Knight: Hearing Mechanisms in Vertebrates. Ciba Foundation Symposium, Churchill, London 1968

Whitfield, I. C.: The Auditory Pathway. Arnold, London 1960

Índice Remissivo

Os números de página em negrito indicam uma extensa cobertura do assunto

A

Abdução, 342
Abertura
  faríngea, 366
  lateral, 100
  mediana, 100, 284
  timpânica, 366
Acetilcolina, 26, 148, 314
  esterase, 148
Ácido gama-aminobutírico, 26
Acomodação, 362
  negativa, 362
  positiva, 362
Adaptação
  para luz-escuridão, 362
  perto-longe, 362
Adeno-hipófise, 200
Aderência intertalâmica, 10, 174
Adipsia, 198
Adução, 342
Afagia, 198
Afasia
  de recepção, 264
  motora, 250
  sensitiva, 250
  sensorial, 264
Aferência excitatória, 160
Agnosia, 252
  auditiva, 264
  visual, 336
Agrafia, 264
Alça(s)
  anterior, 260
  cervical profunda, 112
  lenticular, 174, 192
  mediana, 70, 76
  posterior, 260
    da cápsula interna, 224
  subclávia, 298

Alexia, 264
Alocórtex, 246
Alucinações, 254
Álveo, 232, 236
  do hipocampo, 234
Ampola membranosa, 372
Amusia, 264
Analgesia, 68
Análise de frequências na cóclea, 374
Anel fibrocartilaginoso, 366
Angiografia
  carotídea, 274, 278
  com subtração digital, 267
  intra-arterial, 266
Ângulo
  iridocórneo, 346
  medial do olho, 340
Antro da mastoide, 368, 370
Aparelho
  lacrimal, **340**
  vestibular, 366, 378, 379
Aqueduto
  cerebral, 10, 132, 282
  de Sylvius, 10, 132, 282
  do mesencéfalo, 132
Aracnoide espinal, 64
Aracnoide-máter, 64, 290
Arco(s)
  do nervo hipoglosso, 112
  externo, 334
  interno, 334
  reflexos, 50, 51
Área(s)
  auditiva
    primária, 384
    secundária, 384
  corticais, **246**, 247
  de associação, 146
  de integração óptica, 256

  de irrigação sanguínea, 60, 276, 277
  de origem primárias, 210
  de projeção, 246
  entorrinal, 226
  estriada, 186, 222, 358
  inervada pelo nervo frênico, 72
  motora(s)
    de Broca para a fala, 250
    suplementares, 250
  olfatória, 172
  periamigdaliana, 226
  postrema, 288
  pré-central, 248
  pré-piriforme, 226, 240
  sensório-motora, 248
  septal, 334, 336
  subcalosa, 214, 334
  vestibular, 100
  visuais extraestriadas, 360
Arquicerebelo, 152
Arquicórtex, 208, **232**
  rudimentar, 334
  subdivisão do, 233
Arquipálio, 208, 210
Arquitetônica dos pigmentos, 246
Artéria(s), 272
  basilar, 272
  calosomarginal, 274
  carótida interna, 104, 272, **274**, 275, 370
  central da retina, 348
  cerebral
    anterior, 272, 274, 276
    média, 272, 274, 276
    posterior, 272, 274, 276
  ciliares, 348
    anteriores, 348
    posteriores

Índice Remissivo

curtas, 348
longas, 348
corióidea anterior, 272, 274
espinal(is)
  anterior, 60
  posteriores, 60
frontobasal
  lateral, 274
  medial, 274
hialoide, 344
hipofisária
  inferior, 200, 274
  superior, 200, 274
na base do cérebro, 273
oftálmica, 274, 348
paracentral, 274
pericalosa, 274
segmentares, 60
sulcocomissurais, 60
temporais, 274
terminais, 348
trabeculares, 200
vertebrais, 60, 272
Árvore dendrítica, 156
Assimetria hemisférica, 264
Astrócitos, 42, 158
  fibrilares, 42
  protoplasmáticos, 42
Atrofia
  das gônadas, 198
  relacionada com a idade, 8
Audição direcional, 382
Aumento de desempenho, 198
Axolema, 36
Axônio(s), 18, 38, 156
  corticofugais, 162

B

Bainha(s)
  bulbar, 340
  da aracnoide, 354
  da pia-máter, 354
  de mielina, 18, 36, 37, 39, 40, 41
    desenvolvimento na parte periférica do sistema nervoso da, **38**

    estrutura no sistema nervoso central da, **38**
    ultraestrutura da, 36
  endoneural, 40, 41
Banda
  de Giacomini, 226
  diagonal de Broca, 226, 334, 336
Barreira
  hematoencefálica, 44, 45, 288
  hematorretiniana, 350
  sangue-líquido cerebrospinal, 44, 45
Base
  do cérebro, **12**, 13, 214
  do crânio, **104**, 105
Bastonetes, 350
Bexiga, 300
Bigorna, 368
Botões, 18, 24
Braço
  de ponte, 166
  do colículo inferior, 186
Bulbo(s), 6, 8, 10, 12, 100, **108**
  do olho, 344
    desenvolvimento, **344**, 345
  olfatório, 6, 12, 104, 208, 210, 214, 226, 230, 332
  terminais de Krause, 322

C

Cabeça
  do estribo, 368
  do núcleo caudado, 224, 238
Calcar, 256
Calcificação, 176
Cálice
  nervoso, 380
  óptico, 344
Camada(s)
  coriocapilar, 348
  do córtex cerebral, **212**, 213
  corticais, 242
  de células
    de Purkinje, 156
    subependimárias, 286
  de fibras nervosas, 350
  ganglionar, 156

  da retina, 350
  do nervo óptico, 350
  granular, 156
  externa, 242
  interna, 242
  medular
    externa, 174
    interna, 174
  molecular, 156, 242
  multiforme, 226, 242
  neural, 344, 350
  externa, 350
  pigmentada, 344, 350
  piramidal, 226
  externa, 242
  interna, 242
Câmara
  anterior, 344, 346
  posterior, 344
Campo(s)
  corticais extrapiramidais, 310
  de recepção, 352
  ocular
    frontal, 250, 256
    occipital, 256
Canal(is)
  auditivo externo, 366
  carótico, 104
  de Alcock, 96
  de Schlemm, 346
  do hipoglosso, 104
  espiral da cóclea, 372
  facial, 370
  iônicos controlados por ligantes, 30
  semicircular(es), 372
  lateral, 370
  vertebral, 48
Canalículo(s)
  ependimários, 288
  lacrimal, 340
Capilares, 44
  portais, 200
Cápsula(s), 322
  externa, 216
  extrema, 216
  interna, 260
Cartilagem tubária, 366

Índice Remissivo 399

Carúncula lacrimal, 340
Catecolaminas, 26
Cauda
    do núcleo caudado, 224, 238
    equina, 48
Cavidade(s)
    do septo pelúcido, 216
    hipofisária, 200
    timpânica, 366, 368
    trigeminal, 104
Cavo(s)
    do septo pelúcido, 172
    trigeminal, 290
Ceco vestibular, 372
Célula(s)
    à *double bouquet dendrigique*, 244
    aéreas da mastoide, 368
    amácrinas, 350
    bipolares, 350, 352
    ciliadas
        externas, 376
        internas, 376
        tipo I, 380
        tipo II, 380
    complexas, 256
    da bainha de Schwann, 304
    da mastoide, 366
    das fibras viscerossensoriais, 114
    de Bergmann, 158
    de Betz, 248
    de Cajal-Retzius, 244
    de Fañanás, 158
    de Golgi, 156, 158
    de Martinotti, 244
    de Meynert, 256
    de Müller, 350
    de Purkinje, 156, 160
    de Renshaw, 52
    de Schwann, 36, 38, 40, 42, 320
    de suporte, 328
    de sustentação, 332, 378
        de Deiters, 376
        do corno anterior, 318
        do pilar
            externo, 376
            interno, 376
    em cesto, 156, 158, 236, 244
    em tufos, 230
    endoteliais, 44
    estreladas, 158
    ganglionar(es), 18, 352
        desenvolvimento das, 62
        magnocelulares, 352
        parvocelulares, 352
    gliais, 18
        de Bergmann, 158
        de sustentação de Müller, 350
        radiais, 212
    granulares, 230, 236
    granulosas, 156, 158
    gustativas, 328
    hipercomplexas, 256
    horizontais, 350, 352
    microgliais, 42
    mitrais, 230, 332
    muscular, 2
    nervosa(s), **18**
        estrutura e colorações, 19
        pseudounipolares, 62
        ultraestrutura da, 22
        função das organelas celulares, 23
    periglomerulares, 230
    piramidais, 236, 244
        gigantes, 248
    receptoras, 332
    satélites, 42
    sensoriais, 2, 378
        vestibulares, 380, 381
    simples, 256
    táteis de Merkel, 320
Centro(s)
    ciliospinal, 128
    da fala de Wernicke, 264
    de controle respiratório e cardiovascular, 146
    de inibição, 146
    externo lamelar, 322
    interno, 322
    semioval, 222
    sinápticos independentes, 160
Cerebelo, 6, 8, 100, **152**
    organização funcional, **162**
    subdivisão esquemática do, 153
    vias, **164**
Cérebro(s)
    anatomia do, **8**
    desenvolvimento do, **6**, 7
    estrutura do, 9
    vista lateral e corte mediano, 11
    evolução do, 14, 15
    girencefálicos, 210
    lissencefálicos, 210
    partido, 264
    visceral ou emocional, 334
Cesto
    de flores de Bochdalek, 284
    de sustentação, 376
Cílios olfatórios, 332
Cinetossomos, 286
Cíngulo, 234, 262
Circuito(s)
    funcionais, 2
    neuronais, 34, 35, **160**, 298, 310
    de Papez, 334
Circulação do líquido cerebrospinal, 282, 283
Círculo arterial
    do cérebro (de Willis), 272
    maior da íris, 346, 348
    menor da íris, 348
Circunvoluções de Heschl, 186, 254
Cisterna(s)
    ambiens, 282
    cerebelobulbar, 282
    interpeduncular, 282
    marginais, 22
    quiasmática, 282
    subaracnóideas, 282
Citoplasma, 22
Claustro, 216
Cobertura de astrócitos, 44
Cóclea, 366, 372, 374, 375
Colaterais
    de Schaffer, 236
    do axônio, 18

Índice Remissivo

Colículo(s)
  do facial, 100, 110
  inferiores do mesencéfalo, 100, 132, 133, 382
  superiores do mesencéfalo, 100, 134, 135
Coloração
  celular, 18, 242
  de pigmentos, 242
  para mielina, 242
Coluna(s)
  anterior, 50
  anterolateral, 50
  de dominância ocular, 258, 360
  do fórnice, 224, 234
  posterior, 50
  verticais, 242
Comissura(s), 196
  anterior, 10, 172, 216, 224, 230
  branca, 50
  de Gudden, 384
  do fórnice, 234
  epitalâmica, 176
  posterior, 176
  supraóptica inferior, 384
Complexo(s)
  de Golgi, 22
  nuclear solitário, 330
  semelhantes a glomérulos, 26
Componente
  pós-sináptico, 24
  pré-sináptico, 24
Comunicação sináptica, 30
Cone medular, 48
Conexões
  aferentes, 136, 146
    que terminam na parte anterior, 136
    que terminam na parte caudal, 136
    com o tálamo e o pálido, 196
  de fibras, 230, 231
    do hipotálamo
      pouco mielinizado, 196
      ricamente mielinizado, 196
  eferentes, 136, 146

funcionais no sistema motor extrapiramidal, 312
internucleares dos núcleos trigeminais, 142
neuronais, 161
recíprocas entre o córtex, o estriado, o globo pálido e o tálamo, 312
Confluência dos seios, 104
Coniocórtex, 252, 254
Conjuntiva, 340
Constrição ipsilateral da pupila, 128
Contato paralelo, 26
Controle da temperatura corporal, 198
Convergência, 34, 362
Corda
  do tímpano, 122
  lateral, 70
  medial, 70
  posterior, 70
Corioide, 344
Córnea, 344, 346
Corno(s)
  anterior, 50, 54, 216
  de Amon, 208, 220, 232, 234
  frontal, 282
  lateral, 52, 54
  occipital, 282
  posterior, 50, 52, 54
  temporal, 282
Coroa
  ciliar, 346
  radiada, 179, 181, 260
Corpo(s)
  amigdaloide, 218, **226**, 228, 230, 334
  basais, 286
  caloso, 6, 10, 172, 208, 216, 222, 224, 262
  cerebelar, 152
  ciliar, 344, 346
  da bigorna, 368
  de Herring, 204
  de Luys, 174, 192
  do fórnice, 234
  do núcleo caudado, 238
  geniculado

  lateral, 186, 187, 190, 220, 258, 356, 358
  medial, 132, 186, 187, 384
  gorduroso orbital, 340
  mamilares, 10, 12, 170, 174, 194, 218, 232, 234, 334
  restiforme, 164
  subtalâmico, 218
  tigroides, 18
  trapezoide, 110, 120, 382
  vítreo, 344
Corpúsculo(s)
  bulboides, 322
  de Barr, 18
  de Golgi-Mazzoni, 322
  de Pacini, 322
  de Ruffini, 322
  lamelares, 322
  táteis, 320
  táteis de Meissner, 320
Córtex, 160
  agranular, 246, 248
  auditivo, 210, 254, 384
  cerebelar, **156**, 157, 158
  entorrinal, 226
  estriado, 256, 360
  granular, 246, 248, 252, 254
  hipocampal, 236, 237
  homogenético, 246
  interpretativo, 254
  isogenético, 246
  motor, 246, 248
  orbitofrontal, 248
  parietal, 252
    significância funcional do, 252
  periamigdaliano, 226
  pré-central, 318
  pré-frontal, 248
  pré-piriforme, 226
  sensitivo, 210
  somatossensorial, 252
  temporal, 254
    significância funcional do, 254
  visual, 210, 256
    secundário extraestriado, 360
Crista neural, 62

Índice Remissivo 401

Cristalino do olho, 344, 346
Cristas ampulares, 378, 386
Cúneo, 214
Cúpula ampular, 378

D

Decussação
  das pirâmides, 58, 100
  de Forel, 134
  de Meynert, 134
  do pedúnculo cerebelar superior, 132, 166, 220
  dos lemniscos mediais, 324
  inferior, 134
  tegmental superior, 134
Dendrito(s), 18
  apical, 242
Dermátomos, 66, 67
Desenvolvimento sexual prematuro, 198
Desinibição, 34
Diafragma da sela, 290
Dictiossomos, 22
Diencéfalo, 6, 8, 10, 12, 170
  desenvolvimento do, **170**
  estrutura, **172**
  irrigação vascular, 196
Disco ciliar, 346
Distúrbio da migração dos neuroblastos, 212
Divergência, 34
Divisão autônoma
  central, 294
  do sistema nervoso, 2, 294
  periférica, **296**
Divisões cerebrais, 4
Doença
  de Alzheimer, 32
  de Parkinson, 192, 312
Dopamina, 26
Ducto(s)
  coclear membranoso, 372, 374
  de união, 372
  endolinfático, 372
  nasolacrimal, 340
  perilinfático, 372
  semicircular(es)

anterior, 372
lateral, 372
membranosos, 372
posterior, 372
utriculossacular, 372
Dura-máter, 104, 290
  espinal, 64

E

Efeito no sistema motor, 146
Eixo(s)
  de Forel, 4, 220
  de Meinert, 4, 220
  do cérebro, 4
Elementos eferentes, 244
Eletrodos de registro, 20
Emergência dos nervos cranianos, 6
Eminência
  mediana do túber, 200
  talâmica, 188
Encéfalo, 4
Endolinfa, 372
Endoneuro, 40
Endorraque, 64
Endotélio capilar, 44
Enoftalmia, 298
Enzimas
  metabólicas, 148
  oxidativas, 148
Epêndima, 286
Epicanto, 340
Epífise, 10
Epilepsia, 34
Epineuro, 40
Epitálamo, 172, **176**
Epitélio
  neural, 350
  olfatório, 102, 332
Equador do bulbo do olho, 344
Eriarquicórtex, 334
Erilinfa, 372
Escavação do disco óptico, 348
Esclera, 344
Esclerose múltipla, 38
Esclerótomos, 66
Espaço(s)

de Corti, 376
de Nuel, 376
do líquido cerebrospinal, **282**, 283
  externos, 282
  internos, 282
  epidural, 64
  pericoroidal, 348
  perinuclear, 22
  subaracnóideo, 64, 290
  subdural, 64, 290
Espinhas dendríticas, 312
Espinhos, 18
Espinocerebelo, 162
Esplênio do corpo caloso, 220, 222, 262
Estatocones (otolitos), 378
Estimulação
  elétrica, 204
  experimental, 162
Estímulo(s)
  interoceptivos, 2
  tátil, 320
Estrato piramidal, 236
Estria
  longitudinal
    lateral, 222
    medial de Lancisi, 222
  medular, 100, 120
    do tálamo, 176
  olfatória
    lateral, 172, 226, 230
    medial, 226
    terminal, 196, 230, 334
    vascular, 374, 376
Estribo, 368
Estroma da córnea, 346
Eurofilamentos, 22
Experimentos de estimulação e lesão, 198, 337
Exposição do teto do diencéfalo, 222
Extorção, 342

F

Faixa diagonal de Broca, 226
Fáscia dentada, 234
Fascículo(s)

cuneiforme, 56, 324
dentatorrubro, 134, 136
grácil, 56, 324
intersticiospinal, 142, 318
lateral, **74**, **76**
lenticular, 174, 192
longitudinal
    dorsal, 196
    inferior, 262
    medial, 58, 108, 110, 132, 142, 143
    posterior, 108, 110, 144
    superior, 262
mamilotalâmico, 174, 194, 196
mamilotegmental, 194, 196, 334
medial, **78**, **80**
occipital vertical, 262
occipitofrontal, 262
    inferior, 262
orbitofrontal, 262
posterior, **80**, **82**
próprios, 52
reticulotalâmico, 146
talâmico, 174, 192
tegmental anterior, 140
uncinado, 262
    do cerebelo, 164
Feedback, 34
Feixe
    de Arnold, 166
    de fibras
        do nervo oculomotor, 134
        serotoninérgicas, 238
    de Meynert, 176
    de Schütz, 108, 110, 144, 330
    de Türck, 166
    de Vicq d'Azyr, 174, 194, 196
    papilomacular, 354
    prosencefálico medial, 196
Fendas
    de Schmidt-Lanterman, 40
    subneurais, 314
Ferro, 148
Fibra(s)
    aberrantes, 140
    aferentes, 160, 236, 244, 294, 302
    amigdalofugais, 230
        ventrais, 334
    arqueadas
        internas, 108
        superficiais, 108
    B pouco mielinizadas, 40
    C amielínicas, 40
    centrostriadas, 238
    cerebelofugais, 318
    circulares, 346
    comissurais, 260, 262, 263
    corticais, 310
    corticonucleares, 140, 260, 308
    corticopontocerebelares, 162
    corticostriadas, 238
    de associação, 244, 260, 262, 263
        curtas, 262
        inter-hemisféricas, 262
        longas, 262
    de projeção, 260, 261
    do cristalino, 344
    do fórnice, 196
    do nervo
        abducente, 110
        óptico, 356
    do trato
        corticospinal, 260
        olivocerebelar, 108
        piramidal, 308
    eferentes, 238, 294, 302
    em cadeia nuclear, 316
    em saco nuclear, 316
    específicas, 244
    espinocerebelares, 162
    espinotalâmicas, 326
    estrionigrais, 238
    gustativas, 330
        primárias, 330
        secundárias, 330
        terciárias, 330
    gustatórias, 106, 114, 118, 122
        secundárias, 140
    heterotópicas, 262
    homotópicas, 262
    meridionais, 346
    mielínicas, 40
    motoras, 114, 118, 122, 124
    musculares
        extrafusais, 316
        intrafusais, 316
    musgosas, 160
    nervosa(s), **36**
        amielínicas, 38
        desenvolvimento das, **38**
        autônomas eferentes, 304
    nigroestriadas, 238
    nigrostriatais, 136
    olivocerebelares, 108, 144
    pálido-olivares, 144
    paralelas, 156, 160
    parassimpáticas, 300
    periféricas, 318
    pontinas transversas, 110
    primárias, 324
    radiais, 212
    retículo-olivares, 144
    reticulorreticulares, 144
    rubro-olivares, 144
    rubrorreticulares e rubro-olivares, 136
    secretoras, 294
        pré-ganglionares, 122
    sensitivas, 124
        exteroceptivas, 114
    simpáticas, 130
    somatomotoras, 70
    somatossensitivas, 70
    trepadeiras, 156, 160
    vestibulares, 310
    vestibulocerebelares, 162
    visceroeferentes, 118
    visceromotoras, 70, 114, 116, 294
    viscerossensitivas, 70, 118, 294
    zonulares, 346
    γ, 316
Filamento(s)
    olfatórios, 332
    terminal, 48
Fímbria, 236
    do hipocampo, 232, 234
Fissura(s)

Índice Remissivo **403**

cerebral longitudinal, 10, 222
corióidea, 284
de Sylvius, 8, 240
lateral, 8
longitudinal cerebral, 216
mediana anterior, 48, 100
orbital, 104
palpebral, 340
Fluxo do axoplasma, 28
Foice do cérebro, 290
Folhas do cerebelo, 152
Folículos pilosos, 320
Forame(s), 4
  de Key e Retzius, 282
  de Luschka, 100, 282, 284
  de Magendie, 100, 282, 284
  de Monro, 8, 10, 174, 178, 188, 234, 280, 282, 284
  estilomastóideo, 122
  etmoidal anterior, 124
  interventricular, 8, 10, 282
  intervertebrais, 4
  jugular, 112, 114
  magno, 104
  oval, 104
  redondo, 104
Fórceps
  frontal, 262
  occipital, 262
Formação
  hipocampal, 334
  reticular, 108, **146**, 310, 318
    do tronco encefálico, 294
    pontina, 318
Formas transicionais, 322
Fórnice, 10, 196, 208, 232, 234, 334
  conjuntival, 340
  pós-comissural, 234
  pré-comissural, 234
Fossa
  anterior do crânio, 104
  interpeduncular, 100
  jugular, 104
  lateral, 8, 10, 240
  média do crânio, 104
  posterior do crânio, 104
  romboide, 100

Fotorreceptores, 350, **354**, 356
Fototransdução, 354
Fóvea central, 348
Fronteira telodiencefálica, 170
Função
  das máculas, 378
  de despertar, 146
  do aparelho vestibular, 120
  dos canais semicirculares, 378
  viscerossensoriais e visceromotoras do córtex insular, 240
Fundo do olho, 348
Funículo
  anterior, 50
  cuneiforme, 324
  grácil, 324
  lateral, 50
  posterior, 50
Fuso muscular, 316, 317

G

Gânglio(s), 4
  autônomos, 294
  celíacos, 296, 300
  cervical
    inferior, 298
    médio, 296, 298
    superior, 296, 298
  cervicotorácico, 296
  ciliar, 128, 129, 362
  desenvolvimento dos, 62
  do tronco simpático, 298
  espinal, 48, 62
    e raiz posterior, 63
  espiral, 120, 380, 381
  estrelado, 296, 298
  extramurais, 298
  geniculado, 122, 330
  ímpar, 296
  inferior do nervo vago, 114, 118
  intramurais, 298, 302
  jugular, 114
  mesentérico
    inferior, 296, 300
    superior, 296, 300

  nodoso, 114, 330
  ótico, 130, 131
  parassimpáticos, **128**
  petroso, 330
  pré-vertebrais, 298
  pterigopalatino, 128, 129, 130
  submandibular, 130, 131
  superior do nervo vago, 114, 118
  terminais, 298
  trigeminal, 104, 124
  vestibular, 120, 380, 381
Genitais, 300
Giro(s), 10, 214
  angular, 214
  dentado, 214, 226, 232, 234
  do cíngulo, 182, 214, 216, 220, 334, 336
  ectossilviano posterior, 384
  lingual, 214
  occipitotemporal
    lateral, 214
    médio, 214
  orbitais, 214
  para-hipocampal, 214, 220, 224, 226, 232, 234, 334
  paraterminal, 214, 334
  pós-central, 10, 214, 218, 222, 252
  pré-central, 10, 214, 218, 222
  reto, 214
  supramarginal, 252
  temporal(is)
    inferior, 214
    medial, 254
    médio, 214
    superior, 214
    transversos, 186, 214, 218, 254
Glândula(s)
  de Bowman, 332
  de cerúmen, 366
  de von Ebner, 328
  lacrimal, 340
  olfatórias, 332
  parótida, 122
  pineal, 172, 176, 177, 222
  pituitária, 200
  sublingual, 130

submandibular, 130
tarsais, 340
Glia, 158
   de Bergmann, 158
   intrafascicular, 42
   peniforme de Fañanás, 158
Glicina, 26
Globo pálido, 172, 174, 182, 192, 218
Glomérulos, 230
   cerebelares, 158
   olfatórios, 332
Glomo carótico, 118
Glutamato, 26, 312, 352
Grande
   artéria radicular, 60
   veia cerebral, 280
Granulações aracnóideas, 282, 290
Grupo(s)
   basolateral, 228
   central de núcleos na medula espinal cervical, 52
   corticomedial, 228
   lateral de núcleos, 52, 54
   medial de núcleos, 52, 54
   nuclear
      anterior, 174, **182**, 188
      lateral, 174, 184
      lateroventral, 188, 190
      medial, 174, **182**, 188, 190
      ventral, 184

H

Habênula, 176, 177
Hâmulo da lâmina espiral, 374
Helicotrema, 374
Hematoma
   epidural, 290
   subdural, 278
Hemiatrofia, 112
Hemibalismo, 192
Hemicampos visuais, 358
Hemidespersonalização, 252
Hemirretinas, 358
Hemisfério(s), 8
   cerebelares, 12, 152

dominante, 264
subdivisão do, 208, 209
Hemissecção, 68
Hérnia de disco, 86
Hiato diafragmático, 290
Hidrocefalia, 286
Hilo do núcleo dentado, 154
Hiperalgesia, 66
Hiperestesia, 68
Hipermetropia, 344
Hipersexualidade, 336
Hipocampo, 208, 218, 232
Hipoestesia, 66
Hipófise, 10, 12, 104, **200**
   desenvolvimento e subdivisão da, 200
   vasos sanguíneos da, 200
Hipotálamo, 172, **194**, **200**, 218, 234, 294
   pouco mielinizado, 194
   ricamente mielinizado, 194
Histoquímica do tronco encefálico, **148**, 149
Homúnculo
   motor, 250
   sensitivo, 252
Hormônio
   gonadotrópico, 202
   luteotrópico, 202
   tireotrópico, 202
Humor afetivo básico, 182

I

Ilhas de Calleja, 226
Imagens por ressonância magnética, 268
Impregnação pela prata, 18, 20, 242
Imuno-histoquímica, 20
Incisuras de Schmidt-Lanterman, 36
Indúsio cinzento, 208, 222, 232
Inervação
   da pele, 72, 300
   dos músculos, 72
   segmentar, 66
   sensitiva da pelve e do períneo, 96

Infundíbulo, 174, 200
Inibição
   alimentada anterogradamente, 34
   pós-sináptica, 34
   recorrente, 34
Ínsula, 6, 208, **240**, 241
Interação dos músculos oculares, dos músculos cervicais e do órgão do equilíbrio, 386
Interneurônios, 18, 32
   com axônios curtos, 244
   inibitórios, 160
Internodo do segmento interanular, 36
Intorção, 342
Intoxicação aguda pelo álcool, 166
Intumescência
   cervical, 48
   lombar, 48
Íris, 344, 346
Irrigação
   do olho, fundo do olho, 349
   e conexões de fibras do hipotálamo, 197
   para os núcleos do diencéfalo e do telencéfalo, 276
Isocórtex, 240, 246
Istmo
   da tuba, 366
   do giro do cíngulo, 214

J

Janela
   coclear, 368, 370, 372
   oval, 368
   redonda, 368
   vestibular, 368, 370, 372
Joelho
   da cápsula interna, 260
   do corpo caloso, 222, 224, 262
   interno do nervo facial, 106
   lateral, 190
Junções *gap*, 26, 286, 304

Índice Remissivo

L

Lábio
  timpânico do limbo, 376
  vestibular do limbo, 376
Labirinto
  cinético, 380
  membranoso, 372
  ósseo, 372
  tônico, 380
Lacunas laterais, 278
Lago lacrimal, 340
Lamela de mielina, 38
Lâmina
  afixa, 174
  basal, 40, 44
  crivosa, 104, 354
  espiral
    óssea, 374
    secundária, 374
  limitante
    anterior, 346
    posterior, 346
  medular
    externa, 178, 188
    interna, 178, 188
  tectal, 10
Lemnisco
  espinal, 326
  lateral, 110, 120, 132, 382
  medial, 108, 110, 134, 140, 190, 324, 326, 330
  trigeminal, 324, 326
Lesão(ões)
  central, 68
  da área orbitofrontal, 248
  do giro angular, 264
  do nervo
    acessório, 112
    hipoglosso, 112
    tibial, 94
    ulnar, 78
  do trato
    óptico, 358
    piramidal, 308
Ligamento
  denticulado, 64
  espiral da cóclea, 374

palpebral lateral, 340
palpebral medial, 340
pectíneo, 346
Limbo da lâmina espiral, 376
Límen da ínsula, 240
Linha
  corióidea, 170
  de Gennari, 222, 256, 360
  de período maior, 36, 38
  intraperíodo, 36, 38
Líquido cerebrospinal, 4, 8, 64
Lisossomos, 22
Lobo(s)
  anterior do corpo cerebelar, 152
  cerebrais, 8, **214**, 215
  floculonodular, 152
  frontal, 8, 10l, 182, 214, 248, 249, **250**, 251
  occipital, 8, 10, 214, **256**, 257, 258, 259
  parietal, 8, 10, 180, 214, **252**, 253
  piriforme, 210
  posterior do corpo cerebelar, 152
  temporal, 8, 10, 214, **254**, 255
Lobotomia pré-frontal, 248
Locus ceruleus, 100

M

Mácula(s), 348
  acústicas, 378
  do sáculo, 372, 378, 386
  do utrículo, 372, 378, 386
  lútea, 354
Manto cerebral, 208
Manúbrio do martelo, 368
Mão
  caída, 82
  em garra, 78
Marcadores, 20
Margem posterior da pálpebra, 340
Martelo, 368
Meato acústico externo, 366
Mecanismos dinamogênicos, 198

Mecanorreceptores, 118
Medula
  da suprarrenal, 302
  espinal, 12, **48**, 49, 50, 54, 55
  vasos sanguíneos da, 60, 61
Membrana(s)
  basal, 62
  basilar, 374, 376
  de Bowman, 346
  de Bruch, 350
  de Descemet, 346
  estatocônica, 378
  limitante
    externa, 350
    glial perivascular, 42
    interna, 350
  reticular, 376
  tectorial, 376
  timpânica, 366
    secundária, 370, 374
  vestibular (de Reissner), 374
Meninges, **290**, 291
  espinais, 64, 65
Meridianos do bulbo do olho, 344
Mesaxônio, 38
  externo, 38
  interno, 38
Mesencéfalo, 6, 8, 100, 132, 133, 170, 220
Mesocórtex, 240
Método(s)
  de Golgi, 18, 20
  de neuroanatomia, 20, 21
  de Nissl, 18, 20
Miastenia *gravis*, 314
Microtúbulos, 22, 286
Mielina, 36
Mielografia, 266
Miopia, 344
Miose, 298
Miótomos, 66
Mitocôndrias, 22
Modíolo, 374
Motoneurônio α, 318
Movimentos
  automáticos, 192

inconscientes, 310
Músculo(s)
　adutores, 90
　ciliar, 106
　da cavidade timpânica, 370
　da faringe e laringe, 106
　da mastigação, 106
　detrusor, 300
　digástrico, 122
　dilatador da pupila, 346
　do bulbo do olho, 342
　do olho, 343
　do ombro, 106
　esfíncter da pupila, 106, 346
　estapédio, 368, 370
　estilo-hióideo, 122
　estiloglosso, 112
　extensores, 308
　extraoculares, 342
　faciais, 106
　flexores, 308
　gênio-hióideo, 112
　genioglosso, 112
　hipoglosso, 112
　levantador do bulbo do olho, 342
　milo-hióideo, 112
　oblíquo
　　inferior, 342
　　superior, 138, 342
　orbicular do olho, 340
　reto
　　inferior, 342
　　lateral, 138, 342
　　medial, 342
　　superior, 342
　tarsal
　　inferior, 340
　　superior, 340
　tensor do tímpano, 366, 368, 370
　tiro-hióideo, 112

N

Neocerebelo, 152
Neocórtex, 208, **242**
Neoestriado, 208, 224, **238**

Neopálio, 208, 210
Nervo(s)
　abducente, 102, 104, 138, 139
　acessório, 102, 104, 112
　alveolar(es)
　　inferior, 126
　　superior(es)
　　　anteriores, 126
　　　médio, 126
　　　posteriores, 126
　anococcígeos, 96
　auricular
　　maior, 72
　　posterior, 122
　auriculotemporal, 126
　axilar, 80
　bucal, 126
　ciático, **94**
　ciliares
　　curtos, 128
　　longos, 124
　cranianos, **100**, 102, **112**
　cutâneo
　　dorsal
　　　intermédio, 92
　　　lateral, 94
　　　medial, 92
　　lateral
　　　da coxa, 88
　　　do antebraço, 74
　　　inferior do braço, 82
　　medial
　　　do antebraço, 80
　　　do braço, 80
　　posterior
　　　da coxa, 90
　　　do braço, 82
　　sural
　　　lateral, 92
　　　medial, 94
　digital(is) palmar(es)
　　comuns, 94
　　I-III, 76
　　IV, 78
　　próprios, 76, 78
　do canal pterigóideo, 128
　do grupo

　　inferior, 84
　　superior, 84
　do(s) músculo(s)
　　oculares, 138
　　tensor
　　　do tímpano, 126
　　　do véu palatino, 126
　do tronco, **84**, 85
　dorsal
　　do clitóris, 96
　　do pênis, 96
　dos arcos branquiais, 102
　erigentes, 300
　escapular dorsal, 74
　espinais, 48, 49
　esplâncnico
　　maior, 296, 298, 300
　　menor, 300
　estapédio, 122, 370
　etmoidal
　　anterior, 124
　　posterior, 124
　facial, 102, 104, 110, 122, 123, 330
　femoral, 86, 88
　fibular
　　comum, 92
　　profundo, 92
　　superficial, 92
　frênico, 72
　frontal, 124
　genitofemoral, 84, 86
　glossofaríngeo, 102, 104, 106, **118**, 119, 330
　glúteo
　　inferior, 90
　　superior, 90
　hipoglosso, 102, 104, **108**, 112
　ílio-hipogástrico, 84, 86
　ilioinguinal, 84, 86
　inferiores, 90
　infraorbital, 126
　infratroclear, 124
　intercostais, 84
　intercostobraquial, 84
　intermédio, 122
　interósseo

Índice Remissivo 407

anterior, 76
posterior, 82
isquiático, 92
lacrimal, 124
laríngeo
 inferior, 116
 recorrente, 116
 superior, 116
lingual, 122, 126
mandibular, 104, 126
massetérico, 126
maxilar, 104, 126, 127
mediais, 84
mediano, 76
mentual, 126
motores (eferentes), 2
musculares oculares, 102
musculocutâneo, 74
nasociliar, 124
nasopalatino, 128
obturatório, 86, 90
occipital
 maior, 84
 menor, 72
oculomotor, 102, 104, 138, 139
oftálmico, 104, 124, 125
olfatório, 102, 104, 230, 332
ópticos, 12, 102, 104, 344, 356
palatino, 128, 130
para o tensor do tímpano, 130
parassimpático, 114
pélvicos, 296
periférico, 40, 70, 71
perineais, 96
petroso
 maior, 122, 128, 130
 menor, 130
 profundo, 128
plantar
 lateral, 94
 medial, 94
pterigóideos, 126
pudendo, 96
retais inferiores, 96
safeno, 88
sensitivos (aferentes), 2
subclávio, 74

subcostal, 84
superiores, 84
supraclaviculares, 72
supraescapular, 74
supraorbital, 124
supratroclear, 124
sural, 94
temporais profundos, 126
tensor do véu palatino, 130
terminal, 332
tibial, 92, 94
timpânico, 118, 370
torácico longo, 74
transverso do pescoço, 72
trigêmeo, 102, 104, 106, 110, **124**, 126
troclear, 102, 104, 132, 138, 139
ulnar, 78
vago, 102, 104, 108, 112, **114**, 116, 117, 296, 330
vestibular, 110
vestibulococlear, 102, 104, **120**, 121
vomeronasal, 332
zigomático, 126
Neuralgia do trigêmeo, 126
Neuro-hipófise, 200
Neurofibrilas, 22
Neuróglia, **42**, 43
Neurônio(s), 2, 18
 autônomos, 304, 305
 bipolares, 18
 catecolaminérgicos e os serotoninérgicos, 148
 colinérgicos, 32
 da divisão autônoma do sistema nervoso, 12
 de Cajal-Retzius, 212
 de projeção, 18
  com axônios longos, 244
  do córtex cerebral, 32
 dopaminérgicos, 32
 espinhosos, 312
 glutamatérgicos, 32
 inibitórios gabaérgicos, 32
 multipolares, 18
 nigrais dopaminérgicos, 136
 noradrenérgicos, 32

 peptidérgicos, 32
 serotoninérgicos, 32
 unipolares, 18
Neuropeptídeos, 26
Neurópilo, 148
Neurossecreção, 202
Neurotransmissores, 26, 27
 transporte axonal, 29
Nistagmo rotatório, 378
Nodo de Ranvier, 36, 38, 40
Norepinefrina, 26, 148
Núcleo(s), 154
 acumbens, 336
 ambíguo, 106, 108, 112, 116, 118
 anterior(es), 180
 do corpo trapezoide, 110, 382
 ventral, 180
 arqueado, 108
 basal, 174
 de Meynert, 182
 caudado, 172, 182, 208, 220, 222, 224, 238
 celular, 18
 centromediano, 178, **182**, 190
 do tálamo, 318
 cerebelares, **154**
 coclear, 106, 382
 anterior, 120, 382
 posterior, 120, 382
 cuneiforme, 108, 308, 324
 da base, 218
 da célula nervosa, 22
 da rafe, 108
 de Bechterew, 120
 de Clarke, 52
 de Darkshevich, 134
 de Deiters, 110, 120
 de Edinger-Westphal, 106, 132, 134, 138, 144, 294
 de integração, 184, 186
 de Meynert, 174
 de origem, 106
 de Roller, 108
 de Schwalbe, 110, 120
 de terminação, 106
 dentado, 154, 318
 diencefálicos, 146

do hipoglosso, 108
do lemnisco lateral, 382
do(s) nervo(s)
  abducente, 138
  cranianos, **106**, 107
  caudais, 146
  facial, 106, 110, 122
  hipoglosso, 112
  oculomotor, 132, 134, 138, 148
  troclear, 132, 138
dorsal, 52
  do nervo vago, 106, 294
  superficial, 190
dorsomedial, 194, 202
emboliforme, 154, 318
  do cerebelo, 182
espinal do nervo
  acessório, 106
  trigêmeo, 108, 110, 124, 326
fastigial, 154
geniculado
  lateral, 178, 180, 356
  medial, 178, 180
globoso, 154
grácil, 108, 148, 308, 324
gustatório, 330
habenular, 220, 334
inespecíficos, 180
inferior, 120
infundibular, 194, 202
intercalado, 108
intermediolateral, 298
intermediomedial, 54, 298
interpeduncular, 176, 334
intersticial de Cajal, 134, 318
lateral, 120, 180, 194
  ventral, 180
laterodorsal, 184
lateropolar, 180
lateroposterior, 184
lentiforme, 218
longitudinal posterior, 110
magnocelular, 110
medial, 120, 180, 194
  da oliva superior, 382
  do corpo mamilar, 234
medianos, 180
mesencefálico do nervo trigêmeo, 124, 134
motor(es)
  do nervo trigêmeo, 106, 110, 124
  dos nervos dos arcos branquiais, 106
oculomotor acessório, 138
olfatório anterior, 226, 230
olivar acessório
  medial, 108
  posterior, 108
parassimpáticos, 106
paraventricular, 194, 204
pontinos, 110
  do nervo trigêmeo, 106, 124
  do nervo trigeminal, 110
posterior
  da rafe, 144
  do corpo trapezoide, 110, 382
  do nervo vago, 108, 116, 148
ventral, 180
posteromarginal, 52, 54
pré-mamilar, 194
pré-tectal principal, 134
prestigial, 134
próprio, 52
reticular, 190
  do tálamo, 174, 178, 188
  lateral, 108
rubro, 132, 134, 136, 318
salivatório(s), 294
  inferior, 106, 118, 130
  superior, 106, 110, 122
semilunar, 190
sensitivos, 106
solitário, 106, 108, 118, 122, 144, 148
somatomotores, 106
subtalâmico, 192, 310, 312
superior, 120
supraóptico, 194
talâmico(s), 310
  anteriores, 178, 234
  específicos, 178, **180**
inespecíficos, 178, 179, **180**
lateroventrais, 185
mediais, 178
ventrolaterais, 178
tegmental
  anterior, 334
  central inferior, 110
  dorsal, 176
  lateroposterior, 132
  posterior, 334
torácico posterior, 54
tuberomamilar, 194
ventral intermediário, 184
ventroanterior, 184
ventrolateral, 184, 186, 187, 188
  do tálamo, 318
ventromedial, 194, 202
ventroposterior, 184, 186, 190
  do tálamo, 324, 326, 330
ventroposterolateral, 184
ventroposteromedial, 184
vestibular, 106, 108, 310, 386
  inferior, 386
  lateral, 110, 386
  medial, 108, 110, 386
  superior, 386
vestibulococlear, 106
visceromotores, 106
Nucléolo, 18, 22

O

Óbex, 284
Ocitocina, 204
Oligodendrócitos, 36, 38, 42, 158
Oliva, 100, 108, 136
Opérculo(s), 240
  frontal, 224, 240
  parietal, 240
  temporal, 224, 240
Opsinas dos cones, 354
Ora serrata, 344, 348
Órbita, **340**
Orelha
  estrutura, **366**

Índice Remissivo 409

externa, 366, 367
interna, 366, 372, 373, 374
média, 366, 368, 369, 371
Organização
 funcional do córtex visual, 256
 longitudinal do tubo neural, **102**
 somatotópica da área pré-central, 250
 tonotópica, 254
Órgão(s)
 da audição, 120, 366
 de Jacobson, 332
 do equilíbrio, 120, 366
 espiral (de Corti), 366, 374, 376, 377
 gustativo, 328, **330**
 olfatório, 332, 333
 periventriculares, 288, 289
 sensitivos cutâneos, 320, 321, 323
 subcomissural, 288
 subfornical, 288
 tendinoso de Golgi, 314
 vascular da lâmina terminal, 288
 vestibulococlear, 366
 vomeronasal, 332
Ossículos Auditivos, 368

P

Padrão enzimático, 148
Paladar, 328
Paleocórtex, 208, 216, **226**
Paleopálio, 208, 210
Pálio, 208
Pálpebra(s), **340**
 inferior, 340
 superior, 340
Papilas
 circunvaladas, 328
 do nervo óptico, 348, 350, 354
 foliáceas, 328
 fungiformes, 328
 gustativas, 328, 329, 330
Paráfise, 288

Paragânglios, 302
Paralisia do nervo obturatório, 90
Paraplegia, 68
Parede
 labiríntica, 370
 medial da cavidade timpânica, 370
 vestibular do ducto coclear, 374
Parte
 anterior do olho, 346
 ciliar da retina, 350
 externa do globo pálido, 312
 extrapiramidal, 142
 infraclavicular, 70
 ramos curtos, 74
 ramos longos, 74
 infundibular da adeno-hipófise, 200
 intermediária, 200
 internuclear, 142
 irídica da retina, 350
 óptica da retina, 350
 parassimpática do sistema nervoso, 2, 294, 296
 periférica do sistema nervoso, 2, 4
 sensível à luz dos fotorreceptores, 354
 simpática do sistema nervoso, 2, 294, 296
 supraclavicular, 70, 74
 torácica e abdominal, 116
Pé basal, 286
Pedúnculo(s)
 cerebelar, 100, **154**
 inferior, 100, 108, 154, 164, 165
 medial, 110, 154
 médio, 100, **166**
 órgãos, 154
 superior, 166
 cerebrais, 100, 134, 220
 do corpo mamilar, 196
 do septo pelúcido, 216
 dos colículos inferiores, 384
 mamilar, 334
Periarquicórtex, 246
Pericário, 18

Periferia da divisão autônoma do sistema nervoso, **302**
Peripaleocórtex, 246
Peso do cérebro, 8
PET, 268
Pia-máter, 290
 espinal, 64
Pilar membranoso comum, 372
Pinealócitos, 176
Pirâmides, 100
Placa(s)
 alar, 12, 102
 basal, 12, 102, 132
 comissural, 6
 cortical, 212, 246
 motora, 314
 neural, 62
 quadrigêmea, 100
 tectal, 100
Placoides do cristalino, 344
Plagiocefalia, 112
Plexo(s)
 aórtico abdominal, 300
 braquial, 4, 70, 71, 74, 75, 77, 79, 81, 83
 cardíaco, 298
 carótico interno, 298
 celíaco, 116
 cervical, 70, 71, 72, 73
 coccígeo, 96
 corióideo, 170, 174, 222, 284, 285, 286
 do terceiro ventrículo, 284
 de Auerbach, 302
 de Meissner, 302
 dental superior, 126
 entérico, 302
 epitelial, 284
 esofágico, 116
 faríngeo, 114
 hepático, 116
 hipogástrico
  inferior, 296, 300
  superior, 296, 300
 intramural, 302, 303
 lombar, **86, 88**, 91
 lombossacral, 4, **86**, 87
 mientérico, 302

nervosos, 70
parotídeo, 122
prostático, 300
pulmonar, 116, 298
renal, 116
sacral, 86, **90**, 91, **92**, 93, **94**, 95, **96**, 97
submucoso, 302
timpânico, 118, 370
uterovaginal, 300
visceral, 300
Podócitos gliais, 44, 45
Polo
  occipital, 214
  temporal, 214
Ponte, 6, 8, 10, 12, 100, **110**, 111, 220
Ponto
  lacrimal, 340
  nervoso, 72
Pontocerebelo, 152, 162
Poro gustativo, 328
Posição do sistema nervoso no corpo, **4**, 5
Pré-cúneo, 214
Pré-placa, 212
Prega epicântica, 340
Primeiro
  e segundo ventrículos, 8
  experimento de Goldmann, 44
Princípio
  de dentro para fora, 212
  funcional do cerebelo, 160
Processo(s), 2
  cocleariforme, 370
  de aprendizagem e memória, 32
  em feixes de células sensitivas, 102
  falângico, 376
  lenticular, 368
Proeminência
  axonal, 18
  malear, 366
Proisocórtex, 246
Projeção retrógrada, 266
Promontório da cavidade timpânica, 370
Propriocepção, 316

Prosencéfalo, 4, 6
  desenvolvimento do, 171
Prosopagnosia, 360
Ptose, 298
Pulvinar, 178, 180, 186, 190
Pupila, 344
Putame, 172, 174, 182, 208, 220, 238

Q

Quarto ventrículo, 8, 100, 282, 284
Quiasma óptico, 10, 12, 170, 172, 194, 356, 358
Quimioarquitetura, 148
Quimiorreceptores, 118, 328

R

Radiação
  acústica, 254, 260, 384
  de Gratiolet, 356
  óptica, 190, 256, 260, 360
  talâmica, 178
    anterior, 178, 260
    inferior, 178
    posterior, 178
    superior, 178
Radial, 82
  nervo, 82
Radiografia contrastada, 266
Rafe, 108
Raiz(ízes)
  anteriores, 48
  coclear, 106, 120, 374, 382
  inferior, 72
    do nervo hipoglosso, 112
  motora do nervo trigêmeo, 124
  posteriores, 48, 62
  sensitiva do nervo trigêmeo, 124
  superior, 72
    do nervo hipoglosso, 112
  terminal do trigêmeo, 114
  vestibular, 106, 120, 386
Ramo(s)
  anterior, 70, 72

calcâneos
  laterais, 94
  mediais, 94
cardíacos cervicais, 116
  inferiores, 116
celíacos, 116
comunicante, 70
  branco, 298
  cinzento, 298
  fibular, 92
cutâneos
  anteriores, 84, 88
  crurais mediais, 88
  laterais, 84
dentais inferiores, 126
do seio carotídeo, 118
dorsal do nervo ulnar, 78
esofágicos, 116
espinais, 60
estilofaríngeo, 118
faríngeos, 114, 116, 118
femoral, 86
ganglionares, 126, 128
gástricos anterior e posterior, 116
genital, 86
hepáticos, 116
infrapatelar, 88
interganglionares, 296
linguais, 118
  para o músculo hipoglosso, 112
motores puros, 126
musculares, 76, 88, 96
nasais posteriores laterais, 128
nasal externo, 124
orbitais, 128
palmar do nervo
  mediano, 76
  ulnar, 78
pericárdicos, 72
perineais, 90
posterior, 70, 72, 84
profundo do nervo
  obturatório, 90
  radial, 82
  ulnar, 78

Índice Remissivo **411**

renais, 116
superficial do nervo
    obturatório, 90
    radial, 82
    ulnar, 78
    tonsilares, 118
    traqueais, 116
Rampa
    timpânica, 372, 374
    vestibular, 372, 374
Reação pupilar consensual, 362
Receptor(es)
    acoplados à proteína G, 30
    de aminoácidos excitatórios, 30
    de estiramento, 316
    de tensão, 316
    de transmissores, transmissão sináptica, 31
    de vibração, 322
    dos transmissores, 30
    inibitórios de GABA e glicina, 30
Recesso
    epitimpânico, 366
    infundibular, 200, 282
    lateral, 100
    pineal, 282
    pré-óptico, 172
    superior da membrana timpânica, 368
    suprapineal, 282
Rede neural, 2
Reelina, 212
Reflexo(s)
    aquileu, 94
    braquiorradial, 82
    da córnea, 142
    de acomodação, 362
    de estiramento, 50, 316
    de fixação visual, 362
    de retirada, 50
    do espirro, 142
    do piscamento, 346
    faríngeo, 142
    fotomotor, 362
    lacrimal, 142
    oculares, 362, 363
    oculocardíaco, 142

tricipital, 82
Regeneração, 198
Região
    central, 214, 318
    cervical, 114, **116**
    olfatória, 332
    pré-óptica, 194
    pré-tectal, 134
Regulação da neurossecreção, 204
Respostas
    à estimulação do subtálamo, 192
    autônomas e emocionais, 228
Ressonância magnética, 250
    imagens funcionais da atividade motora por, 250
Retículo
    endoplasmático
        liso, 22
        rugoso, 22
    terminal, 304
    trabecular, 346
Retina, 344, **350**, 358
    circuito neuronal, 352
    estruturas funcionais da, 352
Retinal *all-trans*, 354
Ribossomos, 22
Rinencéfalo, 208, 226
Rodopsina, 354
Rombencéfalo, 100, 170
Rotação do hemisfério, 208

S

Saco endolinfático, 372
Saco lacrimal, 340
Sáculo, 372
Segmento(s)
    cervical, 296
    e torácico superior, **298**
    externo dos bastonetes, 354
    interno
        do globo pálido, 182
        dos bastonetes, 354
    lombar, 296
    sacral, 296
    torácico, 296

inferior e abdominal, **300**, 301
Segundo experimento de Goldmann, 44
Seio(s)
    cavernoso, 104
    da dura-máter, 290
    petroso superior, 278
    sagital superior, 278, 290
    transverso, 104, 278, 290
    venoso da esclera, 346
Sensação(ões)
    de tato grosseiro e de pressão, 326
    de dor e frio, 320
Sensibilidade
    articular, 324
    de dor e temperatura, 326
    epicrítica, 56, 62, 124, 325
    exteroceptiva, 2
    interoceptiva, 2
    profunda, 252
    protopática, 56, 124, 327
    superficial da pele, 252
    tátil, 320, 324
    vibratória, 324
Septo pelúcido, 10, 172, 216, 336
Serotonina, 26
Sinapse(s), **24**
    assimétrica, 24
    axoaxonais, 24, 304
    axodendríticas, 24
    axoespinosas, 24
    axossomáticas, 24
    complexa, 26
    elétricas, 26
    espinhosa, 26, 156
    excitatórias, 24
    inibitórias, 24
    simétrica, 24
    tipos I e II de Gray, 26
Síndrome(s)
    de Brown-Séquard, 68
    de Horner, 298
    de Klüver-Bucy, 336
    do corpo de Luys, 192
    medulares, 66, 69
Sintoma de Trendelenburg, 90

Sistema(s)
    adrenérgico, 296
    cerebrovascular, **272**
    colinérgico, 296
    comissurais, 6
    de ativação ascendente, 146
    de fibras
        aferentes, 162
        eferentes, 162
    extrapiramidal, 310
    gustatório, 328
    hipotálamo-hipofisário, **204**, 205
    intrínseco da medula espinal, 52
    límbico, **334**, 335
    M, 358
    motor(es), **308**
        extrapiramidal, **310**, 311, 313
        no senso mais estreito, 310
    nervoso
        central, 2, 4, 282
        circuitos funcionais, 3
        desenvolvimento do, 3
        somático, 2
        visão geral, **2**
    neuroendócrino, **202**
    neuronais, **32**, 33
    nigrostriatal, 136
    P, 358
    sensoriais, **320**
    somatomotor, 2
    tuberoinfundibular, **202**
    ventricular, 8
    visceromotor, 2
Soma, 18
Somação espacial e temporal, 34
SPECT, 268
Subículo, 234
Subnúcleos, 228
Subplaca, 212
Substância(s)
    branca, 12, 13, 50, 51, 54, 260
    cinzenta, 13, 50, 51, 54
        e fascículos próprios, 53
        e sistema intrínseco, **52**
    de Nissl, 18
    de Rolando, 52, 54
    gelatinosa, 52
        do corno posterior, 308
    intermédia lateral, 54
    negra, 132, 134, 136, 218, 310, 312
    neurotransmissoras, 148
    perfurada
        anterior, 12, 226
        posterior, 100
Subtálamo, 172, 174, **192**
Succinato desidrogenase, 148
Suco gástrico, 330
Sulco(s), 214
    anterolateral, 100
    calcarino, 214, 222, 256
    central, 214, 218, 222
    cerebral lateral, 240
    circular da ínsula, 240
    de Sylvius, 10
    do promontório, 370
    espiral
        externo, 376
        interno, 376
    fibriodentado, 234
    hipocampal, 214, 232, 234
    lateral, 8, 10, 214
    mediano, 100
    posterior, 48, 100
    occipitotemporal, 214
    olfatório, 214
    parietoccipital, 214
    posterior lateral, 50
    posterolateral, 100
    telodiencefálico, 6
    temporal
        inferior, 214
        superior, 214
Superfície
    fotorreceptora, 344
    inferior, 152
    superior, 152

T

Tálamo, 174, 218
    caudal, **190**
    dorsal, 172, **178**
    rostral, **188**, 189
    subdivisão do, 180
Tapetum, 256
Tarso
    inferior, 340
    superior, 340
Tegmento, 108, 132
Tela corióidea, 170, 284
    do quarto ventrículo, 284
    do terceiro ventrículo, 284
Telencefalização, 14
Telencéfalo, 12, 170, **208**, **216**
    evolução, **210**, 211
Tendência oral, 336
Tênia
    corióidea, 284
    do fórnice, 284
Tensão do aparelho de condução do som, 370
Tentório do cerebelo, 290
Teoria da continuidade neuronal, 304
Terceiro ventrículo, 8, 282
Terminações
    anuloespirais, 316
    do axônio, 18
    em coroa de flores, 316
    nervosas
        encapsuladas, 320, 322
        livres, 320
        pré-sinápticas, 24
Termoanestesia, 68
Teto, 132
    do mesencéfalo, 132
Tetraplegia, 68
Tímpano, 366
Tipos
    de células do neocórtex, 244
    de sinapses, 25, 26s, 27
Tomografia computadorizada, **266**, 267, 268
    com emissão de fóton único (SPECT), 268
Tomografia por emissão de pósitrons (PET), 268
Tono muscular, 136
Topografia funcional
    do hipotálamo, 198
    dos núcleos ventrais, 186

Índice Remissivo 413

Transecção
 completa, 68
 do corpo caloso, 264
Transmissão
 de sinal, 304
 sináptica de excitação na terminação pré-sináptica, 28
Transporte
 anterógrado, 20
 axonal, 20, **28**
 retrógrado, 20
Trato(s)
 arqueadocerebelar, 108, 164
 bulbotalâmico, 140
 cerebelorrubral, 310
 corticopontinos, 318
 corticorrubral, 136
 corticospinal, **58**, 140, 308, 309, 318
  anterior, 58, 308
  lateral, 58, 308
 cuneocerebelar, 164
 de Burdach, 324
 de fibras, 260, 262
  ascendentes e descendentes, 146
  descendentes, **58**
 hipotálamo-hipofisárias, 202
 de Flechsig, 56
 de Goll, 324
 de Gowers, 56, 166
 de Lissauer, 52, 54, 326
 do funículo anterolateral, **56**
 espinal, 124
  do nervo trigêmeo, 108, 110
 espino-olivar, 56
 espinocerebelar, 108, 318
  anterior, 56, 166
  posterior, 56, 164
 espinorreticular, 326
 espinotalâmico, 108, 110, 140
  anterior, 56, 326
  lateral, 56, 326
 espinotectal, 56, 140
 espiral foraminoso, 120
 extrapiramidais, 58

frontopontino, 166, 260
habenulopeduncular, 334
habenulotegmental, 334
hipotálamo-hipofisário, 202, 204
mamilotalâmico, 182
mesencefálico, 124
nucleocerebelar, 164
olfatório, 12, 230
olivocerebelar, 164
óptico, 186, 356, 357, 358
palidorrubral, 136
paraependimário, 58
paraventrículo-hipofisário, 204
piramidal, **58**, 108, 110, 140, 309
pontocerebelar, 166
posterolateral, 52, 54
reticulocerebelar, 164
reticulospinal, 146, 166, 318
rubrorreticulospinal, 318
rubrospinal, 58, 136
solitário, 108, 118
supraóptico-hipofisário, 204
tectorrubral, 136
tegmental central, 108, 110, 136, 144, 310, 318
temporopontino, 166
tetospinal, 58
tuberoinfundibular, 202
vestibulocerebelar, 164
vestibulospinal, 56, 58, 120, 166, 318, 386
Trígono
 do nervo hipoglosso, 100, 112
 do nervo vago, 100
 olfatório, 12, 226
Tróclea, 342
Tronco
 do corpo caloso, 262
 encefálico, 4, 6, 8, 12, **100**, 136
 estrutura do, 101
 lombossacral, 86, 90
 simpático, **294**, 296, **298**
 vagal
  anterior, 116
  posterior, 116

Troncotálamo, 181
Tuba
 auditiva, 118, 366
 de Eustáquio, 118, 366
Túber cinéreo, 170, 174, 194
Tubérculo
 do núcleo cuneiforme, 100
 do núcleo grácil, 100
 olfatório, 226
Tumefações
 axonais, 304
 varicosas, 304

U

Umbigo da membrana timpânica, 366
Unco, 214
Unidade motora, 314
Utrículo, 372
Úvea, 344

V

Valécula do cerebelo, 152
Vasocorona, 60
Vasopressina, 204
Vasos sanguíneos, **44**
 da hipófise, 200
 da medula espinal, 60, 61
Veia(s), 278
 anastomótica, 278
  inferior, 278
 basal, 280
 central, 278
 da retina, 348
 cerebral(is)
  anterior, 280
  inferiores, 278
  interna, 280
  média profunda, 280
  profundas, 278, 280, 281
  superficiais, 278, 279
  superiores, 278
 corióidea, 280
 corióidea inferior, 280
 de Browning, 278
 de Labbé, 278

de Rosenthal, 280
de Troland, 278
do septo pelúcido, 280
espinais, 60
interpeduncular, 280
jugular interna, 104
portais, 200
talamoestriada, 170, 174, 280
vorticosas, 348
Velocidade de condução, 40
Ventrículo(s)
　laterais, 8, 208, 222, 282, 284
　óptico, 344
Verme do cerebelo, 12, 152
Vertigem
　vestibular periférica, 386
　visual, 386
Vesícula(s), 24
　de Golgi, 22
　do cristalino, 344
　hemisférica embrionária, 208
　olfatória, 332
　ópticas, 344
　telencefálica, 6
Vestíbulo, 372
Vestibulocerebelo, 162
Véu medular

inferior, 100
superior, 100
Via(s)
　aferentes, 238, 310
　ascendentes, **56**, 57
　　longas, 144
　　auditiva, **382**, 383, 385
　　autônomas, **58**
　　cerebelares do funículo lateral, 56
　　cerebral, 102
　　de dor, 326
　　de movimentos voluntários, 308
　　de projeção
　　　direta, 312
　　　indireta, 312
　　descendentes, **58**, 59
　　do funículo posterior, **56**
　　eferente, 310
　　eferentes, 234, 238
　　gustativa, 331
　　longas, **140**
　　motora final comum, 318
　　para a sensibilidade
　　　epicrítica, 324
　　　protopática, 326
　　perfurante, 236

vestibulares, **382**, 386, 387
　secundárias, 386
　visual, **358**
　e reflexos oculares, **356**
Visão
　escotópica, 352
　fotópica, 352
Visualização das vias, 58

Z

Zona(s)
　ciliar, 346
　de fronteira, 246
　de Head, 300, 301
　de Redlich-Obersteiner, 62
　dinamogênica, 198
　incerta, 192
　longitudinais, 12, 13
　marginal, 212
　perifornical da raiva, 198
　somatomotora, 102
　somatossensitiva, 102
　trofotrópica, 198
　ventricular, 212
　visceromotora, 102
　viscerossensitiva, 102
Zônulas de aderência, 286